MAESTRO

JORGE LUÍS GONZÁLEZ PÉREZ

ACUPUNTURA & GENÉTICA

NEUROACUPUNTURA COGNITIVA

EAA Ediciones

Jorge Luís González Pérez. ACUPUNTURA & GENETICA. Neuroacupuntura Cognitiva. Primera Edición. Aragua - Venezuela. EAA Ediciones. Año: 2018.

682 pp. 15,24 cm x 22,86 cm.

Edición: Editorial Alfonso Arena, F. P.

Sello Editorial: EAA Ediciones

Diseño y Diagramación: Giuseppe M. Bastián.

Email: editorial@eaa.com.ve

http://www.eaa.com.ve/

HECHO EL DEPÓSITO DE LEY

ISBN: 978-980-7844-18-5

Depósito Legal: AR2018000066

ÍNDICE DE CONTENIDOS

Contenidos: ***Págs.***

PREFACIO 015

CAPÍTULO I

INTRODUCCIÓN 019

Sumario: La neuroacupuntura cognitiva. Etapas de desarrollo en el ser humano. Etapa de desarrollo en los niños. Desarrollo psicomotor. Desarrollo cognitivo. Condiciones indispensables para el desarrollo psicológico exitoso.

CAPÍTULO II

ASPECTOS IMPORTANTES EN EL RETARDO MENTAL 029

Sumario: El retardo mental. Tipos de retardo mental. Causas del retardo mental. Factores de riesgo en el retardo del desarrollo. Objetivos del diagnóstico precoz de los trastornos en el desorden mental. Etapas de desarrollo de la mujer y el hombre. Ventanas de oportunidad. Plasticidad cerebral cognitiva. La atención. Tipos de plasticidad neuronal. Factores que intervienen en el desarrollo del Sistema nervioso central. Historia clínica o anamnesis. Examen físico. Exámenes complementarios. Definiciones en retardo global. Discapacidad cognitiva y discapacidad intelectual.

CAPÍTULO III

ORIGEN EMBRIONARIO DEL SISTEMA NERVIOSO.. 057

Sumario: La médula espinal. El encéfalo. Las meninges. Sistema nervioso periférico. Los Ganglios Sensitivos. Sistema nervioso autónomo o vegetativo.

CAPÍTULO IV

ANATOMÍA Y FISIOLOGÍA DEL SISTEMA NERVIOSO.. 077

Sumario: Sistema nervioso central. El encéfalo. Anatomía del cerebro. Corteza cerebral. Capa plexiforme. Capa granulosa externa. Células piramidales. Capa granulosa interna. Capa de células ganglionares. Capa multiforme. División de la corteza cerebral.

CAPÍTULO V

LAS NEURONAS.. 089

Sumario: Componentes estructurales de la neurona. Diferencias Axones y dendritas. Tipos de neuronas. Neuronas sensitivas. Neuronas motoras. Interneuronas o de asociación. Función de las neuronas. La mielina. Neurogénesis. Proliferación neuronal. Migración neuronal. Conducción del impulso nervioso. Clasificación de las vías energéticas nerviosas. Excitación neuronal. Potenciales de membrana. Prolongación de la señal eléctrica. Fases del impulso nervioso. Impulso nervioso y neurotransmisores. Aminas biogénicas. Canales distintos y su relación entre el Corazón y el cerebro. Territorio de distribución. La materia gris. La sustancia blanca. Telencéfalo.

CAPÍTULO VI

LOS HEMISFERIOS CEREBRALES........................ 121

Sumario: Hemisferio cerebral izquierdo. Hemisferio cerebral derecho.

CAPÍTULO VII

LOS LÓBULOS CEREBRALES.................................... 129

Sumario: Distintas zonas corticales. Cisura de la cara externa. Cisura de la cara interna.

CAPÍTULO VIII

RECORRIDO DE LAS VÍAS.................................... 139

Sumario: Conformación del núcleo caudado. Vías energéticas de asociación. El fascículo occipitofrontal. El cíngulo. El fascículo longitudinal superior. El fascículo longitudinal inferior. La comisura blanca anterior. La Habénula. El Fórnix. El cuerpo calloso. Vías energéticas de proyección. Vías energéticas prefrontales. Corticonuclear 1. Fascículo Cortico nuclear 2. Lenticulotalámica.

CAPÍTULO IX

EL CEREBELO.. 155

Sumario: Estructura del cerebelo. Conformación exterior y relaciones. El Vermis. Lóbulo anterior. Lóbulo posterior. Lobulillo floculonodular. Conexiones del cerebelo. Conexiones Intrínseca. Las vías musgosas. Las vías trepadoras. Conexiones extrínsecas. El pedúnculo cerebeloso. Las vías cerebelosas aferentes. Las vías cortico ponto cerebelosa. Las vías cerebro olivo cerebelosa. Las vías cerebro retículo cerebelosa. El tracto espinocerebeloso anterior. El tracto espinocerebeloso posterior. El tracto cuneo cerebeloso. Otras vías energéticas aferentes. *Vías energéticas eferentes del cerebelo:* La vía dentotalámica. La vía globosa, emboliforme y Rúbrica. La vía fastigio vestibular. La vía Fastigio reticular. *La sustancia Gris:* La corteza cerebelosa. La capa molecular o plexiforme. La capa de células de Purkinje. La capa granular. Los núcleos intracerebelosos. El núcleo del fastigio. *Funciones del cerebelo. Meridianos que permiten la circulación de la energía por el cuello, corteza cerebral y rostro:* Meridiano principal del Shou Tae Yang. Meridiano principal de Zu Tae Yang. Meridiano principal del Shou Shao Yang. Meridiano principal del Zu Shao Yang. Meridiano principal del Shou Yang Ming. Meridiano principal del Zu Yang Ming.

CAPÍTULO X

EL TALLO O TRONCO ENCEFÁLICO.................... 201

Sumario: Estructura. Vías de asociación del tronco encefálico.

CAPÍTULO XI

PROTECCIÓN DEL SISTEMA NERVIOSO CENTRAL.. 207

Sumario: Anatomía del cráneo. Las meninges del encéfalo y de la Médula Espinal. Meninges craneales. Duramadre del encéfalo. Inervación de la duramadre. Irrigación de la duramadre. Senos venosos dúrales. El seno sagital superior. El seno recto. Los senos transversos. Los senos sigmoideos. El seno occipital. Los senos cavernosos. La aracnoides del encéfalo. Piamadre del encéfalo. *Meninges espinales:* Duramadre de la médula espinal. Aracnoides de la médula Espinal. Piamadre de la Médula Espinal. El Líquido cefalorraquídeo.

CAPÍTULO XII

ANATOMÍA DE LA COLUMNA VERTEBRAL......... 233

Sumario: *La médula espinal:* Canal del Du Mai. Localización de los puntos de energía. Tipos de células del sistema nervioso.

CAPÍTULO XIII

ANATOMÍA Y FISIOLOGÍA DEL SISTEMA NERVIOSO PERIFÉRICO...................................... 245

Sumario: División del sistema nervioso periférico. *Sistema nervioso somático:* Los nervios raquídeos. Ramas colaterales de los nervios raquídeos. *Distribución de los nervios raquídeos:* Los nervios cervicales. El primer par cervical. El segundo par cervical. El tercer par cervical. El cuarto par cervical. *El plexo cervical:* Las ramas profundas. Localización. Función. *Plexo branquial:* Localización. Función. *Los nervios dorsales:* Localización. Función. *Los nervios lumbares:* Localización. Función. *Plexo lombo abdominal:* Las ramas energéticas músculo cutáneas. La rama energética genito crural. El nervio crural. El nervio obturador. El nervio lumbosacro. Los nervios sacros. *El plexo sacro:* Ramas energéticas anteriores. Los nervios vesicales. *Ramas energéticas posteriores:* El nervio pudendo. El nervio ciático. El nervio poplíteo externo o peroneo. El nervio peroneo profundo o tibial. El nervio poplíteo interno o tibial. El nervio plantar.

CAPÍTULO XIV

EL SISTEMA AUTÓNOMO 289

Sumario: Funciones generales. Componente simpático 461. *Puntos de energía Shu del dorso:* División anatómica de la porción del meridiano particular Du Mai correspondiente la médula espinal: *Porción cervical:* Localización. Función. *Porción lumbar:* Plexo celiaco. Plexo mesentérico superior. Plexo mesentérico inferior. *Sacra o pelviana:* porción antero inferior. Porción posterior. Porción medial. *Fisiología Sistema nervioso simpático:* Neurona preganglionar. Neurona postganglionar. *Distribución de los nervios simpáticos:* Las vías energéticas simpáticas del segmento medular. Características de las vías energéticas pre y postganglionar del sistema simpático. Diferencias existentes entre las vías energéticas postganglionares y preganglionares. Naturaleza especial de las terminaciones nerviosas simpáticas en las médulas suprarrenales.

CAPÍTULO XV

SISTEMA NERVIOSO PARASIMPÁTICO.............. 325

Sumario: *Anatomía del sistema nervioso autónomo parasimpático:* Generalidades. Componente del sistema parasimpático. *Nervios craneales:* Nervio Olfatorio. Nervio óptico. Nervio Oculomotor o Motor ocular común. Nervio troclear o patético. Nervio Trigémino. Nervio abducens o motor ocular externo. Nervio Facial. Nervio vestibulococlear. Nervio glosofaríngeo. Nervio vago o neumogástrico. Nervio espinal o accesorio. Nervio hipogloso. *Puntos de energía Mu: La porción parasimpática sacra:* Diferencias funcionales entre el sistema nervioso autónomo simpático y parasimpático. Las vías sensitivas para el acto reflejo. Las vías sensitivas para el dolor. *Actos voluntarios. Actos involuntarios. Acto y arco reflejo:* El acto reflejo. El arco reflejo. Componentes del arco reflejo.

CAPÍTULO XVI

REHABILITACIÓN COGNITIVA.......................... 397

Sumario: *Necesidades especiales por causas cognitivas. Áreas de Brodmann:* Localización. Función.

CAPÍTULO XVII

LÓBULO FRONTAL DIVISIONES ANATÓMICAS DEL LÓBULO FRONTAL...................................... 413

Sumario: Funciones Generales corteza prefrontal. Componente conductual de la atención voluntaria. Componente cognitivo de la atención voluntaria. Componente cognitivo-conductual. La memoria de trabajo. La fluidez. Meta cognición. Mentalización. La conducta social. Inhibición del comportamiento.

La planeación. El autocontrol. La iniciativa. El control emocional. Resolución de problemas. Resiliencia. La creatividad. El humor. La independencia. La interacción. La Introspección. La moralidad. Pensamiento crítico. *Corteza prefrontal:* Divisiones funcionales de la corteza prefrontal. Correspondencia de las áreas de Brodmann. *Corteza dorsolateral:* Localización. Funciones. Síndromes dorso lateral. *Corteza ventromedial:* Localización. Funciones. Síndromes ventrolateral. *Corteza orbito frontal:* Localización. Funciones. Síndrome del orbito frontal. Síndromes en las regiones prefrontales. *El lóbulo de la ínsula:* Localización. Funciones de la ínsula. *Circunvolución del Cíngulo:* Localización. Funciones del cíngulo.

CAPÍTULO XVIII

CORTEZA MOTORA... 447

Sumario: *Necesidades especiales por causas motrices:* Aparato Locomotor. Desarrollo motor. Retardo motor. Falta de lentitud en la adquisición de hitos motores y mecanismos subyacentes. Características del desarrollo motor y perceptivo motor, delimitación conceptual. Lesiones del sistema nervioso central, a nivel cerebral o medular. Lesiones del sistema nervioso periférico. Lesiones por traumatismo. Malformaciones congénitas producidas durante el periodo. de gestación. *Clasificación atendiendo a la fecha de la aparición:* Desde el nacimiento. Después del nacimiento. En la adolescencia. A lo largo de toda la vida. *Clasificación atendiendo la etiología o transmisión genética:* Infecciones microbianas. Accidentes. Origen desconocido. *Clasificación atendiendo a la localización topográfica de la parálisis:* Paresia por parálisis ligera o incompleta. *Clasificación:* Clasificación atendiendo de origen cerebral. Clasificación atendiendo de origen espinal.

Clasificación de origen muscular. Clasificación de origen óseo articular. *Control de las funciones motoras por la corteza cerebral y el tronco del encéfalo. Áreas especializadas en el control motor. Corteza motora primaria:* Localización. Funciones. Síndrome de la corteza motora primaria. *Área premotora:* Localización. Funciones. *Área motora suplementaria:* Localización. Funciones. *Zona conjugada de los ojos:* Localización. Funciones. *Área de rotación de la cabeza:* Funciones. *Área para habilidades manuales:* Funciones. *Área motora del lenguaje de Broca:* Localización. Funciones. Síndromes del área de Broca. Trastornos del lenguaje. *Puntos Luo:* Puntos de energía Luo Yin de La mano. Puntos de energía Luo Yang de la mano. Puntos de energía Luo Yin del Pie. Puntos de energía Luo Yang del pie. *Puntos de energía utilizados en el tratamiento de contracciones musculares en la zona afectada:* Palma de la mano. Articulación de la muñeca. Articulación del codo. Articulación del hombro. En la frente. Ojos y pómulos. Maxilar. Puntos a distancia. Dolor peri auricular. Dolor parieto temporal. Cervical. Puntos a distancia para la cervical. Lesiones de la espalda y columna vertebral en condición de calor. Zona Lumbar en condición Yin. Zona lumbar en condición Yang. Rodilla cara antero interna. Rodilla cara postero externa. Tobillo. Región intercostal. *Otros puntos a distancia:* Pei tendino-muscular.

CAPÍTULO XIX

EL CEREBELO.. 513

Sumario: Funciones del cerebelo. Vía energética piramidal. Células de Betz. Otras vías energéticas nerviosas desde la corteza motora. *Núcleo rojo:* Estimulación de las moto neuronas medulares. Funciones del sistema cortico rubro espinal. Funciones motora y nivel de organización. Funciones motoras de la medula espinal y nivel de organización. Arco reflejo. *Sistema extra piramidal:* Patrones de movimiento producidos por los centros de la médula espinal. *Función motora de la médula espinal:* Los reflejos medulares. Organización de la médula espinal para funciones motoras. Receptores sensitivos musculares. Vías energéticas. Órgano tendinoso de Golgi. Reflejos posturales y locomotores. Reflejos autónomos de la médula espinal. *Transmisión de las señales desde la corteza motora a los músculos vía energéticas corticoespinal o haz piramidal:* Otras vías energéticas de la corteza motora. *Mapa de áreas funcionales de la corteza cerebral:* Tálamo. Zona anterior del tálamo. Zona medial de tálamo. Núcleos de conexión especifica. Núcleos de conexión inespecífica. Núcleos asociados. *Clasificación funcional de núcleos del tálamo:* Funciones motoras del tallo cerebral. Funciones del sistema vestibular. Funciones motoras de ganglios basales. Funciones de los ganglios basales. Lesiones de los ganglios basales. Ictus. Característica de la lesión según su ubicación. Neuronas motoras inferiores. Neuronas motoras superiores. Lesión en haz Piramidal. Capsula interna. Clínica de las Lesiones vía piramidal. *Terapia auricular:* Terapia auricular miembros superiores. Terapia auricular en miembros inferiores.

CAPÍTULO XX

LÓBULO PARIETAL.. 547

Sumario: *Necesidades especiales por causas somato sensorial o sensitivas:* Área sensitiva primaria. Área sensitiva secundaria. Área de Wernicke. Síndromes del lóbulo parietal.

CAPÍTULO XXI

NECESIDADES ESPECIALES POR CAUSAS AUDITIVAS, GUSTATIVAS Y OLFATIVAS........... 565

Sumario: *El lóbulo temporal:* Corteza auditiva. Área auditiva primaria. Área auditiva secundaria. *Hipotálamo y el sistema límbico:* Amígdala. Área ventral tegmenta. Septo. Áreas prefrontales. Centros afectivos. Funciones del hipocampo en el control vegetativo y endocrino. *Funciones del lóbulo temporal:* Área del gusto. Área olfativa. Síndrome del lóbulo temporal. Diferentes tipos de epilepsias. Síndrome presente por déficit en el lóbulo temporal.

CAPÍTULO XXII

LÓBULO OCCIPITAL... 597

Sumario: *Necesidades especiales por causas visuales:* Localización y Función de las áreas en el lóbulo occipital. Área visual primaria. Área secundaria de la visión, corresponde con las áreas 18 de Brodmann. Área tersaría de la visión, corresponde al área 19 de Brodmann.

CAPÍTULO XXIII

LA MEMORIA... 613

Sumario: *Fascículos cerebrales:* Niveles de procesamiento de la información. Hemisferio izquierdo. Hemisferio derecho. *Tipos de memoria: Naturaleza del recuerdo: Modelos de almacenamientos:* Memoria sensitiva e intelectual. Memoria sensorial. Memoria de trabajo. Memoria semántica. Memoria para hechos visuales. Memoria auditiva. Memoria operativa. Memoria emocional. Memoria explicita declarativa. Memoria implícita, no declarativa. Memoria episódica. *Clasificación de la memoria:* Memoria a corto plazo. Memoria a medio plazo. Memoria con base en los cambios químicos. Memoria a largo plazo. *Aprendizaje:* Cantidad de neuronas necesarias en el proceso de aprendizaje. Corteza cerebral, funciones intelectuales, aprendizaje y memoria. Relación de la corteza y el tálamo. *Principales áreas de asociación:* Área motora primaria. Área sensitiva primaria. Áreas de asociación. Área de análisis de las coordenadas espaciales del cuerpo. Áreas de asociación prefrontal. Área de Broca. Área de asociación límbica. Área para el reconocimiento de rostros. Área de la comprensión del lenguaje Wernicke. Papel del lenguaje en el funcionamiento del área de Wernicke. Funciones mentales e intelectuales superiores. *La recepción y emisión del mensaje en la comunicación:* Función del cuerpo calloso. Pensamientos, conciencia y memoria. Funciones de la facilitación y la inhibición sinápticas en la memoria. Memoria positiva y negativa. Recuperación de la información. Recuperación de la información. Reiteración elaborativa. Estrategia nemónica. Modelo asociativo de la memoria. El olvido. *Lesiones o degeneraciones cerebrales:* El olvido y la represión. Interferencia. Falta de procesamiento. Contexto inadecuado. Modificación. *Memoria y envejecimiento:* La demencia. Clasificación de la demencia. Consolidación de la memoria. Los genes.

CAPÍTULO XXIV

PUNTOS EXTRA MERIDIANOS DE LA CABEZA... 649

Sumario: Rostro. Cuero cabelludo. Cuello. Localización. Función.

BIBLIOGRAFÍA.. 669

PREFACIO

Gracias a la oportunidad que la vida terrenal me ha proporcionado, a mi misión de vida, al designio de la fuerza suprema y universal, a los aportes científicos de cientos de miles de profesionales de la medicina a lo largo de la historia y a mis queridos padres, luego de dedicarme a estudiar de forma intensiva y profundizar seriamente en la comprensión del conocimiento transmitido por los médicos de la antigüedad, y en tiempos modernos, en el conocimiento científico actual, así como también, conducido por la inspiración divina y de las energías del universo, he podido llegar a la conclusión que ambos conocimientos se funden, para comprender de una forma clara y con contundentes evidencias, el funcionamiento del organismo en el ser humano. El abordaje de las diferentes alteraciones del funcionamiento orgánico y la dedicación a un estilo de vida natural y saludable que favorece el equilibrio de nuestra condición energética heredada, sin duda alguna nos permite lograr el propósito supremo de cumplir con lo que se nos ha asignado y alcanzar la eterna felicidad.

Meditamos en torno a la idea que produce una oración, las ideas son formas renovadoras y constituyen la higiene de nuestros pensamientos, para que algo logre evolucionar, necesario se hace que esté, en constante transformación, esta dinámica constituye una ley universal, nada se detiene, absolutamente todo, evoluciona a la par del tiempo.

Esta obra pretende acercarnos mucho más a lo que en su época los sabios de la antigüedad nos quisieron decir y nos transmitieron dejando plasmados sus experiencias en los textos clásicos de la medicina china, algunos de estos textos destruidos por las guerras y el pasar del tiempo. Sin embargo, en nuestro interior se encuentra una molécula denominada ADN, la cual almacena no solo la información de las características físicas de los individuos, sino que también, toda la información de las vivencias de toda la humanidad, a esta gran biblioteca se le conoce con el nombre de esencia, el ser humano con frecuencia acude a este gran almacén de información para obtener un recuerdo reciente. Esta obra ha surgido dejándome llevar por la inspiración y permitiendo que surjan de forma voluntaria la información, las ideas y lo que para estos momentos debe ser revelado a los médicos de la actualidad y sobre todo a los médicos estudiosos de la medicina tradicional china.

Una modesta contribución para el estudio de la medicina ancestral, que deseo y espero que sea de gran utilidad para todos los profesionales de la acupuntura, y sobre todo, para sus pacientes que son en definitiva quienes más lo necesitan.

La peor enfermedad que puede vivenciar el ser humano es el olvido, necesario se hace fundirse toda la humanidad en una experiencia única y un pensamiento enriquecedor, que nos permita evolucionar como especie en lugar de obstaculizar el progreso con criterios personales que afectan tanto a la medicina china, así como a quienes necesitan a través del servicio de sus bondades. En esta obra, hemos desarrollado diferentes propuestas terapéuticas de tratamiento para favorecer la actividad funcional del cerebro, surge de esta forma una luz que constituye la esperanza para aquellos que atraviesan por alteraciones que afecta la actividad funcional de la corteza cerebral, y que les impide incorporarse plenamente a la sociedad. Para ellos, con todo mi aprecio y amor incondicional dedico esta humilde obra.

Jorge Luis González Pérez

CAPITULO I

NEUROACUPUNTURA COGNITIVA

认知神经针灸

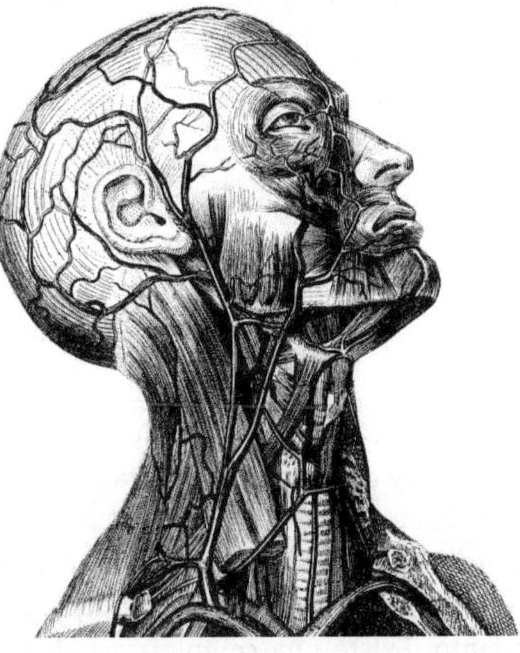

¿QUÉ ES LA NEUROACUPUNTURA COGNITIVA?

Es un área de la medicina tradicional china, la cual, se define como la disciplina que estudia las funciones psicológicas en relación con la actividad cerebral del ser humano. Centra su estudio en la estructura de los procesos cognitivos que involucran la actividad cerebral a través del procesamiento de la información en la normalidad como también en casos de alteraciones funcionales en niños y en el adulto.

La neuroacupuntura nos permite pasar de modelos teóricos de análisis descriptivo a la explicación y abordaje de cuadros clínicos. Fundamentado en el conocimiento ancestral que nos describen los médicos de la antigüedad en los textos clásicos chinos y el conocimiento científico que se estudia actualmente en las universidades de todo el mundo.

El objetivo de estudio de este libro, es comprender la relación que existe entre el cerebro y la conducta de individuos que presentan daño cerebral.

Esta área médica implica la evaluación y rehabilitación en pacientes con diversas alteraciones neurológicas, para la cual, abordaremos en este material la posible respuesta terapéutica con acupuntura en la estimulación del sistema nervioso.

Considera la tradición al individuo como un ser integrado a su entorno y necesariamente en armonía con el universo, la actividad cerebral, los procesos cognitivos que involucran la percepción, el pensamiento, la memoria, la atención y el lenguaje, están estrechamente relacionados con el comportamiento. Existe una compleja actividad cerebral, organizada por sistemas funcionales, la alteración de un sistema puede repercutir afectando a uno o varios de los demás sistemas.

ETAPAS DE DESARROLLO EN EL SER HUMANO

Se hace referencia frecuentemente a las diferentes etapas del desarrollo secuencial en el periodo crítico y ordenado del sistema nervioso que tiene origen en los periodos en donde se establecen las condiciones propicias para lograr una función determinada en forma óptima.

Se entiende por desarrollo humano, las etapas de evolución que acontece en la vida de una persona desde su concepción y nacimiento hasta su partida de este plano terrenal, está constituido por siete etapas fundamentales:

1- Prenatal.
2- Infancia.
3- Niñez.
4- Adolescencia.
5- Juventud.
6- Adultez.
7- Ancianidad.

Existen procesos que marcan las etapas de desarrollo, crecimiento y envejecimiento, tanto para la mujer, como para el hombre. Todas las etapas son importantes en el desarrollo físico, mental y espiritual de la persona, ya que cada una de ellas aporta información importante para el desarrollo y la evolución del ser humano.

ETAPA DE DESARROLLO EN LOS NIÑOS

Lo niños también van a estar sujetos a diferentes procesos evolutivos del desarrollo de una forma más acelerada, la etapa desde su nacimiento a un año. El bebé encuentra seguridad en la necesidad de satisfacción de sus necesidades básicas desde la protección de sus padres, hará uso constantemente de sus reflejos, buscará permanentemente la necesidad de levantar su cabeza, ejecutará movimientos que pueden ser considerados simples, y su lenguaje, es sin duda alguna, el llanto, muestra interés y curiosidad por todo lo que le rodea, sonríe y lloran con facilidad, en esta etapa es necesario darles afecto, hablarle y acariciarle, busca voltearse con la ayuda de la cabeza, se siente atraído por los colores intensos , tales como el rojo, el verde y amarillo, en la audición se sienten atraído por los llamados de sus padres.

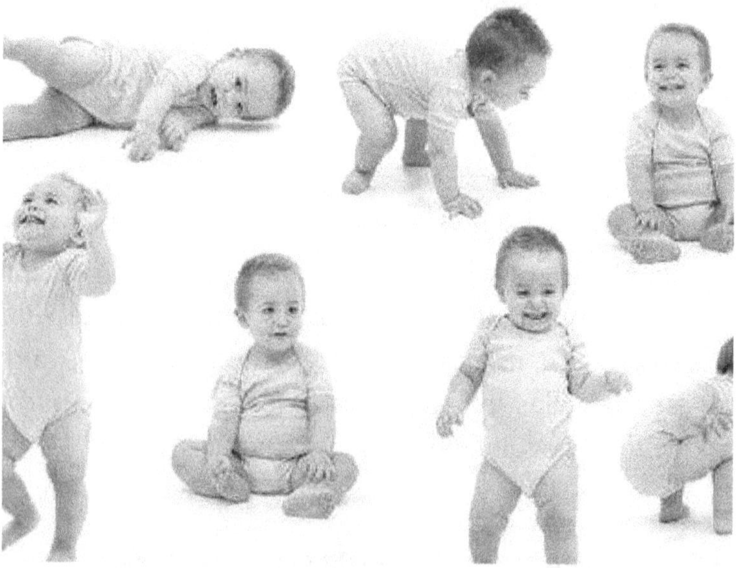

Figura: Diferentes etapas del desarrollo de un niño.

A los cinco meses comienzan a buscar la posición de sentado, los fuertes sonidos le llaman mucho más la atención, procuran siempre buscar fuentes de sonido que sean nuevos y diferentes, se paran utilizando apoyo y hacen uso más de sus pies, comienzan a sentir expectativas de los que sucederá, comienzan a expresar sus emociones, la alegría y el enojo.

A los ocho y nueve meses, tiene inicio el gateo, se sientan solos y se pueden incluso, parar solos, con algún tipo de ayuda, dan pasos sosteniéndose, manipulan algunos objetos que pasan de una mano a la otra, agarran pequeños objetos y se sueltan voluntariamente, tienen una adecuada coordinación de ojos y manos.

A los diez meses comienzan a caminar, manipulan mejor los objetos con una mejor coordinación intentando descubrir su uso, comen solos y aumenta la curiosidad por descubrir el mundo que los rodean, comienzan a comprender algunas palabras, fundamentalmente el nombre de los padres, de algunos animales, y hasta su propio nombre. Tocan y alagan a otros bebes para conseguir que le respondan, se relacionan estrechamente y principalmente con la persona que más le cuida.

A un año son mucho más independientes, demuestran mayor interés por las cosas que le rodean, siguen descubriendo más, y buscan resolver situaciones o problemas que se presentan durante el juego.

En su desarrollo en la etapa de uno a tres años de edad, en esta etapa el niño comienza a hacer cosas por sí mismo, aparece el control del esfínter, empiezan a caminar, y a reconocer lo que está bien y lo que está mal, copian de otras personas, de adultos y niños mayores, se entusiasman cuando están en presencia de otros niños. Cada vez, es más independiente, demostrando un comportamiento, más desafiante, comienzan a incluir otros niños en sus juegos, son capaces de señalar objeto o ilustraciones, saben el nombre de algunas personas conocidas e incluso algunas partes del cuerpo, dicen frases de dos a cuatro palabras, sigue instrucciones sencillas, repiten palabras que escuchó en alguna otra conversación, son capaces de señalar las imágenes de los libros, juegan con su imaginación de manera sencilla, va a usar una mano más que la otra, en su desarrollo físico. Patea una pelota, comienza a correr, trepa y se baja de los muebles sin ayuda, sube y baja escaleras agarrándose, dibuja o copia líneas rectas o en círculos. En esta etapa sus padres deben reforzar sus logros y su autonomía con frases como, muy bien, no pasa nada, inténtalo otra vez, comienza de nuevo, sigue adelante.

En la etapa de desarrollo de tres a seis años de edad, en esta etapa los niños aprecian desarrollar su iniciativa e independencia, el niño ya dice frases, cuenta historias sencillas, les gusta escuchar y ver la misma historia una y otra vez como son los dibujos animados o incluso contada por sus padres, puede cantar canciones sencillas, puede identificar los colores considerados básicos, quiere mover su cuerpo de muchas maneras, debido a estos logros alcanzados debe identificar los limites, sin sentirse culpable o que considere que es malo, hay que dejar que los niños y niñas experimenten por sí mismo, no dañar su autoestima.

A la edad de cuatro años los niños aprenden a que la familia hace las mismas actividades todos los días y en el mismo orden, entienden lo que es más grande o alto, disfrutarán las canciones y ritmos sencillos, podrán tener miedo de la curiosidad y de los mostros, les encantan contar chistes y tienen mucha energía.

A la edad de cinco años, les encanta los juegos con reglas sencillas, contar e inventar cuentos, tendrán miedo de la oscuridad y de algunas personas, cuando se ponen furiosos comenzarán a golpear objetos, entienden quiénes son las personas que le rodean, aprenderán letras y números, copiándolas o calcándolas, comienzan a diferenciar lo que es bueno y lo que es malo.

A los seis años les encanta colorear, leer palabras sencillas, escribir letras o números, les encanta jugar a que son alguien o algo, les gusta aprender a leer, son felices con los elogios, van conociendo el mundo fuera de su casa, pueden tener muchos juegos favoritos, entienden que hay personas diferentes con estilos de vida diferentes, pero siguen centrados en ellos mismos.

Existen importantes cambios cognitivos en las etapas del desarrollo del ser humano, los cambios que experimenta son físicos, psíquicos, intelectuales, cognitivos, psicomotores y espirituales. La etapa prenatal transcurre desde la fecundación, la unión del aporte de lo masculino con el aporte de lo femenino, a través del espermatozoide y el ovulo, hasta su nacimiento. La infancia comprende entre el nacimiento y los seis años de edad, en el momento de nacer el recién nacido va a recibir el nombre de neonato. La niñez es la etapa que está comprendida desde los seis años, hasta los doce años de edad aproximadamente. La adolescencia es la cuarta etapa del desarrollo de un ser y esta comprende desde los doce años, hasta los veinte años. La juventud comprende desde los veinte años, hasta los veinticinco años, etapa donde se alcanza el máximo desarrollo. La adultez es una etapa que está comprendida desde los veinticinco años, hasta los sesenta. La ancianidad da comienzo aproximadamente a los sesenta años de edad y evoluciona, hasta la partida del ser.

DESARROLLO PSICOMOTOR

El desarrollo psicomotor consta de las etapas consideradas progresiva, ordenada y acumulativa para adquirir habilidades que permiten la relación con el medio ambiente, es una interacción constante entre la biología del niño, es decir, la esencia heredada de sus padres y el medio que nos rodea, la cual, permite o no la expresión de su potencial. Es un proceso de cambio, en el que el niño alcanza niveles cada vez más complejos de movimiento, pensamiento, estableciendo relaciones con los demás y el medio ambiente.

DESARROLLO COGNITIVO

El desarrollo y la evolución cognitiva en niños permite generar habilidades de tipo sociales que pueden ser fácilmente identificadas, entre las que se encuentran la capacidad de proporcionar:

1- Relación social.

2- Manipulación de objetos.

3- Reconocimiento de los padres.

4- Sentido de permanencia y causalidad.

5- Comprensión de ordenes gestuales y verbales.

6- Juego.

7- Lenguaje.

Condiciones indispensables para el desarrollo psicológico exitoso:

1- Un sistema nervioso sano, que ha presentado una maduración regular de las zonas corticales y de sus sistemas funcionales específicos.

2- Una interacción Psicológica adecuada con su entorno y el medio social, la cual, provea los suficientes recursos para el desarrollo de los sistemas funcionales y la maduración de los procesos.

Existen dos genes que son considerados claves en el desarrollo de los procesos cognitivos .

Los genes Cux 1 y Cux 2 son fundamentales en las conexiones neuronales permitiendo el desarrollo de los procesos cognitivos , estos participan en la regulación de la formación de las dendritas , ramificación de las neuronas y formación del número adecuado de conexiones neuronales, las sinapsis que se producen en las espinas dendríticas son esenciales a la hora de establecer los circuitos neuronales de los que dependen en gran medida la capacidad intelectual en humanos.

Hasta ahora se habían identificado alteraciones en la morfología de las dendritas en personas con retraso en el funcionamiento de la actividad mental.

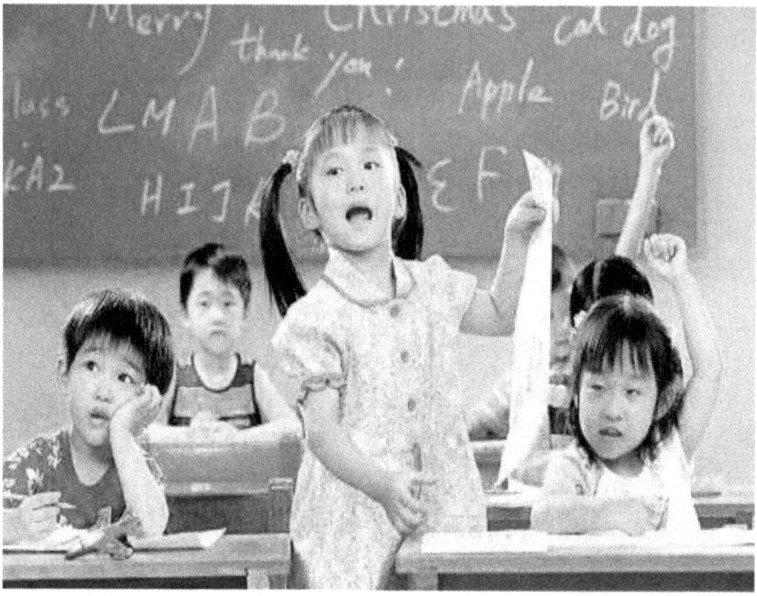
Merry Christmas
cat dog
thank you!
Apple
Bird
L M A B
H I J K
E F

CAPÍTULO II

ASPECTOS IMPORTANTES EN EL RETARDO MENTAL

智力低下

¿QUÉ ES EL RETARDO MENTAL?

El retardo mental es una condición especial, y será objeto de estudio de este libro, se considera un desarrollo incompleto o insuficiente del desarrollo intelectual. Se denomina de esta forma el trastorno por el cual la persona presenta un coeficiente intelectual bajo en comparación para el promedio de su misma edad. Se consideran diferentes calificaciones, entre las que se comprende en leve, moderado, grave, profundo y de grado no específico.

TIPOS DE RETARDO MENTAL

1- Retardo mental leve, se presenta en una población de pacientes afectados que suelen desarrollar actividades sociales y de comunicación durante los años preescolares de cero a cinco años de edad. Presentan diferencias mínimas en las áreas sensoriales y motora, con frecuencia no se distinguen de otros niños sin retraso hasta edades posteriores.

2- Retardo mental moderado, está presente en pacientes que adquieren habilidades de comunicación durante los primeros años de la niñez. Pueden aprovecharse de una formación laboral con supervisión moderada, además de su propio cuidado personal.

3- Retardo mental grave. Los pacientes que presentan este grado de afectación, durante los primeros años de la niñez, adquirir un lenguaje comunicativo escaso o nulo. Durante la edad escolar pueden aprender a hablar y pueden ser adiestrados en habilidades elementales de cuidado personal. Los adultos pueden ser capaces de realizar tareas simples supervisadas.

4- Retardo mental profundo incluye aproximadamente del uno al dos por ciento de los pacientes que presentan esta condición especial. La mayoría de los individuos con este diagnóstico presentan una enfermedad neurológica identificada que explica su condición especial.

5- Retardo mental grave no especifico. Se denomina así a aquellos pacientes cuya alteración de retardo mental está identificado, pero no es posible verificar mediante los Test. Dependiendo del nivel de gravedad de la discapacidad intelectual, el paciente se puede educar y capacitar para que aprenda a vivir y comportarse en la sociedad.

CAUSAS DEL RETARDO MENTAL

Las causas conocidas que pueden generar un retardo en el desarrollo intelectual pueden ser divididas en cinco categorías:

1- Componente genético.
2- Complicaciones durante el periodo de embarazo.
3- Complicaciones en el momento del parto.
4- Problemas posteriores al nacimiento.
5- Factores medio ambientales.

En el análisis de tareas necesarias para aportar la información que será incorporada por el paciente en el proceso de aprendizaje de forma paralela a la terapia de rehabilitación con acupuntura, se debe tener en cuenta los siguientes aspectos.

1. Dividir la actividad o proyecto en pequeñas etapas.
2. Dar instrucciones simples, paso a paso y repetir las instrucciones para así asegurarse que lo entiendan adecuadamente.
3. Establecer metas realistas y alcanzables.
4. Concretar en ideas y tareas concretas.

FACTORES DE RIESGO EN EL RETARDO DEL DESARROLLO

Los factores de riesgo en el retardo del desarrollo están en relación a las etapas cruciales del desarrollo de una determinada habilidad, dependerá en gran medida de la capacidad de incorporar habilidades y conocimientos acordes con la edad y la sociedad en la que le corresponde interactuar.

OBJETIVOS DEL DIAGNÓSTICO PRECOZ DE LOS TRASTORNOS EN EL DESORDEN MENTAL

El diagnóstico precoz es sumamente importante, se hace necesario detectar las causas que pueden ser tratables, con lo que se permite efectuar terapia con masaje y acupuntura rehabilitadora a una edad que permita mejorar de forma importante el pronóstico y pesquisar precozmente complicaciones asociadas a síndromes específicos para diseñar un plan de apoyo necesario en su desarrollo, se requiere en todos los casos asesoría genética.

ETAPAS DE DESARROLLO DE LA MUJER Y EL HOMBRE

EN LA MUJER

En el caso de la mujer, estas etapas comprenden periodos de siete años y para el hombre alcanzan periodos de ocho años, es por esta razón, que en promedio la mujer alcanza frecuentemente su madurez mucho más temprano que el hombre y también su envejecimiento.

En la mujer a los siete años la energía de los riñones comienza a crecer, se mudan los dientes de leche, A medida que los dientes definitivos crecen y empiezan a salir, estos empujan a los anteriores, provocando que éstos últimos, se desprendan, en la misma medida que los nuevos dientes se van fortaleciendo, al mismo tiempo, el cabello también se fortalece. En esta etapa es bueno tener en cuenta presionar a modo de estímulo el punto de energía 3 de Zu Shao Yin, Tai Xi, punto fuente de la energía de los riñones, este órgano nutre los huesos, con el propósito de favorecer el crecimiento de los huesos y el 36 del Zu yang ming, Zu San Li, punto que tonifica la energía general.

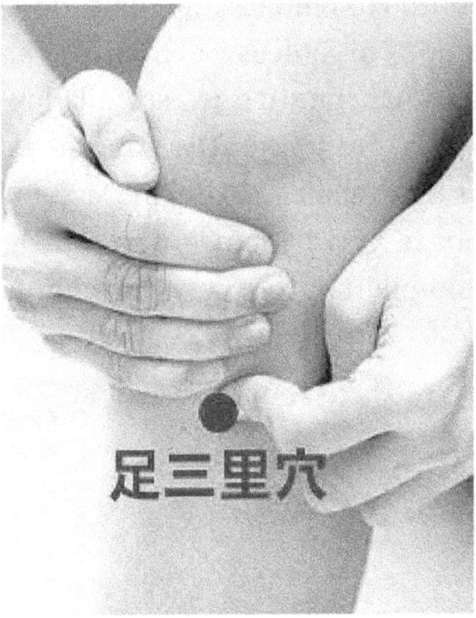

Figura: Localización del punto de energía Zu San Li.

A los catorces años aparece la menarquia, primera menstruación de la mujer, se debe a la activación de los ovarios y la producción de hormonas estrógenos y progesterona, es el momento en que también se empezará a desarrollar otros aspectos de su cuerpo como los senos, vellos pubianos y vello axilar, a esta edad se canaliza el Rem Mai, este canal de energía cumple con la función de nutrir el útero y el feto. Por lo que, a esta edad ya comienza la edad reproductiva para la mujer en el cual ya se puede concebir. Sin embargo, no es la edad correcta o aconsejable para dar un paso tan importante por la falta de madures y la insuficiencia a nivel del desarrollo del organismo, también se vigoriza el meridiano particular del Chong Mai. Es importante tener en consideración, la estimulación del 4 del Rem Mai, Guan Yuan, punto Mo del intestino delgado, favorece la absorción de líquidos orgánicos y el punto de energía 6 del Zu Tae Yin, San Yin Jiao, punto que estimula los órganos comprometidos en la producción de sangre, es un punto de reunión de los tres canales Yin del pie, estimula los riñones, el hígado, el bazo y el páncreas, favoreciendo la fracción acuosa, el componente proteico y el componente nutritivo de la sangre.

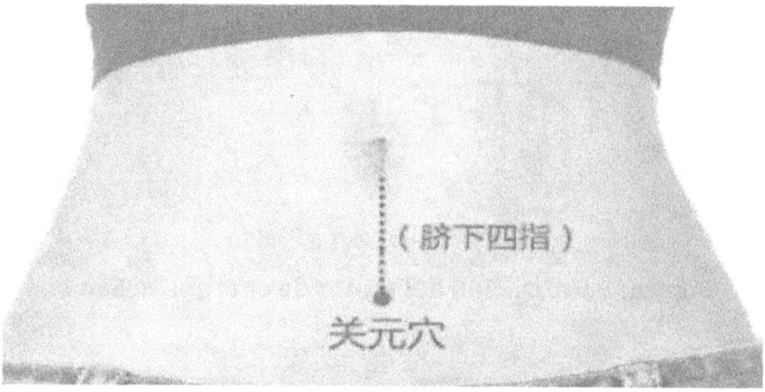

Figura: Localización del punto de energía Yuan Guan.

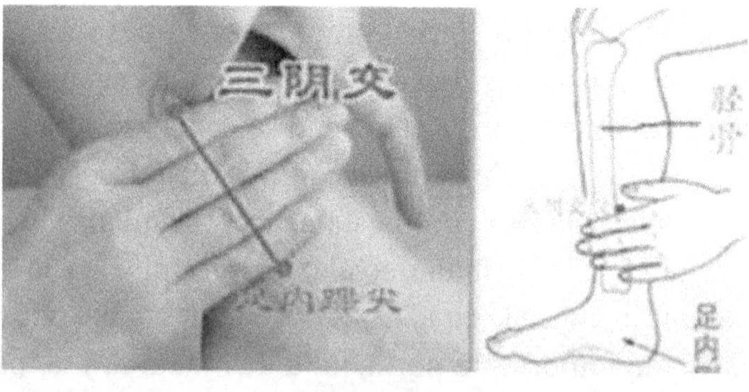

Figura: Localización del punto de energía San Yin Jiao.

A los veintiún años la energía de los riñones se hace plena y armónica, a esta edad aparece el cuarto molar. A los veinte y ocho años los huesos y los tendones se tornan mucho más fuerte, el cabello es abundante, adquiere la mujer a esta edad la madures física y mental necesaria para dar pasos importantes en la toma de decisiones en su vida, por lo que, es la edad correcta para poder concebir un bebé, ya el feto no va a nutrirse de lo que la mujer necesita para su propio desarrollo, por estar completamente desarrollada, pudiendo estar en capacidad de establecer la unión con un hombre con el objeto de conformar su familia. Por lo que, se hace necesario tener en cuenta la estimulación del punto de energía 34 del Zu Shao yang, Yang Ling Guan y el punto de energía 3 del Zu Jue Yin, Tai Chong, el propósito de utilizar estos puntos, son para mejorar la condición de músculos y tendones y actuar sobre el psiquismo y la toma de decisiones.

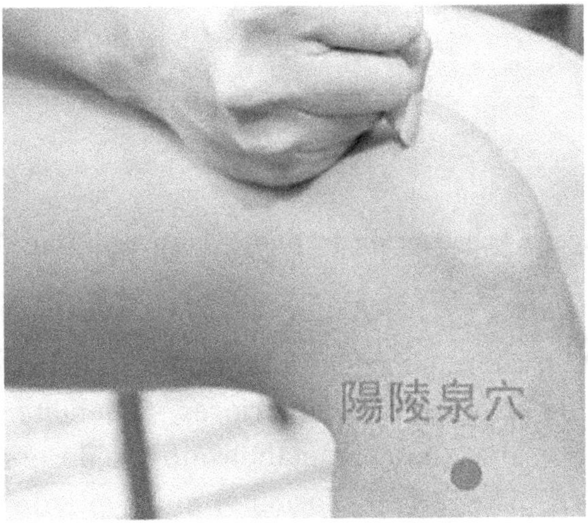

Figura: Localización del punto de energía Yang Ling Guan.

A los treinta y cinco años la energía que existe en el canal del Shou Yang Ming comienza a debilitarse, la piel de la cara se manifiesta seca y comienza a perder el lustre, recordemos que esta víscera recolecta la última gota de agua y está en relación con los líquidos orgánicos que circulan en la superficie del organismo. El cabello pierde fuerza y comienza a caerse. Recomendamos el punto 25 del Zu Yang Ming, Tian Shu, por ser punto Mo del intestino grueso y el punto 6 del Shou Jue Yin, Nei Guan, por su influencia entre otras cosas sobre el metabolismo y la digestión.

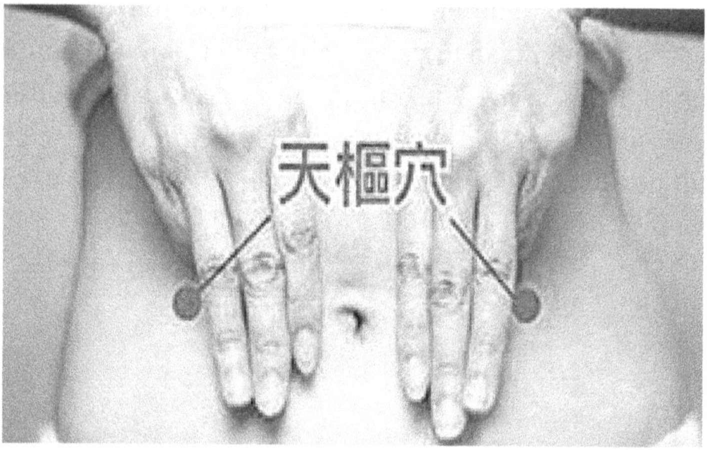

Figura: Localización del punto de energía Tian Shu.

A los cuarenta y dos años la energía de los tres canales Yang de los miembros superiores, se debilita y se hace insuficiente, afectando el metabolismo y la absorción de líquidos orgánicos, de esta forma el rostro pierde por completo su lustre y el cabello se manifiesta de color blanco. En esta etapa es bueno considerar la puntura del punto de energía 8 del Shou Shao Yang, San Yang Luo, por ser punto de reunión de la energía de los tres canales Yang de la mano, el punto 36 del Zu Yang Ming, Zu San li, el cual proporciona movilidad al funcionamiento del intestino delgado y el intestino grueso, como la activación del estómago y del bazo, así como también, el punto de energía 12 del Ren Mai, Zhong wan, por ser punto Mo de todas las vísceras.

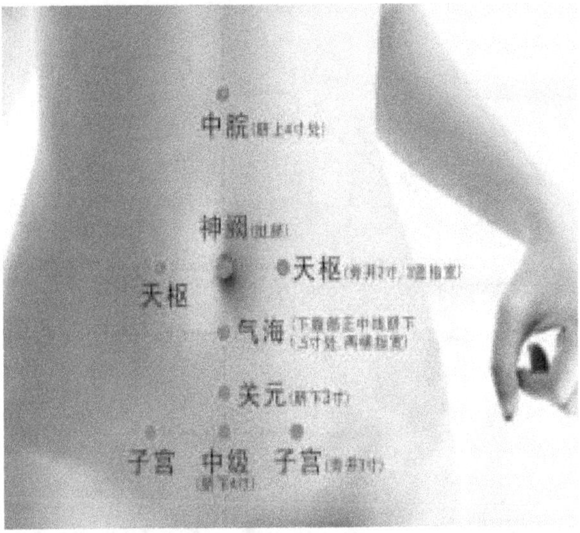

Figura: Localización del punto de energía Zhong Wan.

A los cuarenta y nueve años la energía del meridiano particular del Rem Mai se hace deficiente, lo mismo ocurre con el meridiano particular del Chong Mai, desapareciendo la menstruación con la llegada de la menopausia, esta ocurre cuando una mujer deja de tener menstruaciones. Para saber que una mujer ha pasado a la etapa de la menopausia, se debe de contar doce meses consecutivos sin tener el período. En este periodo el cuerpo se hace débil. Es necesario considerar para muchos casos la utilización del punto 7 del Shou Shao Yin, Shen Men, el punto 3 del Zu Jue Yin, Tai Chong, el punto de energía 6 del Zu Tae Yin, San Yin Jiao y el punto 25 del Zu Yang Ming, Tian Shu.

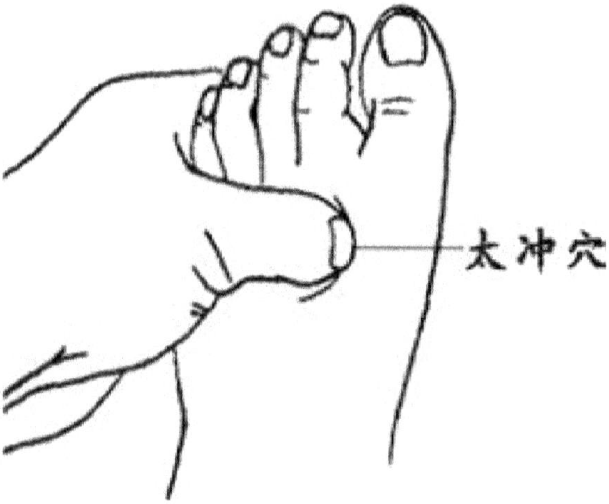

Figura: localización del punto de energía Tai Chong.

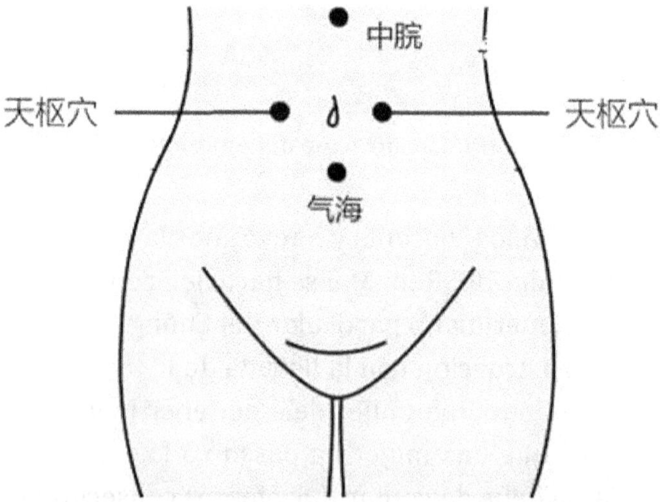

Figura: Localización del punto de energía Tian Shu.

EN EL HOMBRE

En el hombre a los ocho años la energía de los riñones comienza a crecer, el cabello se hace fuerte y abundante. En esta etapa es bueno y recomendado tener en cuenta la estimulación del punto de energía 36 del Zu Yang Ming, Zu San Li y el punto de energía 5 del Shou Shao Yang, Wai Guan, estos puntos favorecen el sistema inmunitario y el desarrollo del niño.

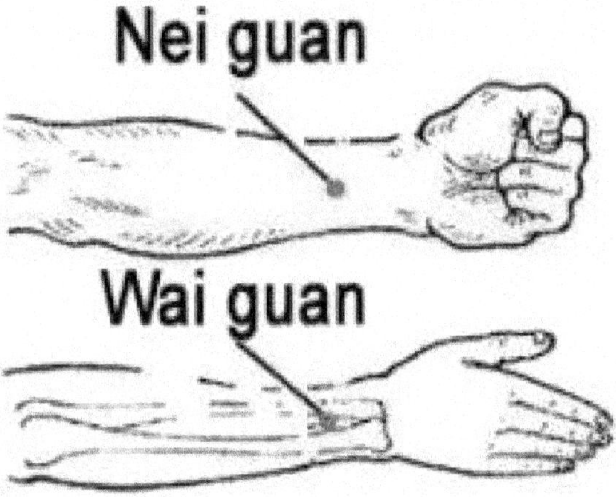

Figura: Localización del punto de energía Nei Guan y Wai Guan.

A los dieciséis la energía de los riñones se fortalece, con lo cual, permite la producción de semen. El semen es un líquido viscoso y blanquecino que es expulsado a través de la uretra durante la eyaculación. Está conformado por plasma seminal y espermatozoides que se forma por el aporte de los testículos, el epidídimo, las vesículas seminales, la próstata, las glándulas de Cowper que están localizadas a ambos lados de la uretra, canal exterior del pene, las glándulas de uretrales y los conductos deferentes, que son un par de tubos musculares rodeados de músculo liso, que conectan el epidídimo con los conductos eyaculatorios intermediando el recorrido del semen entre estos. Esta etapa da en el hombre la capacidad reproductiva, se considera necesario tener en cuenta la estimulación del punto de energía 6 del Ren Mai, Qi Hai, el cual es el punto de reunión de la energía del Jiao inferior y está en relación de nutrir todo el aparato genito-reproductivo.

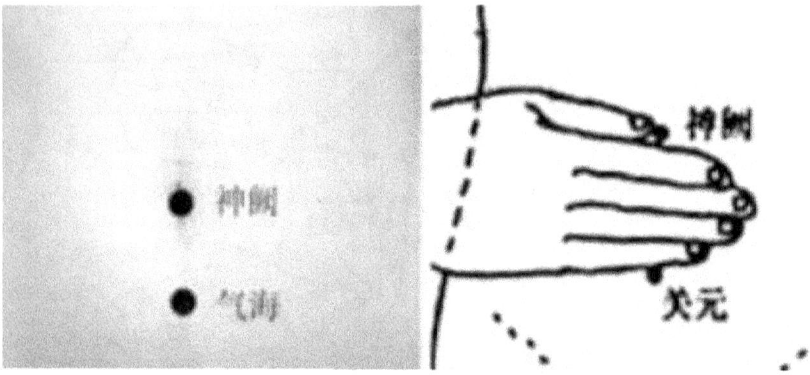

Figura: Localización del punto de energía Qi Hai.

A los veinticuatro años los huesos y tendones se hacen fuertes, surge el tercer molar. Se recomienda tener en cuenta la estimulación del punto de energía 36 del Zu Yang Ming, Zu San li.

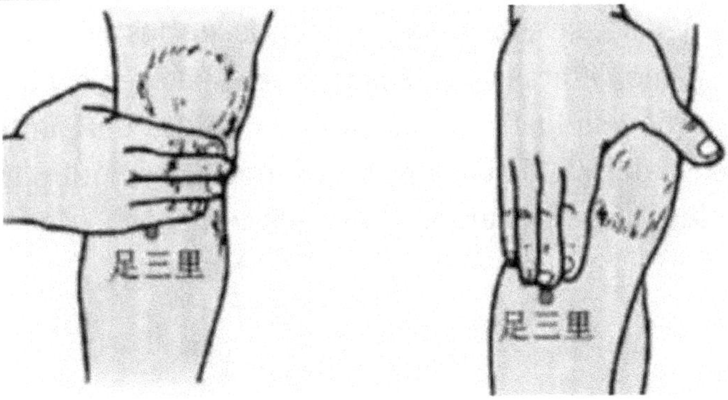

Figura: Localización del punto de energía Zu San Li.

A los treinta y dos años de edad en el hombre los huesos se hacen prominentes y los músculos alcanzan su máximo desarrollo, es posible que requiera en esta etapa del desarrollo del hombre la estimulación del punto de energía extra meridiano Yintang, para que pueda concentrarse en aquellos aspectos que son importantes para su vida e inhibir los estímulos irrelevantes.

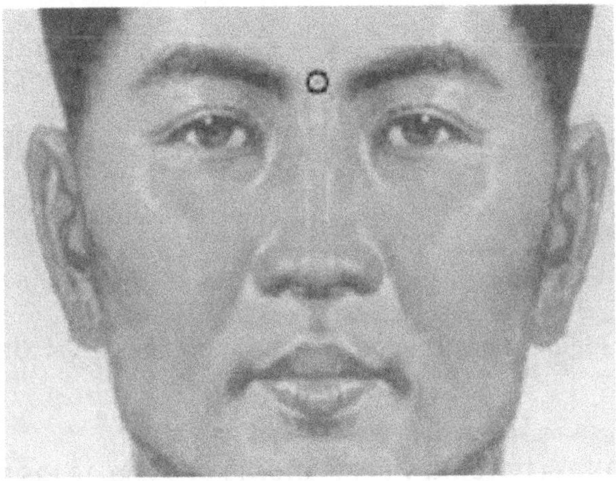

Figura: Localización del punto de energía extra meridiano Yintang.

A los cuarenta años la energía de los riñones comienza a debilitarse, el cabello comienza a caerse y las encías pierden su lustre, en lo cual la puntura del punto de energía 3 del Zu Shao Ying, Tai Xi, podría ser útil por ser punto fuente de la energía de los riñones.

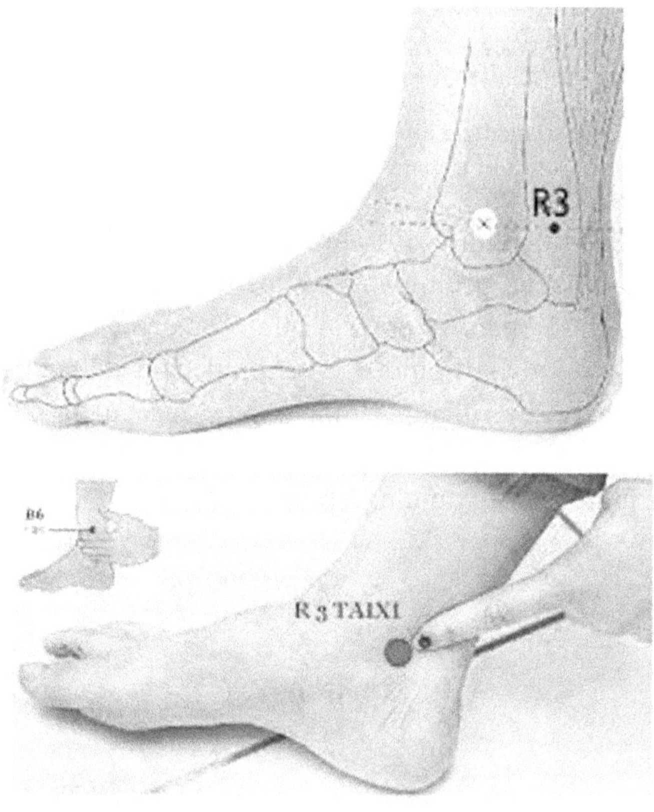

Figura: Localización del punto de energía Tai Xi.

A los cuarenta y ocho años la energía de los meridianos Yang de los miembros superiores se debilita, por lo que, existe perdida del lustre del rostro y el cabello a nivel de la patilla comienza a cambiar de coloración y se torna blanco, al igual que en la mujer la energía de los tres canales Yang se concentra en el punto de energía 8 del Shou Shao Yang, San Yang Luo.

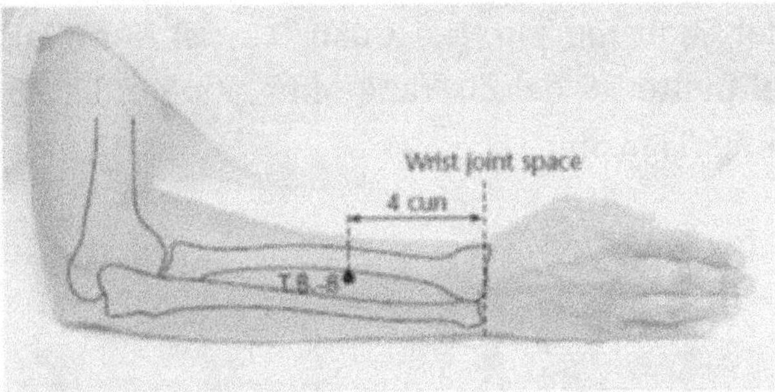

Figura: Localización del punto de energía San yang Luo.

A los cincuenta y seis años de edad la energía del hígado se torna deficiente, los tendones y músculos se tornan flácidos, podemos abordar la energía del Hígado estimulando el punto 3 del Zu Jue Yin, Tai Chong y la energía de la vesícula con el punto 34 del Zu Shao Yang, Yang Ling Guan.

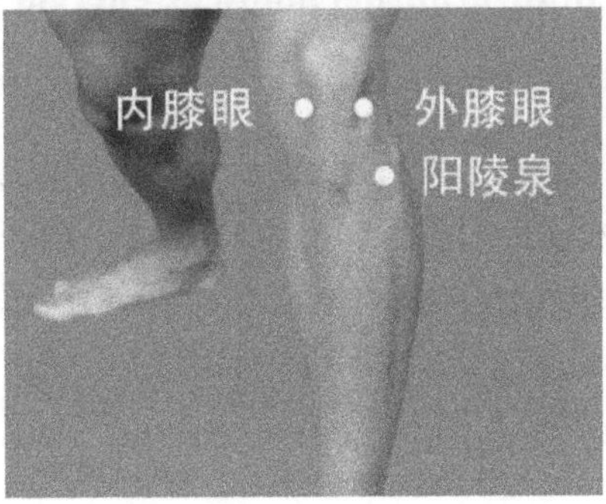

Figura: Localización del punto de energía Yang Ling Guan.

A los sesenta y cuatro años la capacidad de almacenamiento de la energía contenida en los riñones se debilita, el cuerpo se hace cada vez más débil, el cabello y los dientes se caen por motivos naturales, el organismo se manifiesta con cansancio y debilidad, importante estimular en esta etapa el metabolismo y la digestión con los puntos de energía 6 del Shou Jue Yin, Nei Guan, 12 del Ren Mai, Zhong Guan, el punto 36 del Zu Yang Ming, Zu San Li, 25 del Zu Yang Ming, Tian Shu.

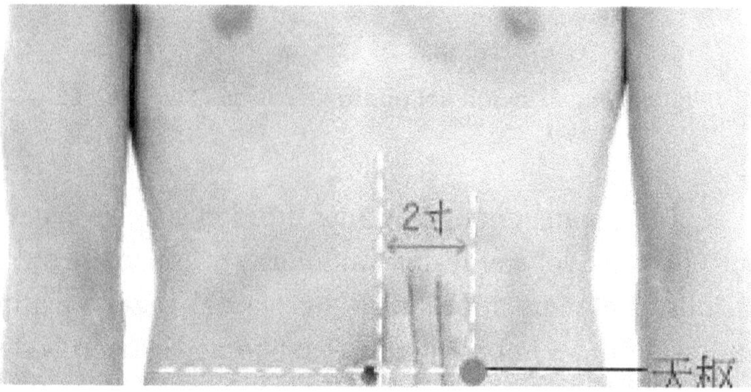

Figura: Localización del punto de energía Tian Shu.

A los setenta y dos años se pierde la capacidad de procrear, se debilita la mente inducida por diferentes causas y surge la disminución de la memoria, en este caso tener en cuenta la estimulación de los puntos de energía localizados en el cuero cabelludo según sea para cada caso.

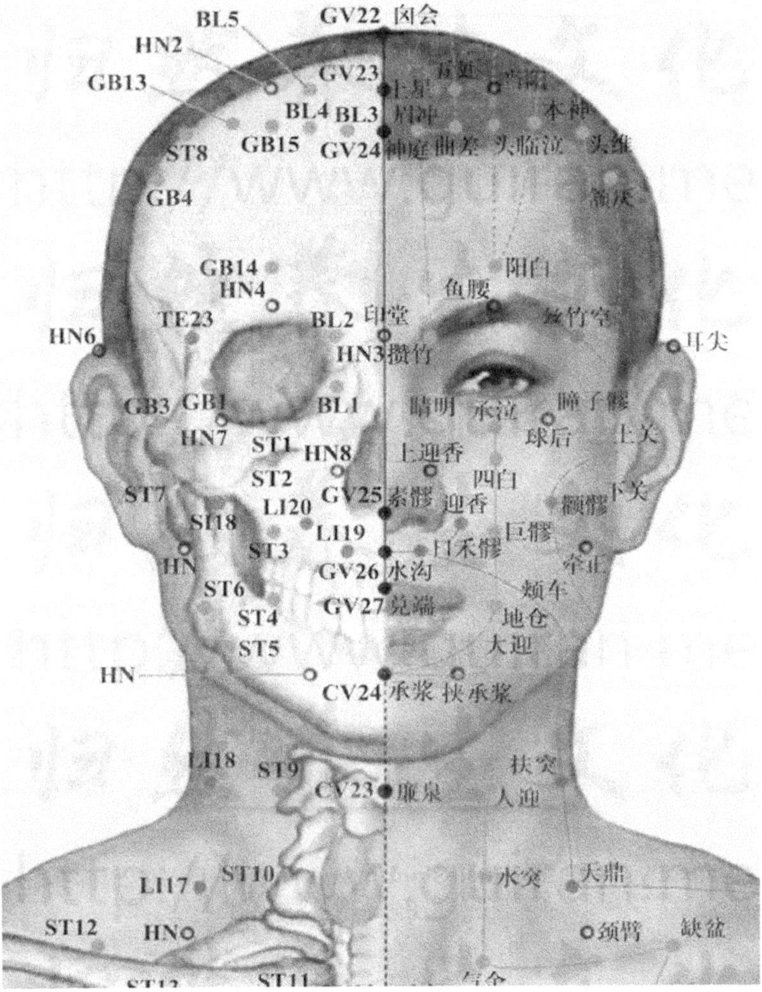

Figura: Vista anterior de los puntos de energía localizados en la cabeza

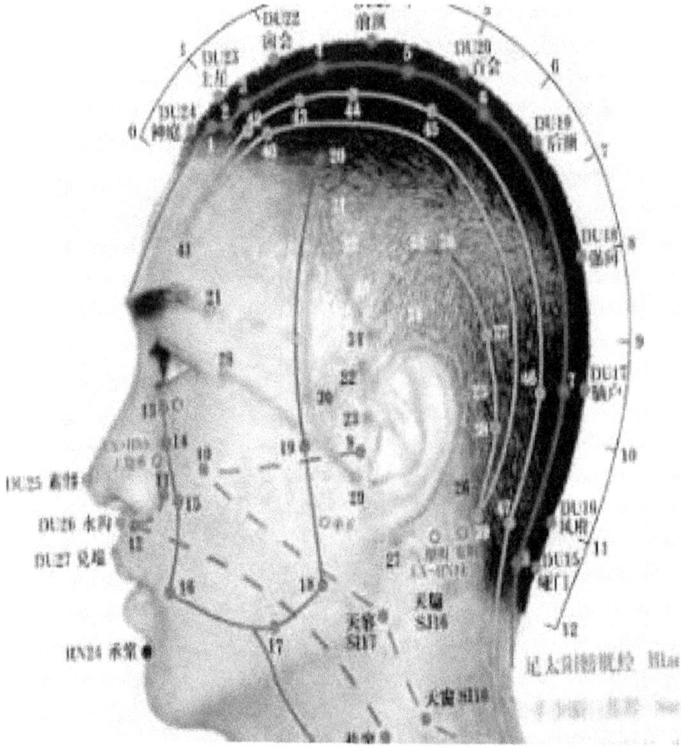

Figura: Vista lateral de los puntos de energía localizados en la cabeza

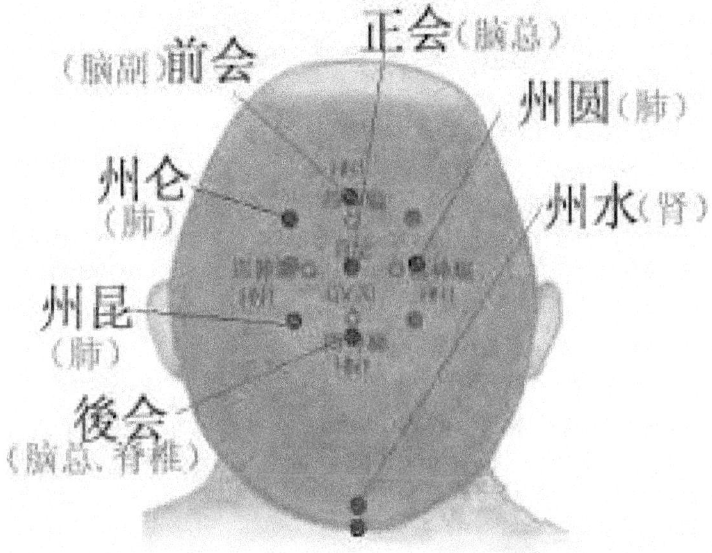

Figura: Vista superior de los puntos de energía localizados en la cabeza.

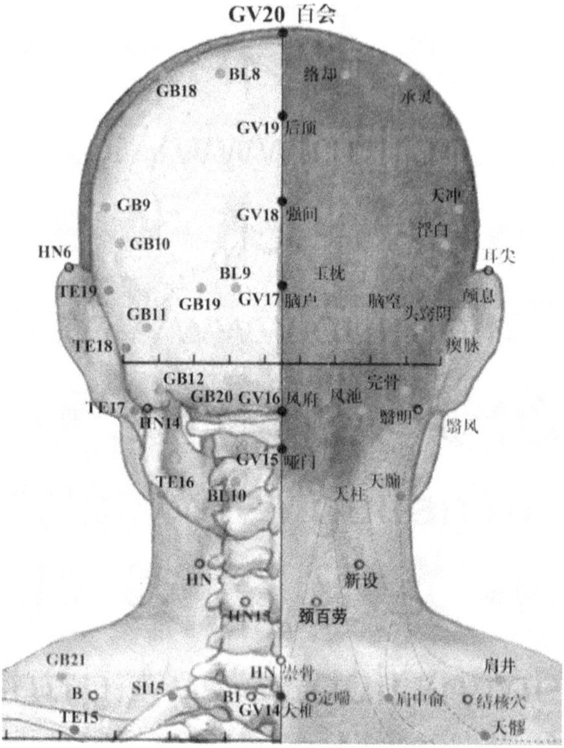

Figura: Vista posterior de los puntos de energía en localizados en la cabeza.

VENTANAS DE OPORTUNIDAD

La ventana de oportunidades hace referencia a la existencia de períodos críticos necesarios para adquirir una habilidad, un concepto, un lenguaje. Sin embargo, si entendemos el proceso de aprendizaje como una red de habilidades que se entrecruzan, entonces puede faltar fragmentos en un determinado recorrido del conocimiento sin que se afecte el proceso global, en este caso, se abrirán otras alternativas que conllevan a un mismo fin. Esto tiene consecuencias importantísimas en el aprendizaje y en el aprovechamiento de periodos o etapas de mayor plasticidad neuronal.

Si las estructuras que están relacionadas a una función determinada, están privadas de la influencia ambiental, las funciones no se van a desarrollar en forma adecuada, incluso si estas influencias, ejercen su acción posteriormente.

PLASTICIDAD CEREBRAL COGNITIVA

La plasticidad neuronal está en relación a la naturaleza modificable del comportamiento humano, hace referencia a la habilidad que tiene el cerebro de cambiar su estructura. Estas modificaciones tienen sin duda, un sustrato anatómico atribuible a la actividad cerebral, su configuración y su función por la influencia de factores de origen interno o externos. Los cambios de duración variable en la función sináptica que se presentan con origen, en relación con los estímulos, la información ambiental moldea los sistemas motores y sensoriales en desarrollo. Condicionan el aprendizaje con cambios funcionales en las propiedades de las neuronas o en sus interconexiones. El cerebro sigue siempre, los cambios que proporciona el ritmo del entorno.

El sistema nervioso experimenta cambios estructurales y funcionales, los cuales se manifiestan en el número de contactos sinápticos que forman constantemente nuevos circuitos como resultado de las experiencias o como resultado de reparación de daños.

Antes, los expertos pensaban que solo era posible en los primeros meses de vida. En la actualidad, se considera que la plasticidad neuronal, es un fenómeno que sigue ocurriendo a lo largo de toda la vida del individuo.

El estudio de la plasticidad sináptica se ha desarrollado para la comprensión del funcionamiento de la memoria en relación con el aprendizaje. Hace referencia a los cambios de duración variable en la función sináptica con origen en los estímulos externos que condicionan el aprendizaje.

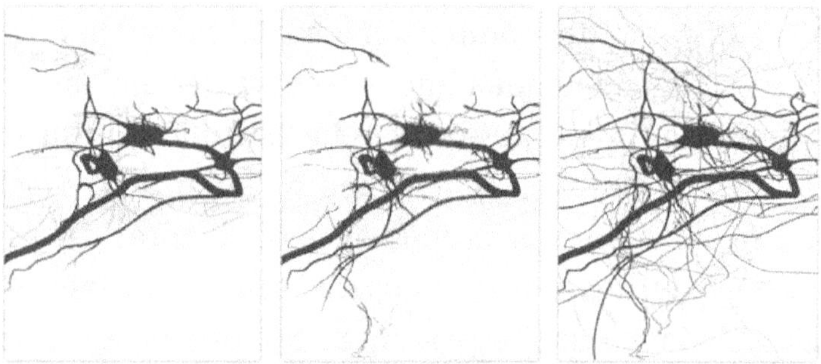

Figura: Plasticidad neuronal.

Los procesos de aprendizaje requieren nuevas conexiones entre neuronas, una de las etapas cruciales es durante la adolescencia. Sin embargo, el cerebro se desarrolla con nuevas y diferentes experiencias modificando las conexiones existentes, los procesos sinápticos y el crecimiento de las dendritas. Surge como resultado de la misma forma que al realizar ejercicio se ejercitan y fortalecen nuestros músculos, el ejercicio y el entrenamiento cerebral son necesarios para una adecuada actividad neuronal.

Está dado por la expresión de los genes y está determinada por la cultura y por las experiencias surgidas durante la vida. En las primeras etapas de vida el cerebro es mucho más resistente, tiene mayor capacidad de adaptación y de respuesta a toda la información que proviene del mundo exterior, la búsqueda constante de nuevas formas de influencia medioambiental ayudará al cerebro a renovar los circuitos neuronales. Se sabe que la música y el arte, crean cambios permanentes y beneficiosos en el cerebro, con lo cual, se estimula la inteligencia. La recuperación en el cerebro del niño es posiblemente más rápida que en los adultos, se debe a la flexibilidad cerebral. Hay una relación importante entre la velocidad del ritmo interno, en el organismo y la capacidad de establecer conexiones neurológicas.

La genética nos ayuda a comprender como los genes transmiten las características de una generación a otra; la genómica profundiza en el estudio de la interacción del ambiente como factor que permite variar la expresión de los genes. La genética clásica y su aplicación a la genética del comportamiento nos permite avanzar en el entendimiento de cómo los genes modulan el comportamiento, los rasgos sicológicos y las experiencias sicológicas. La propuesta de la genómica psicosocial es diferente, estudia como los estímulos del medio ambiente regulan la expresión génica, así como también, el aprendizaje, de esta forma de experiencias del ambiente pueden dar origen a cambios en las conexiones neuronales y en la expresión de los genes.

Los cambios que son duraderos en la fuerza de la conexión sináptica son la base de la memoria, es decir, del almacenamiento de la información en el cerebro. También es la base neurobiológica que permite los cambios adaptativos de conducta, la base del humor, el estado de ánimo y los procesos patológicos como la adicción, trastornos de ansiedad.

La reserva cognitiva es un mecanismo de acción que posee el cerebro para hacer frente al daño cerebral e implica la puesta en marcha de mecanismos y habilidades alternativos para la resolución de problemas, de esta forma las personas con deterioro pueden beneficiarse del entrenamiento cognitivo.

LA ATENCIÓN

Es un fenómeno complejo con alto rango de funciones, es un proceso cognitivo temprano en la secuencia del procesamiento de la información, la disminución de la atención afecta las tareas cognitivas, sobre todo donde está implicada la memoria o las capacidades psicomotoras. La atención nos permite la inhibición de todos los estímulos externos o internos que son irrelevantes.

Con el avance de la edad existe una pérdida importante de los sentidos que influyen directamente en la capacidad de percibir información actualizada y nueva para nuestro cerebro, existe una disminución de la velocidad de la percepción, aunque puede verse compensada con la reserva cognitiva.

TIPOS DE PLASTICIDAD NEURONAL

Por edad:

1- El desarrollo.
2- En el periodo de aprendizaje.
3- En el adulto.

Por patología:

1- Alteraciones de la forma del cerebro.
2- Enfermedad de tipo congénita.
3- Enfermedad de tipo adquirida.
4- Enfermedades metabólicas.

Por sistemas afectados:

1- Lesiones cognitivas.
2- Lesiones motrices.
3- Lesiones del sistema sensitivo.
4- Afectación del lenguaje.

El aprendizaje se hace presente en todas las etapas del ser humano a través de las interconexiones de las neuronas, en la etapa embrionaria y en el transcurrir de nuestra vida.

Factores que intervienen en el desarrollo del Sistema nervioso central:

1- Genéticos.
2- Estructurales.
3- Metabólicos.

4- Acumulación de productos metabólicos de tipo intermediario y tóxico.
5- Traumas.
6- Tumorales.
7- Inflamatorios.
8- Infecciosos.

HISTORIA CLÍNICA O ANAMNESIS

Es necesario siempre en la historia clínica o historia del paciente, tener en cuenta la historia familiar, los procesos vividos en la etapa o fases materno prenatal, perinatales, postnatales y la historia social.

EXAMEN FÍSICO

En el examen físico se recomienda realizar neuroimágenes a pacientes que presentan retraso en el desarrollo psicomotor, de preferencia resonancia de tipo magnética, evaluación de audición, la visión y de todos los sentidos, con el objetivo de identificar las alteraciones que impiden un adecuado progreso evolutivo.

EXÁMENES COMPLEMENTARIOS

El examen complementario va a estar siempre en dependencia de los hallazgos previo estudio de la historia de vida del paciente y el examen físico, en caso de dismorfia, que es considerado un trastorno mental en el que la persona se obsesiona por su estado físico hasta niveles patalógicos, hay que tener el mapa citogenético o cariograma, análisis genéticos moleculares. En otros casos particulares hay que descartar alteraciones metabólicas innata, hipotiroidismo, tóxicos ambientales, entre los que se destaca el plomo, también electroencefalograma en casos de paroxísticos. En casos de crecimiento anormal de la cabeza, ceguera, sordera, sospecha de disgenesia cortical por un desarrollo defectuoso en su vida intrauterina que será causa de malformación, infecciones congénitas u otra malformación del sistema nervioso central, realizar neuroimágenes, resonancia magnética encefálica. También se incluyen los estudios de enfermedades neuromusculares, ante la presencia de debilidad o contracción muscular.

DEFINICIONES EN RETARDO GLOBAL

El retardo global del desarrollo psicomotor se define como el retraso en dos o más áreas del desarrollo. Sin embargo, en niños menores de cinco años, en quienes no es posible una medición confiable y valida de su coeficiente intelectual, se evalúan sus habilidades motoras gruesas, habilidades motoras fina, conducta adaptativa social y el lenguaje.

DISCAPACIDAD COGNITIVA Y DISCAPACIDAD INTELECTUAL

En los niños mayores con medición formal de su coeficiente intelectual, el especialista realizará pruebas de razonamiento, resolución de problemas, coeficiente intelectual correspondiente con la edad mental y edad cronológica, su evaluación verbal y ejecución.

Es sumamente importante estudiar y comprender como funciona el cerebro y las alteraciones que producen determinadas lesiones, el estudio de la anatomía, el funcionamiento, la neuroquímica, los procesos moleculares, las patologías y las condiciones genéticas entre otros. La neuroacupuntura permite desarrollar una estrategia en el abordaje con acupuntura de los pacientes afectados.

CAPÍTULO III

ORIGEN EMBRIONARIO DEL SISTEMA NERVIOS

神经系统的胚胎起源

El sistema nervioso deriva del ectodermo dorsal del embrión, primero se forma un engrosamiento que da lugar a la placa neural que posteriormente se va a invaginar para dar origen al canal neural. Este canal se encuentra limitado por dos crestas laterales que corren paralelamente de ambos extremos orales al extremo anal del embrión.

A medida que se desarrolla el embrión, el surco se profundiza y proporciona la posibilidad de dar origen al tubo neural. La transformación que acontece del canal en tubo tiene inicio en la parte media del embrión en dirección hacia sus extremos. El tubo neural no alcanza a cerrarse completamente del todo, dejando en sus extremos dos poros denominados el neuroporo anterior y el neuroporo posterior.

El neuroporo anterior o porción cefálica, mediante el desarrollo del tejido nervioso se oblitera por la lámina terminalis que en el adulto toma el nombre de lámina supra óptica, por localizarse por encima del quiasma óptico.

El neuroporo posterior se oblitera por tejido nervioso, no teniendo interés alguno en el adulto.

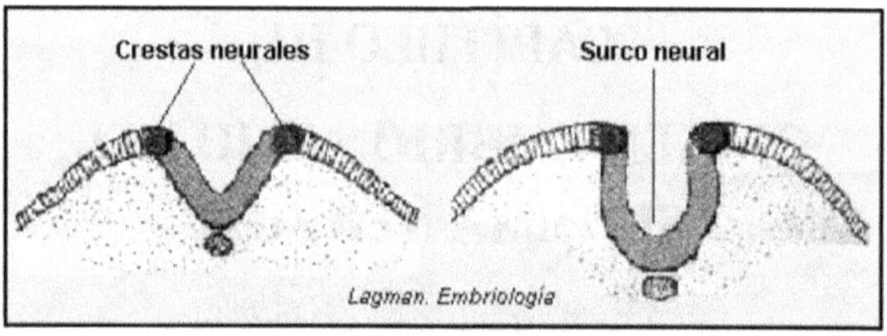

Figura: Surco y cresta neurales.

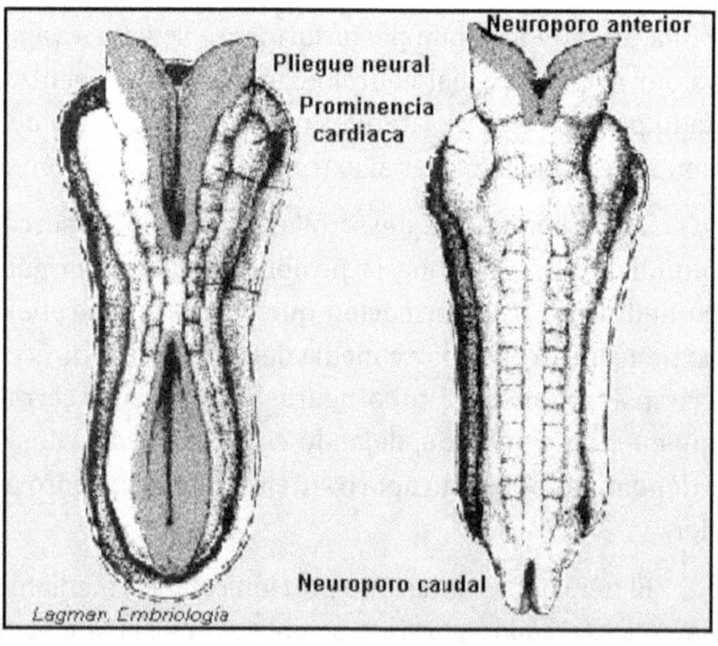

Figura: Neuroporo anterior y caudal.

El tubo neural va a dar origen al sistema nervioso central y de la cresta neural se origina el sistema nervioso periférico.

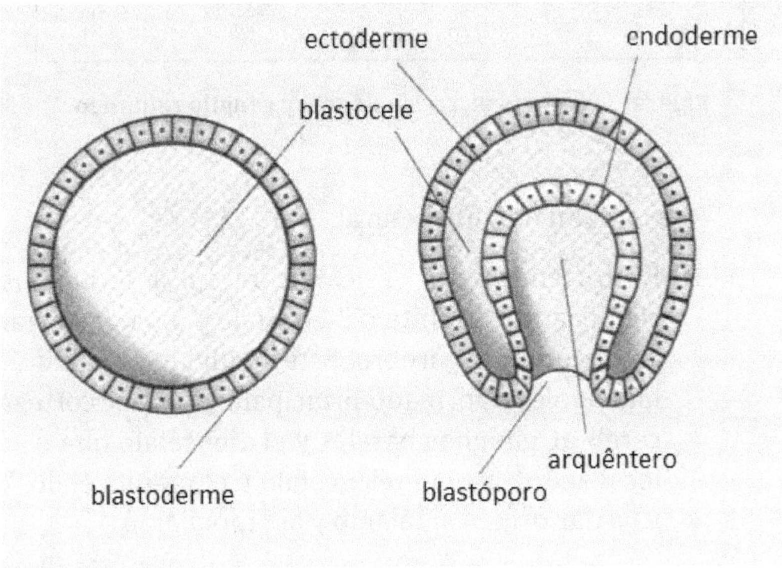

Figura: Ectodermo, Endodermo y Blastodermo.

Las estructuras y células nerviosas derivan del ectodermo como ya antes hemos mencionado, va a inducir a la formación de la placa neural, Al plegarse posteriormente se convierte en surco y tubo neurales, este a su vez da origen a las vesículas primarias, que vendrán a formar las estructuras cerebrales y los ventrículos.

El tubo neural conjuntamente con La cresta ganglionar, forman la mayor parte del sistema nervioso, otras derivan de las placodas ectodérmicas.

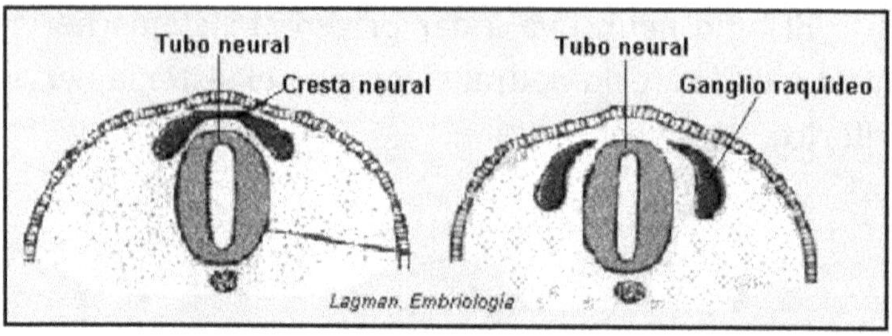

Figura: Tubo neural, cresta neural y ganglio raquídeo.

Se derivan del tubo neural:

1- El prosencéfalo o vesícula cerebral anterior que significa por delante del encéfalo y va a dar lugar en el adulto al cerebro. Este se divide en telencéfalo que está formado principalmente por corteza cerebral, ganglios basales y el diencéfalo que está localizado entre el telencéfalo y el mesencéfalo. Y va a dar origen al tálamo y al hipotálamo.

El tálamo interviene en los sistemas sensoriales a excepción del olfativo. El hipotálamo está encargado de la homeostasis o equilibrio interno. Este control lo realiza por medio de dos vías, la vía energética endócrina y la vía energética del sistema nervioso autónomo.

2- El mesencéfalo o vesícula cerebral media no se divide. Cumple con la función de integrar información visual con otras informaciones, transmitir la información auditiva, y ejerce el control involuntario del tono muscular. Va a dar origen a los pedúnculos cerebrales por delante y a la lámina cuadrigémina por detrás.

3- El rombencéfalo o vesícula cerebral posterior va a rodear al cuarto ventrículo. Cumple la función de coordinar las diferentes actividades motrices, la postura, el equilibrio e incluso patrones del sueño, regula también funciones inconscientes donde se incluyen la respiración y la circulación sanguínea, a través del cual, se origina el metencéfalo que es la segunda vesícula del encéfalo en el desarrollo embrionario, que a su vez da origen al puente o protuberancia anular.

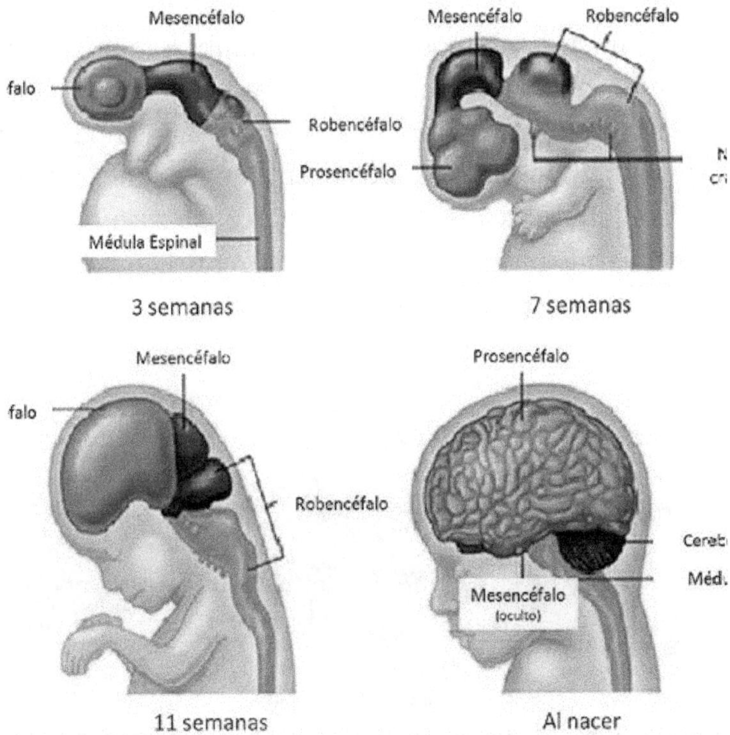

Figura: Prosencéfalo, Mesencéfalo y el Rombencéfalo.

El telencéfalo a su vez da origen a la corteza cerebral, al rinencéfalo que es la parte del cerebro involucrada con el olfato o cerebro olfatorio como también se le conoce y al cuerpo estriado.

El diencéfalo da origen al tálamo óptico y a estructuras nerviosas vecinas como son el hipotálamo que es la región del cerebro más importante para la coordinación de conductas esenciales, el metatálamo que es la parte del diencéfalo que está por debajo del extremo caudal de la zona dorsal del tálamo, el subtálamo que se asocia con funciones motoras y el epitálamo que está en relación con la vida e instinto afectivo del individuo.

El mielencéfalo que origina al bulbo raquídeo o médula oblongada. En la unión de la protuberancia con el bulbo raquídeo, el cual está situado entre la médula espinal y la protuberancia, centro de control de las funciones cardiacas, respiratorias, así como la vasoconstricción y el tono de los músculos esqueléticos, de este se origina una yema de tejido nervioso que da origen al cerebelo.

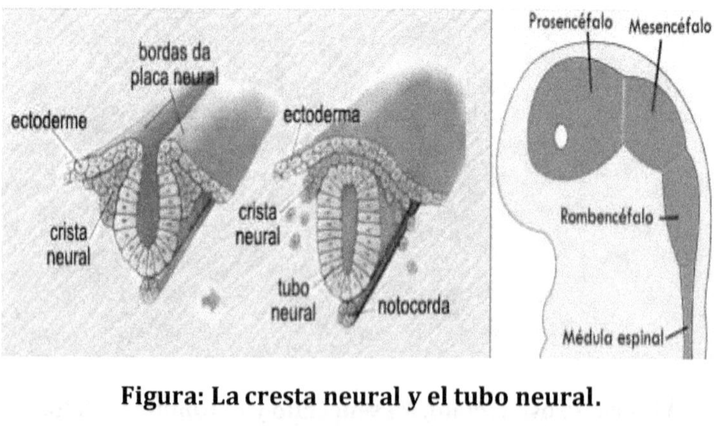

Figura: La cresta neural y el tubo neural.

El tejido que recubre el interior del tubo neural en su región más cefálica constituirá el neuroepitelio, que dará origen a la corteza cerebral, a las neuronas y a las células gliales.

De las crestas ganglionares se van a derivar:

1- Los ganglios espinales, que están conformados por células nerviosas sensitivas de tipo monopolares.
2- Los ganglios del sistema vegetativo, tanto de tipo simpáticos como de tipo parasimpáticos.
3- Los órganos que contienen células cromafines, que son células que almacenan vesículas secretoras de adrenalina, entre las que mencionamos los corpúsculos intercarotídeo, el corpúsculo aórtico, la glándula coccígea de Luschka y la médula de las glándulas suprarrenales.

Los ganglios espinales, se originan de la cresta ganglionar del embrión, se localizan por fuera del sistema nervioso central y están conformados en el adulto por neuronas sensitivas de tipo monopolares, cuya prolongación única se divide en T.

Una de sus ramas se prolonga para ir hacia los tejidos que recubren los músculos, articulaciones y vísceras, estando encargada de la función de conducir impresiones energéticas de tipo sensitivas generadas en esos tejidos en dirección hacia los ganglios; la otra rama energética se dirige para alcanzar los ganglios y hacia la médula espinal, que constituye parte del sistema nervioso central, conduciendo la energía que llega a través de los estímulos sensitivos en dirección hacia niveles superiores.

Todos los derivados de las crestas ganglionares quedan localizados por fuera del sistema nervioso central, donde también se encuentra el ganglio mesencefálico del trigémino, el cual, en el ser adulto está localizado dentro del mesencéfalo a cada lado del acueducto de Silvio.

El dorsolateral dará origen a una parte de los órganos acústicos y a las epibranquiales, que formarán los ganglios de los pares craneanos.

Se distinguen diferentes placodas del ectodermo, de las que se derivan de adelante hacia atrás:

1- La placoda olfatoria que origina los bulbos olfatorios y al nervio olfatorio.
2- La placoda auditiva que dará origen al oído interno
3- La placoda gustativa que da origen a los receptores y vías energéticas que pertenecen al sentido del gusto.
4- La placoda óptica de donde deriva el cristalino.
5- Las dorsolaterales, que darán origen a una parte de los órganos acústicos y las epibranquiales, que formarán los ganglios de los pares craneanos.

Desde los inicios de la conformación del ser humano solo existe un solo sistema nervioso central que presentará prolongaciones, el cual se denomina sistema nervioso periférico, sistema nervioso vegetativo y pares craneales, que permiten el tránsito de la energía desde y hacia las diferentes porciones del cuerpo humano, si éstas estructuras energéticas que se prolongan comunican con las estructuras somáticas se habla de sistema nervioso de tipo periférico y si por otra parte conducen los impulsos energéticos hacia las vísceras se habla de sistema nervioso de tipo vegetativo.

En el caso en los cuales se hace mención para su estudio de los denominados nervios craneales, algunos de ellos envían impulsos energéticos de tipo aferente o sensitivo desde la periferia hacia el sistema nervioso central, de donde reciben el nombre de nervios craneales sensitivos. Otros, por el contrario, envían impulsos energéticos de tipo eferentes o de tipo motores a los músculos estriados voluntarios, a las estructuras musculares lisas o glandulares vegetativas, de donde reciben el nombre de nervios craneales motores. Si un nervio posee en su constitución, tanto vías de tipo sensitivas como motores, recibe el nombre de nervio craneal mixto.

LA MÉDULA ESPINAL

La médula espinal en el embrión se conforma de la porción caudal, localizada y constituyendo una extensión que se presenta a continuación de la porción cefálica posee funciones que pueden ser consideradas menos complejas dentro del sistema nervioso central, pero que adquieren igual importancia para el funcionamiento de este sistema.

La longitud de la médula espinal va a variar en dependencia de la estatura que presenta el individuo y en su extremo superior está localizado a nivel de la articulación del atlas con la apófisis odontoide del axis, de donde se origina y emerge el primer nervio cervical, su extremo inferior queda localizado a la altura del borde inferior de la segunda vértebra lumbar. Esta relación permite alcanzar energéticamente un límite inferior, que hace referencia al adulto ya que, en el embrión humano de ocho semanas y media de evolución, la médula termina a nivel de la primera vértebra coxígea; a los cuatro meses y medio de la vida intrauterina el extremo inferior de la médula está situado a la altura de la cuarta vértebra lumbar y para el momento del nacimiento a nivel de la tercera vértebra lumbar.

Esta discordancia creciente que se presenta en el desarrollo del embrión hasta el nacimiento, es debida al mayor desarrollo de los cuerpos vertebrales. La médula espinal se encuentra ligeramente aplanada de adelante hacia atrás y presenta dos abultamientos uno superior o braquial y otro inferior o lumbosacro, estos abultamientos son denominados de esta forma ya que a su nivel se originan los denominados plexos braquiales y lumbosacro respectivamente.

La médula espinal presenta claras y evidentes curvaturas que notamos a simple vista y en la palpación en la columna vertebral, la primera curvatura que se presenta, localizada desde arriba hacia abajo es de convexidad anterior y corresponde a la columna cervical, la curvatura dorsal es de convexidad posterior y la curvatura lumbar es de convexidad anterior. En la médula espinal se consideran presentes cuatro caras y dos extremidades, una anterior o ventral, una posterior o dorsal y dos caras laterales, un extremo considerado superior, que conecta con el bulbo raquídeo y un extremo inferior continuado por el filum terminalis.

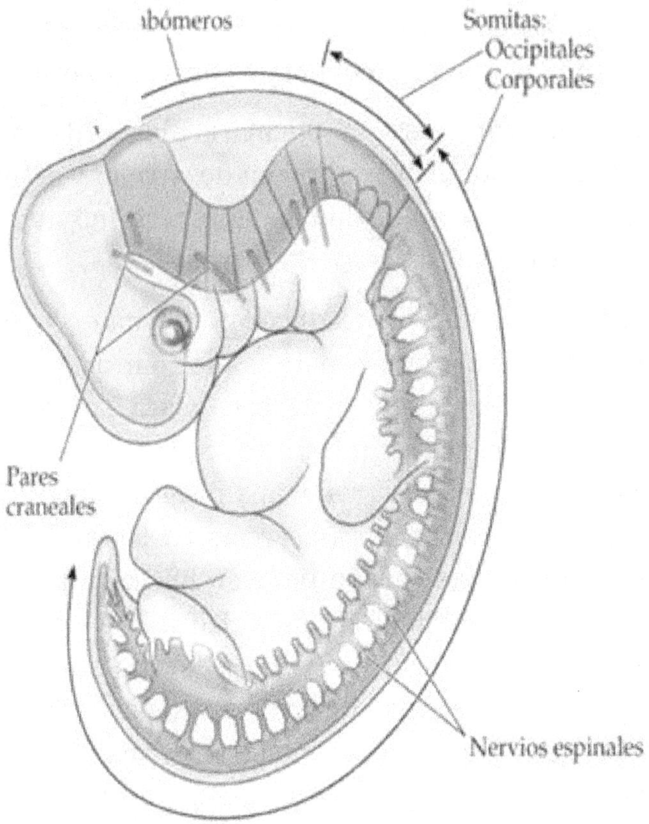

Figura: Pares craneales y nervios espinales en el embrión.

Una vez conformada las tres capas germinativas que dan origen a todos los órganos y estructuras corporales, el ectodermo se diferencia en dos componentes el ectodermo superficial que da origen a la piel, como también a órganos anexos y el neuroectodermo que da origen a todo el sistema nervioso con excepción de las microglias que tiene origen mesodérmico.

El neuroectodermo da origen al tubo neural, que conforma el sistema nervioso central. Pero también a la cresta neural que conforma el sistema nervioso periférico.

Al comenzar la tercera semana, la notocorda que corresponde a la columna vertebral en desarrollo y el mesodermo adyacente, van a estimular al ectodermo que está por encima de ellos.

Este proceso de inducción permite que el neuroectodermo se engrose para conformar así, la placa neural. Los bordes laterales de esta placa se elevan y conforman los pliegues neurales, esto se produce alrededor del día dieciocho del desarrollo. Los pliegues neurales se elevan incluso aún más, para acercarse a la línea media, luego se fusionan, esta fusión tiene su inicio en la región cervical y continúa en dirección cefálica y caudal para conformar de esta forma el tubo neural, esto sucede alrededor de la culminación de la tercera semana. La fusión de los pliegues neurales no acontece de forma simultánea hasta completarse este proceso. Los extremos abiertos del tubo neural van a comunicarse con la cavidad amniótica a través de neuroporo craneal anterior y caudal posterior. El cierre del neuroporo craneal anterior se produce en el período de dieciocho a veinte somitas en el vigesimoquinto día y el extremo caudal posterior en el vigesimoséptimo día en el período de veinticinco somitas. Los somitas son bloques independientes del mesodermo paraxial ubicados a los costados del tubo neural y de la notocorda, Su presencia constituye la característica más llamativa del desarrollo embrionario durante la cuarta semana, El cierre de ambos neuroporos coincide con el establecimiento de la circulación sanguínea hacia el tubo neural.

En consecuencia, se puede destacar que el sistema nervioso central es una estructura energética de tipo tubular y cerrada, en su constitución se distingue inmediatamente dos partes fundamentales.

EL ENCÉFALO

La porción encefálica del tubo neural, que es la parte superior y más voluminosa, localizada en la cabeza del embrión y de la que se derivará el encéfalo. Surge por medio de procesos complejos como son la de proliferación neuronal, migración, organización, diferenciación celular y mielinización.

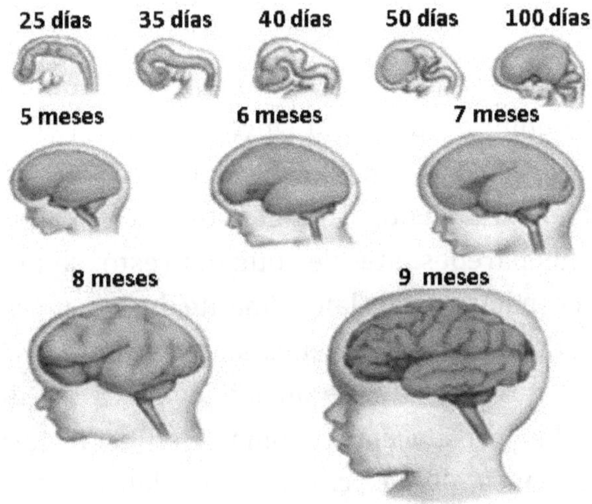

Figura: El encéfalo en el embrión.

La porción medular del tubo neural es la parte más estrecha y larga del sistema nervioso central, que la define la estatura y contextura del individuo, localizada en el tronco del embrión y de la que se va a originar la médula espinal, con el cierre completo del tubo neural, la porción encefálica va a crecer de forma desigual para dar lugar a la formación de tres dilataciones separadas por dos estrangulaciones. A estas dilataciones se le conoce como vesículas encefálicas primarias que de dirección de arriba hacia abajo se denominan:

1. Prosencéfalo o vesícula cerebral anterior.
2. Mesencéfalo o vesícula cerebral media.
3. Rombencéfalo o vesícula cerebral posterior.

Se continua con el desarrollo y al tener que acomodarse esta estructura en la región craneal, la porción encefálica se obliga a encorvarse a nivel del mesencéfalo dando lugar a la primera curvatura para posteriormente aparecer una segunda curvatura entre el rombencéfalo. Cuando el embrión presenta cinco semanas de desarrollo, estas tres vesículas se transforman en cinco por división del prosencéfalo y rombencéfalo. El prosencéfalo crece más a nivel de sus paredes laterales que del resto, de tal manera que aparecen localizadas lateralmente dos nuevas vesículas denominadas vesículas telencefálicas, separadas por un surco que se presenta de forma cóncava en dirección craneal. El prosencéfalo toma de esta forma las denominaciones de vesículas telencefálicas, sus partes laterales y diencéfalo su parte central. Para a continuación tener lugar otro proceso de encurvasión a nivel de la porción media del rombencéfalo dando lugar a la formación de la curvatura pontina, esta curvatura permite dividir el rombencéfalo en dos partes:

1. Metencéfalo que es la parte más craneal.
2. Mielencéfalo que es la parte más caudal.

La médula espinal es de forma cilíndrica conformada de sustancia gris y sustancia blanca que se extiende desde el hueso occipital hasta el borde inferior de la segunda vértebra lumbar, esto es en el adulto.

Después del proceso de neurulacion, el cual se caracteriza por la formación del tubo neural, que terminará formando el sistema nervioso central, y la formación de la cresta neural. El tubo neural forma una estructura que se considera separada totalmente de la cavidad amniótica, cuya pared está constituida por un epitelio, que es un tejido constituido por células íntimamente unidas que recubren la superficie externa del cuerpo y de ciertos órganos de tipo pseudoestratificado denominado neuroepitelio. Esta capa va a dar origen a todas las neuronas y neuroglias, astrocitos y oligodendrocitos de la médula espinal. Durante la quinta semana, las células neuroepiteliales proliferan del tubo neural.

Se pueden observar tres capas:

1. Zona ventricular que va a dar lugar al origen de neuronas y células macrogliales.
2. Zona del manto que está conformado por neuroblastos. Constituye la sustancia gris de la médula espinal.

3. Zona marginal que está formada por los axones de las neuronas. Las cuales conforman la sustancia blanca de la médula espinal.

La multiplicación de los neuroblastos de la zona del manto constituye dos regiones.

1- Las placas basales que es un engrosamiento ventral que intuye los somas o cuerpos celulares de las motoneuronas, que posteriormente conformarán las astas anteriores de la médula espinal.

2- Las placas alares que son engrosamientos que se presenta de tipo dorsales, que corresponden a regiones sensitivas y que se diferenciarán en las astas posteriores de la médula espinal.

Un surco longitudinal denominado como surco limitante, es el que señala el límite entre ambas placas.

Conformándose la placa del techo y la placa del piso que corresponde a las porciones dorsal y ventral de la línea media del tubo neural, estas placas no poseen neuroblastos y constituyen vías energéticas por donde transita la energía yang a través de las fibras nerviosas que atraviesan la médula espinal de un lado al otro.

Entre las astas ventrales y las astas dorsales de los segmentos torácicos y hasta el segundo o tercero lumbar de la médula espinal, se acumulan neuronas que dan lugar el asta lateral o asta intermedia, que contiene neuronas del sistema nervioso de tipo autónomo.

LAS MENINGES

El esclerotoma de tipo mesénquima, el cual es un tejido del organismo embrionario, de conjuntivo laxo con una abundante matriz extracelular, compuesta por fibras delgadas y relativamente pocas células, aunque presenta la celularidad es muy variable, este tejido rodea el tubo neural se condensa para formar la meninge primitiva, de esta se originará la duramadre o paquimeninge que es la meninge exterior que protege al sistema nervioso central.

A esta meninge de tipo primitiva se le incorporan células provenientes de la cresta neural para conformar la capa de tipo interna denominada en leptomeninges que son la aracnoides y la piamadre.

Al unirse estas capas los espacios llenos de líquidos que existen entre las leptomeninges, dan lugar a la presencia del espacio subaracnoideo.

El líquido cefalorraquídeo embrionario comienza su formación a lo largo de la quinta semana de desarrollo.

SISTEMA NERVIOSO PERIFÉRICO

Las células de este sistema van a tener su origen en la cresta neural. Los nervios Craneales tienen su origen alrededor de la cuarta semana de desarrollo. Estos doce nervios se originan en el tronco del encéfalo a excepción de los nervios olfatorio y óptico.

LOS GANGLIOS SENSITIVOS

Se desarrollan a partir de la cresta neural y en las placodas ectodérmicas.

SISTEMA NERVIOSO AUTÓNOMO O VEGETATIVO

Las células de este sistema tienen su origen a partir de la cresta neural. Sus funciones principales contemplan las de mantener de forma constante el medio interno del organismo, así como regular la actividad del funcionamiento energético de los órganos y de las vísceras a partir de las exigencias del medio ambiente, las emociones y la nutrición del individuo. Los cuales, son en definitiva factores epigenéticos que influyen en la expresión génica.

El sistema nervioso autónomo se divide en dos porciones, una denominada de tipo simpática y la otra parasimpática.

EL sistema nervioso simpático se va a originar en la quinta semana del desarrollo. El sistema nervioso parasimpático haciendo referencia primeramente a las vías energéticas preganglionares tiene su origen de células ubicadas en el tronco encefálico y la región sacra de la médula espinal. Las vías energéticas postganglionares se originan en neuronas derivadas de las células de la cresta neural.

Los científicos han descubierto que los embriones de los seres humanos surgen de unos treinta segmentos, más o menos en relación al número de vértebras que tenemos.

En un período preciso de dos días, cada 90 minutos se desarrolla un nuevo segmento, primero la cabeza, luego las vértebras cervicales, las torácicas, las lumbares y la espalda baja exactamente en ese orden. Los segmentos de ADN que regulan el proceso reciben el nombre de genes Hox. El cuerpo humano tiene 39 genes Hox que se dividen en cuatro grupos. Los genes Hox están alineados en un orden específico e incambiable, así que hay una correlación perfecta entre la activación uno a uno y de forma consecutiva de los genes Hox y el crecimiento uno a uno y consecutivamente de los segmentos vertebrales.

Existen individuos que sufren mutaciones en los genes Hox. Viéndolo desde un punto de vista generalizado, en una persona sin mutaciones, el gen Hox D-9 hace el hombro, el gen D-10 hace la parte superior del brazo, el D-11 hace el brazo inferior, el D-12 hace la muñeca y el D-13 hace la mano y los dedos. Un defecto en el gen D-11 causaría un brazo donde la mano está en el codo. Un defecto o mutaciones presente en el gen D-13 causarían dedos extra o dedos pegados. Si existe una inhibición o defecto de estos genes del D-10 al D-13, entonces el resultado es un bebé que nacería sin los miembros superiores.

Son muchos los genes que nos ayudan a comprender el funcionamiento del organismo, por ejemplo, los investigadores en el estudio de la genética molecular Humana han descubierto la existencia de un nuevo gen, llamado GPATCH3, el cual se considera responsable en el control del desarrollo embrionario del ojo, la cara y el cráneo. Se han encontrado alteraciones de este gen en algunos pacientes que presentan glaucoma de tipo congénito, considerando que podría ser la causa del desarrollo de la enfermedad.

Se han podido identificar mutaciones que incrementan su actividad en algunos de los pacientes estudiados. "El gen se expresa en tejidos oculares que intervienen de forma activa en el mantenimiento de la presión intraocular y su función consiste en controlar la expresión de otros genes, se expresa en el ojo de embriones, en cartílagos de las mandíbulas y del cráneo, entre otros órganos. El glaucoma congénito es una enfermedad grave que se manifiesta por alteraciones en el desarrollo embrionario ocular que conduce a la elevación de la tensión ocular y a la lesión del nervio óptico. Por lo que produce una disminución progresiva con pérdida permanente de la visión, Cuando disminuye la expresión del gen se reduce el tamaño del ojo, y se produce a malformaciones de las regiones que controlan la presión intraocular, así como también de los cartílagos de la mandíbula y del cráneo, este descubrimiento supone permite tener un conocimiento de las bases genéticas del desarrollo ocular y cráneo-facial, contribuyendo descubrir las alteraciones genéticas en el glaucoma congénito.

Otro gen que desempeña un papel fundamental y muy importante para su estudio en la regulación del desarrollo del embrión es el gen eed y está implicado en alteraciones como la pérdida fetal, el desarrollo de tumores, las anomalías congénitas y el retraso mental. Se ha observado cuando el gen eed se expresa normalmente en el embrión, mantiene el cromosoma X paterno inactivo y muchos de sus genes se dirigen hacia las células de la placenta. Así como también se ha comprobado que los embriones femeninos con ausencia del citado gen no son capaces de sobrevivir, debido a alteraciones en la formación de la placenta.

CAPÍTULO IV

ANATOMÍA Y FISIOLOGÍA DEL SISTEMA NERVIOSO

神经系统的解剖学和生理学

Es un complejo sistema de órganos muy bien estructurado, el cual está encargado permanentemente de organizar y coordinar conjuntamente con el sistema endocrino las funciones de las partes que conjuntamente integran el cuerpo, así como también a los demás sistemas, a través de funciones sensitivas, integradoras y motoras que van a estar regidas por la energía mental denominada en la medicina tradicional china como Shèn.

Este concepto hace referencia a la actividad mental, es considerada como la conciencia organizadora, una conciencia que es capaz de organizar todo cuanto acontece en el interior a través de la información en forma de energía recibida de la periferia y del interior del organismo, y que en consecuencia se proporcionan mensajes energéticos , señales y estímulos eléctricos por esta vasta red de nervios que permiten la comunicación para ser liberados estos estímulos por células especializadas denominadas neuronas, que son en definitiva las células fundamental del sistema nervioso.

Por lo tanto, es responsable de la contracción y extensión de la actividad tendino muscular, del movimiento de las articulaciones, del funcionamiento del corazón y de los pulmones, así como de los pensamientos, de las emociones, de la planificación, de los procesos conductuales y cognitivos, de absolutamente todo lo que acontece en el interior del organismo, Tiene la función de recibir, procesar y memorizar millones estímulos e información en fracciones de milésima de segundos, coordina las diferentes respuestas del organismo ante estímulos externos e internos.

El sistema nervioso se divide en:

1. Sistema nervioso central
2. Sistema nervioso periférico

SISTEMA NERVIOSO CENTRAL

El sistema nervioso central es una estructura bastante compleja, está conformado fundamentalmente por el encéfalo y la médula espinal, como ya hemos mencionado está encargado de integrar la información de todo el cuerpo y coordina la actividad en todo el organismo.

La medicina tradicional china , considera el sistema nervioso central como el centro de comando de todo el organismo e incluso hace referencia al mismo , en su capacidad de almacenamiento de la información heredada de nuestras generaciones pasadas , la expresión de nuestra información actual y estructura donde se almacena nuestro designio universal.

Lo que el ser humano debe hacer según con lo que se siente identificado en este plano de vida terrenal.

SISTEMA NERVIOSO CENTRAL (humano)

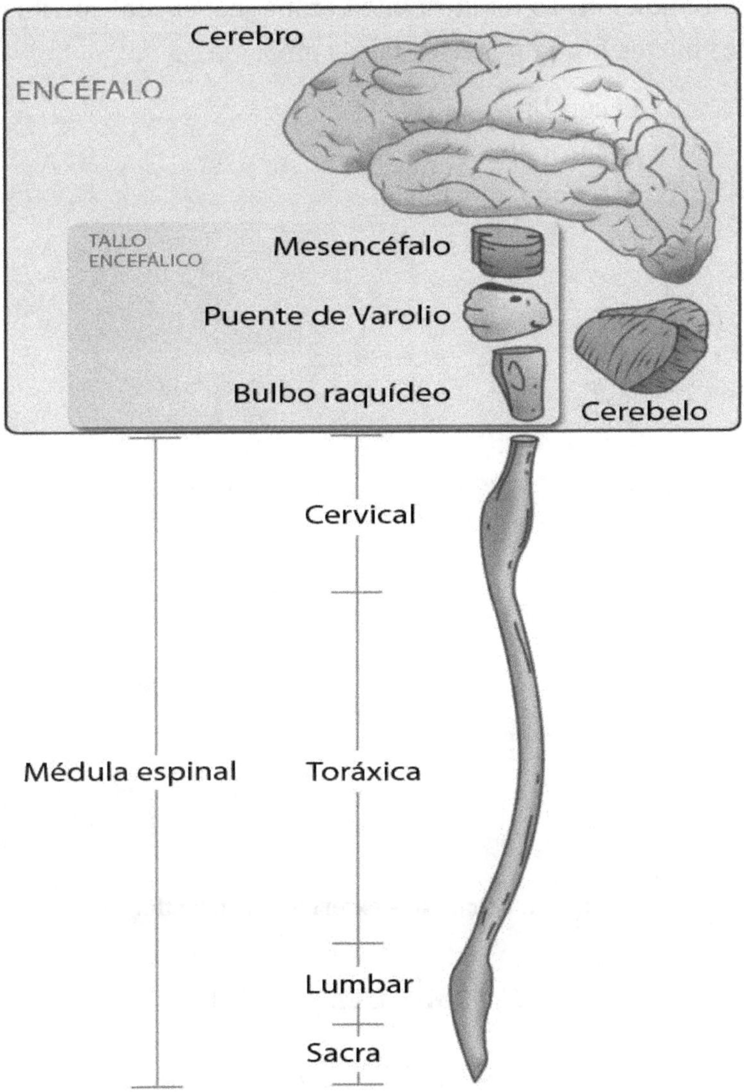

Figura: Sistema nervioso central.

EL ENCÉFALO

El encéfalo es una masa nerviosa que se encuentra contenida dentro de la cavidad craneana, el cual consta de tres partes fundamentales tales como:

1. El cerebro.
2. El cerebelo.
3. El tronco encefálico.

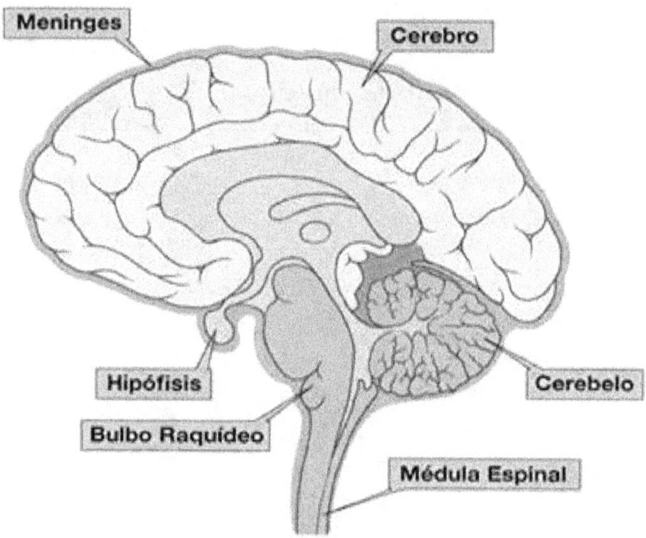

Figura: Estructura externa del encéfalo.

ANATOMÍA DEL CEREBRO

(NAO)

Es el órgano del sistema nervioso central con mayor complejidad funcional e incluso del organismo, el cerebro es el órgano más fascinante y poderoso de la naturaleza del ser humano, y por lo tanto se hace en ocasiones difícil poder entender su complejo funcionamiento. Es además un órgano sumamente sensible en el organismo, en presencia de infección o producto de un fuerte golpe se puede ver afectado su normal desempeño por el resto de la vida, es por esta razón que se encuentra protegido por el cráneo y las meninges, es el órgano más avanzado y de mayor relevancia para la evolución de la especie humana.

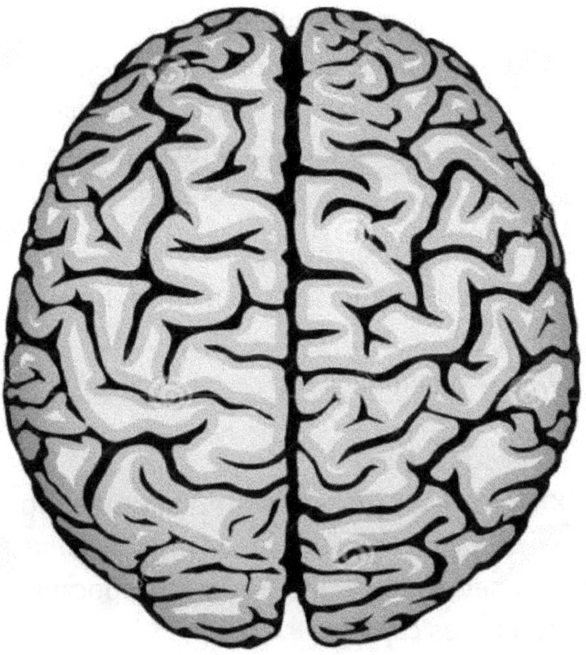

Figura: Vista superior del cerebro.

El cerebro se considera el centro de comando superior del encéfalo, se encarga de los procesos de gran complejidad como es el pensamiento y las actividades conscientes.

CORTEZA CEREBRAL

La corteza cerebral es el nivel más externo del sistema nervioso central, funciona en asociación con los centros de comando, forma el revestimiento completo de la superficie de los hemisferios cerebrales, con excepción de una porción que pertenece a la cara interna, donde se pueden localizar las estructuras nerviosas comisurales que hacen posible la unión y comunicación de un hemisferio con el otro. La corteza cerebral conformada de un espesor de materia gris, la cual está compuesta fundamentalmente por:

1. Células nerviosas.
2. Vías energéticas nerviosas.
3. Células de sostén a las neuronas denominadas neuroglias.
4. Vasos sanguíneos.

Existe en la corteza cerebral distintas capas celulares las cuales permite una adecuada organización, está conformada por seis capas, a diferencia del hipocampo que posee solamente tres capas.

Las capas de la corteza cerebral desde el exterior hacia el interior son:

1- Capa plexiforme.

2- Capa granulosa externa.

3- Capa granulosa interna.

4- Interna Capa de las células piramidales.

5- Capa de células ganglionares.

6- Capa multiforme.

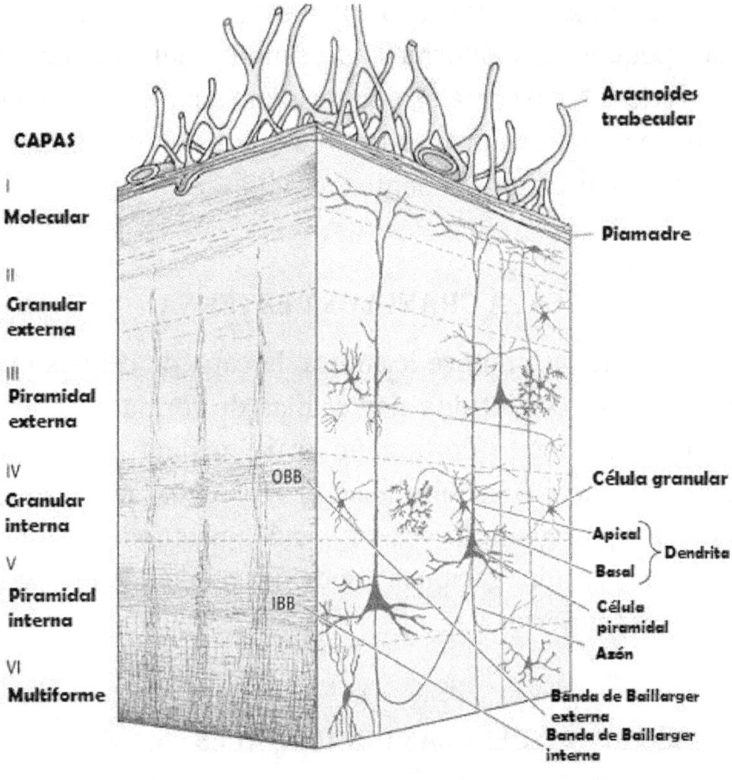

Figura: Diferentes capas de la corteza cerebral.

Debajo de esta corteza encontramos sustancia blanca, formada por los axones de las neuronas localizadas en estas áreas.

Describimos a continuación las características de estas células:

CAPA PLEXIFORME

La capa plexiforme o zonal está conformada por células pequeñas, fusiformes, presentan multitud de vías energéticas transversales y la terminación de los axones y dendritas de las neuronas están situadas en capas que se localizan más profundamente.

CAPA GRANULOSA EXTERNA

Como su nombre lo indica, la capa de células piramidales está constituida por células de forma granulada, con un incremento de tamaño en la medida que más se aproxima uno a la profundidad. El axón de las células piramidales se dirige en dirección hacia la profundidad, mientras que las prolongaciones dendríticas ascienden hacia las capas más superficiales.

CÉLULAS PIRAMIDALES

Las células piramidales más grandes son conocidas como células de Betz, están localizadas en la circunvolución precentral motora del lóbulo frontal. El axón o vía energética surge de la base del cuerpo celular y termina en las capas corticales más profundas, o también puede entrar en la sustancia blanca del hemisferio cerebral como vías energéticas de proyección, asociación o comisural.

CAPA GRANULOSA INTERNA

La capa granulosa interna está conformada por células nerviosas pequeñas, las cuales poseen gran número de prolongaciones protoplasmáticas, también se presentan algunas células piramidales.

CAPA DE CÉLULAS GANGLIONARES

La capa de las células ganglionares posee en su conformación células nerviosas que presentan diferentes formas y tamaños, algunas de ellas prolongan su axón o vía energética para conducir la energía hacia las capas más superficiales, en la corteza primaria motora y en la corteza primaria somatosensitiva, esta capa presenta células piramidales de gran tamaño que dan origen a las vías energéticas gruesas del fascículo piramidal.

CAPA MULTIFORME

La capa multiforme está conformada por células de diferentes formas y por neuronas multipolares. Se observan axones o vías eenrgeticas que se dirigen de forma paralela a la superficie cortical dando irrigación de energía.

Las células piramidales en la corteza motora primaria adquieren mayor tamaño. En la corteza del área visual localizada en la cara interna del lóbulo occipital, existe una estría blanca denominada estría visual o estría externa de Baillarger, las cuales están localizadas en el espesor de la capa granulosa interna.

Las vías energéticas de tipo aferentes a la corteza cerebral se dividen en dos grupos. Un primer grupo que nace en el sistema reticular ascendente, y un segundo grupo que tiene su origen en los núcleos del tálamo óptico, obtienen impulsos energéticos sensoriales con características específicas o constituyen parte de circuitos cerrados denominados tálamos corticales, también comprende las vías energéticas que componen los sistemas comisurales o de asociación que permiten la transito de energía y se denominan de tipo interhemisféricas.

La terminación de las vías energéticas aferentes en la corteza cerebral, se efectúa sobre las dendritas que están localizadas alrededor del cuerpo celular. Las vías del sistema reticular ejercen su acción sobre un gran número de neuronas corticales, los sistemas aferentes específicos o de asociación terminan alrededor del cuerpo de las neuronas de las capas intermedias.

Las vías energéticas eferentes son llamadas centrifugas, las aferentes son llamadas centrípetas. Las vías nerviosas que conducen energía de la corteza cerebral están dispuestas tanto en forma radial como tangencial. Las vías energéticas radiales van a transcurrir en ángulo recto para proporcionar energía hacia la superficie cortical, mientras que las vías tangenciales están concentradas en la capa cuatro y cinco, las cuales se denominan Bandas de Baillager, se encuentran bien desarrolladas en áreas sensitivas por la alta concentración de partes terminales de las vías tálamo corticales.

DIVISIÓN DE LA CORTEZA CEREBRAL

Se puede también dividir la corteza según su desarrollo y evolución en neocorteza, paleocorteza y arquicorteza.

La neocorteza o neocórtex es lo más común en la corteza cerebral de los seres humanos, conforma la mayor parte de la corteza cerebral, está conformada por materia gris, eso quiere decir que está formado en su gran mayoría por cuerpos celulares, de hecho, Brodmann aplico su investigación de las áreas corticales en el estudio de esta estructura.

La paleocorteza o corteza del bulbo olfatorio está localizada en la base del encéfalo. Es la parte de la corteza cerebral que corresponde a las áreas de terminación de las vías energéticas olfatorias. En esta capa, se encuentra el cerebro olfatorio. Es la corteza cerebral más antigua conjuntamente con la arquicorteza que también se denomina corteza límbica. Presenta un número variable de capas, pudiendo mencionar como ejemplo el hipocampo, el cual se organiza como ya mencionamos anteriormente por tres capas.

En la arquicorteza o corteza límbica por ser esta su estructura fundamental, conforma conjuntamente con paleocorteza la allocorteza, las estructuras que configuran la arquicorteza son el hipocampo y el induseum gris, cumple las funciones más primitivas del ser humano, entre las que comprende la memoria y las emociones.

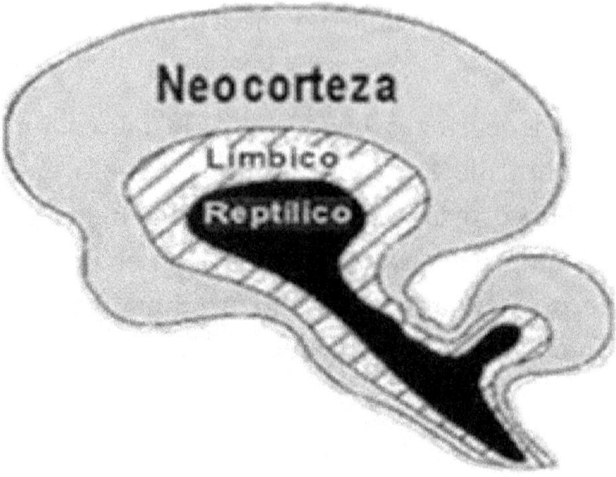

Figura: Neocorteza y Sistema Límbico.

Para el estudio de las áreas corticales de cada lóbulo cerebral haremos uso de la clasificación del Doctor Alemán Korbinian Brodmann, debido a que están, estas áreas adecuadamente enumeradas, con lo cual, nos permite sin duda alguna, diferenciar las diversas áreas corticales. Será objeto de desarrollo y estudio en profundidad en esta obra.

La clasificación de Brodmann está fundada en las variaciones que sufre el esquema básico de estratificación de la corteza cerebral.

CAPÍTULO V
LAS NEURONAS

神经元

La neurona es la unidad funcional del sistema nervioso, son células fundamentales en la estructura de este importantísimo sistema perfectamente conformado, encargada de transmitir información electroquímica a través de impulsos eléctricos de tipo nerviosos denominado energía Yang, tienen como característica fundamental la excitabilidad de su membrana plasmática.

En el ciclo celular podemos apreciar que las neuronas no se dividen, pero hay conformación de nuevas neuronas durante la vida adulta a partir de células troncales. El cerebro expresa el más alto porcentaje de la información genética codificada en el ADN, expresándose alrededor de cien mil ARN mensajeros distintos. Esto se debe a la gran variedad de tipos de neuronas presentes.

Entre las proteínas neuronales que encontramos se destacan, las proteínas de la membrana plasmática como son los canales iónicos y los receptores, proteínas citoplasmáticas que constituyen orgánulos y proteínas con funciones enzimáticas, proteínas de secreción como neurotransmisora y neuropéptidos, del citoesqueleto que incluyen micro filamento, filamentos, intermedios, microtúbulos.

El sistema nervioso tiene la facultad de controlar también las funciones intelectuales, la memoria y las emociones. Las células que lo componen carecen de capacidad regenerativa, la unidad funcional principal del sistema nervioso como ya todos sabemos son las neuronas.

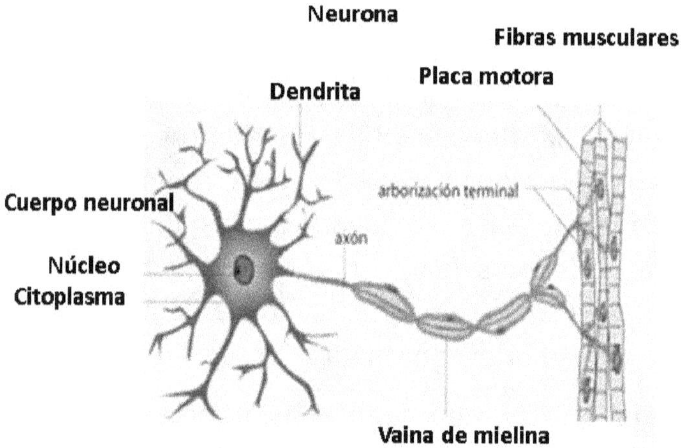

Figura: La neurona.

Las neuronas son células especializadas en captar, procesar y conducir innumerables estímulos energéticos mediante señales electroquímicas, y la conducción del impulso nervioso que se manifiesta a través de la circulación de la energía entre ellas o con otros tipos celulares, estas señales provienen de distintas áreas sensoriales y son transformadas en distintas respuestas orgánicas.

COMPONENTES ESTRUCTURALES DE LA NEURONA

Encontraremos en la conformación de la estructura de la neurona, neurofibrillas, cuerpos de Nissi o sustancia tigroides, aparato de Golgi, mitocondrias, ribosomas y retículo endoplasmatico.

1. El citoesqueleto es el determinante de la estructura de la cual está conformada una neurona y es responsable de la distribución asimétrica de los orgánulos en el citoplasma.
2. El cuerpo celular o soma contiene en su interior la mayor parte del citoplasma e incluyendo el núcleo en su interior. Los cuerpos celulares se localizan conformando la sustancia gris del encéfalo y de la médula.
3. El Núcleo de la neurona está protegido y recubierto de una membrana y es donde se localiza todo el material genético, el cual permite sintetizar las proteínas necesarias para el desarrollo, sustento y supervivencia de la célula.
4. Los nucléolos producen ribosomas, son orgánulos compuestos de ácido ribonucleico y proteínas, los cuales son necesarios para que la información del material genético sea transcrito en la síntesis de proteínas.
5. Los cuerpos de Nissi son grupos de ribosomas que sintetizan las proteínas necesarias para la célula.
6. El Aparato de Golgi es la estructura celular responsable de la segregación de glicoproteínas y mucopolisacáridos.

7. El Retículo endoplasmatico es el sistema de tubos utilizado para el transporte dentro del citoplasma, en presencia de ribosomas se denomina retículo endoplasmatico rugoso, en ausencia de ribosomas se denomina retículo endoplasmatico liso.
8. Microfilamentos y microtúbulos son responsables del transporte de materiales dentro de una neurona.
9. Los Mitocondrias producen la energía necesaria para la actividad celular. Es la fuente generadora de energía ATP.
10. La Vaina de mielina es una sustancia de constitución grasosa, conformada por células no nerviosas de Schwann, que ayuda a los axones a transmitir mensajes energéticos con eficacia y con una mayor rapidez. Evitan la interferencia del impulso energético en los nervios enrollándose alrededor de las vías energéticas de tipo nerviosas. Determina la velocidad de conducción de los estímulos de la energía en el sistema nervioso.
11. Los terminales sinápticos son la región donde las terminaciones de los axones o vías energéticas de una neurona presináptica transmiten señales a otra neurona postsináptica. Tienen forma abultada, por el cual, recibe el nombre de botón presináptico, el cual contiene las vesículas presinápticas incluyendo en su interior a los neurotransmisores, que son sustancias químicas responsable de transmitir los mensajes energéticos a la neurona receptora.

12. El potencial de acción se inicia en el montículo del axón o vía energética y se transmite a todo lo largo de su cuerpo en dirección hasta alcanzar a otra neurona, las ramas de un único axón pueden formar sinapsis o unión hasta con mil neuronas. Funcionan como elementos de salida de estímulos transportando orgánulos, sustancias y la conducción del impulso energéticos.

13. Las dendritas son vías enérgeticas o varias prolongaciones cortas que se ramifican y salen del soma para contactar y contornear el cuerpo celular de la neurona, las cuales les permite que la neurona reciba información energética de otras células, órganos receptores u otras neuronas, consisten en proyecciones citoplasmáticas envueltas por membrana plasmática.

14. El Axón, cilindroeje o fibra es una larga vía enérgetica que se prolonga y sale del cuerpo celular de la neurona de longitud variable, es una vía energética conductora que transmite y transporta energía a través de los impulsos nerviosos o potencial de la neurona, En su extremo final permite la comunicación de la neurona con otra neurona, músculo, glándula o órgano diana de forma unidireccional. La mayoría de los axones o vías energéticas son estructuralmente muy finos y algunos están aislados por vainas de mielinas, interrumpida la mielina por nodos o anillos de Ranvier.

DIFERENCIAS AXONES Y DENDRITAS

Los axones son vías que llevan información energética a otras neuronas o células, las dendritas conducen información energética al cuerpo celular. Los axones tienen una superficie lisa, en las dendritas su superficie es irregular en ocasiones en forma de espina dendríticas . Normalmente existe un solo axón o vía energética para cada célula, existen muchas dendritas o vías energéticas en una célula, los axones pueden estar recubiertos de mielina a diferencia de las dendritas que no están recubiertas. Los axones están a todo lo largo del cuerpo celular, las dendritas se encuentran alrededor del cuerpo celular.

A diferencia de otros tipos de células, el aparto de Golgi sintetiza un tipo especial de proteína dependiendo de la codificación genética específica y el tipo de actividad a realizar, la cual se excreta como neurotransmisor en el interior de una vesícula de transporte.

Como podemos observar las neuronas son células del sistema nervioso que difieren de otras células por tener estas proyecciones o vías energéticas consideradas de tipo especializadas, que reciben el nombre de dendritas y axones.

Básicamente las dendritas permiten el ingreso de la energía o información al cuerpo celular de la neurona , o también denominado soma , mientras que los axones conducen la energía y la llevan hacia fuera en dirección contraria o distante del cuerpo celular.

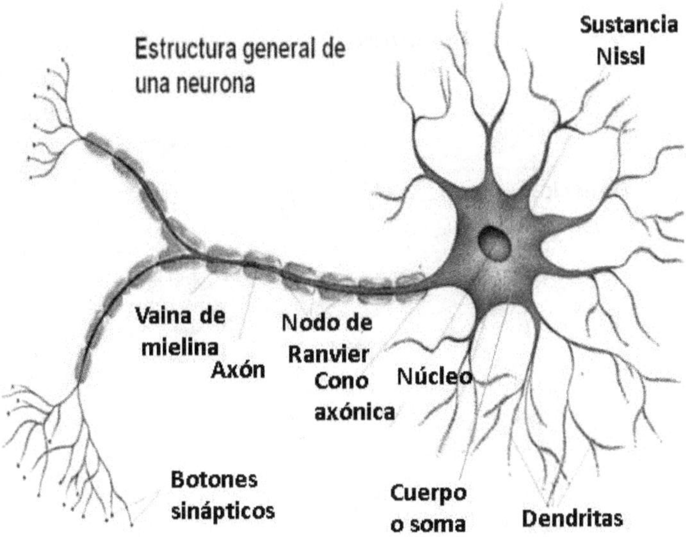

Figura: Constitución de la estructura de una neurona.

Los nervios son un conjunto de vías energéticas nerviosas, formadas por agrupaciones de los axones, fibras o cilindro ejes de las neuronas , también denominada vías por donde transita la energía, así como también, están formadas por sus vainas de mielina . Son los que conforman la sustancia blanca en el encéfalo y la médula espinal.

Los nervios forman parte del sistema nervioso periférico .

Los nervios de tipo aferentes transportan la energía y señales sensoriales en dirección al cerebro téngase en cuenta las señales provenientes de la piel u incluso de otros órganos , mientras que los nervios de tipo eferentes conducen la energía y las señales estimulante desde el cerebro en dirección hacia los músculos glándulas , órganos y vísceras.

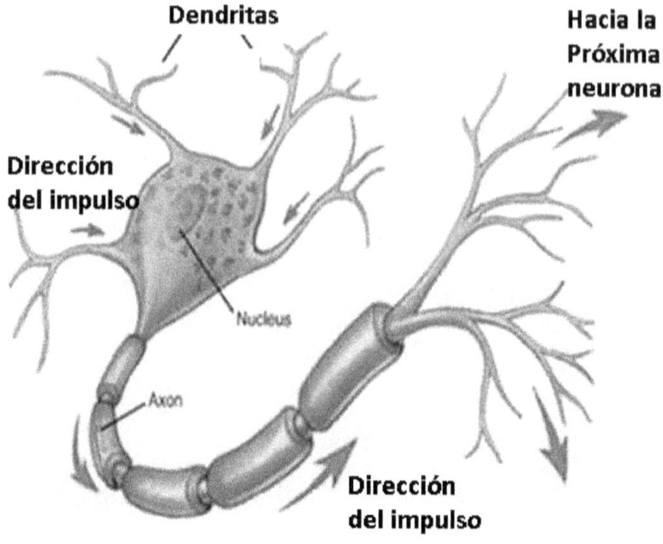

Figura: Dirección del impulso energético.

El axón o la vía energética no está forrada completamente de mielina, en estos espacios es donde el impulso energético de tipo eléctrico denominado energía Yang, se recarga para continuar su camino, recibe el nombre de Nodos de Ranvier.

Estas interrupciones muy importantes, ocurren a intervalos considerados regulares a todo lo largo de la longitud del axón en la vaina de mielina que lo recubre.

Son espacios muy pequeños, de un micrómetro de longitud, que exponen a la membrana del axón al líquido extracelular y donde ocurre el intercambio de sodio y potasio generando el potencial de acción.

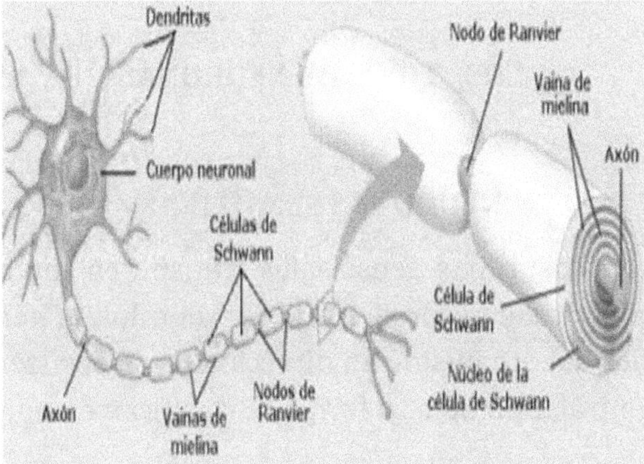

Figura: La vaina de mielina y el nodo de Ranvier.

No existe conexión física entre neuronas o entre una neurona y otra célula, lo que existe es un espacio de separación, denominado espacio sináptico, a través de este espacio se transmite el impulso energético de una forma química.

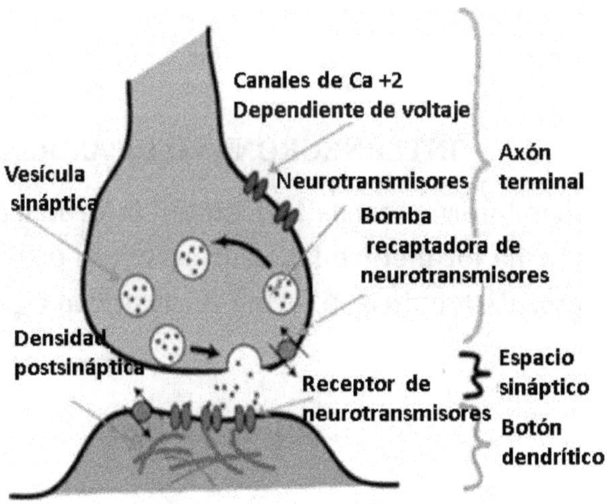

Figura: Espacio sináptico.

LOS TIPOS DE NEURONAS

NEURONAS SENSITIVAS

Las neuronas sensoriales transmiten información energética desde los órganos de los sentidos, la periferia y el interior del organismo en dirección hacia el sistema nervioso central. Debido a su forma se clasifican en unipolar

NEURONAS MOTORAS

Las neuronas motoras transmiten información energética desde el sistema nervioso central en dirección hacia la periferia y hacia el interior del organismo a músculos y glándulas denominadas también en neuronas motoras de la porción del meridiano Du Mai correspondiente a la médula espinal y neuronas piramidales. Debido a su forma se clasifican en multipolar.

INTERNEURONAS O DE ASOCIACIÓN

Las Interneuronas transmiten información energética de forma local entre las neuronas y en el sistema nervioso central. Debido a su forma se clasifican bipolar.

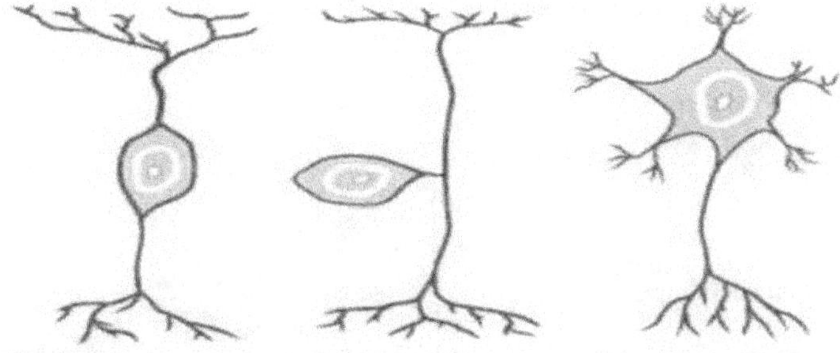

Figura: Clasificación de las neuronas según su forma.

Función de las neuronas:

1. Recibe información energética proveniente del medio interno o externo y de otras neuronas.
2. Integra la información energética recibida y produce una respuesta.
3. Conduce la respuesta en forma de señal energética a su terminación.
4. Transmite energía a otras neuronas, órganos, vísceras, glándulas o músculos.
5. Controla las zonas corporales, los sentimientos, la imaginación, la creatividad, la sensación, los órganos de los sentidos.

A contracción se puede visualizar ambas vías energéticas , una vía energética de tipo motora eferente y otra vía energética de tipo sensitiva o aferente.

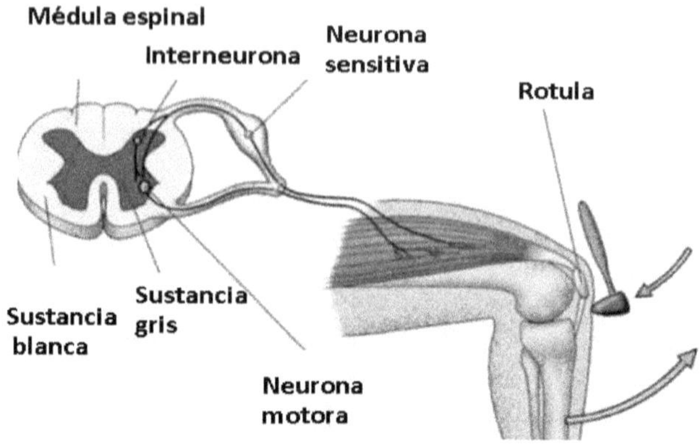

Figura: Neuronas de tipo sensitivo y de tipo motora.

LA MIELINA

La mielina es una lipoproteína que cumple con la función de conducir la energía a través de los impulsos nerviosos que surgen en el sistema nervioso central, la cual, se denomina sustancia blanca.

La sustancia blanca permite la propagación de los impulsos nerviosos, la información energética sensitiva se dirige hacia el cerebro, los impulsos eléctricos motores de la energía se dirigen del cerebro hacia músculos esqueléticos.

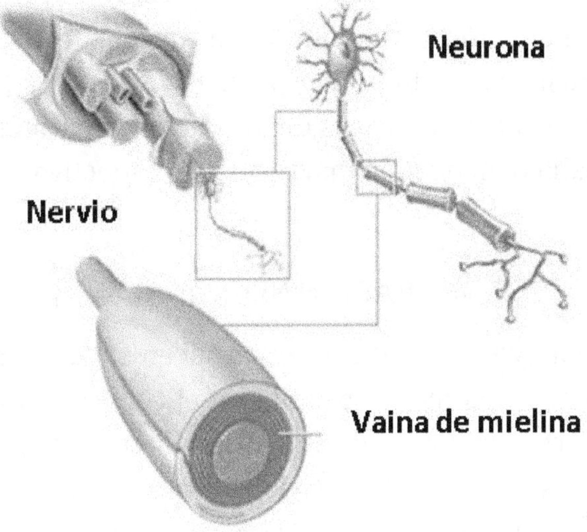

Figura: Vaina de mielina.

NEUROGÉNESIS

La ontogenia del sistema nervioso central y periférico depende de procesos tales como:

1. Proliferación.
2. Migración neuronal.
3. Entre otros.

PROLIFERACIÓN NEURONAL

La proliferación neuronal va a tener lugar fundamentalmente entre el segundo y el tercer mes de gestación y la proliferación de células gliales que da inicio a partir del quinto mes y finaliza pasado el año de vida posnatal.

Las alteraciones de la proliferación se caracterizan por la disminución o aumento de la cantidad total de neuronas e incluso de células de tipo glías del sistema nervioso central, se traduce en casos de alteraciones patológicas en microcefalia o en posible macrocefalia respectivamente.

MIGRACIÓN NEURONAL

La mayoría de las neuronas nacen en lugares distintos a los que finalmente ocupan en el cerebro adulto, por esta importantísima razón, mientras el cerebro crece durante el desarrollo embrionario, las neuronas recién nacidas viajan a través del mismo para alcanzar su posición final. Durante este proceso las neuronas responden a señales, que proceden en su mayoría de otras neuronas que ya han alcanzado su posición definitiva y del resto del organismo que se desarrollan estímulos energéticos como parte del proceso de aprendizaje de nuevas habilidades.

Las células neuronales requieren de nutrientes, que se obtienen a partir de la transformación y el transporte de la sustancia sutil de los alimentos, los cuales son recibidos por el estómago y transformados por la acción funcional del Bazo y del páncreas, así como, otra forma de nutrir a todas las células del cuerpo incluyendo las neuronas es a través del oxígeno que ingresa gracias a la función que ejercen los pulmones. Estos nutrientes viajan en el torrente sanguíneo en forma de energía nutricia y ascienden desde el organismo, para pasar por el corazón y seguir hacia el cerebro donde lo nutre. Estos canales de energía nutricia en medicina tradicional china se denominan canales distintos.

CONDUCCIÓN DEL IMPULSO NERVIOSO

El impulso nervioso es una corriente eléctrica denominada energía Yang que se transmite desde la dendrita en dirección hasta el axón. El paso de dicho impulso nervioso de una neurona a otra se realiza a través de la sinapsis o conexión de una neurona con otra. Las neuronas nunca se tocan entre sí, sino que existe un espacio entre ellas denominado brecha o hendidura sináptica. La neurona denominada presináptica es la que se encuentra antes de la brecha o hendidura sináptica, la neurona denominada postsináptica se localiza después de esta brecha.

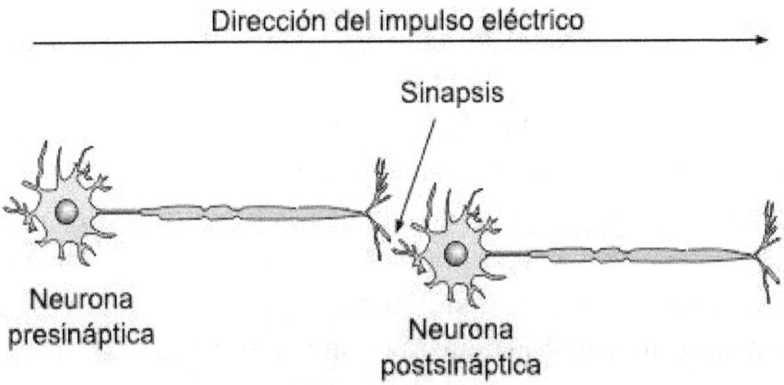

Figura: Neurona presináptica y postsináptica.

Tiene su inicio al estimularse el extremo de una dendrita. El estímulo provoca un rápido intercambio de iones sodio y potasio en dirección hacia adentro y en dirección hacia afuera en el punto de estimulación. Este proceso se llama despolarización. Se propaga a zonas adyacentes de la dendrita y al avanzar por ella, va generando una onda eléctrica que recorre toda la longitud de la neurona, hasta alcanzar la punta del axón.

El rápido intercambio de iones en dirección hacia adentro y en dirección hacia afuera sólo se lleva a cabo en una pequeña fracción de segundo, pero la vía energética, no puede ser estimulada para iniciar otros impulsos, hasta que los iones regresen a su posición normal o de alerta. Este proceso de regreso a lo normal, se conoce con el nombre de repolarización.

Mientras más gruesa es la vía energética nerviosa y la vaina de mielina, más rápida es la conducción de la energía considerada impulso nervioso a lo largo toda de la vía.

En el extremo del axón o vía energética de la neurona presináptica existe una dilatación denominada botones terminales, donde se localizan unas vesículas que en su interior contienen neurotransmisores. Cuando el impulso nervioso llega a los botones terminales de la neurona presináptica, las vesículas liberan por exocitosis los neurotransmisores a la brecha, a la hendidura sináptica o a la unión especial interneuronal. El neurotransmisor es un mensajero químico que viaja a través de la sinapsis, estos neurotransmisores se unen a los receptores de la membrana de las dendritas de la neurona de tipo postsináptica, iniciándose la circulación de la energía que se manifiesta a través del impulso nervioso en esta neurona.

CLASIFICACIÓN DE LAS VÍAS ENERGÉTICAS NERVIOSAS

Las vías energéticas tipo A, son cortas y mielinizadas, las mismas transmiten impulso nervioso relacionado con el tacto, presión, posición de articulaciones, calor, frio. Inervan de energía a los músculos que se activan bajo condición de estrés.

Las vías energéticas tipo B, son mielinizadas, conforman los axones de las neuronas de tipo eferentes viscerales que se extienden desde el encéfalo en dirección hasta la médula.

Las vías energéticas tipo C, son cortas y no mielinizadas, eso quiere decir, que son amielínicas, las mismas transmiten impulsos energéticos a baja velocidad, tales como, el tacto, presión, e impulsos dolorosos procedentes de vísceras, como son las procedentes de ganglios autónomos para estimular el corazón y glándulas.

EXCITACIÓN NEURONAL

La célula de la neurona tiene un bajo umbral de excitación llamado potencial de membrana en reposo, la repuesta de la célula de la neurona luego de alcanzar el umbral se denomina potencial de acción, lo cual se debe a la apertura de canales iónicos.

POTENCIALES DE MEMBRANA

Se debe a la difusión de los flujos de iones, de los cuales participan principalmente el ion de potasio, debido a que la membrana es más permeable a este ión.

Prolongación de la señal eléctrica:

1. Potencial local.
2. Potencial de acción.

Fases del impulso nervioso:

1. El potencial en reposo es donde hay ausencia de transmisión de señal.
2. La espiga del potencial de acción es donde hay máxima despolarización.
3. La repolarización es el regreso al estado de reposo.

IMPULSO NERVIOSO Y NEUROTRANSMISORES

La acetilcolina interviene en la unión neuromuscular, provocando contracción en los músculos.

AMINAS BIOGÉNICAS

La epinefrina (adrenalina) y norepinefrina (noradrenalina) intervienen en la contracción cardiaca, en niveles disminuidos de adrenalina y noradrenalina da como resultado depresión.

Una neurona libera en su axón o vía energética el mismo set de neurotransmisor y neuropéptidos moduladores de la trasmisión sináptica.

Las interacciones pueden ser por sinapsis llevada a cabo desde el axón en dirección hacia el área somática, sinapsis que cumplen funciones excitatorias e inhibidoras y

Sinapsis que se producen desde el axón a la dendrita de otra neurona.

Puede ser sobre el tronco de la dendrita o sobre las espinas dendríticas excitatorias. La espina dendrítica es el sitio especializado de recepción sináptica.

La sinapsis axoaxónica no tiene acción sobre la segunda neurona que inerva, sino que indirectamente afecta a la tercera neurona afectando la liberación del neurotransmisor de la segunda neurona inhibidora, es una sinapsis que tiene lugar entre los axones de dos neuronas, considerado esta posibilidad poco frecuente.

Canales distintos y su relación entre el corazón y el cerebro.

Tradicionalmente, se ha podido estudiar que existe una gran relación funcional entre el corazón denominado Xin y el cerebro que recibe el nombre en el idioma chino de Nao , según los estudios realizados de hace miles de años, en los cuales se hace referencia a la importancia funcional desempeñada por la energía nutricia contenida en la sangre como elemento fundamental de vida y la importantísima función que cumple el corazón y los vasos sanguíneos que son la extensión de este órgano y lugar donde confluyen todos los vasos, facilitando la circulación, el movimiento de la sangre, el ritmo, y velocidad. La cual transmite información energética al cerebro que se percibe a través de dos vías energéticas, por una parte, a través de los vasos sanguíneos y por otra, a través del sistema nervioso.

El cerebro recibe las señales energéticas que provienen del interior en dirección hacia el sistema nervioso a través del canal particular de energía Du Mai o médula espinal, que reflejan el estado de órganos y vísceras a través de vías energéticas de tipo sensitivas que captan información en relación con la temperatura, dolor, vibración, tensión, y también las señales energéticas provenientes de la sangre a través de los canales distintos, el cual circula en el interior del organismo y la medicina tradicional china describe claramente su recorrido al igual que lo hace la medicina moderna.

Estas vías energéticas distintas, surgen de los meridianos o vías energéticas principales, en los cuales, se localizan los puntos de energía, a nivel de las grandes articulaciones en su mayoría. Estos canales se profundizan y van en dirección hacia el interior del organismo para comunicar con el órgano o la víscera correspondiente.

Puntos de energía de donde se originan los canales distintos:

10 del Zu Shao Ying, Yin Gu, Valle del Yin, localizado en el borde interno del pliegue de flexión de la rodilla, entre dos tendones ubicados en esa zona.

40 del Zu Tae Yang, Wei Zhong, Carga central, localizado en el centro del pliegue transversal poplíteo.

5 del Zu Yang Ming, Li Gou, Canal de la madera, localizado a cinco distancias del maléolo interno, en el borde interno de la tibia.

30 del Zu Shao Yang, Huan Tiao, Asalto Circular, localizado a una distancia y tres cuartos desde el trocánter, en la línea que une el trocánter mayor del fémur y el final de sacro.

1 del Shou Shao Yin, Ji Guan, Fuente suprema, localizado en el centro de la axila, donde palpita la arteria.

10 del Shou Tae Yang, Nao Shu, Puerta de la escápula, localizado a tres distancias y media por encima del pliegue posterior de la axila, el hueco que hay debajo del hueso espina escapular.

1 del Shou Jue Yin, Tian Chi, Estanque celeste, localizado a una distancia lateral externo del pezón, en el cuarto espacio intercostal.

20 del Du Mai, Bai Hui, Cien reuniones, localizado en el borde anterior de la fontanela occipital, en el punto más elevado de la cabeza, en el recorrido del meridiano particular Du Mai por el lóbulo parietal.

12 del Zu Tae Yin, Chong Men, Puerta del asalto, localizado a tres distancias y media lateral a la línea media, a nivel del borde superior de la sínfisis del pubis.

30 del Zu Yang Ming, Qi Chong, Asalto del soplo, localizado por encima del borde superior de la sífilis pubiana, a dos distancias lateral a la línea media.

1 del Shou Tae Yin, Zhong Fu, Centro interior material, localizado a tres distancias por encima del pezón y a dos distancias por fuera de la línea de la tetilla, en el primer espacio intercostal.

15 del Shou Yang Ming, Jian Yu, Asentimiento de hombro, localizado en el hombro, en la depresión que se forma inmediatamente debajo del acromion.

Sigue la energía nutricia su ascenso pasando la información energética elaborada para alcanzar y atravesar a través del corazón. La medicina tradicional china reconoce las funciones que cumple el corazón, entre la que destaca la función de albergar la energía mental denominada Shèn, a partir del funcionamiento de cada órgano y de cada víscera se produce como resultado sustancias que se incorporan al torrente sanguíneo y viajan suministrando la información del estado general del organismo. Sique su ascenso la energía nutricia contenida en la sangre, para irrigar el cerebro a través del aporte arterial, los cuales se asegura por la entrada en el cráneo de cuatro vasos sanguíneos.

A menudo los textos clásicos y actuales abordan la importancia de la actividad mental o Shén, se hace referencia y se asocia sus alteraciones con las enfermedades mentales, dejando a un lado aquellas patologías congénitas y las diferentes alteraciones que surgen como resultado de lesiones por traumatismos en el momento del nacimiento, así como también, alteraciones derivadas de enfermedades que surgen en la madre durante el embarazo y que ocasionan retardo en el funcionamiento y desarrollo de la actividad mental en el paciente afectado.

Los vasos sanguíneos que aseguran la irrigación sanguínea al cerebro son:

1. Arterias cerebrales posteriores.

2. Arterias carotideas interna.

3. Arterias cerebrales anteriores y medias

4. Arteria oftálmica.

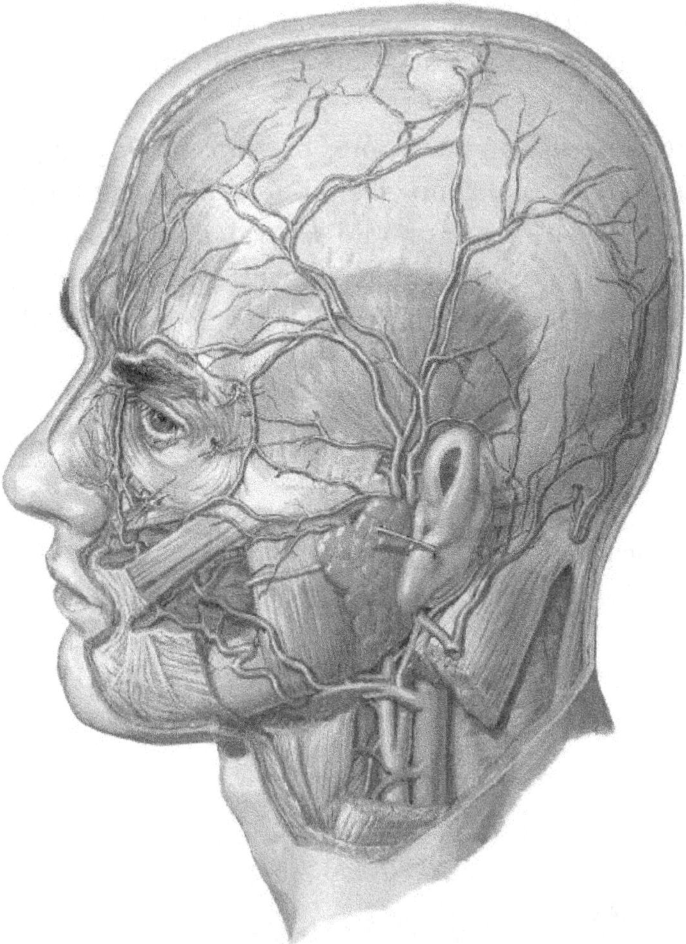

Figura: Aporte de la energía nutricia contenida en la sangre en dirección hacia el cerebro.

A través del agujero occipital ingresan las arterias vertebrales que se unen en el tronco basilar, para dividirse este en las dos arterias cerebrales posteriores. A través del peñasco del temporal ingresan las arterias carótidas internas, y alojadas en el seno cavernoso lateral a la silla turca emiten las arterias cerebrales anteriores y medias, también lo hace la oftálmica. Estas seis arterias cerebrales se unen alrededor de la silla turca a través de las arterias comunicantes anteriores y posteriores para formar un polígono de siete lados, el polígono arterial de Willis, esta formación constituye un mecanismo de seguridad en la basculación cerebral. Y por lo cual los canales correspondientes a órganos pueden llevar su información hasta el cerebro al igual que lo hacen las vísceras.

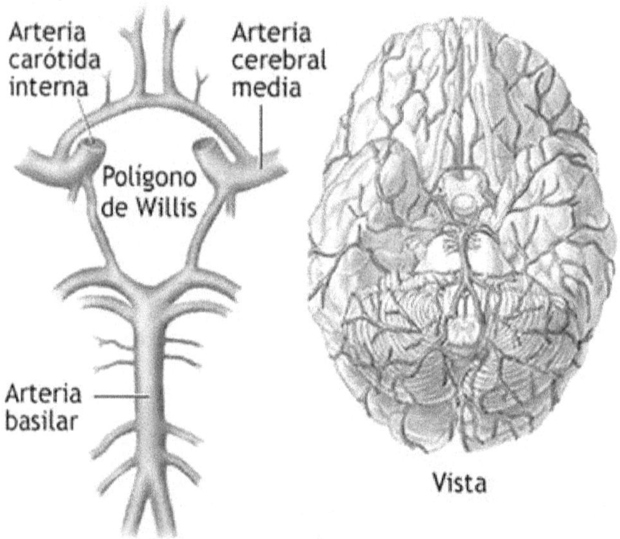

Figura: El polígono arterial de Willins.

Una vez se hace presente una obstrucción, se puede acceder a través de los puntos de energía que se encuentran en la base del cráneo, los cuales se obstruyen con gran facilidad por el tránsito en la circulación de la sangre, energía y de líquidos orgánicos, estos puntos de energía los identifica claramente la medicina china:

10 del Zu Tae Yang, Tian Zhu, Columna celestial, localizado a una distancia y media de la línea media de la cabeza, en la zona cervical, en una hendidura que se presenta en el borde inferior del cráneo, a media distancia por encima de la línea posterior del cabello.

20 del Zu Shao Yang, Feng Chi, Estanque de los vientos, localizado a una distancia hacia arriba del final del cabello y a tres cun lateral a la línea media de la zona cervical.

16 del Shou Tae Yang Tian Chuang, Ventana celestial, localizado por detrás del borde posterior del músculo esternocleidomastoideo, a la altura de la quinta vértebra cervical.

16 del Shou Shao Yang, Tian You, Ventana celestial, localizado en el borde posterior del músculo esternocleidomastoideo a nivel de la mandibular.

9 del Zu Yang Ming, Ren Ying, Acogida humana, localizado a la altura de la nuez, en el borde anterior del músculo esternocleidomastoideo.

18 del Shou Yang Ming, Fu Tu, Sostener la precipitación, localizado horizontal a la nuez, a tres distancias lateral, situado en el músculo esternocleidomastoideo.

Según su circulación y recorrido, ya sea de tipo ascendente o descendente, hay puntos de energías cuya función, es permitir el ascenso de la energía y la sangre, pero también otros, que permiten su descenso, estos canales por donde transita la energía nutricia, se obstruyen con frecuencia como ya mencionamos, y están sujetos a cambios constantes en la velocidad y el ritmo de la energía, así puede modificarse y estar sujetos a cambios, tanto por factores emocionales, nutricionales y también climáticos ambientales.

Finalmente, cada arteria tiene su territorio de distribución cerebral.

TERRITORIO DE DISTRIBUCIÓN

La arteria cerebral anterior irriga de energía nutricia la corteza cerebral anterior. La arteria cerebral media irriga de energía nutricia la corteza cerebral media. La arteria cerebral posterior irriga de energía nutricia la corteza cerebral posterior.

Comunican por segunda vez con los puntos de energía:

1 del Zu Tae Yang, Jing Ming, Pupila clara, localizado en la hendidura que se forma en el ángulo interno del ojo, encima del lacrimal. A media distancia del meridiano particular del Du Mai en su recorrido por el orbitofrontal.

1 del Zu Shao Yang Tong Zi Liao, Pupila maestra, localizado a media distancia del ángulo externo de los ojos.

A través de estas vías, la energía nutricia contenida en la sangre va alcanzar la parte más alta de la cabeza, en donde se encuentra el punto de energía 20 del canal del Du Mai, Bai Hui, cien reuniones. Sitio de donde existe un intercambio de energía entre ambos hemisferios a través del cuerpo calloso y las vías comisurales.

La salida de la energía nutricia y la sangre venosa del cráneo se produce a través de senos venosos constituida entre la duramadre y los surcos óseos del cráneo, para finalizar en la vena yugular interna que llevara la sangre pasando por el cuello hacia el corazón.

LA MATERIA GRIS

La materia gris es un componente del sistema nervioso central conformada por la confluencia de millones de cuerpos neuronales con sus correspondientes dendritas, terminales axónicas y células gliales denominadas neuroglias.

Cuando los cuerpos neuronales se agrupan en la cercanía de la base del cerebro se denominan grupos grises, y cuando se sitúan fuera del sistema nervioso central se reciben el nombre de ganglios.

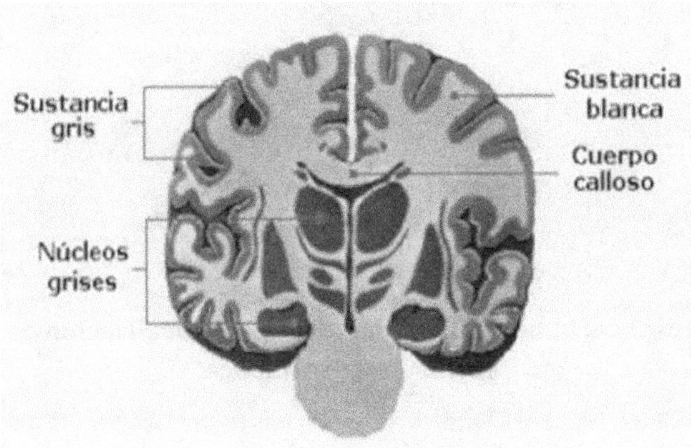

Figura: Sustancia gris y sustancia blanca.

LA SUSTANCIA BLANCA

La sustancia blanca es un componente de la estructura del encéfalo que se localiza por debajo de la sustancia gris y en la médula espinal, por fuera. Está conformada por axones enrollados con mielina y de sus células productoras.

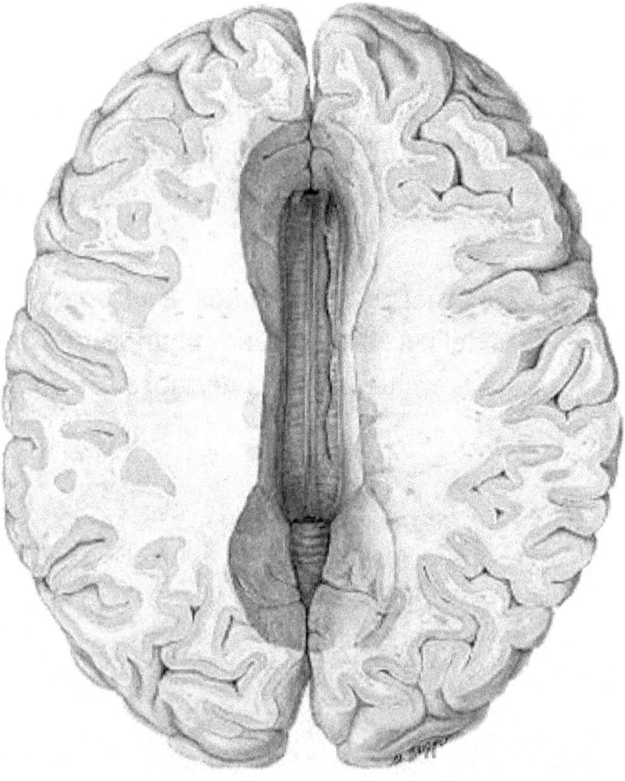

Figura: Corte horizontal que muestra la localización de la sustancia gris y blanca.

En un corte realizado en forma horizontal del cerebro con vista desde arriba, en la periferia vamos a poder apreciar y encontrar la corteza cerebral y la sustancia gris, recibe ese color debido a que está conformada por cuerpos de neuronales o también conocido como somas y otras neuronas que se encuentran en proceso de formación. En las áreas donde hay sustancia blanca de los hemisferios cerebrales, también se puede apreciar la presencia de abundante sustancia gris y se conoce como núcleos subcorticales. En la profundidad de la sustancia gris se encuentra la corona radiada o centro semioval. Que es un área del cerebro formada por vías energéticas nerviosas o sustancia blanca, localizada entre la corteza cerebral y los núcleos grises centrales. Existen un centro semioval derecho y otro izquierdo. A través de la hendidura interhemisférica, que divide longitudinalmente al cerebro en dos hemisferios se aprecian la cara superior del cuerpo calloso. El cual constituye una banda gruesa de axones por donde transita la energía que cruza y comunica de un hemisferio cerebral a otro. El punto de energía que permite abordar esta comunicación interhemisférica es Bai Hui, que sería la instancia número veinte del canal del Du Mai, por donde cruzan ambos meridianos bilaterales correspondiente al Zu Tae Yang.

TELENCÉFALO

El telencéfalo está relacionado con las capacidades y el desarrollo que permiten marcar una marcada diferencia entre el ser humano y otros mamíferos, permitiendo:

1. Razonamiento.
2. Memoria.
3. Inteligencia.
4. Emociones.

5. Personalidad.
6. Habla.
7. Movimiento.
8. Sentir.

Se encuentra conformado por:

1. Hipocampo.
2. Ganglios basales.
3. Putamen.
4. Caudado.
5. Globo Pálido.
6. Corteza.
7. Amígdala.

El telencéfalo se sitúa en la parte antero superior de la cavidad craneana, la superficie externa se llama corteza cerebral y presenta numerosas giros o circunvoluciones.

Estas elevaciones tortuosas que se generan o también conocidas como circunvoluciones de la superficie del cerebro producidas al plegarse la corteza sobre sí misma en forma de montículo y separadas por las cisuras o surcos, dan origen a las áreas funcionales.

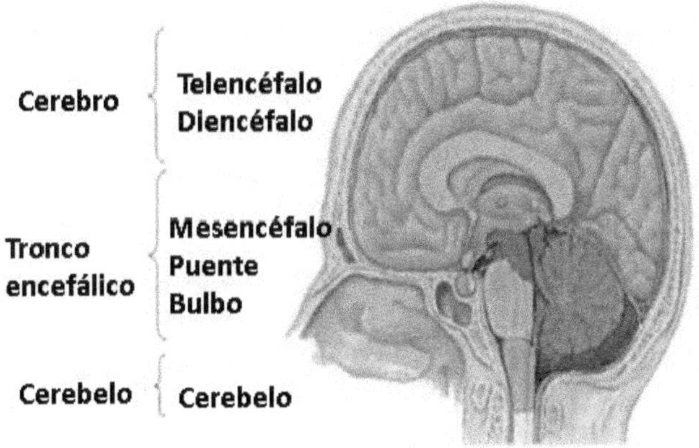

Figura: Esquematización del telencéfalo.

Existen hendiduras profundas llamadas cisuras, surcos o fisuras en toda la superficie de la corteza cerebral.

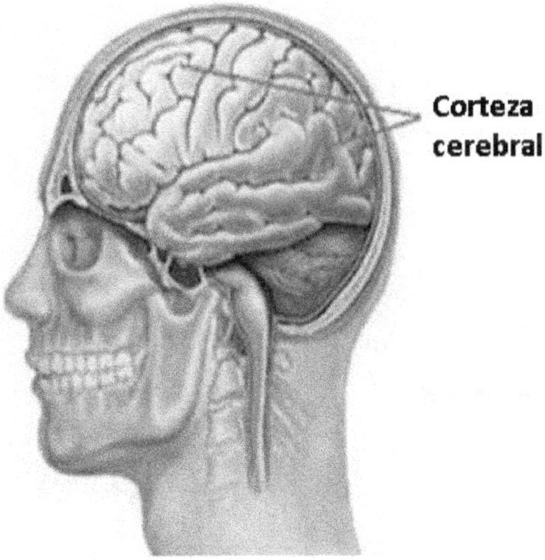

Figura: Corteza cerebral.

La mayor de las fisuras es la cisura longitudinal o inter hemisférica, divide al telencéfalo, en dos hemisferios, uno izquierdo y otro derecho.

CAPÍTULO VI
LOS HEMISFERIOS CEREBRALES
大脑半球

La comisura blanca posterior, hace referencia a la comisura interhemisférica que pertenece al mesencéfalo en su porción más elevada.

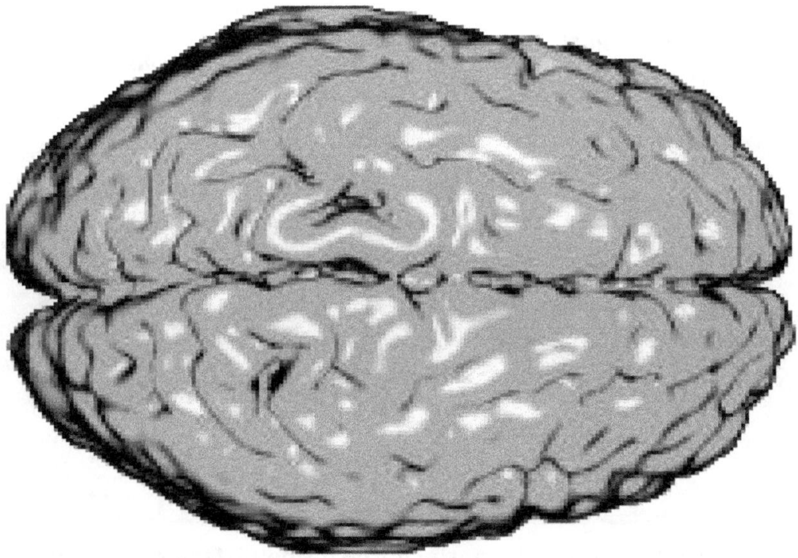

Figura: Vista superior de los hemisferios cerebrales.

Los hemisferios cerebrales unidos, constituyen la masa más importante del encéfalo, es aquí donde llegan las señales energéticas captadas por los sentidos, procesa información y la almacena como recuerdos, corresponde al dos por ciento del peso del cuerpo, se dividen en hemisferio cerebral izquierdo y derecho, como antes hemos mencionado, los cuales van a estar unidos entre sí por las comisuras interhemisféricas, siguiendo el cuerpo calloso que une y comunica a los dos hemisferios permitiendo que la energía circule de uno de sus lados al otro y viceversa, también permite comunicación del trígono cerebral, la comisura blanca anterior, la comisura gris o masa intermedia , separados por una cisura sagital media.

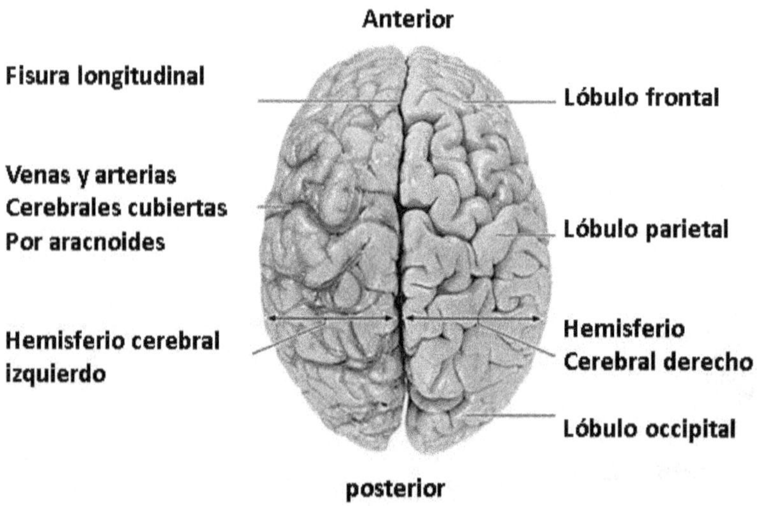

Figura: Polo anterior y posterior de los hemisferios cerebrales.

El cuerpo calloso es una estructura formada por sustancia blanca que contiene miles de millones de vías energéticas nerviosas amielínicas, que son axónes, también denominados vías en este material de estudio o fibras, pudiendo presentar mielina o como en este caso en el que estamos haciendo referencia al cuerpo calloso que carecen de envoltura de mielina, viajan permitiendo la circulación de la energía Yang por todo el cerebro, llegan a la corteza para intercambiar información e impulsos eléctricos, ambos hemisferios actúan en conjunto, aunque tienen distintas funciones y en diferentes regiones corporales, si se interrumpe esta comunicación se vuelven como se ha podido observar automáticamente, funcionalmente de forma independiente. Contiene vías de tipo nerviosas, que son consideradas como vías energéticas asociativas de interconexión con el mismo hemisferio, también vías energéticas comisuras de interconexión entre un hemisferio y el otro, como ya hemos podido reflejar en apuntes anteriores y también existen vías energéticas de proyección e interconexión entre el cerebro y la médula espinal.

HEMISFERIO CEREBRAL IZQUIERDO

El hemisferio cerebral izquierdo, coordina las acciones móviles del lado derecho del cuerpo, los estímulos que se perciben en el lado derecho del cuerpo se perciben en el área sensitiva izquierda de la corteza cerebral. Está relacionada con la parte verbal, es donde se produce el habla y la escritura, comprensión del lenguaje, capacidad de análisis, razonamiento, abstracción, aprendizaje de información teórica y hacer deducciones.

Función:

1. Control de la zona corporal derecha.
2. Lenguaje escrito.
3. Lenguaje hablado.
4. Memoria verbal.
5. Memoria a largo plazo.
6. Habilidad numérica.
7. Razonamiento.

HEMISFERIO CEREBRAL DERECHO

El hemisferio cerebral derecho, coordina las acciones móviles del lado izquierdo del cuerpo, los estímulos recibidos del lado izquierdo del cuerpo se perciben en el área sensitiva derecha de la corteza cerebral. Está relacionado con la experiencia no verbal, percepción y orientación espacial, conducta emocional, mímica, intuición y reconocimiento de rostros, voces y melodías, pensamiento y recuerdo de imágenes, imaginación y creatividad.

Función:

1. Controla movimiento del lado izquierdo del cuerpo.
2. Se relaciona con la expresión de tipo no verbal.
3. percepción u orientación espacial.

4. Intuición, reconocimiento de rostros, voces y melodías.
5. Expresa e identifica emociones.
6. Piensa y recuerdo de imagines.

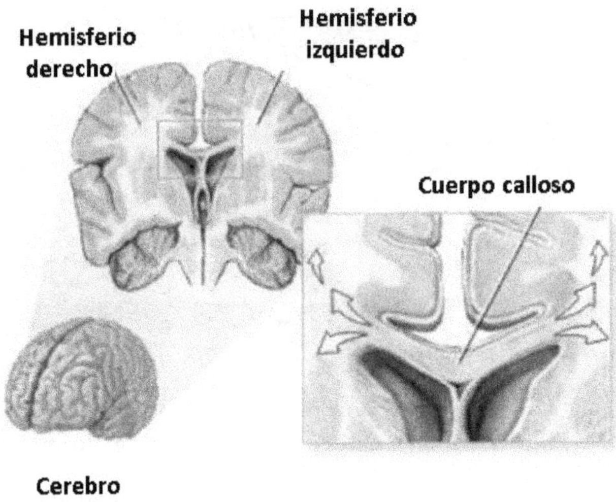

Figura; Vista de los hemisferios cerebrales y el cuerpo calloso.

Si uno de los hemisferios sufre alteraciones el otro puede suplir las funciones. La dominancia hemisférica está dada por el lado con el cual el individuo, es capaz de escribir, si escribe con la mano derecha el hemisferio dominante será el izquierdo.

El daño producido en la parte izquierda del cerebro ocasiona un deterioro en las funciones sensitivas y motoras de la parte derecha del cuerpo y lo mismo ocurre en relación al hemisferio derecho el cual afecta el lado izquierdo del paciente.

Los hemisferios cerebrales presentan tres caras que se van a denominar:

1. Externa.
2. Interna.
3. Inferior.

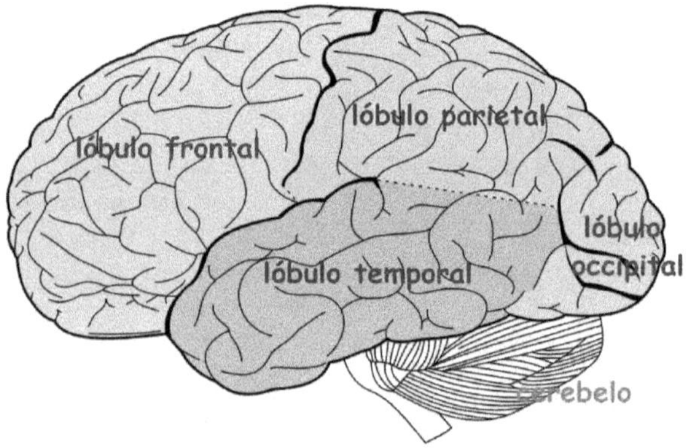

Figura: La cara externa y los diferentes lóbulos.

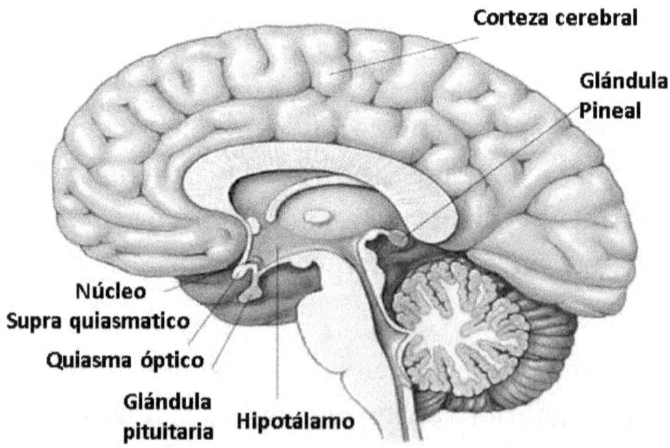

Figura: La cara interna.

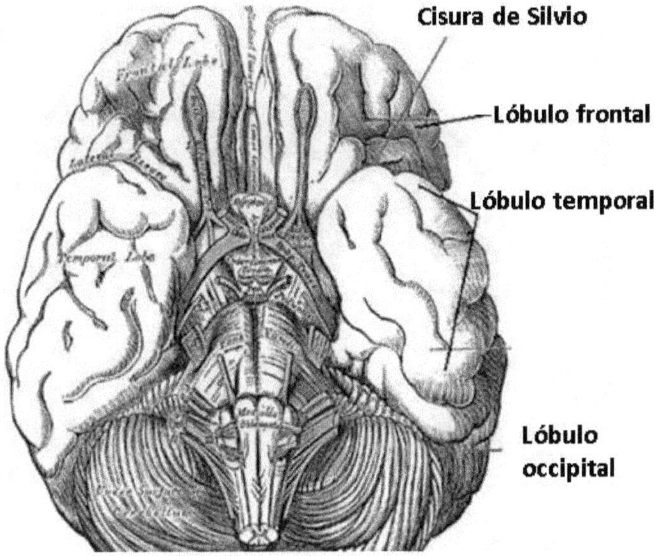

Figura: La cara inferior.

El estudio de estas tres caras o vistas de la corteza cerebral por parte del acupuntor le permite realizar una exploración del potencial de acción de los puntos de energía que están localizados en el cuero cabelludo y su estimulación en relación con las áreas funciones con la que establecen relaciones para la obtención de resultados.

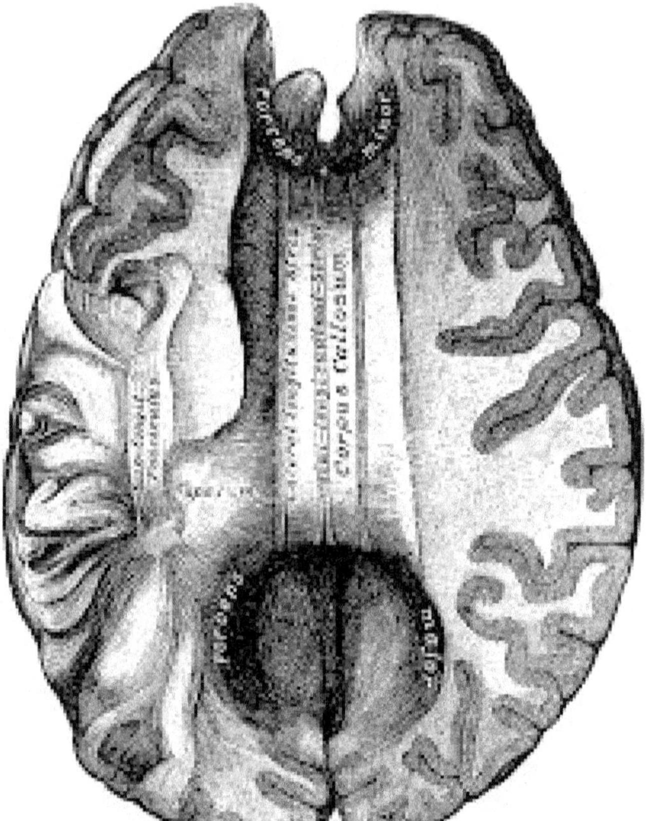
Corpus Callosum

CAPÍTULO VII
LOS LÓBULOS CEREBRALES
脑叶

El telencéfalo está dividido por diferentes lóbulos, cada lóbulo presenta áreas corticales primarias relacionadas con la función específica, las áreas corticales secundarias tienen la función de integración y de organización de la función.

Distintas zonas corticales:

1. Lóbulo frontal.
2. Lóbulo temporal.
3. Lóbulo parietal.
4. Lóbulo occipital.
5. Lóbulo de la ínsula.

Los lóbulos constituyen áreas funcionales que están especializadas en acciones específicas:

1- Lóbulo Frontal, sus células están especializadas y cumplen la función del juicio, la percepción, la zona motora, encargado de los procesos cognitivos, conductuales y emocionales.

2- Lóbulo Parietal es responsable de la sensación y cinestesia.

3- Lóbulo Temporal está encargado de la audición, olfato y el gusto.

4- Lóbulo Occipital está especializada en la visión.

5- Lóbulo de la ínsula está en relación a la conciencia interoceptiva de los estados del cuerpo, por ejemplo, la capacidad de percibir los latidos el corazón, la temperatura, el grado del dolor, la distensión gástrica, las señales producidas durante un determinado estado emocional, la experiencia de los sentimientos. La ínsula favorece la orientación de la conducta, así como también proporciona información energética a la corteza cingular, al orbitofrontal y a la corteza prefrontal medial.

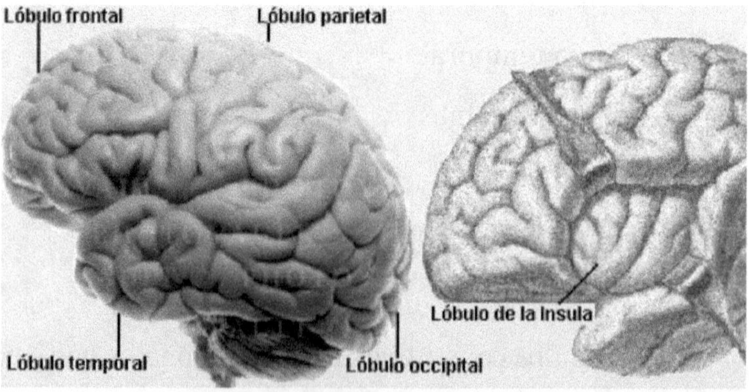

Figura: Los lóbulos cerebrales.

CISURA DE LA CARA EXTERNA

La cara externa del hemisferio cerebral presenta dos surcos importantes a estudiar denominados, la cisura de Silvio o surco lateral y cisura de Rolando o surco central. La cisura de Silvio o surco lateral, nace en la parte externa del espacio perforado anterior, localizado en la cara inferior del hemisferio; se extiende hacia afuera, en una curva ligera de concavidad posterior, hasta llegar al borde inferior y externo del hemisferio, donde marca una escotadura, para luego continuarse oblicuamente hacia atrás y hacia arriba en la cara externa del hemisferio e ir a terminar por delante de la circunvolución del pliegue curvo. La cisura de Silvio está ocupada por la arteria cerebral media.

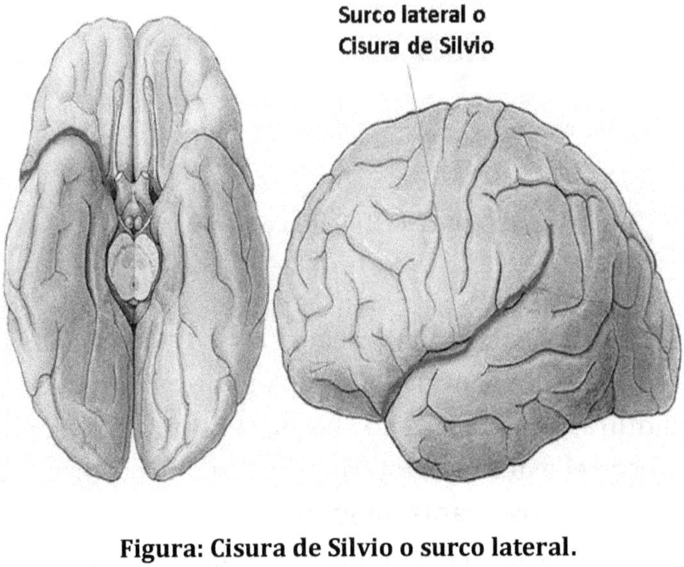

Figura: Cisura de Silvio o surco lateral.

La cisura de Rolando o surco central, nace en el borde superior del hemisferio, aproximadamente dos centímetros por detrás de su parte media, desciende hacia adelante, para terminar por arriba de la cisura de Silvio o surco lateral, sin llegar a alcanzarla.

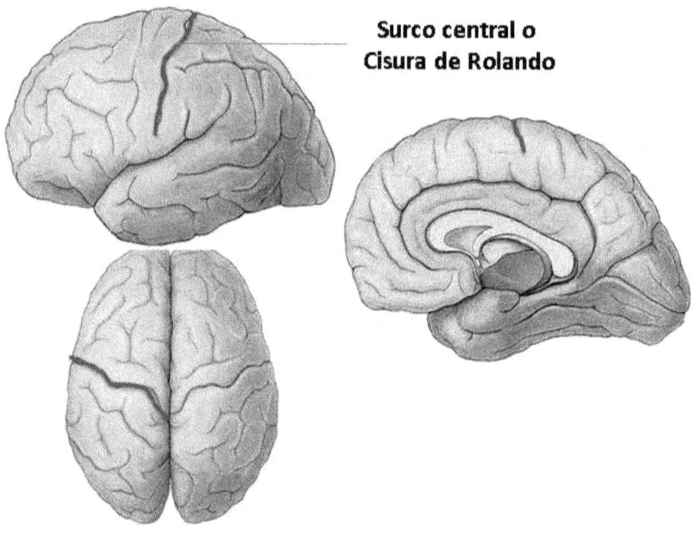

Figura: Cisura de Rolando o surco lateral.

La cara externa mira hacia arriba y afuera, es convexa en todos los sentidos, y es objeto de estudio por ser la acupuntura, una técnica que aborda la estimulación energética, desde el exterior al interior del organismo, presenta al igual que las otras caras un gran número de surcos que limita su superficie en pequeños giros o circunvoluciones. Alcanza hacia arriba el borde superior del hemisferio, que la separa de la cara interna, el borde inferior y externa, separa de la cara inferior, y presenta una profunda escotadura determinada por la cisura de Silvio o surco lateral.

En su cara lateral externa, podemos encontrar como ya hemos mencionado la cisura de Silvio o surco lateral, como también encontraremos la cisura de Rolando o surco medio localizado desde el borde superior y desciende, para casi hacer contacto con el surco lateral, de esta forma, se va a establecer los límites del lóbulo frontal y el lóbulo parietal.

En el lóbulo frontal encontraremos tres surcos que darán origen a las circunvoluciones o giros, por delante del surco central encontramos un surco denominado surco precentral que desciende paralelamente, hasta hacer contacto con el surco lateral. Los otros dos surcos están localizados de forma paralela y horizontal.

1. Surco frontal superior.
2. Surco frontal inferior.

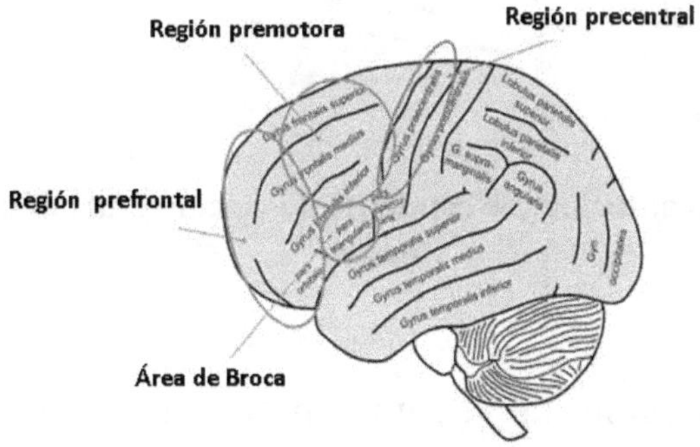

Figura: Surco prefrontal superior e inferior.

Con lo que se obtiene en primer lugar, el giro precentral localizado entre el surco central y el precentral. El giro frontal superior localizado por encima del surco frontal superior, el giro frontal medio, que se localiza entre el surco frontal superior y el inferior, Así como también, el giro o circunvolución frontal inferior que se localiza por debajo del surco frontal inferior, así como del surco frontal inferior, a su vez, surgen dos ramas:

1. La rama anterior.
2. La rama ascendente.

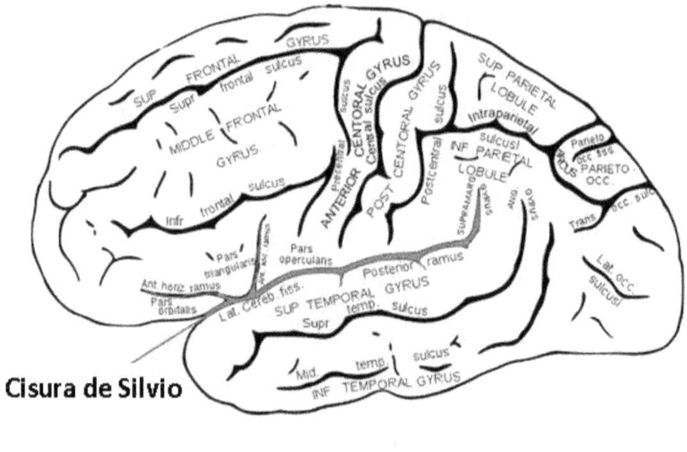

Figura: Rama anterior y ascendente de circunvolución frontal inferior.

Por delante de la rama anterior encontraremos la porción orbitaria, entre la rama anterior y la ascendente encontramos la porción triangular, por detrás de la rama ascendente encontramos la porción opercular.

El lóbulo parietal presenta dos surcos:

1. Surco postcentral.
2. Surco interparietal.

Para obtener tres importantes divisiones, giros o circunvoluciones, los cuales son:

1. Giro o circunvolución postcentral.
2. Lobillo parietal superior.
3. Lobillo parietal inferior.

El giro postcentral, se localiza entre el surco central y el surco postcentral. El lobillo parietal superior, está localizado por encima del surco interparietal. El lobillo parietal inferior, está localizado por debajo del surco interparietal.

En el lóbulo temporal encontraremos dos surcos que se encuentran por debajo del surco lateral o cisura de Silvio, están dispuestas de forma paralela al surco lateral y se continúan, para prolongarse hacia áreas del parietal.

1. Surco temporal superior.
2. Surco temporal inferior.

Estos dos surcos dan origen al giro o circunvolución temporal superior, giro temporal medio y el giro temporal inferior. En áreas del parietal en la prolongación de los surcos temporales, es donde vamos a encontrar y se encuentran localizados el giro supramarginal y el giro angular.

En el lóbulo occipital encontraremos:

1. La cisura calcarina.
2. El surco semilunar.

Delimitan tres circunvoluciones:

1. Occipital superior.
2. Occipital medio.
3. Occipital inferior.

También se localizan otros surcos que son de menor interés de estudio.

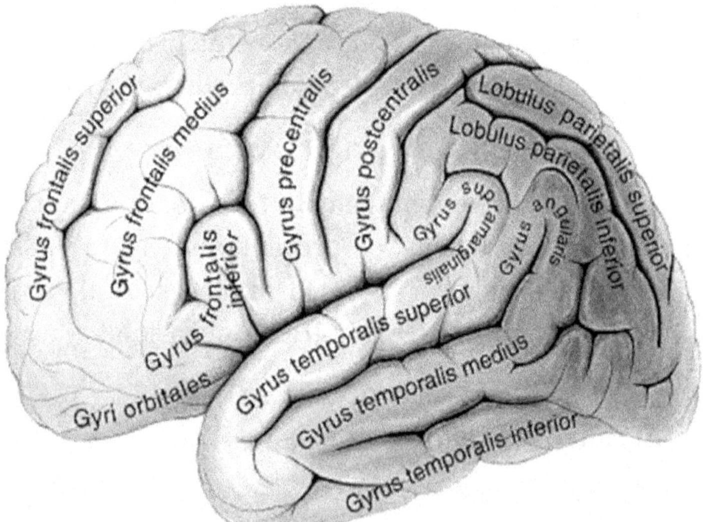

Figura: Surco y giros o circunvoluciones.

La cara interna es plana y vertical, mira hacia el lado opuesto de las dos caras antes mencionadas; entre las caras internas de los hemisferios cerebrales, se sitúa la hoz del cerebro. La cara inferior posee dos porciones separadas por la porción inicial de la cisura de Silvio. La porción anterior, que representa una cuarta parte de la cara inferior, descansa sobre la bóveda orbitaria, la parte posterior situada por detrás de la cisura de Silvio, mira hacia abajo y ligeramente hacia adentro, descansa sobre el piso medio de la base del cráneo y sobre la cara superior de la tienda del cerebelo.

CISURA DE LA CARA INTERNA

La cara interna presenta tres surcos importantes denominados:

1. Cisura calcarina.
2. Cisura perpendicular interna.
3. Surco calloso marginal.

La cisura calcarina localizada en la cara interna del lóbulo occipital, surge en el borde posterior del hemisferio y corre hacia delante y arriba para poder unirse con el extremo anterior e inferior de la cisura perpendicular interna.

La cisura perpendicular interna surge en la parte posterior del borde superior del hemisferio cerebral del cual se dirige hacia abajo y hacia adelante, para unirse con el extremo anterior de la cisura calcarina, hasta culminar ambas por debajo del rodete del cuerpo calloso.

La cisura callosa marginal surge en la cara interna del hemisferio por debajo del extremo anterior del cuerpo calloso, de donde se va a dirigir hacia arriba y luego hacia atrás, paralelamente a la cara superior del cuerpo calloso, luego cambia de dirección y asciende, para terminar en el borde superior del hemisferio cerebral, por delante del nacimiento de la cisura perpendicular interna.

CAPÍTULO VIII
RECORRIDO DE LAS VÍAS ENERGÉTICAS
能源路线的路线

Existen vías energéticas que permiten el tránsito y la circulación de información en forma de energía, desde la corteza cerebral en dirección hacia la corona radiada, y hacia islotes de sustancia gris llamados núcleos subcorticales, para luego permitir viajar la energía a diversas estructuras a nivel del tronco encefálico o la cavidad espinal.

En su recorrido proporciona ramas colaterales que hacen sinapsis o también pueden finalizar en los núcleos subcorticales. Los axones o vías energéticas que salen de la corteza cerebral, pueden hacer sinapsis en cualquier parte de su recorrido por todo el sistema nervioso.

Los núcleos subcorticales se encuentran por debajo del cuerpo calloso, El núcleo caudado a nivel de los ventrículos laterales, es una masa de sustancia gris con forma de C. Se localiza por fuera del tálamo y está relacionada con el ventrículo lateral. El tálamo, tiene la función principal de permitir integrar la información energética de tipo sensorial, proyecta vías energéticas aferentes que transportan energía a la corteza primaria sensitiva. El lenticular, está formado por el putamen, que es su porción lateral y el globo pálido, que es su porción medial, El putamen, es una estructura localizada en el centro del cerebro y conjuntamente con el núcleo caudado va a formar el núcleo estriado. El putamen conjuntamente con el globo pálido, permiten la formación del núcleo lenticular, el cual, si es visto desde un corte frontal, tiene una forma que es similar a un triángulo, lateral al globo pálido, esta una banda de sustancia blanca llamada capsula externa, lateral a esta capsula externa, esta una banda de sustancia gris denominada claustro, lateral al claustro, esta otra banda de sustancia blanca llamada capsula externa y lateral a la capsula externa tenemos a la corteza de insular o simplemente ínsula como también se le llama en ocasiones, la misma va a desempeñar un papel importante en varias funciones que están en relación con las emociones y la regulación de la homeostasis del cuerpo. Estudios recientes consideran que se relaciona con las experiencias de tipo subjetivo emocionales en el ser humano y su representación en el cuerpo. Todas estas estructuras pertenecen a núcleos subcorticales.

CONFORMACIÓN DEL NÚCLEO CAUDADO

La cabeza que conforma la pared lateral del asta anterior del ventrículo lateral, se va a continuar por debajo con el putamen del núcleo lenticular.

El cuerpo que es largo y estrecho, se va a continuar con la cabeza en la región del foramen interventricular. El cuerpo del núcleo caudado se localiza formando parte del piso del cuerpo del ventrículo lateral.

La cola que se continúa con el cuerpo en la región del extremo posterior del tálamo. Sigue para contornear el ventrículo lateral y continúa hacia adelante, conjuntamente con el techo del asta inferior del ventrículo lateral, dando terminación por delante del núcleo amigdalino.

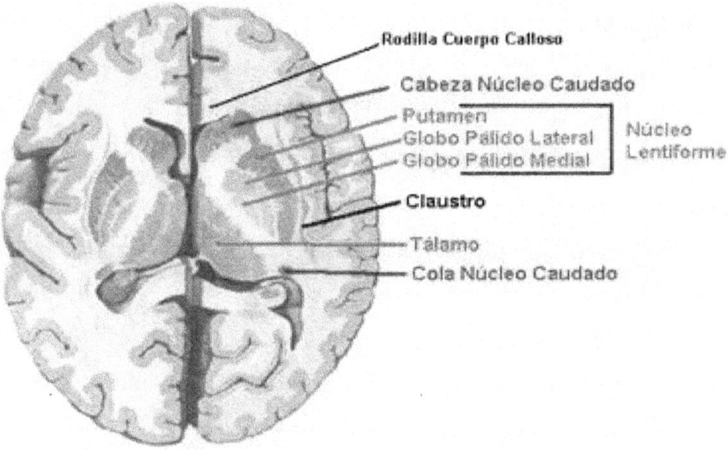

Figura: Núcleos subcorticales.

VÍAS ENERGÉTICAS DE ASOCIACIÓN

Estas vías energéticas son intrahemisféricas, las cuales asocian áreas de un mismo hemisferio y pueden llegar a ser de tipo cortas o también de tipo largas.

Las vías energéticas comisurales salen de un área de un hemisferio y se unen con áreas de otro hemisferio pasando por el cuerpo calloso.

Las vías energéticas de proyección descienden para permitir la circulación de la energía de la corteza pasando a través de la capsula interna y hacia el tálamo o núcleos que se localizan más abajo del tronco encefálico.

Las vías energéticas largas más importantes son el fascículo longitudinal superior, el fascículo longitudinal inferior, el occipitofrontal superior e inferior unciforme, occipitales verticales, orbitofrontal lateral, frontal orbicular y vías energéticas del cíngulo.

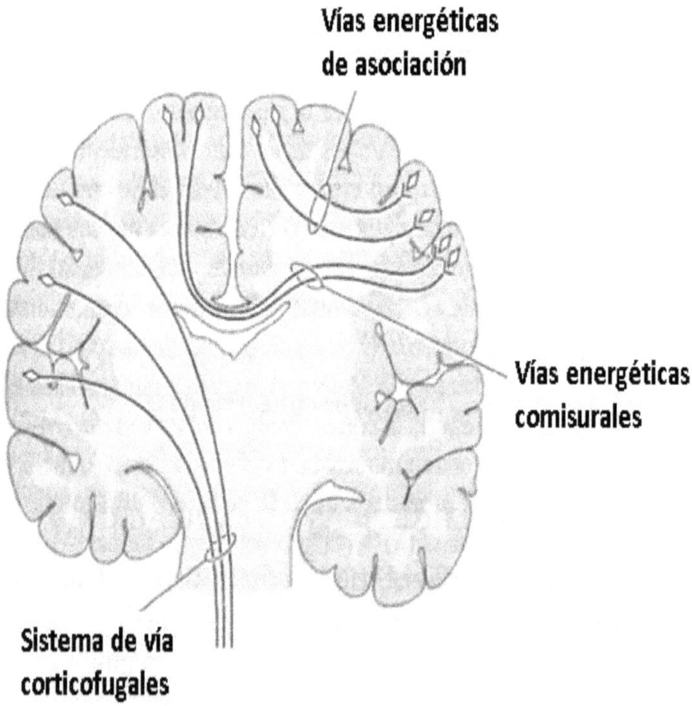

Figura: Diferentes tipos de vías energéticas.

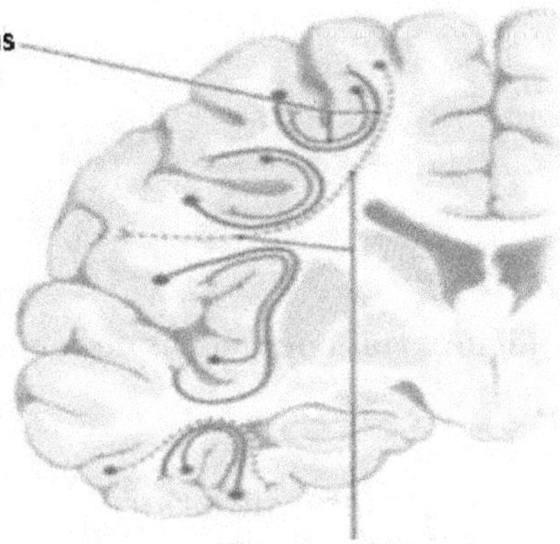

Figura: Vías energéticas arqueadas y de asociación del telencéfalo.

Las vías energéticas de asociación intrahemisféricas contienen vías energéticas cortas en forma de U, que permiten el tránsito de la energía para recorrer distancias cortas y vías energéticas largas que permiten la circulación de la energía recorriendo distancias más largas como su nombre lo indica.

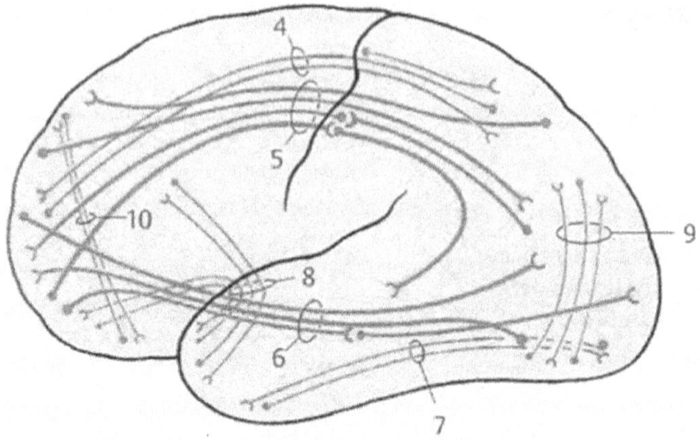

Figura: vías energéticas de comunicación.

1. Occipitofrontal superior.
2. Longitudinal superior.
3. Occipitofrontal inferior.
4. Longitudinal inferior.
5. Unciforme.
6. Occipitales verticales.
7. Orbitofrontal.

EL FASCÍCULO OCCIPITOFRONTAL

Va a permitir la comunicación energética entre áreas de la región frontal con la occipital y la temporal, la diferencia se presenta entre unas regiones y otras, la cual, se encuentra marcada por la localización relacionada con la superficie de la corteza cerebral, teniendo en cuenta que la longitudinal superior, también va a dar las mismas uniones que la occipitofrontal. En este caso, la diferencia radica fundamentalmente en la relación y la localización de las vías energéticas con respecto al cuerpo calloso, el claustro y la corteza cerebral.

EL CÍNGULO

Existen vías energéticas que se extiende por dentro del giro del cíngulo, unen las áreas paraolfatorias, de Broca y las áreas subcallosa con el giro del cíngulo; conecta y comunica las áreas frontales y el parietal proporcionando energía a las regiones corticales parahipocampica que están muy próximas.

EL FASCÍCULO LONGITUDINAL SUPERIOR

Está localizado por encima del claustro, Situado próximo a la corteza cerebral, contornea y da la vuelta al surco lateral, para lo cual, existe un fascículo denominado: arcuato, que es parte fundamental en la conducción de los impulsos de energía para que se establezca la posibilidad del lenguaje. Por lo que, es reconocida la importancia del fascículo arqueado que permite la comunicación entre el área de Broca con el área de Wernicke; se relaciona con la posibilidad de la articulación y la interpretación del lenguaje hablado y escrito.

EL FASCÍCULO LONGITUDINAL INFERIOR

Es el más superficial con respecto a la corteza, permite la unión y comunicación a través de los impulsos energéticos del lóbulo temporal, occipital y fusiforme.

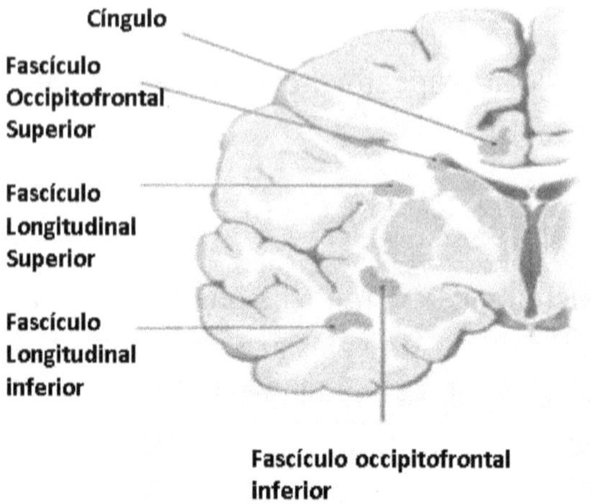

Figura: Visualización de diferentes tipos de Fascículos.

LA COMISURA BLANCA ANTERIOR

Es un tipo de vías energética que permiten pasar vías que comunican desde un trígono olfatorio, el cual, está localizado en un lado de un hemisferio al trígono olfatorio del otro lado, antes de ella, está la lámina rostral, la cual pertenece al cuerpo calloso, y antes de la lámina rostral, se localiza inmediatamente el pico del cuerpo calloso, a continuación de la comisura blanca anterior, está la lámina terminal, que es límite anterior del tercer ventrículo a nivel del tálamo.

LA HABÉNULA

Esta es otra comisura que está a nivel del epitálamo, La habénula, es un minúsculo haz de vías energéticas nerviosas que cruzan la línea media en las áreas superiores de la base del tallo pineal. Sus principales *funciones* son: las de comunicar e interconectar energéticamente los distintos núcleos de tipo habenular. Es sin duda, un mecanismo aferente de gran importancia para la amígdala y el hipotálamo, permitiendo el paso de energía e información diversa a través de los distintos componentes estriados del tálamo. Es por esta razón, que es considerado como un importante centro de comunicación, el cual, permite que diversas partes del cerebro se comuniquen a través de los estímulos energéticos entre sí.

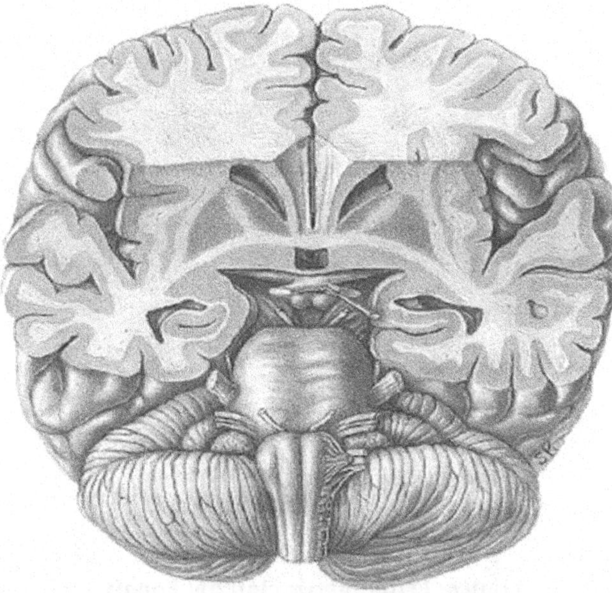

Figura: Comunicación a través de vías energéticas entre varias partes del cerebro.

Por debajo de la comisura de la habénula, se encuentra localizada la comisura blanca posterior y debajo de la comisura blanca posterior, se localiza la lámina cuadrigémina, que pertenece al mesencéfalo.

EL FÓRNIX

Otra estructura comisural importante para su estudio, es el fórnix, un conjunto de haces nerviosos en forma de C, en el cerebro, el cual, lleva vías energéticas del hipocampo del lado derecho al lado izquierdo para establecer comunicación, y también lleva vías energéticas desde el hipocampo, hasta los cuerpos mamilares que están a nivel del piso del hipotálamo, es una estructura diencefálica.

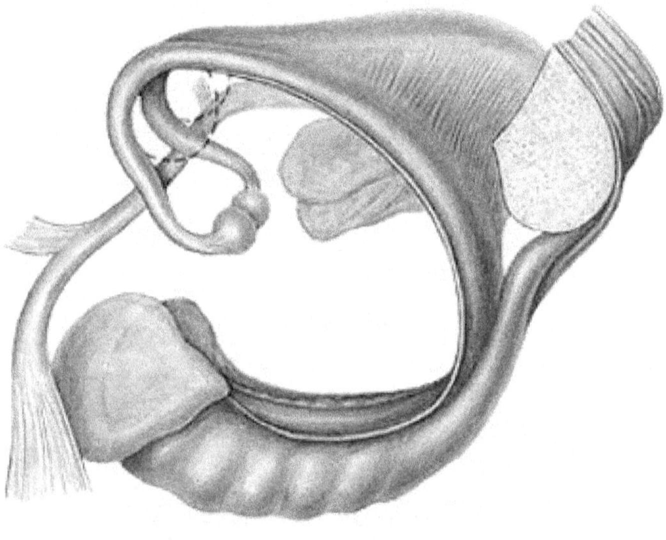

Figura: Esquematización del Fornix.

El fórnix se origina del álveo, este álveo se va engrosando y forma las vías del hipocampo, estas vías energéticas se engrosan y originan dando lugar al pilar posterior del fórnix, el pilar pasa por detrás, y por encima del tálamo, y también, por debajo del cuerpo calloso, se dirige hacia adelante para unirse en el cuerpo del fórnix, este cuerpo se va a dividir en dos ramas constituidas por los pilares anteriores del fórnix que se doblan en el lóbulo frontal y se continúan en dirección hacia abajo de la parte anterior del tálamo, descendiendo, hasta el hipotálamo directo hacia los cuerpos mamilares. El fornix derecho e izquierdo se van unir a través de la comisura del fornix y permite el intercambio de información energética y estímulos diversos. Por lo que, se considera que las comisuras comisurales las integran el cuerpo calloso, la blanca posterior, blanca anterior, comisura de la abenula y el fornix.

EL CUERPO CALLOSO

Tiene vías energéticas que pasan desde el hemisferio cerebral del lado derecho al izquierdo permitiendo el tránsito de la energía, y unen áreas que son comunes, pero también, se ha visto que áreas que no son comunes, pueden ser unidas por el cuerpo calloso.

Se considera una estructura de gran complejidad en la cual se establece la existencia de dos partes claramente definidas y diferenciadas la una de la otra los dos hemisferios cerebrales. A través del estudio del cerebro se sabe que cada uno de estos hemisferios posee algunas funciones más especializadas en diferentes aspectos, dando como resultado el hallazgo de funciones del habla en el hemisferio izquierdo en la mayoría de las personas o encontrándose en el hemisferio derecho funciones holísticas. Sin embargo, estos dos hemisferios no están separados del todo entre ellos, sino que la anatomía del encéfalo establece un punto de unión. Este punto de unión es el denominado cuerpo calloso.

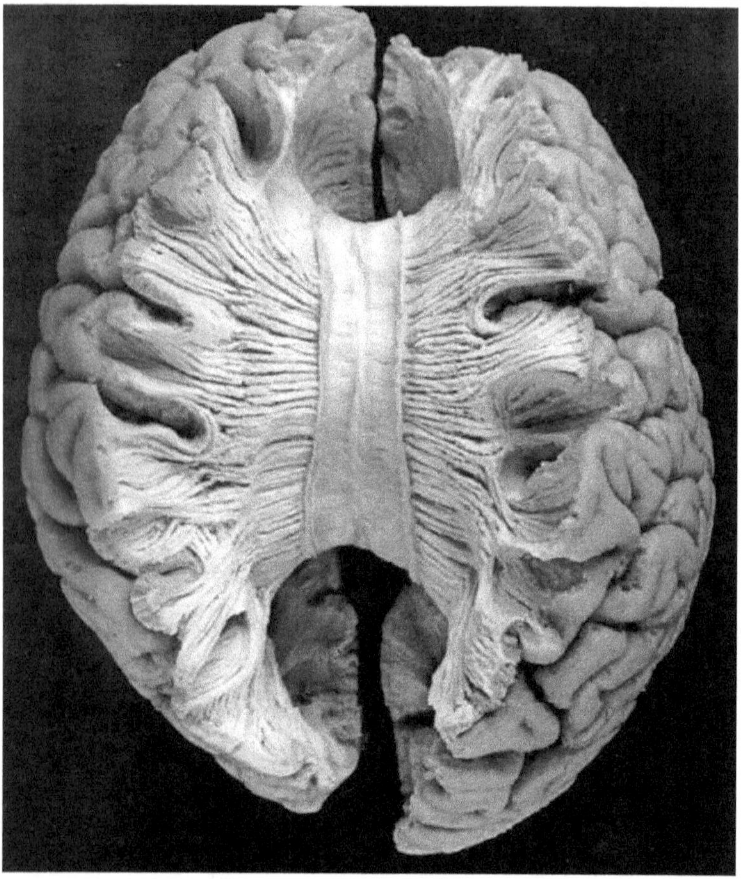

Figura: El cuerpo calloso.

VÍAS ENERGÉTICAS DE PROYECCIÓN

Se considera que, entre las vías energéticas de proyección, el paquete de vías que transportan la energía más importante corresponde a la capsula interna. La cual pasa entre las estructuras de los núcleos subcorticales, proporcionando energía y luego al mesencéfalo de donde continúa en dirección hacia el bulbo, y por último, comunica y hace contacto con el meridiano particular del Du Mai en su posición correspondiente a la médula espinal, procurando que sus vías energéticas realicen sinapsis. Cuando estas vías energéticas pasan por la capsula interna, pueden ser que pasen por la rodilla o por algunos de sus brazos.

VÍAS ENERGÉTICAS PREFRONTALES

Las vías energéticas prefrontales permiten circular la energía por el brazo anterior de la cápsula interna, pero también el tálamo, le proporciona vías energéticas o radiaciones talámicas anteriores que se originan en unos núcleos del tálamo conocidos como núcleo anterior del tálamo, los cuales pasan su energía primeramente por el giro del cíngulo a la corteza cerebral y pasan por el brazo anterior de la cápsula.

CORTICONUCLEAR 1

Tenemos la rodilla, por la cual, va a circular el corticonuclear 1, que es un paquete importante de vías energéticas provenientes del área 8 de Brodmann de la corteza cerebral, correspondiente al área del movimiento conjugado de los ojos y se dirigen transportando la energía en dirección hacia el tronco encefálico, justo a los núcleos 3, 4 y 6.

FASCÍCULO CORTICO NUCLEAR 2

También, por la rodilla va a circular el fascículo cortico nuclear 2, que pasa por los laterales al cortico nuclear 1 y contacta energéticamente con las área 4 y 6 de Brodmann en la corteza cerebral, y permite que la energía se dirija al tronco encefálico, buscando el nervio trigémino, recordemos que el corticonuclear 2, está en relación con la inervación energética motora de la cabeza, no de los ojos, y contacta con el trigémino para dar inervación energética sensorial a la cara y al cuero cabelludo, pero también, hay unos músculos masticadores que son inervados de energía gracias a la función del trigémino, también contacta con el núcleo motor del séptimo par del nervio facial, con el núcleo motor del ambiguo, porque es el núcleo que está formado por el noveno par del nervio glosofaríngeo, décimo par del nervio vago y onceavo par del nervio espinal. El noveno por el músculo estilofaríngeo localizado en la cabeza que va a ser inervado de energía por este nervio, el décimo par craneal por los músculos del paladar que son inervados de energía por el mismo, lo mismo acontece con el onceavo par craneal que da inervación energética al paladar, la faringe y la laringe. También busca un núcleo hipogloso que está en el tronco encefálico, el cual, da inervación de energía a los músculos de la lengua.

Por el brazo posterior de la cápsula interna pasan vías energéticas que descienden de la corteza y que ascienden hacia la corteza cerebral.

LENTICULOTALÁMICA

Está localizada entre el núcleo y el tálamo. Por esta porción lenticulotalámica, atraviesan vías energéticas que ascienden desde los núcleos talámicos, hacia la corteza cerebral; se le denominan radiaciones talámicas superiores y provienen de aquellos núcleos que dirigen la energía hacía el lóbulo parietal, lo que significa que son núcleos laterales o ventrales del tálamo, por ésta circulan de forma descendente, la energía a través las corticoespirales, que son un conjunto de vías energéticas motoras que provienen del área 4 y 6 de Brodmann, correspondiente al área primaria motora y el área premotora respectivamente, las cuales, se dirigen hacia las astas motoras de la médula espinal, de donde parten las vías que dan inervación energética al resto del cuerpo, sin incluir la inervación de la cabeza. Desde el área 6 y del área 8 de Brodmann, correspondiente al área premotora y campo visual, de las cuales, salen vías que dirigen la energía hacia el núcleo rojo, la sustancia negra y el núcleo rojo son núcleos que se localizan en la parte superior del mesencéfalo. Las que permiten la circulación de la energía de forma descendente son vías de tipo motoras y las que permiten el ascenso de la energía son vías de tipo sensoriales.

El segmento sublenticular, proporciona vías energéticas que provienen del cuerpo geniculado medial, estás vías transmiten las ondas de energía relacionadas con el sonido y se dirigen hacia el giro temporal superior, área 41 y 42 de Brodmann, también surgen las vías energéticas superiores de las radiaciones visuales que provienen del cuerpo geniculado lateral. Y para culminar, podemos hacer mención que por el segmento retroventricular de la cápsula interna, surgen las vías energéticas que provienen del cuerpo geniculado lateral, se dirigen al área 17, 18, 19 de Brodmann, por donde ascienden las radiaciones energéticas talámicas posteriores, también ingresan vías que permiten la circulación de energía y que surgen de la corteza temporal, parietal y occipital, denominado fascículo temporo-parieto-occipito-pontino.

El paquete más grande de vías energéticas de tipo interhemisféricas, se encuentra en el cuerpo calloso.

CAPÍTULO IX
EL CEREBELO

小脑

Esta estructura, forma parte del encéfalo cuya función fundamental es permitir la integración de las vías energéticas de tipo sensitivas y de las vías energéticas de tipo motoras. Existen muchas conexiones nerviosas que conectan el cerebelo con las diferentes estructuras encefálicas y con la médula espinal.

El cerebelo se considera como el área silenciosa del encéfalo, fundamentalmente porque en presencia de excitación eléctrica, esta estructura no genera ningún tipo de sensación, y raramente provoca movimientos motores. Sin embargo, a diferencia de la estimulación eléctrica, la extirpación de esta estructura, hace que los movimientos motores se tornen anormales, es por esta razón, en donde radica su importancia para el funcionamiento de la actividad motora. Y nos proporciona esta información una guía para poder tratar sus alteraciones con la terapia de acupuntura, lejos de estimular esta área con la estimulación con aguja, el profesional de la acupuntura deberá modificar la condición energética existente en el cerebelo del paciente afectado, para conseguir una respuesta apropiada de las células que lo conforman. Así como también, modificar la condición de la sangre de ser necesario previo diagnóstico por el pulso.

El cerebelo es una estructura de gran importancia del sistema nervioso central, está encargado de coordinar los movimientos y de mantener la adecuada postura del cuerpo de manera consciente y voluntaria, ejerce su control a través de la corteza cerebral y del tronco encefálico.

El cerebelo es vital para el control de las actividades musculares rápidas, como correr, escribir a máquina, tocar guitara o piano e incluso hablar. Las lesiones de esta zona del encéfalo pueden dificultar cada una de estas actividades, sin provocar parálisis de los músculos.

El cerebelo vigila y establece ajustes correctores permanentemente de las actividades motoras desencadenadas por otras partes como es la corteza cerebral. Recibe continuamente la información actualizada de cada una de las partes periféricas del cuerpo, para determinar de una forma muy precisa, por ejemplo, el estado de cada una de sus áreas, con el objetivo de identificar la posición, el ritmo, el movimiento a ejecutar, la fuerza y la velocidad que requiere actuar en la actividad que se va a realizar, etc. El cerebelo gracias a la información sensorial, compara el estado físico actual de cada parte del cuerpo con el estado que intenta producir el sistema nervioso motor. Si en el momento de compararlos, ambos no son favorables, se trasmiten señales energéticas que permiten corregir de inmediato y adecuadamente el sistema motor, para aumentar o disminuir la actividad muscular específica.

El cerebelo va a integrar la información energética recibida para precisar y controlar órdenes que la corteza cerebral envía a través de la energía al aparato locomotor, haciendo uso de las vías energéticas de tipo motoras. Se considera el regulador del equilibrio y del temblor fisiológico.

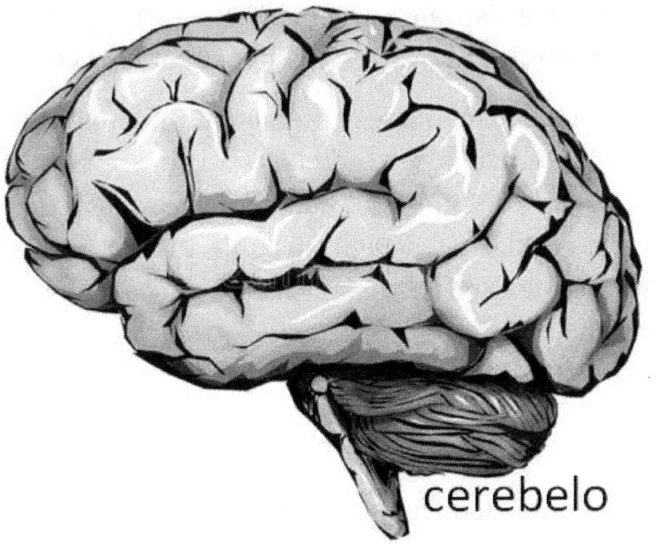

Figura: Esquematización del cerebelo.

Su estructura es muy similar a la del cerebro, el cual, ya hemos estudiados en los apuntes anteriores, solo que mucho más pequeño, va a intervenir en la capacidad para el ser humano, de mantener una postura erecta y la posibilidad de ejecutar movimientos de forma coordinada como ya antes mencionamos.

Está localizado en la parte posterior del cuarto ventrículo, en la fosa craneal posterior dorsal al tronco encefálico. Inferior al lóbulo occipital.

Es una masa voluminosa que se halla por debajo de la parte posterior del cerebro, del que lo separa un repliegue de la duramadre llamado tienda del cerebelo, el cual, se introduce en la cisura transversa. Tiene forma ovoide, está ligeramente aplanado y presenta una escotadura central.

En la línea media se presenta una eminencia longitudinal llamada vermis, y a cada lado del vermis se localizan dos eminencias voluminosas denominada hemisferios cerebelosos, los cuales se encuentran cubiertos por una delgada pero resistente capa de sustancia gris, plegada en numerosas circunvoluciones.

ESTRUCTURA DEL CEREBELO

Consiste en un manto cortical gris, la corteza cerebelosa, un centro medular de sustancia blanca y cuatro pares de núcleos intrínsecos localizados desde afuera hacia adentro, estos núcleos son el dentado, emboliforme, globoso y fastigio.

Tres pares de pedúnculos cerebelosos conectan energéticamente el cerebelo con los tres segmentos inferiores del tronco, denominados pedúnculos cerebelosos superior, medio, inferior.

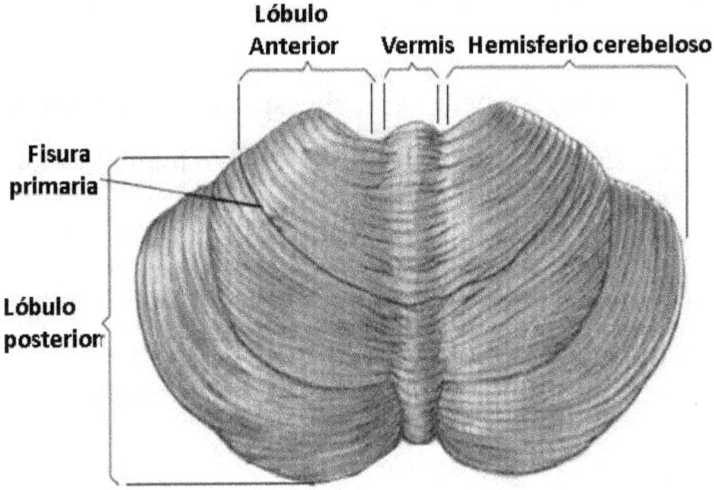

Figura: Estructura del cerebelo.

CONFORMACIÓN EXTERIOR Y RELACIONES

El cerebelo presenta una cara posterior en la región suboccipital y una cara inferior por encima del cuarto ventrículo, en esta cara, existe una fosa media profunda, esta cisura media, se continúa con la cisura posterior.

Este órgano deriva de la capa del ectodermo del disco germinativo trilaminar, más concretamente tiene su origen del metencéfalo.

EL VERMIS

Es fundamental en la organización macroscópica del lóbulo posterior del cerebelo, y se le puede identificar por su denominación y por su enumeración con números romanos. Para su estudio y comprensión, desde un punto de vista funcional y embriológico, el cerebelo comúnmente se divide en tres porciones:

1. Paleocerebelo, cerebelo espinal o lóbulo anterior.
2. Neocerebelo, cerebro cerebelo o lóbulo posterior.
3. Arquicerebelo, cerebelo vestibular o lobulillo floculonodular.

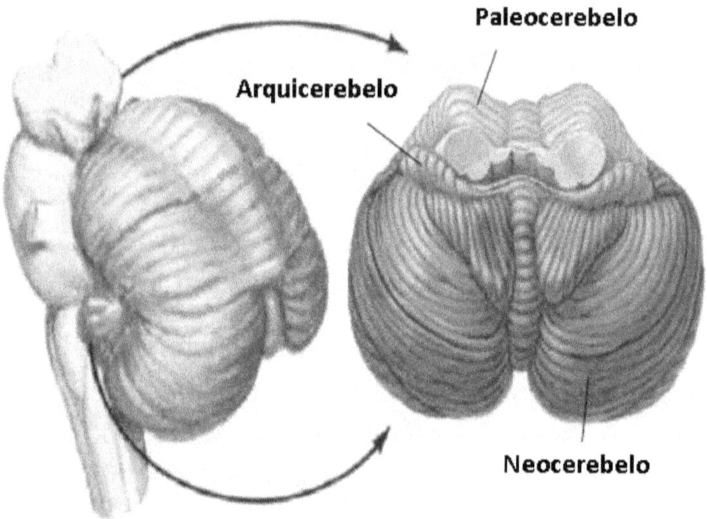

Figura: Paleocerebelo, Arquicerebelo y Neocerebelo.

LÓBULO ANTERIOR

También denominado como paleocerebelo. Se localiza en posición rostral al surco primario y en el vermis, los lobulillos, están representados por la lingula cerebelosa, el lobulillo central y el culmen, en el hemisferio la lingula no tiene correspondencia alguna, pero el lobulillo central alar y el lobulillo cuadrilátero anterior, corresponden al lobulillo central y al culmen. Esta porción del cerebelo, va a recibir impulsos energéticos nerviosos de los receptores de estiramiento a través de los haces espinocerebelosos, y está en relación con la regulación del tono muscular.

LÓBULO POSTERIOR

También se denomina como Neocerebelo, se va a localizar entre los surcos primarios y posterolateral, Este lóbulo representa la mayor subdivisión del cerebelo. Sus partes vermianas, son en sucesión, el declive, el folium, el tuber, las pirámides y la úvula. El lobulillo simple, está localizado entre los surcos primario y posterior, correspondiendo al declive del vermis. El lobulillo ansiforme, es la parte del hemisferio cerebeloso localizada entre el surco posterosuperior y el lobulillo delgado. El surco horizontal, separa el lobulillo ansiforme en el lobulillo semilunar superior o crus I y el lobulillo semilunar inferior o crus II. Las correspondencias vermianas del lóbulo ansiforme son el folium y el tuber.

Entre los surcos prepiramidal y posterolateral, se localiza la pirámide y la úvula en el vermis, y el lobulillo paramediano, el mismo, se divide en lobulillo delgado y lobulillo digástrico, y la amígdala cerebelosa o tonsila en el hemisferio. Este lóbulo, es receptor de impulsos energéticos nerviosos de la corteza cerebral contralateral a través de relevos en los núcleos protuberanciales, y es la porción del cerebelo que se relaciona con la coordinación de las funciones energéticas de tipo motoras somáticas.

LOBULILLO FLOCULONODULAR

También denominado como Arquicerebelo, es representado por el nódulo, sus conexiones energéticas pedunculares y los dos floculos que son lóbulos de pequeño tamaño del cerebelo en el margen posterior del pedúnculo medio del cerebelo. Esta división del cerebelo, es la que establece una relación mucho más íntima con el sistema vestibular, y está separada del lóbulo superior del cerebelo por el surco posterolateral delgado.

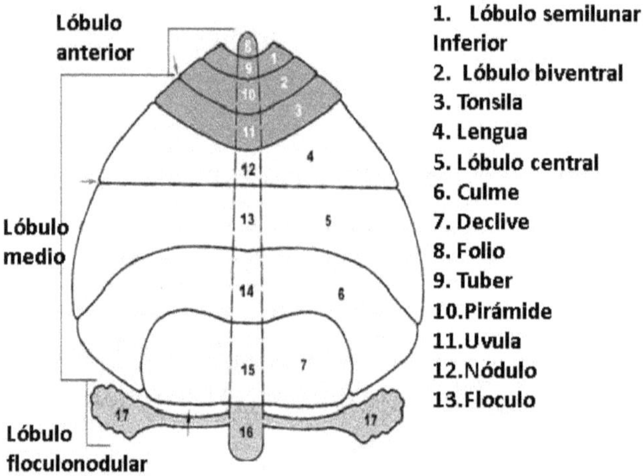

Figura: Principales subdivisiones de la superficie de los lóbulos cerebelosos.

CONEXIONES DEL CEREBELO

En el vermis, hay poca sustancia blanca, a diferencia de los hemisferios cerebelosos, para lo cual, en cada uno de ellos hay presencia de gran cantidad de sustancia blanca.

La sustancia blanca, está conformada por tres grupos de vías energéticas, las cuales pueden ser intrínsecas, aferentes y eferentes de tipo extrínsecas.

CONEXIONES INTRÍNSECAS

Estas vías energéticas no abandonan en ningún momento al cerebelo, están encargadas en establecer conexiones permitiendo la circulación y el aporte de energía entre las diferentes regiones. Algunas interconectan placas de la corteza cerebelosa y el vermis del mismo lado; otras conectan entre si los dos hemisferios cerebelosos.

LAS VÍAS MUSGOSAS

Son vías energéticas gruesas mielínicas que ingresan en el cerebelo a través de los pedúnculos, van a dar ramas que culminan en los núcleos grises, produciendo en la terminación de la vía energéticas sinapsis con las neuronas del núcleo, que se integra en el citoplasma neuronal formando una estructura de forma redondeada. Otras ramas allegan a la corteza incorporándose a la capa granular, y se continúan para permitir que la energía siga su curso, proporcionando múltiples vías energéticas denominadas colaterales. Durante su circulación por la granulosa, las vías energéticas musgosas presentan unos abultamientos nudosos que se conforman por acúmulos considerados irregulares.

LAS VÍAS TREPADORAS

Las trepadoras son vías energéticas que presentan menor diámetro que las musgosas, ingresan a través de los pedúnculos cerebelosos y tras proporcionar energía a través de los colaterales que alcanzan todos los núcleos grises, donde conectan enérgicamente con las neuronas, alcanzan la corteza y se ramifican para proporcionar energía sobre toda la capa molecular. Atraviesan la capa granulosa de forma casi rectilínea, dando únicamente uno a dos colaterales.

CONEXIONES EXTRÍNSECAS

LOS PEDÚNCULOS CEREBELOSOS

Se conforma por el conjunto de vías energéticas de tipo aferentes y eferentes que se unen en tres grandes haces o pedúnculos, y que se denominan cerebelosos superior, medio e inferior.

El pedúnculo cerebeloso superior, va a conectar energéticamente el cerebelo con el mesencéfalo. El pedúnculo cerebeloso medio va a establecer conexión energética entre el cerebelo y la protuberancia. El pedúnculo cerebeloso inferior permite la comunicación de la energía del cerebelo con el bulbo raquídeo.

LAS VÍAS CEREBELOSAS AFERENTES

Son vías energéticas que como su nombre indica, proceden de la corteza cerebral, entre las que se encuentran conexiones de tipo neocerebelosa, cerebrocerebelo y pontocerebelo.

LAS VÍAS CORTICO PONTO CEREBELOSA

Las vías energéticas corticopontinas se inician en las células nerviosas localizadas en el lóbulo frontal, parietal, temporal y occipital de la corteza cerebral y descienden para conectar energéticamente con los núcleos pontinos, posteriormente a estos, surgen las vías energéticas de trayecto transversal de la protuberancia, que ingresan y hacen contacto con hemisferio cerebeloso del lado opuesto, mediante el pedúnculo cerebeloso medio.

LAS VÍAS CEREBRO OLIVO CEREBELOSA

Son vías energéticas cortico olivares que surgen de las células nerviosas en los lóbulos frontal, parietal, temporal y occipital de la corteza cerebral, las cuales descienden para proporcionar energía en dirección hacia los núcleos olivares inferiores a través de los pedúnculos cerebelosos inferior.

LAS VÍAS CEREBRO RETÍCULO CEREBELOSA

Estas vías energéticas tienen su inicio en las células nerviosas que conforman la mayoría de las áreas de la corteza cerebral, áreas de acción energéticas de tipo sensitivo y motora, estas vías energéticas alcanzan la formación reticular como los cortico reticulares, para luego generar conexiones que permiten la circulación de energía mediante el pedúnculo cerebeloso inferior y medio al cerebelo con las vías energéticas retículo cerebelosas.

Vamos a encontrar también, vías energéticas procedentes de la médula espinal o conexiones del paleocerebeloso. Se conoce que la médula espinal envía información energética al cerebelo a través de tres vías:

1- El tracto espinocerebeloso inferior.

2- El tracto espinocerebeloso posterior.

3- El tracto cuneocerebeloso.

Los cuales ingresan a través de los pedúnculos cerebelosos y van a proporcionar energía a través de los colaterales, para todos los núcleos grises, donde conectan y contactan con las neuronas, alcanzan la corteza y se ramifican en la capa molecular. Atraviesan la capa granulosa de forma casi rectilínea, y dan únicamente una a dos colaterales.

EL TRACTO ESPINOCEREBELOSO ANTERIOR

Los axones que se incorporan a través del canal del Du Mai en su porción correspondiente con la médula espinal, provenientes desde el ganglio de la raíz posterior, conducen la energía para finalmente hacer sinapsis con las neuronas del núcleo dorsal, las cuales, se les puede encontrar en el asta gris posterior.

Algunos axones, cilindroejes o vías energéticas, que es el otro nombre que reciben, y que forman parte de la estructura de estas neuronas, se decusa dirigiéndose en dirección hacia el lado opuesto y estas vías energéticas ascienden, la cual recibe el nombre de tracto espinocerebeloso anterior a través del cordón contralateral, al mismo tiempo que, otras vías energéticas ascienden por el cordón blanco del mismo lado. Estas vías conducen la energía y al llegar al cerebelo ingresan por medio del pedúnculo espinocerebeloso superior y culminan en la corteza del cerebelo, las cuales, se denominan como vías energéticas musgosas. Es probable que las vías energéticas que se disponen hacia el lado opuesto de la médula espinal se puedan disponer dentro del cerebelo.

El tracto espinocerebeloso anterior se localiza en todos los segmentos a lo largo del canal de Du Mai en su porción correspondiente a la médula espinal y sus vías energéticas se caracterizan por permitir la circulación de la energía que se traduce en información de tipo músculo articular desde los husos musculares, los órganos tendinosos y los receptores articulares, que incluye también las extremidades superiores e inferiores, se cree que también, recibe la energía proveniente de las aponeurosis superficiales y de la piel. Recordemos que los husos musculares hacen referencia a receptores sensoriales en el interior del vientre muscular, cuya función es: detectar cambios en la longitud del músculo, transmiten la información sobre la longitud del músculo al sistema nervioso central a través de neuronas sensoriales.

EL TRACTO ESPINOCEREBELOSO POSTERIOR

Los axones, cilindroejes o vías energéticas que ingresan al meridiano particular del Du Mai, correspondiente a su trayecto por la médula espinal por medio del ganglio de la raíz posterior, se incorporan en el asta gris posterior, y posteriormente, hacen sinapsis con las neuronas que conforman el asta gris posterior. Estas neuronas son denominadas en conjunto como núcleo dorsal.

Los axones o vías energéticas de estas neuronas ingresan por la parte posterobasal del cordón blanco lateral del mismo lado y ascienden estas vías energéticas para permitir el acceso de la energía en dirección hasta alcanzar el bulbo raquídeo, reciben el nombre de tracto espinotalámico posterior. El tracto entra al cerebelo por medio del pedúnculo cerebeloso inferior y llega a la corteza cerebral tomando el nombre de vías energéticas musgosas. Este tracto recibe información energética proveniente del músculo articular de los husos musculares, los órganos tendinosos y los receptores articulares de las extremidades superiores y la parte superior del tórax.

EL TRACTO CUNEO CEREBELOSO

Las vías energéticas de este tracto, tienen su origen en el núcleo cuneiforme del bulbo raquídeo y entran a través del pedúnculo cerebeloso inferior, conduciendo la energía al hemisferio cerebeloso del mismo lado. Estas vías energéticas llegan como vías musgosas a la corteza cerebelosas. El tracto cuneo cerebeloso cumple la función de incorporar información energética del músculo articular de los husos musculares, los órganos tendinosos y los receptores articulares de la extremidad superior y de la parte superior del tórax. Las cuales proceden directamente del nervio vestibular, específicamente de las conexiones Arquicerebelo.

El nervio vestibular recibe la información en forma de energía necesaria del oído interno que está en relación con los movimientos provenientes de los conductos semicirculares y la información de la posición con relación a la gravedad desde el utrículo y el sáculo.

El nervio vestibular envía vías energéticas de tipo aferentes que permiten la circulación de la energía al cerebelo haciendo uso del pedúnculo cerebeloso inferior del mismo lado. Las vías energéticas de tipo aferentes del oído interno culminan como vías energéticas musgosas en el lóbulo floculonodular del cerebelo.

OTRAS VÍAS ENERGÉTICAS AFERENTES

El cerebelo también recibe e incorpora información en forma de energía a través de vías energéticas aferentes del núcleo rojo y del techo.

VÍAS ENERGÉTICAS EFERENTES DEL CEREBELO

La corteza cerebelosa envía información energética a todas sus eferencias, por medio de las neuronas de Purkinje en dirección hacia, y para hacer contacto, con los núcleos intracerebelosos.

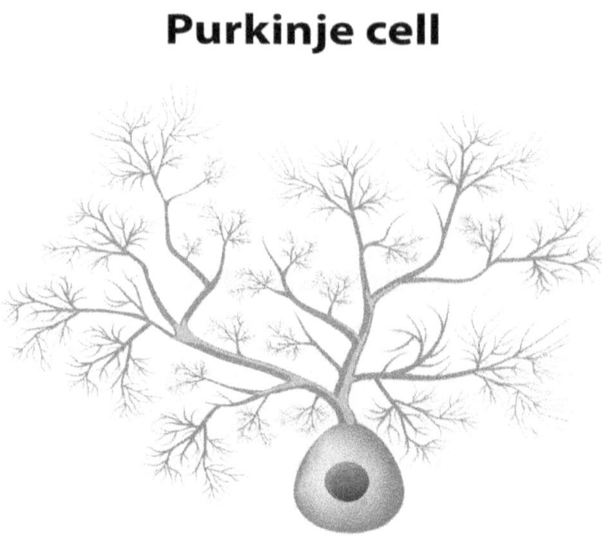

Figura: Neurona de Purkinje.

LA VÍA DENTOTALÁMICA

Los núcleos dentados envían vías energéticas luego de proporcionar estímulos energéticos por el pedúnculo cerebeloso superior, lugar en que se disponen del lado opuesto, culminan conduciendo la energía para realizar sinapsis en el tálamo, específicamente en el núcleo ventrolateral. Posteriormente las vías energéticas del tálamo, ascienden la energía por la cápsula interna y la corona radiada para finalmente contactar con el área motora primaria de la corteza cerebral. Haciendo uso de esta vía energética, el núcleo dentado va a influir en la actividad de tipo motora del lado opuesto, y por medio de la vía energética corticoespinal que alcanza a la médula espinal, le permite al núcleo influenciar en la coordinación de actividad muscular del mismo lado del cuerpo.

LA VÍA GLOBOSO, EMBOLIFORME Y RÚBRICA

Tanto el núcleo dentado, globoso y emboliforme, se disponen por el pedúnculo cerebeloso superior, atraviesan la línea media y terminan haciendo sinapsis con el núcleo rojo del lado opuesto. Este núcleo proyecta la energía hacia su porción del canal del Du Mai o médula espinal por el tracto rubro-espinal de esta forma, pueden influenciar en la actividad motora del mismo lado del cuerpo.

LA VÍA FASTIGIO VESTIBULAR

Los axones de las neuronas del núcleo fastigio, atraviesan para permitir la inervación de energía por el pedúnculo cerebeloso inferior, para culminar haciendo sinapsis con las neuronas del núcleo vestibular lateral de ambos lados. El núcleo fastigio, está encargado de una función importante sobre el tono de los músculos extensores homolaterales.

LA VÍA FASTIGIO RETICULAR

Los axones del núcleo fastigio se disponen por el pedúnculo cerebeloso inferior y culminan proporcionando energía y haciendo sinapsis con las neuronas de la formación reticular.

LA SUSTANCIA GRIS

LA CORTEZA CEREBELOSA

La corteza cerebelosa en su estructura presenta un eje de sustancia blanca central rodeado por la sustancia gris localizado en la periférica que se denomina corteza y que concluye en la superficie del órgano.

En la corteza, podemos encontrar y al mismo tiempo identificar la presencia de tres capas de morfológicas muy diferentes, las cuales mantienen gran importancia funcional, que, desde la sustancia blanca, hasta las meninges son la capa molecular plexiforme, la capa de células de purkinje y la capa granulosa.

LA CAPA MOLECULAR O PLEXIFORME

Está constituida por la banda parvicelular que representa en promedio, casi la mitad de la corteza cerebelosa, abarca entre la hilera de los somas de las células de purkinje y las piamadres, se encuentra constituida por células estrelladas de tipo Golgi II que se localizan más externamente. Y las células en canasto identificadas más profundamente, estas neuronas no son numerosas y se encuentran distribuidas de forma transversal al eje de la laminilla con ramificaciones energéticas alrededor de las células de purkinje formando la forma de una canasta.

En la capa molecular se encuentran determinadas ramificaciones dendríticas de las células de Purkinje, las cuales reciben estimulo energético y axones, cilindroejes o vías energeticas de las células granulares que permiten la circulación de la energía.

LA CAPA DE CÉLULAS DE PURKINJE

Esta capa, si consta de numerosas células, las cuales presentan tamaño grande, a diferencia de las antes mencionadas. Están dispuesta en forma de botella de disposición uniforme a todo lo largo del borde superior de la capa granular. Las células de Purkinje, poseen núcleo vesicular, cada célula da origen a un complejo árbol dendrítico, que se orienta en ángulo recto, en relación al eje longitudinal de la laminilla. Las ramas dendríticas primarias y secundarias son de tipo lisas y la tercera se caracteriza, por poseer espinas cortas, gruesas y rugosas. Estas espinas dendríticas gruesas son denominadas ramitas espinosas o gémulas.

Las vías axónicas de las células de purkinje son mielinizadas y atraviesan a través de la capa granular, para hacer circular la energía. Estos axones que son siempre vías energéticas, debido a que permiten la conducción del estímulo eléctrico considerado energía yang, se proyectan hacia los núcleos cerebelosos profundos, por la vía energética cerebelosa más corta.

Sus arborizaciones dendríticas como las proyecciones axónicas de las células de purkinje, se encuentran en un solo plano perpendicular al eje de la laminilla.

Las vías energéticas o axónicas de la célula de purkinje, representan la vía energética de descarga de la energía proveniente de la corteza cerebelosa, y las colaterales de esta célula se encuentran en contacto sináptico con las células Golgi tipo II en la capa granulosa.

LA CAPA GRANULAR

Esta capa se va a extender hasta aproximadamente la mitad de la corteza. Presentan de cuatro a seis dendritas que surgen del soma y tras un trayecto muy corto y sin ramificarse, culminan en una pequeña arborización. La vía axónica nace como es habitualmente del soma, pero también, en raras ocasiones puede nacer de la dendrita más alta, y permite el ascenso de la energía, hasta la capa molecular. Este trayecto ascendente de la energía se inicia a través de vías de tipo lisa, para luego tornarse varicoso. Al arribar a la capa molecular, la vía energética axónica se divide en forma de T, proporciona dos ramas que permiten la distribución de la energía, estas ramas se contraponen y avanzan en sentido longitudinal y que constituyen las vías paralelas de Cajal. Estas vías enerrgeticas, están orientadas en el eje longitudinal de la laminilla. En el curso de su trayecto energético realizan sinapsis con todos los tipos celulares de la capa molecular, pero especialmente con las células de Purkinje y más concretamente con las espinas dendríticas que son diferenciaciones de tipo específicas.

LOS NÚCLEOS INTRACEREBELOSOS

En la profundad del interior de la sustancia blanca cerebelosa, y por encima del techo del cuarto ventrículo, se localiza cuatro pares de núcleos: Dentado, Emboliforme, Globoso y Fastigio.

El núcleo dentado es el de mayor tamaño de todos. En su presentación es de color gris amarillento y tiene forma de bolsa con abertura en dirección hacia el lado interno. El núcleo dentado, al igual que el resto de los núcleos cerebelosos, no solo recibe energía a través de los colaterales que son vías energéticas que, desde otros centros nerviosos, ingresan al cerebelo, sino que también, incorpora las vías energéticas axónicas de las células de purkinje.

El núcleo emboliforme es de presentación ovoide y está localizado medial al núcleo dentado y recubre parcialmente su hilio.

El núcleo globoso está conformado por uno o más grupos de células de tipo redondeadas que se localizan por dentro del núcleo emboliforme.

EL NÚCLEO DEL FASTIGIO

Es una masa gruesa que está localizada casi en la línea media de la cabeza, situada entre el vermis y el techo del IV ventrículo separado por una delgada capa de sustancia blanca.

Los núcleos intracerebelosos, están compuestos por neuronas grandes multipolares con dendritas que presentan ramificaciones de tipo simple. Las vías energéticas axónicas conforman aferencia energética cerebelosa en los pedúnculos cerebelosos superiores e inferiores.

FUNCIONES DEL CEREBELO

El cerebelo es una estructura vital para el ser humano, entre sus funciones podemos mencionar la capacidad que ejerce sobre el control de la materia, en el cálculo de la distancia de un determinado movimiento. Su alteración produce dismetría. Controla también el movimiento o desplazamiento y la sinergia, lo que hace en conjunto con la médula espinal. Es fundamental su participación en el control de movimientos que se ejecutan en un determinado momento de forma alterna, su lesión produce incapacidad para efectuar movimientos opuestos rápidos y de forma repetitiva.

Meridianos principales que permiten la circulación de la energía por el cuello, cabeza y rostro.

Al igual que el conocimiento de la medicina moderna, la medicina tradicional china, ya desde hace miles de años, describía el recorrido de la energía a través de las estructuras que conforman el sistema nervioso central. Actualmente, hemos podido constatar que ambos conocimientos se funden, para proporcionar una visión y una comprensión más amplia del funcionamiento de la actividad cerebral y el resto del organismo, al igual que en el estudio de las constelaciones, haciendo coincidir y uniendo con líneas imaginarias, las estrellas para conformar una idea o una forma, los médicos de la antigüedad, fueron capaces de unir con líneas imaginarias los puntos de energía, dando como resultado los meridianos principales. Sin embargo, estas uniones describen de forma muy precisa la circulación de la energía y su relación funcional con estructuras internas que no pueden ser observadas a simple vista. Los estudios que hemos realizado así lo demuestran.

MERIDIANO PRINCIPAL DEL SHOU TAE YANG

16 del Shou Tae Yang, Tian Chuang. Ventana celestial. Se localiza este punto de energía justamente por detrás del borde posterior del músculo esternocleidomastoideo, a la altura de la quinta vértebra cervical. Está indicado este punto de energía, en casos de sensación subjetiva de movimiento de los objetos que nos rodean o de nuestro propio cuerpo, que puede ser causado por una lesión del laberinto posterior o del oído interno en el sistema vestibular. La función principal del sistema vestibular es la de proporcionar información al cerebro relacionada con la posición de nuestro cuerpo, permitiendo que este, sea capaz de establecer o mantener el equilibrio.

17 del Shou Tae Yang, Tian Rong. Figura celestial. Se localiza este punto de energía por detrás del ángulo de la mandíbula, en el borde anterior del músculo esternocleidomastoideo. Se indica su estimulación en caso de dolor y rigidez temporomandibular. La artritis infecciosa, la artritis traumática, la artrosis, la artritis reumatoide y la artritis secundaria degenerativa, pueden también afectar la articulación temporomandibular. Está indicado también en casos de síndrome doloroso miofascial, así como en la limitación de la apertura de la boca, dolor unilateral al mover la mandíbula, dolor a la palpación y crepitación. Disminución de la audición, dolor e inflación de la garganta y zumbido en los oídos.

18 del Shou Tae Yang, Quan Liao. Prominencia de la mejilla. Se localiza en el borde inferior del pómulo, en la depresión del borde inferior del arco zigomático, por debajo y a la altura del ángulo externo del ojo. Se recomienda su estimulación en caso de aftas bucales o ulceras, trastorno de dolor crónico que afecta el nervio trigémino, parálisis de los músculos faciales. En casos de tic nervioso, donde los músculos que regulan la apertura y cierre de los parpados se contraen de forma repetitiva, involuntaria y rítmica con mayor o menor intensidad.

19 del Shou Tae Yang, Ting Gong. Palacio del oído. Se localiza a nivel del canal auditivo, en el hueco que se forma cuando se abre la boca, entre el cartílago y la articulación de la mandíbula, en la depresión entre el trago y el cóndilo de la mandíbula, entre el punto de energía 21 del Shou Shao Yang o Er Men y el 2 del Zu Shao Yang o Ting Hui. Se recomienda su estimulación en el caso de procesos infecciosos del oído, resfriado donde la mucosidad puede salir vía oído e infectarse. Picor en el oído que provoca la necesidad o el deseo de rascarse. Así como también, en caso de zumbidos que únicamente oye la persona afectada y que se producen sin estimulación de la cóclea desde el exterior.

El meridiano de energía principal del Shou Tae Yang tiene su origen en el ángulo ungueal externo del dedo pequeño de la mano y hace su recorrido por la cara externa del brazo, sin embargo, para objeto de estudio de esta obra, nos concentraremos en su recorrido por el rostro correspondiente con la cabeza.

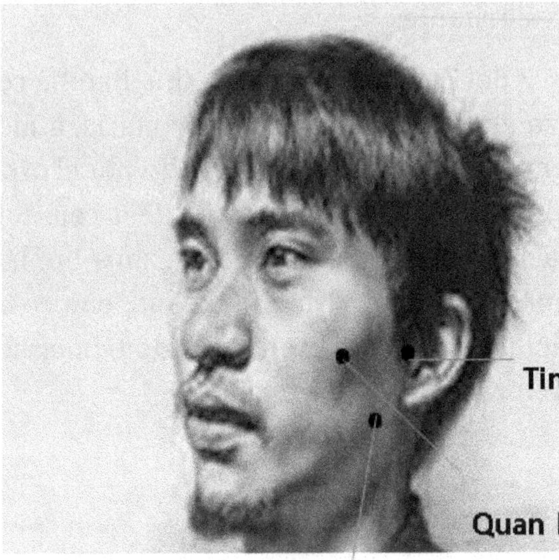

Figura: Puntos de energía del Shou Tae Yang.

MERIDIANO PRINCIPAL DE ZU TAE YANG

1 del Zu Tae Yang, Jing Ming. Pupila clara. Se localiza en el hueco que se forma encima del lagrimar, en la cavidad orbitaria, que se ubica a media distancia por encima del ángulo interno del ojo. Se estimula este punto de energía en los casos de aumento patológico de la presión intraocular, en donde existe falta de drenaje del humor acuoso y trae como consecuencia la disminución de la visión de forma progresiva, así como también, en caso de un crecimiento anormal por inflamación de tejido de la conjuntiva en los ojos, que tiende a dirigirse desde la parte blanca del ojo hacia el tejido de la córnea. Este tejido anómalo se inflama por

falta de lubricación, por la exposición solar, el viento u otros agentes irritantes.

2 del Zu Tae Yang, Cuan Zhú. Bambú recolectado. Se localiza en la escotadura supraorbitaria, a media distancia del canal del Du Mai en su recorrido por el orbitofrontal del prefrontal, en el extremo interno de la ceja. Se indica su estimulación en caso de dolor en la zona lumbar y opacidad del lente natural o cristalino del ojo, que se encuentra detrás del iris y la pupila., en casos de tic nervioso de parpados, dolor e inflamación del ojo.

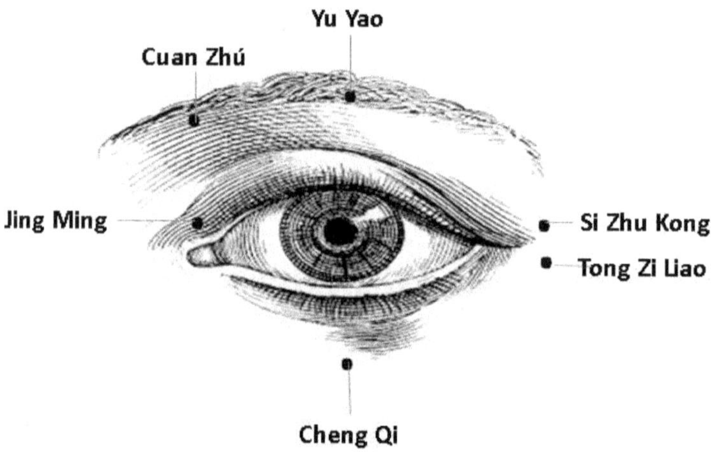

Figura: Puntos de energía del Zu Tae Yang, Shou Shao Yang, Zu Shao Yang y Zu Yang Ming.

3 del Zu Tae Yang, Mei Chong. En medio de la ceja. Se localiza a media distancia lateral al meridiano particular del Du Mai correspondiente a su recorrido por el dorsolateral

del prefrontal, y a media distancia posterior a la línea anterior del cuero cabelludo. Se recomienda su estimulación en caso de defecto que se debe a una curvatura excesiva del cristalino del ojo, el cual permite que las imágenes de los objetos, se formen un poco antes de llegar a la retina, y produce una visión borrosa o poco clara de los objetos que se localizan a distancias lejanas.

4 del Zu Tae Yang, Qu Cha. Sinuosidad diferente. Se localiza a una distancia y media lateral del meridiano del Du Mai en su recorrido por el dorsolateral del prefrontal y a media distancia posterior a la línea anterior del cuero cabelludo. Se indica su estimulación en los casos de atrofia, desgaste o deterioro del nervio óptico, el cual permite la circulación de la energía a través de impulsos, desde el ojo, hacia la corteza cerebral. La atrofia óptica no es considerada propiamente una enfermedad, sino más bien, es un signo de una alteración potencialmente más severa.

5 del Zu Tae Yang, Wu Chu. Los cinco lugares. Se localiza a dos distancias posteriores a la línea anterior del cuero cabelludo y a una y media distancia lateral al meridiano particular del Du Mai en su recorrido por el dorsolateral del prefrontal. Se indica la estimulación de este punto de energía en casos de síntoma transitorio, caracterizado por actividad neuronal en el cerebro que conlleva al hallazgo físico peculiar como es la contracción y distensión repetida y temblorosa de uno o varios músculos de forma brusca y generalmente violenta, incluyendo alteraciones del estado mental del sujeto y trastornos psíquicos.

6 del Zu Tae Yang, Cheng Guang. Herencia luminosa. Se localiza este punto de energía a una distancia y media del

meridiano particular del Du Mai en su recorrido por el área primaria motora y a tres y media distancias posteriores a la línea anterior del cuero cabelludo. Se indica la estimulación de este punto en caso de endurecimiento, el aumento del grosor y la pérdida de elasticidad de las paredes arteriales, así como también, en casos de confusión mental.

7 del Zu Tae Yang, Tong Tian. Comunicación del cielo. Se localiza este punto de energía a una y media distancia lateral al meridiano particular del Du Mai en su recorrido por el área primaria somatosensitiva y en la línea de unión de las orejas, a cinto distancias posterior a la línea anterior del cuero cabelludo. Es recomendada su estimulación en casos de pérdida de la realidad, alteraciones o problemas con la memoria.

8 del Zu Tae Yang, Luo Que. envolver la retirada. Se localiza a una distancia y media lateral del meridiano particular del Du Mai en su recorrido por el lóbulo parietal y a una distancia y media posterior a la línea imaginaria donde se encuentran las ambas orejas, a cinco y media distancias por encima de la línea posterior del cuero cabelludo. Se indica su estimulación en casos de depósito de sustancias grasas en el interior de las arterias.

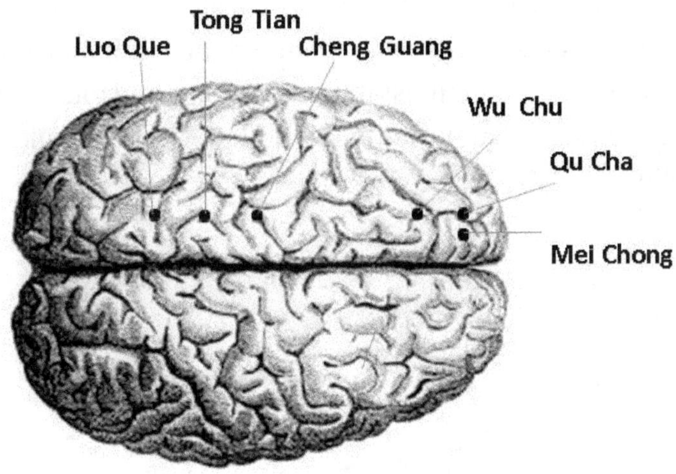

Figura: Puntos de energía del meridiano principal del Zu Tae yang.

9 del Zu Tae yang, Yu Zhen. Almohada de jade. Se localiza este punto de energía a una distancia del canal del Du Mai en su recorrido por lóbulo occipital y a tres distancias de la línea imaginaria que se forma y une a las orejas, a cuatro distancias por encima de la línea posterior del cuero cabelludo. Este punto de energía está indicado en casos de alteraciones que cursan con disminución del sueño.

10 del Zu Tae yang, Tian Zhu. Este punto de energía se localiza a una distancia y media lateral al canal del Du Mai, en el hueco que se forma al palpar los limite postero inferior del cráneo, a media distancia por encima de la línea posterior del cuero cabelludo. Se indica su estimulación en casos de estados de confusión mental y en caso de alteración de tipo nerviosa que se caracterizada por cambios psíquicos y alteraciones de tipo emocionales que pueden ir

acompañados de convulsiones, parálisis y sofocaciones, este punto de energía está recomendado y también en alteraciones que se manifiestan por una disminución de la agudeza visual, así como también, en los casos de rigidez del cuello.

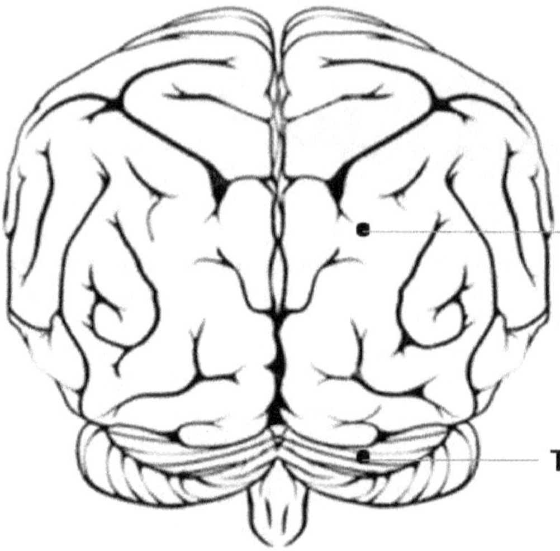

Figura: Puntos de energía del meridiano principal del Zu Tae Yang.

MERIDIANO PRINCIPAL DEL SHOU SHAO YANG

17 del Shou Shao Yang, Yi Feng. Pantalla del viento, se localiza próximo y por detrás del lóbulo de la oreja, en la hendidura que se forma por delante del borde anterior de la mastoides y por detrás de la rama mandibular, se indica su estimulación en casos de parálisis de los músculos faciales. Zumbidos en los oídos, rigidez mandibular.

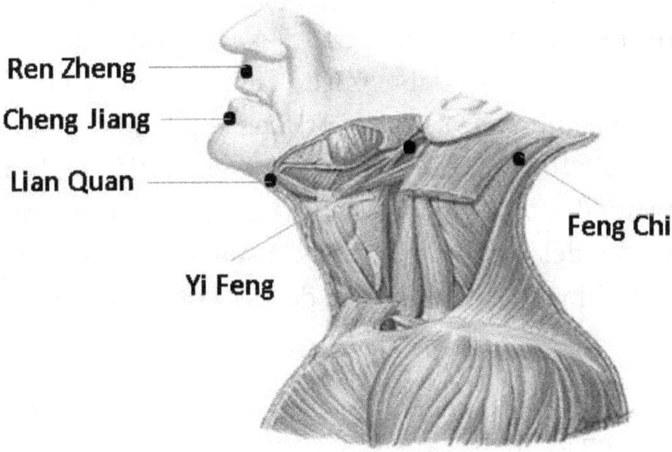

Figura: Puntos de energía del meridiano Shou Shao Yang, Zu Shao Yang, Ren Mai y Du Mai.

18 del Shou Shao Yang, Qi Mai. Vaso pulsátil, se localiza por detrás del pabellón de la oreja, a nivel del conducto auditivo externo, en el lóbulo temporal, en el borde anterior de la apófisis mastoides, en la línea del cuero cabelludo. Se indica la estimulación de este punto de energía, en casos de falta completa o disminución de la capacidad de oír. Así como también, en caso de zumbidos que son solo escuchados por la persona que está afectada.

19 del Shou Shao Yang, Lu Xi. Respiración de la cabeza. Este punto de energía se encuentra localizado por detrás del pabellón de la oreja, a una distancia por encima del nivel del conducto auditivo externo, en el borde anterosuperior de la apófisis mastoides, en el lóbulo temporal, en el límite del cuero cabelludo. Se indica la estimulación de este punto de energía en los casos de dificultad auditiva y zumbidos.

20 del Shou Shao Yang, Jiao Sun. Dirección descendente. Este punto de energía está localizado a nivel del borde más alto del pabellón de la oreja, en el límite del cuero cabelludo que se encuentra en el lóbulo temporal. Se indica su estimulación en los casos de infección de la apófisis mastoides o hueso mastoideo del cráneo. Que ocasiona secreción del oído, dolor o molestia del oído, enrojecimiento e hinchazón de la parte de atrás del oído, dolor mandibular.

21 del Shou Shao Yang, Er Men. Puerta del oído. Se localiza en la depresión o hendidura que se forma en la oreja y la articulación de la mandíbula, justamente por delante de la incisura superior del trago. Se estimula este punto de energía en casos de alteraciones de tipo psicológico que se caracterizan por la intensa concentración de una persona en su propio mundo interior y la progresiva pérdida de contacto con la realidad exterior, disminución de la audición con daño ocasionado del oído interno, o al nervio que va del oído a la corteza cerebral denominado nervio auditivo.

22 del Shou Shao Yang, Er He Liao. Hueso de la paz. Este punto de energía se localiza a una distancia por delante y hacia arriba de la hendidura que se encuentra entre la oreja y la articulación de la mandíbula, en la mitad de la patilla, y por encima del borde superior del arco zigomático. Está indicado en casos de alteración del comportamiento motor, en grado variable para cada paciente, desde una mínima inquietud, hasta un aumento desproporcionado y desorganizado de la motricidad sin un fin determinado.

23 del Shou Shao Yang, Si Zhu Kong. Los acordes del bambú vacío. Se encuentra localizado en el extremo de la ceja, en una hendidura que se halla a ese nivel. Se recomienda su estimulación en casos de opacidad de la lente del cristalino del ojo, enrojecimiento de los ojos, dolor de cabeza unilateral que afectan preferentemente a la región ocular, temporal o frontal.

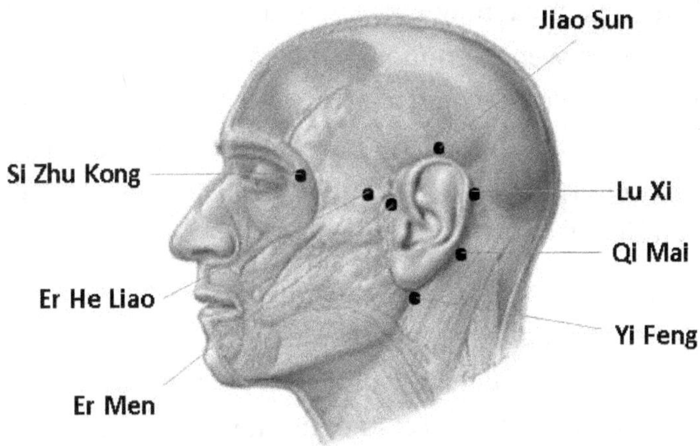

Figura: Puntos de energía del meridiano principal del Shou Shao Yang.

MERIDIANO PRINCIPAL DEL ZU SHAO YANG

1 del Zu Shao Yang, Tong Zi Liao. Pupila maestra. Se localiza a media distancia lateral al ángulo externo del ojo, en una hendidura que se puede percibir claramente al tocar con los dedos. Se indica la estimulación de este punto de energía en los casos de enfermedades de tipo ocular, dolor y enrojecimiento de los ojos, vista borrosa.

2 del Zu Shao Yang, Ting Hui. Escuchar el reencuentro. Se localiza exactamente donde se finaliza el cartílago de la oreja, en una hendidura que se encuentra localizada en la parte anterior. En una incisura por debajo del punto de energía 19 del Shou Shao Yang o Ting Gong. Se indica su estimulación en casos de disminución o dificultad para masticar los alimentos, Zumbidos e infecciones de los oídos, parálisis de los músculos faciales.

3 del Zu Shao Yang, Shang Guan. Barrera superior. Se localiza en la línea imaginaria media que se encuentra al final de la ceja y en el comienzo del cartílago de la oreja, en una hendidura que se ubica en la patilla, o en el borde superior del arco cigomático. Se indica la estimulación de este punto de energía en casos en donde exista una disminución de la audición.

4 del Zu Shao Yang, Han Yan. Mentón pensante. Se localiza vertical al extremo de la ceja, a tres distancias por encima y una distancia por detrás, en la línea temporal del cuero cabelludo. Se indica su estimulación en casos donde la persona presente ideas delirantes y considere que le están engañando o incluso que están hablando de él. Considera o está convencimiento que todo lo que sucede en el mundo, tiene un significado y lo involucra directamente.

5 del Zu Shao Yang, Xuan Lu. Cabeza suspendida. Se localiza trazando una línea imaginaria desde Han Yan o 4 del Zu Shao Yang y Qu bin o 7 del Zu Shao yang. Se estimula este punto de energía en casos de alteración conductuales o de la personalidad.

6 del Zu Shao Yang, Xuan Li. Felicidad suspendida. Se localiza este punto de energía a dos distancias del punto de

energía Huan yan o 4 del Zu Shao Yang. En una línea imaginaria que se traza entre este punto de energía y Qu Bin o 7 del Zu Shao Yang. Se indica su estimulación en casos de tristeza que cursa con procesos melancólicos.

7 del Zu Shao Yang, Qu Bin. El sinuoso cabello del tiempo. Se localiza en el lóbulo temporal. Ubicado por debajo del punto de energía 6 del Zu Shao Yang o Xuan Li, y próximo al extremo superior de la oreja. Se indica su estimulación en caso de enfermedades que se manifiestan por vejez prematura.

8 del Zu Shao Yang, Shuai Gu. Valle de la comunidad. Se localiza a una distancia y media por encima del ápice de la oreja. En el lóbulo parietal, haciendo contacto con la circunvolución supramarginal. Está indicada su estimulación en casos de alteraciones que afectan al nervio óptico e impide la circulación de la energía que transmite información en dirección hacia la corteza cerebral en lóbulo occipital, así como también, en dificultad de comprensión del lenguaje hablado y escrito.

9 del Zu Shao Yang, Tian Chong. Asalto celeste. Se localiza a una distancia por encima del ápice de la oreja y a media distancia en dirección hacia atrás, en el lóbulo parietal contactando con la circunvolución angular, siguiendo la curva de la oreja y la finalización del lóbulo temporal. Se indica su estimulación en los estados de delirio, así como también, en dificultades para comprender el lenguaje hablado y escrito.

10 del Zu Tae Yang, Fu Bai. Claridad creciente. Se localiza a una distancia y media por encima del ápice de la oreja y una distancia hacia atrás siguiendo la dirección de la

curva de la oreja, en los límites del lóbulo occipital y por encima del punto de energía 11 del Zu Shao Yang o Tou Qiao Yin. Se recomienda la estimulación de este punto de energía en casos de alucinaciones visuales que pueden ser de tipo elementales, también denominadas fotopsias o fotomas. El paciente tiene la sensación de visualizar luces, llamaradas, círculos, entre otras, complejas o escénicas, en las que visualiza escenas completas.

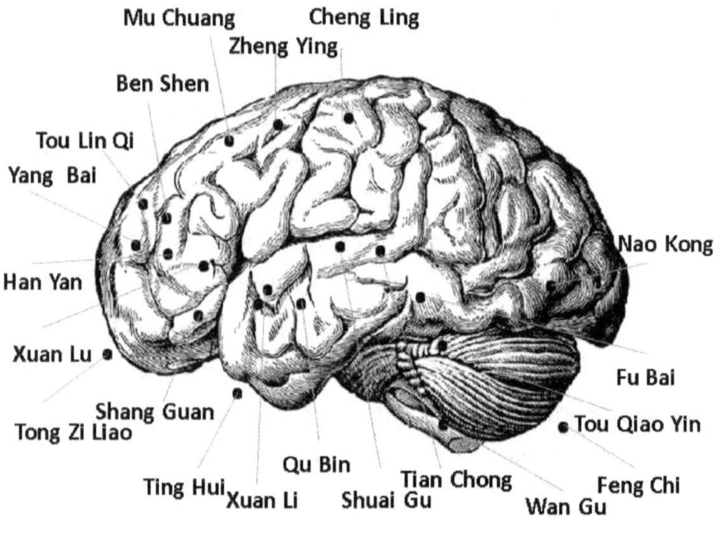

Figura: Puntos del meridiano Zu Shao Yang en la cabeza.

11 del Zu Shao Yang, Tou Qiao Yin. Cavidad del Yin en la cabeza. Se localiza a una distancia por detrás del punto de energía posterior a la oreja, o en la hendidura que se halla en la parte superior del hueso mastoideo. Ubicado en los límites del lóbulo occipital por debajo del punto de energía 10 del Zu Shao Yang o Fu Bai, y por encima del punto de energía 12 del Zu Saho Yang o Wan Gu. Se estimula este

punto de energía en caso de alteraciones nerviosa, las cuales se caracterizan por frecuentes cambios psíquicos y alteraciones emocionales.

12 del Zu Shao Yang, Wan Gu. Estructura integral. Se localiza a una distancia por detrás del punto de energía que se ubica posterior a la oreja y una distancia por debajo, en la depresión posteroinferior de la apófisis mastoidea. En extremo inferior del lóbulo occipital. Se indica su estimulación en el caso de cambio de personalidad.

13 del Zu Shao Yang, Ben Shen. Providencia fundamental. Se localiza a tres distancias laterales a la línea media de la cabeza y a media distancia posterior a la línea anterior del cuero cabelludo. Ubicado en el prefrontal, precisamente en el dorsolateral. Se indica la estimulación del punto de energía para actuar a nivel del psiquismo en el individuo, conjuntamente con la estimulación del punto de energía Chen Ling o 18 del Zu Saho Yang. Se denominan los cuatro custodios, es recomendado en depresiones de tipo crónicas, estimula en el paciente la capacidad de decisión. Así como también, en alteraciones del sistema nervioso, debida a la aparición de actividad eléctrica anormal en la corteza cerebral, la cual produce ataques de tipo repentinos, caracterizados por convulsiones violentas y pérdida del conocimiento.

14 del Zu Shao Yang, Yang Bai. Despliegue de la claridad. Se localiza a una distancia por encima del punto medio de la ceja. Se ubica entre el dorsolateral y el orbitofrontal del prefrontal. La estimulación de este punto de energía, es favorable en casos de alteraciones de la memoria. Favorece la concentración y la respuesta a procesos cognitivos.

15 del Zu Shao Yang, Tou Lin Qi. Descenso de las lágrimas. Se localiza en la línea central de la pupila, a media distancia posterior a la línea anterior del cuero cabelludo. Por encima del punto de energía 14 del Zu Shao yang o Yang Bai y estipula el dorsolateral del prefrontal. Se indica su estimulación en los casos de aumento patológico de la presión intraocular, herpes ocular que causa lagrimeo, dolor, fotofobia, visión borrosa y heridas pequeñas que pueden resultar muy molestas.

16 del Zu Shao Yang, Mu Chuang. Ventana de los ojos. En la línea de la pupila y a dos distancias posteriores a la línea anterior del cuero cabelludo. Se ubica y comunica con el campo visual de los ojos en el área motora. Este punto de energía, se estimula en casos de miopía, la cual, es causada por defecto de refracción del ojo, en la que los rayos de luz paralelos convergen en un punto focal situado delante de la retina, en lugar de converger en la misma retina. Así como también, en anomalía o defecto del ojo que consiste en una curvatura de forma irregular de la córnea, lo que produce que las imágenes se vean algo deformadas, y no puedan ser definidos los bordes y el contorno de las cosas.

17 del Zu Shao Yang, Zheng Ying. Combinar lo correcto. Este punto de energía se localiza en la línea de la pupila y a tres y media distancias posteriores a la línea anterior del cuero cabelludo. Se ubica y comunica con el área premotora. Se indica su estimulación en casos de indecisión. Estimula las neuronas que dan la orden de ejecución al área motora primaria, para la ejecución del movimiento.

18 del Zu Shao Yang, Cheng Ling. Herencia espiritual. Se localiza en los cruces de la línea media de las cejas y las líneas de las pupilas, ubicado y comunicando con el área motora primaria. Como ya mencionamos su estimulación conjuntamente con el 13 del Zu Shao Yang Ben Shen, conforman los cuatros custodios, los cuales se estimulan en los casos de alteración mental que se caracteriza por una profunda tristeza, decaimiento del estado de anímico, baja autoestima, pérdida de interés por todo lo que le rodea y disminución de las funciones psíquicas de tipo crónicas.

19 del Zu Shao yang, Nao Kong. Vacío del cerebro. Se localiza en la línea media e imaginaria de las pupilas, a tres distancias posterior al cruce con la línea media e imaginaria del centro de las orejas, a dos distancias del meridiano particular del Du Mai en su recorrido por el lóbulo occipital. Se indica su estimulación en los caos de hipertensión craneal, hidrocefalia.

20 del Zu Shao Yang, Feng Chi. Estanque de los vientos. Se localiza siguiendo la línea media e imaginaria de las pupilas, hasta alcanzar la parte posterior de la nuca, donde se detienen los dedos al final del cráneo, a una distancia en dirección hacia arriba del final del cuero cabelludo en la parte posterior, y dos distancias laterales del canal del Du Mai en su recorrido por el lóbulo occipital. Se indica su estimulación en casos de acceso morboso que se manifiesta en el cerebro de modo súbito y violento, como en los casos que son producidos por un golpe o por un incremento de la tensión arterial, daño al nervio óptico, el cual lleva las imágenes de lo que el ojo visualiza hasta el cerebro, accidente cerebro vascular, síntomas propios de las psicosis como el delirio visual o auditivo.

MERIDIANO PRINCIPAL DEL SHOU YANG MING

17 del Shou Yang Ming, Tian Ding. Ofrenda del alimento celestial. Se localiza este punto de energía horizontal a la nuez de Adán, a tres distancias laterales en el músculo esternocleidomastoideo y una distancia inferior. Se recomienda la estimulación de este punto en caso de inflamación de las glándulas de las tiroides, hipotiroidismo y en casos donde se presentan: alteraciones autoinmunes que provocan que unos anticuerpos del propio paciente, afecten el funcionamiento de la tiroides y provoquen una inflamación de tipo crónica.

18 del Shou Yang Ming, Fu Tu. Sostener la precipitación. Se localiza en la horizontal de la nuez de Adán, a tres distancias laterales y entre los fascículos del músculo esternocleidomastoideo. Se indica su estimulación en casos de disminución de la actividad funcional de la glándula tiroides, y en consecuencia, un descenso de secreción de hormonas tiroideas que provoca disminución del metabolismo basal, cansancio, sensibilidad al frío, y en la mujer, alteraciones menstruales, dolor e inflamación de la garganta, pérdida total o parcial del tono de la voz como consecuencia de una incapacidad o de la dificultad en el uso de las cuerdas vocales.

19 del Shou Yang Ming, Kou He Liao. Huesos de los cereales. Se localiza este punto de energía por debajo del borde interno del ala de la nariz, entre el ala de la nariz y el labio superior. Se recomienda su estimulación en casos de la pérdida del sentido del olfato que pueden ser temporales o de tipo crónico.

20 del Shou Yang Ming, Ying Xiang. Recepción de los perfumees. Se localiza en los surcos que van de las alas de la nariz a las comisuras de los labios, en la horizontal del borde inferior del ala de la nariz. Se recomienda la estimulación de este punto de energía en el caso de pérdida del sentido del olfato, obstrucción nasal, insuficiencia respiratoria.

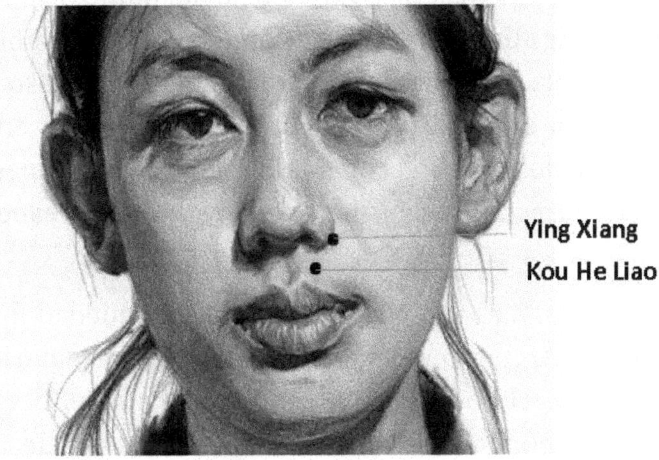

Figura: Puntos de energía del meridiano Shou Yang Ming.

MERIDIANO PRINCIPAL DEL ZU YANG MING

1 del Zu Yang Ming, Cheng Qi. Heredar el pesar silenciosamente. Se localiza descendiendo a través de la línea imaginaria de las pupilas, en el borde inferior orbitario por debajo del ojo, a media distancia por encima del punto de energía 2 del Zu yang Ming o Si Bai. Se estimula este punto de energía en casos de dolor, inflamación, irritación y enrojecimiento de los ojos, lagrimeo ocular, alteración neurógena de la glándula lagrimal, alergia en los ojos, sequedad

ocular, movimiento involuntario, rápido y repetitivo de los ojos. Este movimiento puede ser: horizontal de lado a lado, de forma vertical hacia arriba y hacia abajo o rotatorio con movimientos circulares, aumento patológico de la presión intraocular.

2 del Zu Yang Ming Si Bai. Las cuatro claridades. Se localiza descendiendo a través de la línea imaginaria de la pupila, a media distancia por debajo del punto de energía 1 del Zu Yang Ming o Cheng Qi, y por debajo de la prominencia de la mejilla. Se recomienda la estimulación de este punto de energía en caso de inflamación, irritación y enrojecimiento de los ojos. Así como también, en desórdenes genéticos que afectan la capacidad de la retina para responder a la luz.

3 del Zu Yang Ming, Ju Liao. Gran oquedad firme. Se localiza este punto de energía en la línea imaginaria de la pupila a nivel vertical y descendente, y a nivel horizontal que corresponde con el borde inferior de las alas de la nariz. Se recomienda su estimulación en caso de inflamación y sangrado de las encías.

4 del Zu Yang Ming, Di Cang. Granero terrestre. Se localiza próximo y hacia el lado externo a la comisura de los labios, en el surco nasogeniano. Se recomienda su estimulación en caso de dolor facial intenso que afecta el nervio trigémino, parálisis de los músculos faciales, excesiva producción de saliva, dificultad para articular sonidos y palabras causada por una parálisis o una ataxia de los centros nerviosos que rigen los órganos fonatorios, trastorno de la programación motora del habla, donde se involucran los músculos de la boca y de la cara.

5 del Zu Yang Ming, Da Ying. Gran rencuentro. Se localiza este punto de energía a una distancia y media por delante del ángulo de la mandíbula, siguiendo el borde mandibular. Se recomienda su estimulación en caso de aumento de tamaño de la glándula tiroides que va a estar acompañada de alteraciones en el funcionamiento de la tiroides.

6 del Zu Yang Ming, Jia Che. Vehículo de masticación. Se localiza este punto de energía en la prominencia y en el ángulo inferior del músculo masetero, cuando cerramos con fuerza la boca y apretamos los dientes, a una distancia arriba y por delante del ángulo de la mandíbula. Se recomienda su estimulación en caso de afectación por dolor del nervio trigémino, en parálisis de los músculos faciales, rigidez espasmódica de los músculos de la mandíbula inferior que cierra firmemente la boca, dolor que impide masticar los alimentos.

7 del Zu Yang Ming, Xia Guan. Barrera inferior. Se localiza este punto de energía a nivel del canal auditivo, en la depresión por debajo del arco zigomático y por delante del cóndilo de la mandíbula, a una distancia por delante del cartílago. Se recomienda su estimulación en casos de disminución de la audición. Dolor, rigidez e inflamación de la mandíbula, parálisis de los músculos faciales.

8 del Zu Yang Ming, Tou Wei. Ligadura de la cabeza. Se localiza este punto de energía a tres distancias por encima y vertical al borde exterior de la ceja. En el ángulo que se forma en la frente, a media distancia del borde anterior del cuero cabelludo y a cuatro y media distancias del canal del Du Mai en su recorrido correspondiente por el dorsolateral del prefrontal. Se recomienda su estimulación en casos

de dificultades de visión de objetos que son localizados a una distancia lejana. Dolor de cabeza que se irradia y afecta la visión.

9 del Zu Yang Ming, Ren Ying. Acogida humana. Se localiza este punto de energía a la altura de la nuez, en el borde anterior del músculo esternocleidomastoideo. Se recomienda su estimulación en caso de alteraciones de tiroides, Los trastornos tiroideos pueden afectar una amplia gama de funciones corporales y provocar una serie de síntomas confusos, regula la producción de energía y el metabolismo en todo el organismo, entre los que incluyen, alteraciones en el funcionamiento del corazón, el cerebro, la piel, los intestinos y la temperatura corporal, tanto el exceso o la insuficiencia de sus hormonas puede tener un impacto importante en la salud del individuo.

Recordemos que hemos resaltado los puntos de energía localizados en la cabeza, sin embargo, cobran igual importancia el estudio de la función de los puntos localizados a distancia y deberán ser estimulados según los criterios establecidos previo diagnóstico por el pulso.

Es necesario para cada paciente afectado evaluar la condición interna del funcionamiento orgánico, aun incluso, cuando la lesión se encuentra en la corteza cerebral, el acupuntor debe contemplar el cuerpo humano como un todo, partes que están perfectamente integradas y que dependen de forma coordinada una de otras su funcionamiento.

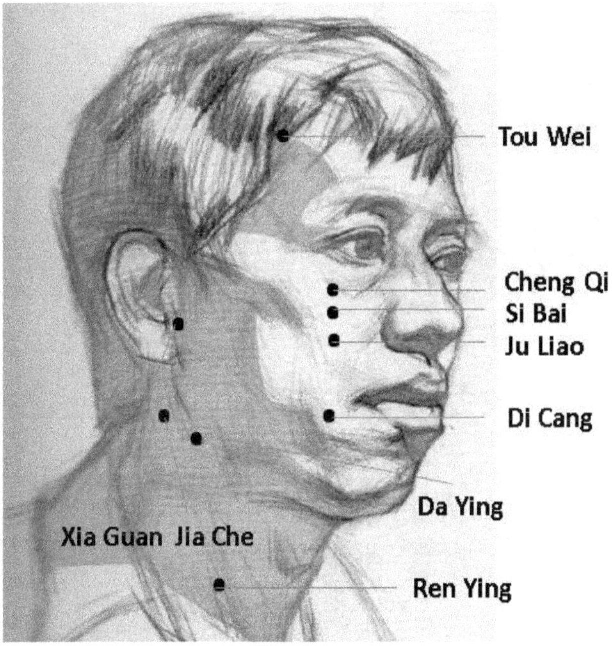

Figura: Puntos del meridiano principal del Zu Yang ming.

Existen puntos de energía que cumplen con la función de estimular, incrementando gradualmente el caudal de energía , frecuentemente se estimulan con el empleo de la técnica de moxibustión, otros en cambio, dispersan la concentración de la energía.

Así como también, regulan la cualidad de la energía, este fenómeno es poco estudiado, aun así, se puede evidenciar sus resultados en la práctica clínica, es también frecuente la utilización de puntos de energía locales o a distancia según sea el criterio que establece el acupuntor.

圖2　頭部右側的皮膚與經穴

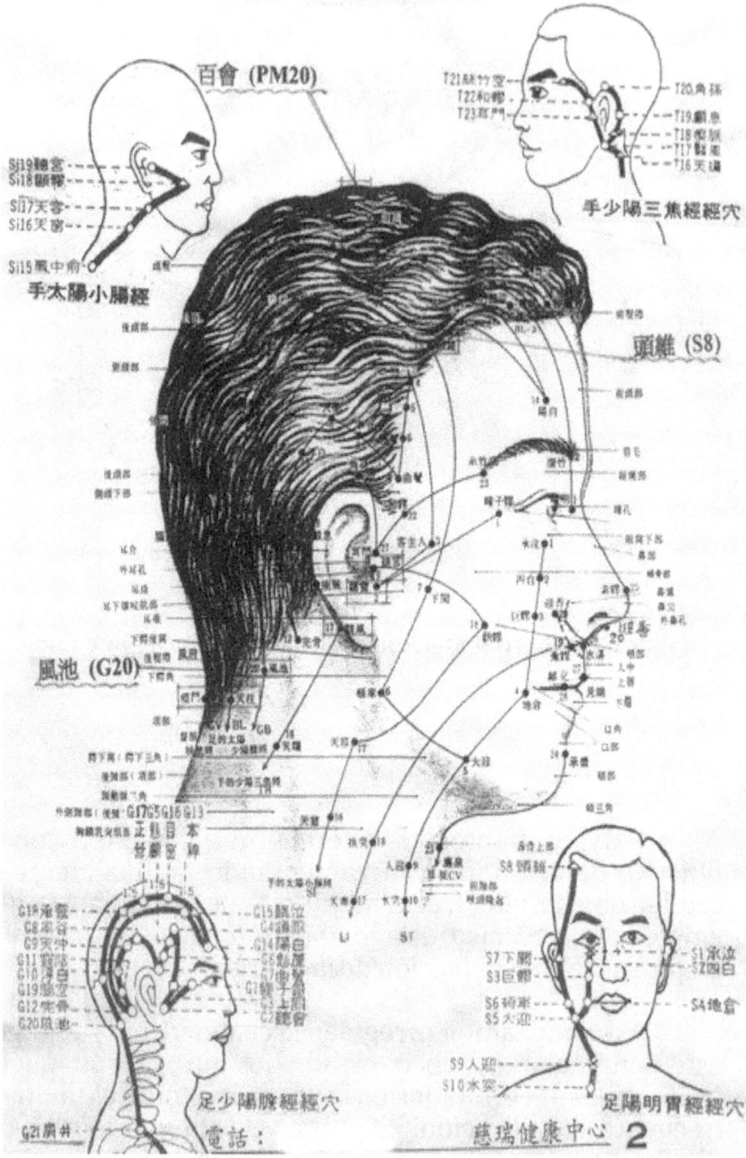

CAPÍTULO X

EL TALLO O TRONCO ENCEFÁLICO

茎或脑干

Esta estructura participa en el control involuntario de funciones vitales, la estimulación del tronco encefálico a través del gateo promueve y repercute en la transmisión de los impulsos eléctricos que intensifican la actividad cerebral, el tronco encefálico está constituido por:

1. Mesencéfalo.
2. Puente de varolio.
3. Bulbo raquídeo.

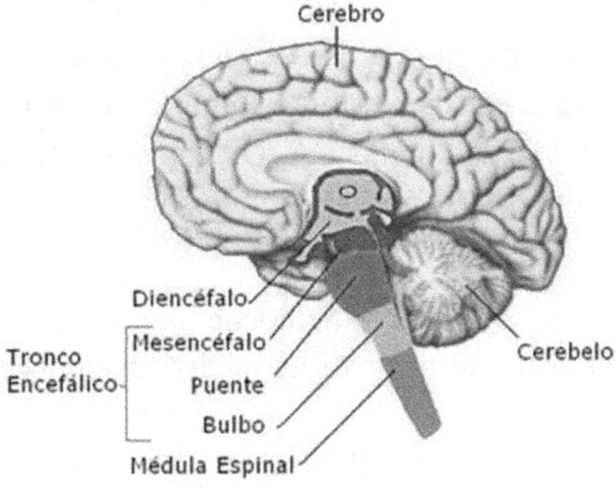

Figura: El tronco encefálico.

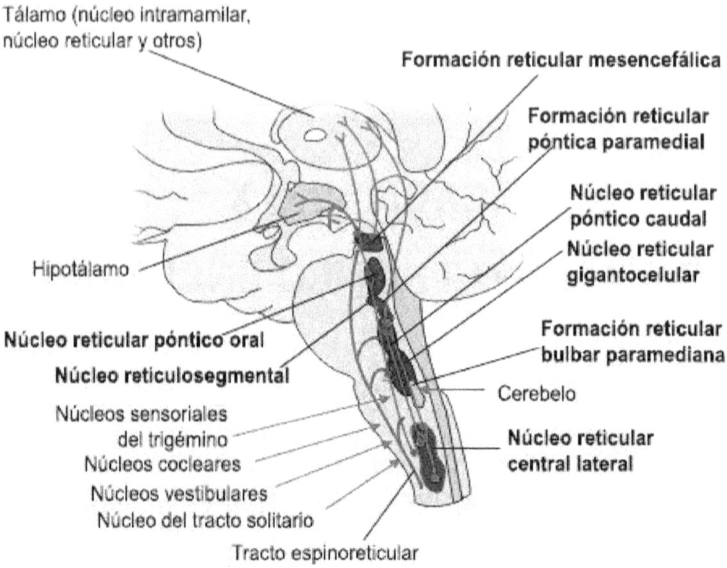

Figura: Núcleos dela tronco encefálico.

VÍAS DE ASOCIACIÓN DEL TRONCO ENCEFÁLICO

Son vías energéticas que interconectan los diferentes núcleos entre sí, en el interior del tronco cerebral, así como también, algunas de ellas, se dirigen en dirección hacia y hasta alcanzar el meridiano del Du Mai en su proción correspondiente con la médula espinal o incluso conectan con el cerebelo. Existen vías energéticas que interconectan los centros derechos e izquierdos que son de tipo transversales:

1- Las Internucleares oculocefalógiras son transversales que se asocian al núcleo del nervio motor ocular común y externo derecho e izquierdo, proporcionando energía para permitir el movimiento conjugado de los ojos.

2- las vías energéticas asciformes del bulbo que pertenecen a las vías energética cerebelosas, y a las vías verticales, estas últimas, representadas principalmente por dos grupos de vías llamados:

A. la cintilla longitudinal posterior o fascículo longitudinal Medial, la cual comprende vías energéticas que se dirigen desde las proximidades del piso del tercer ventrículo o el extremo superior del acueducto de Silvio, precisamente desde núcleo de Darkschewitsch, para alcanzar y contactar con el meridiano particular del Du Mai correspondiente con la médula espinal en su porción cervical y está especialmente relacionado con el control reflejo de los movimientos de la cabeza y los ojos. Transcurre por la línea media, a nivel del pedúnculo lo hace inmediatamente por delante del acueducto de Silvio, y a nivel bulboprotuberancial, se encuentra por delante de la sustancia gris del piso del cuarto ventrículo.

Comprende:

Las Vías energéticas que nacen en los núcleos vestibulares superior y medial o de Schwalbe, formando lo que se conoce con el nombre de fascículo vestíbulo mesencefálico de Van Gehuchten o el fascículo vestíbulo oculógiro, que no es otra cosa, que los músculos y nervios oculares que están implicado en los movimientos giratorios de los ojos. Las vías energéticas que se originan del núcleo vestibular superior ascienden por el fascículo longitudinal Medial homolaterales en dirección hacia los núcleos oculomotor tercero, cuarto y sexto, algunas vías cruzan la línea media en dirección hacia el complejo oculomotor contralateral en la parte caudal del mesencéfalo; mientras las que nacen del núcleo vestibular medial, se proyectan de manera bilateral en dirección hacia los núcleos de los músculos extra oculares con predominio contralateral, dando además, vías de tipo descendentes que son directas y se dirigen en dirección hacia el núcleo del onceno par craneal y la sustancia gris del asta anterior de los primeros segmentos cervicales. De esta manera, queda constituida una vía refleja de coordinación de los movimientos oculares con los de la cabeza y el cuello y de respuesta oculocefalógira a estímulos nerviosos originados en los conductos semicirculares del oído interno. Las fibras cruzadas, ejercen un efecto de excitación y las directas un efecto inhibitorio.

Las ases de vías energéticas, originadas en las neuronas Internucleares del sexto par craneal, atraviesa la línea media y finalizan en el núcleo del tercer par craneal contralateral, precisamente, en las neuronas que inervan de energía el músculo recto interno, brindando la conexión energética neural que permite los movimientos conjugados de los ojos en forma lateral. Algunas de las vías energéticas de tipo ascendentes, continúan para permitir la circulación de la energía, más allá de los núcleos oculomotores, para terminar en el núcleo intersticial de Cajal

Las vías energéticas que nacen en los núcleos vegetativos hipotalámicos correspondiente con la porción medial y periventricular y que terminan en la sustancia gris periacueductal del mesencéfalo y el techo. Algunas de las vías energéticas, se dirigen para alcanzar núcleos de tipo vegetativos bulbo protuberanciales, como es el núcleo dorsal del rafe y los núcleos tegumentarios laterodorsal y dorsal correspondiente al fascículo de Schütz o al longitudinal dorsal.

Las vías energéticas que tienen su nacimiento de los tubérculos mamilares y distribuyen la energía por la sustancia reticular de la calota, correspondiente a los núcleos dorsal y ventral de la calota y de la protuberancia del fascículo de Gudden o del mamilotegmental.

Las vías energéticas que tienen su nacimiento en el núcleo de Darkschewitsch y terminan en el núcleo del sexto par.

El Fascículo central de la calota que forma parte de las vías energéticas extra piramidales. Se localizan por delante y por fuera de la cintilla longitudinal medial. Contiene vías energéticas de tipo descendentes que se dirigen desde los núcleos mesencefálico correspondiente, al núcleo rojo, y probablemente, de los núcleos opto estriados en dirección hacia la sustancia reticular del bulbo, el complejo olivar inferior y la médula cervical alta; y vías de tipo ascendentes que parten de la formación reticular bulbar correspondiente con el núcleo reticular giganto celular y finalizan en los núcleos intralaminares rostrales talámicos. Son estas últimas las que intervendrían en el despertar.

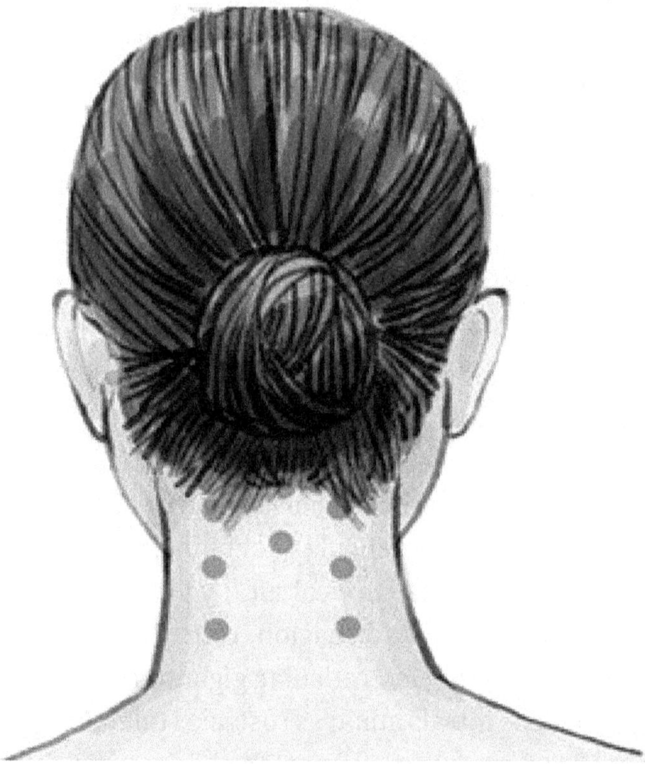

CAPÍTULO XI

PROTECCIÓN DEL SISTEMA NERVIOSO CENTRAL

保护中枢神经系统

Debido a su vulnerabilidad al daño y a las lesiones se encuentra protegido por varias capas de envolturas, es bueno destacar que el meridiano particular del Du Mai conforma parte importante del sistema nervioso central y está protegido permanentemente por:

1- Envoltura ósea conformada por el cráneo que protege el encéfalo, las vértebras que protegen la médula espinal, que representa, parte del meridiano energético y particular Du Mai que describe la medicina china.

2- Envoltura de tipo membranoso denominadas meninges, conformada por tres capas de tejidos, localizadas desde la profundidad en dirección hacia la superficie, y se les conoce por el nombre de duramadre, aracnoides y piamadre.

3- Líquido cefalorraquídeo, este líquido se localiza entre las meninges que presenta entre sus funciones, la capacidad de amortiguar golpes que pueden afectar el sistema nervioso central.

El daño del sistema nervioso central puede llegar a ser de tipo permanente e incluso dejar secuelas en el paciente. El encéfalo se encuentra localizado en la cavidad craneal en contacto con el hueso frontal, occipital, el esfenoide, el etmoides y los huesos parietales y los temporales.

ANATOMÍA DEL CRÁNEO

Se encuentra constituido por huesos planos, conformados por huesos de constitución compacta, lo cual, le confiere una mayor resistencia, contiene en su interior la masa encefálica, se divide en dos regiones, la encefálica y la región facial. Contiene el sistema nervioso central con excepción de la médula espinal.

La región encefálica está constituida por:

1- Hueso frontal.
2- Hueso parietal.
3- Hueso temporal.
4- Hueso occipital.

La región facial está constituida por:

1- Hueso nasal.
2- Vómer.
3- Hueso cigomático.
4- Hueso de la cavidad orbitaria.
5- Maxilar superior.
6- Maxilar inferior.

LAS MENINGES DEL ENCÉFALO Y DE LA MÉDULA ESPINAL

MENINGES CRANEALES

Tanto el encéfalo como la porción del Du Mai correspondiente a la médula espinal, están de forma permanente, protegidos, y contenido dentro de una estructura ósea como ya antes mencionábamos, formada por la cavidad craneal y parte del conducto raquídeo, pero debido a su delicadeza e importancia funcional, están envueltos también por un sistema sumamente especial que permite protegerlo de la posibilidad de golpes e impactos, representados por tres tipos de membranas que se denominan meninges:

Las meninges están conformadas por tres capas:

1- Duramadre.
2- Aracnoides.
3- Piamadre.

Son tres membranas de tejido conectivo que envuelven y protegen a los órganos que conforman el sistema nervioso central, amortiguando su estructura, otra de sus funciones, es la de actuar como filtro antes de la presencia de virus, bacterias y posibles sustancias toxicas.

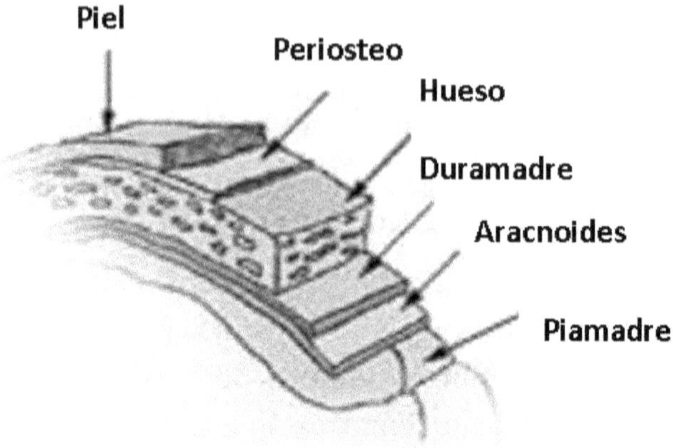

Figura: Las tres membranas meníngeas

DURAMADRE DEL ENCÉFALO

La duramadre es la capa que se localiza más superficialmente o se sitúa en la parte externa de estos tres tejidos, también es la más resistente de todas, está constituida por tejido de tipo fibroso y formada por dos capas, una primera capa denominada endóstica y la segunda capa denominada meníngea, las cuales están en íntima aposición con excepción de a lo largo de ciertas líneas, donde se separan, para prolongarse y dar lugar a la formación de senos venosos, que son un sistema colector, en el cual se drena la energía nutricia contenida en la sangre. Estas capas se insertan en los huesos craneales para formar pliegues, envuelve la parte que se sitúa de forma externa en los nervios. Encontrándose también en contacto con la parte ósea del cráneo y de la columna vertebral.

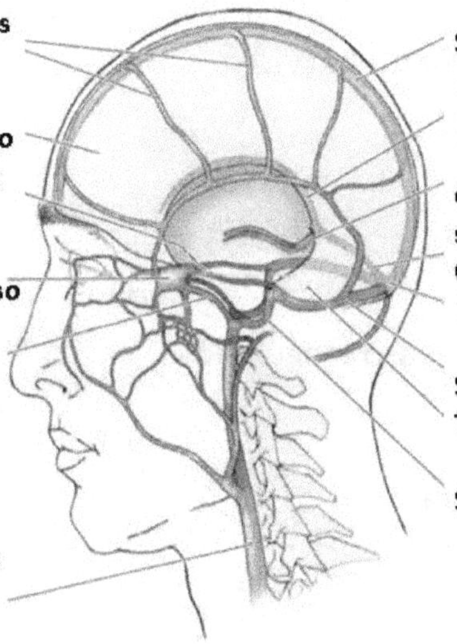

Figura: Vista lateral de senos venosos

La capa endóstica, no es nada más que el periostio, cuya función es la de recubrir la superficie interna de los huesos que conforman el cráneo. En el agujero occipital, no se va a continuar con la duramadre que está en relación con la protección de la porción del meridiano particular del Du Mai correspondiente a la médula espinal.

Alrededor de los bordes de todos los agujeros del cráneo, se va a continuar con el periostio sobre la parte exterior de los huesos que conforman el cráneo. En las suturas, se continúa con los ligamentos sutúrales. Se adhiere firmemente a los huesos localizados en la base del cráneo.

Proporciona vainas de tipo tubulares a los nervios craneanos, en la medida que estos pasan a través de los agujeros del cráneo. Fuera del cráneo las vainas se fusionan y se asocian con el epineuro de los nervios, que es la capa más externa de los tres revestimientos del tejido de tipo conjuntivo que recubren a un nervio.

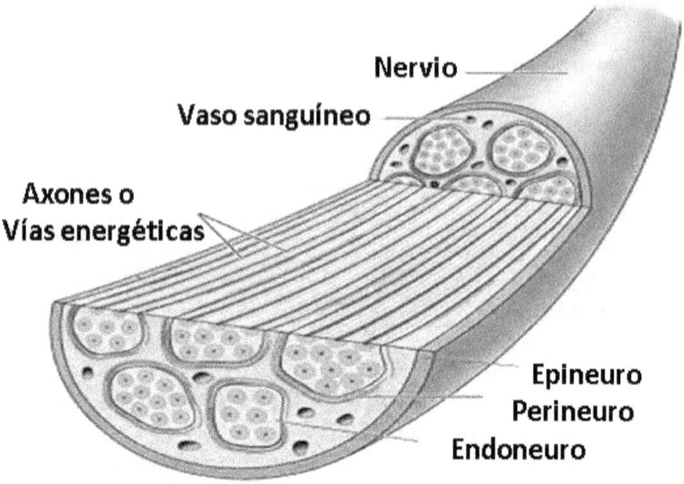

Figura: Epineuro, Perineuro y Endoneuro.

La capa meníngea va a enviar hacia adentro cuatro tabiques, que van a dividir la cavidad craneana en espacios que permiten una comunicación libre y que alojan las subdivisiones del encéfalo. Estos tabiques tienen la función de limitar el desplazamiento del encéfalo en relación con la activada realizada por los movimientos de la cabeza.

La superficie más externa es de forma redondeada, por lo que, responde a las delimitaciones de las paredes óseas y ligamentosas que está en relación con el conducto vertebral, de las que está separada por un espacio, en forma libre tanto en su porción anterior como en su porción posterior.

Establece una adecuada comunicación con el ligamento longitudinal posterior. En sentido lateral, se prolonga y se continúa alrededor de cada uno de los nervios espinales, a los que acompaña estrechándose cada vez más, por fuera del foramen intervertebral.

Duramadre

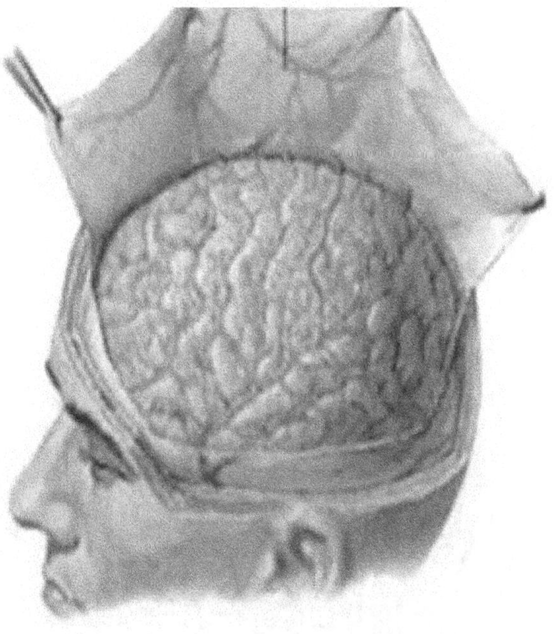

Figura: La duramadre.

El extremo superior se va a continuar sin establecer límites para mantener contacto con la duramadre craneal.

Por su superficie externa, se adhiere al foramen magno y el atlas.

El extremo inferior va a constituir el fondo del saco dural, que se va a detener a nivel de las vértebras sacras, dos y tres. Contiene a la cola de caballo y al filum terminal. Este último, en la parte inferior del saco dural, perfora a la duramadre que se aplica contra él, envainándolo. Desciende hasta la primera vertebra coccígea. La duramadre va adherida a la cara anterior del conducto del sacro.

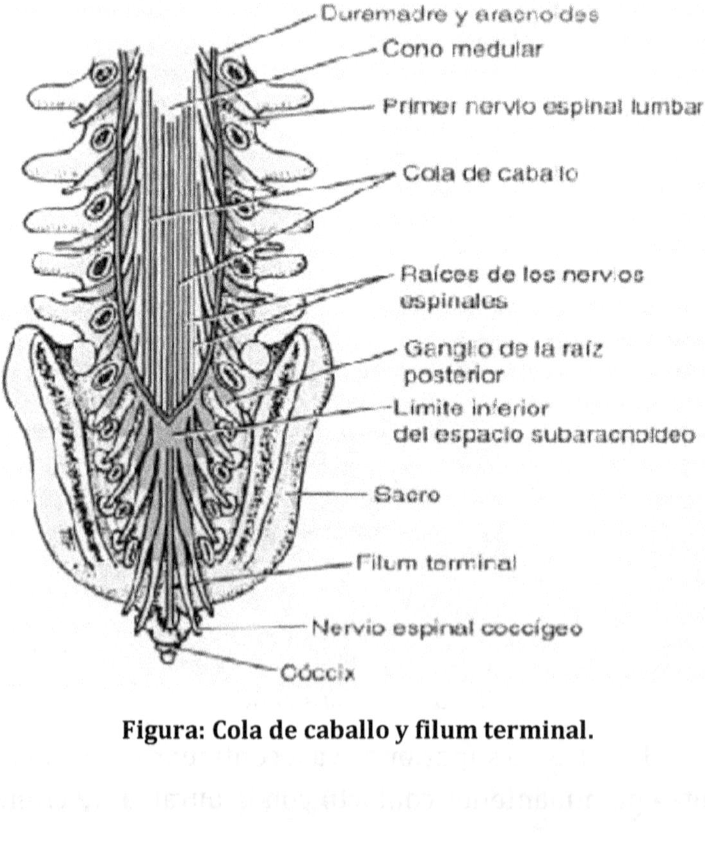

Figura: Cola de caballo y filum terminal.

La hoz del cerebro, es un pliegue de duramadre de forma similar a una hoz, que se localiza en la línea media entre los dos hemisferios cerebrales. Es una membrana vertical localizada en el interior del cráneo que separa el hemisferio cerebral derecho del izquierdo. Su extremo anterior es considerado estrecho, y está adherido a la cresta frontal interna y a la apófisis crista galli. Su porción posterior es ancha y se fusiona en la línea media con la cara superior de la tienda del cerebelo. El seno sagital superior, se continúa en su margen cóncavo libre y el seno recto se continúa a lo largo de su inserción en la tienda del cerebelo. Es un pliegue de duramadre con forma similar a la media luna que conforma un techo sobre la fosa craneana posterior. Cubre toda la superficie superior del cerebelo y sostiene permanentemente los lóbulos occipitales de los hemisferios cerebrales. En el borde anterior, hay una brecha, la incisura de la tienda, para el pasaje del mesencéfalo, lo cual constituye un borde interno libre y un borde externo adherido o considerado de tipo fijo.

El borde fijo, está adherido a la apófisis clinoide posterior, a los bordes superiores de las porciones petrosas y a los márgenes de los surcos para los senos transversos sobre el hueso occipital. El borde libre, se continúa en dirección hacia delante hacia sus dos extremos, atraviesa el borde adherido y se une en la apófisis crinoide anterior a cada lado, que son prolongaciones curvadas del hueso esfenoides que limitan la silla turca, donde se encuentra localizada la glándula hipófisis, se va a unir como estábamos mencionando en el punto donde los bordes se cruzan, el tercero y el cuarto par craneal pasan en dirección hacia delante para entrar en la pared lateral del seno cavernoso.

Muy cerca del vértice de la posición petrosa del hueso temporal la capa inferior de la tienda del cerebelo da lugar a la conformación de una bolsa en dirección hacia delante que se extiende por debajo del seno petroso superior, para crear un receso para el nervio trigémino y el ganglio trigeminal.

La hoz del cerebro y la hoz del cerebelo, están unidas a las superficies superior e inferior de la tienda, respectivamente. El seno recto se continúa y contacta a todo lo largo de su inserción en la hoz del cerebro; el seno petroso superior, a todo lo largo de su inserción en la porción petrosa y el seno cavernoso, a lo largo de su inserción en el hueso occipital.

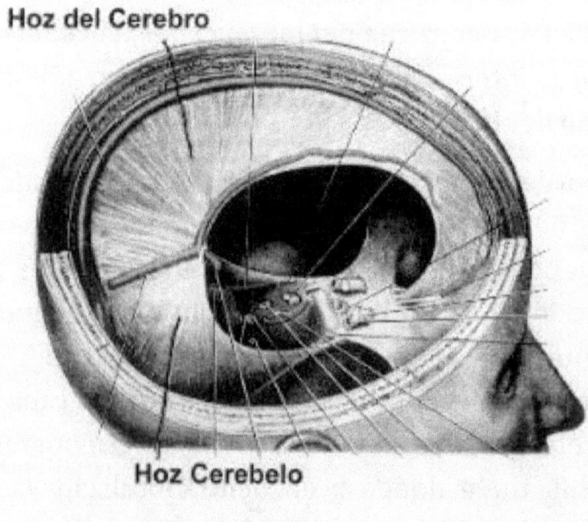

Figura: La hoz del cerebro y del cerebelo.

La hoz del cerebelo es un pliegue considerado de tamaño pequeño de duramadre con forma similar al de una hoz unida a la cresta occipital interna, se continúa para extenderse en dirección hacia delante entre los dos hemisferios cerebelosos. Su margen fijo posterior contiene el seno occipital.

El diafragma denominado también como tienda de la hipófisis, constituye una lámina de tamaño pequeño que conforma el techo de la silla turca, perforada por el tallo pituitario y el infundíbulo

INERVACIÓN DE LA DURAMADRE

Las ramas energéticas de los nervios trigémino, vago y de los tres primeros nervios espinales y ramas energéticas del tronco de tipo simpático, pasan en dirección hacia la duramadre.

La duramadre posee numerosas terminaciones energéticas nerviosas de tipo sensibles al estiramiento, lo cual, produce en ocasiones en los individuos afectados, la sensación de cefalea. La estimulación de las terminaciones energéticas de tipo sensitivas del nervio trigémino por encima del nivel de la tienda del cerebelo, produce dolor referido en un área de la piel que se manifiesta del mismo lado de la cabeza. La estimulación de las terminaciones nerviosas dúrales por debajo del nivel de la tienda del cerebelo produce dolor referido que se manifiesta en el dorso del cuello y del cuero cabelludo, a todo lo largo de la distribución del nervio occipital mayor.

Se recomienda tener en cuenta la condición energética térmica, previo diagnóstico por el pulso en los casos de pacientes que presentan cefalea, para lo cual, en condiciones de calor es bueno estimular con técnica de acupuntura el punto de energía 4 del Shou Yang Ming, He Gu, el 3 del Zu Jue Yin, Tai Chong, el 7 del Shou Shao Yin, Shen Men y el 20 del Zu Shao Yang, Feng Chi.

En condiciones de frío, identificado previo diagnóstico por el pulso, tener en cuenta la estimulación del punto de energía 7 del Shou Tae Yin, Lie que, y la estimulación con técnica de moxibustión de los puntos de energía 36 del Zu Yang Ming, Zu San Li y 23 del Zu Ta Yang, Shen Shu.

En caso donde no exista evidencia de condiciones de calor, ni tampoco de frío, tener en cuenta la estimulación con técnica de acupuntura del punto de energía 41 del Zu Shao Yang, Zu Lin Qi, el cual, es sumamente efectivo como tratamiento sintomático en pacientes que presentan cefalea en racimo hemicránea.

IRRIGACIÓN DE LA DURAMADRE

Son numerosas las arterias que proporcionan irrigación energía nutricia que proviene a través de la circulación sanguínea a la duramadre, entre las que se aprecian la arteria carótida interna, maxilar, faríngea ascendente, occipital y vertebral. Se considera que la más importante de todas es la arteria meníngea media, que suele lesionarse con mucha frecuencia en presencia de traumatismos del cráneo.

La arteria meníngea media se origina en la arteria maxilar en la fosa infratemporal, también conocida como fosa cigomática que es un espacio irregular localizado de forma profunda e inferiormente al arco cigomático y en profundidad a la rama de la mandíbula. Ingresa en la cavidad craneana a través del agujero espinoso y se localiza entre las capas meníngeas y endóstica de la duramadre.

Luego la arteria se continúa en dirección hacia delante y de forma lateral en un surco localizado sobre la superficie superior de la porción escamosa del hueso temporal, la rama anterior va a atravesar profundamente el ángulo anteroinferior del hueso parietal y se corresponde con la línea de la circunvolución precentral del encéfalo. La rama posterior se dirige en dirección hacia atrás e proporciona irrigación nutricia a través de la sangre a la parte posterior de la duramadre.

Las venas meníngeas se localizan en la capa endóstica de la duramadre. La vena meníngea media, se continúa con las ramas de la arteria meníngea media y drena su energía en el plexo venoso pterigoideo o en el seno esfenoparietal. Las venas se localizan por fuera de las arterias.

LOS SENOS VENOSOS DÚRALES

Tienen la característica que se consideran venas diploicas, las cuales, proporcionan energía de tipo nutricia que viaja en el torrente sanguíneo, son venas del cráneo que conforman senos en el tejido poroso entre las láminas de los huesos craneales y las venas del cuero cabelludo.

EL SENO SAGITAL SUPERIOR

Se localiza en el borde fijo de la hoz del cerebro, teniendo su origen en el agujero ciego, distribuye la energía nutricia contenida en la sangre, en dirección hacia atrás penetrando la bóveda del cráneo y en la protuberancia occipital interna, para alcanzar proporcionando energía nutricia al seno transverso donde contacta con venas diploicas y meníngeas cerebrales superiores.

Contacta también en dirección hacia la vena cerebral mayor en donde comunica para contactar con algunas venas de los hemisferios cerebrales.

EL SENO RECTO

Se le va a localizar en la unión de la hoz del cerebro conformado por el sagital superior y se acopla al seno transverso.

LOS SENOS TRANSVERSOS

Son estructuras que se consideran pares y se originan en la protuberancia occipital interna. El seno derecho va acompañado con el seno sagital superior y el izquierdo acompaña al seno recto, cada seno ocupa un espacio en donde está adherido a la tienda del cerebelo, atravesando de esta forma el hueso occipital y el ángulo posteroinferior del hueso parietal. Acogen los senos petrosos superiores y las venas cerebrales, cerebelosas inferiores y las diploicas. Terminan permitiendo el descenso de la energía Yin como los senos sigmoideos.

LOS SENOS SIGMOIDEOS

Son una continuación directa de los senos transversos. Cada seno desciende la energía que proviene de la sangre y medialmente atraviesa la porción mastoidea del hueso temporal. Aquí el seno se localiza posterior al antro mastoideo para continuar parte anterior y después de forma descendente a través de la parte posterior del agujero yugular, para comunicarse energéticamente con el bulbo superior de la vena yugular interna.

EL SENO OCCIPITAL

Es un seno considerado de tamaño pequeño que ocupa la porción que se encuentra adherida de la hoz del cerebro. Tienen su origen muy cerca del agujero occipital, donde permite comunicar la energía nutricia contenida en la sangre con las venas vertebrales y drena energéticamente en la confluencia de los senos.

LOS SENOS CAVERNOSOS

Se localizan en la fosa craneana media a cada lado del cuerpo del hueso esfenoides con numerosas trabéculas que atraviesan su interior, que son prolongaciones consideradas de pequeño tamaño en forma entrecruzadas que conforman una malla que originan compartimientos que limitan, lo que le proporciona un aspecto de tipo esponjoso; cada seno se continúa desde la cisura orbitaria superior en dirección por delante hasta alcanzar el vértice de la porción petrosa del hueso temporal por detrás.

La arteria carótida interna, contorneada por su plexo nervioso de tipo simpático, hace circular la energía nutricia en dirección hacia delante a través del seno. El nervio abducens también atraviesa el seno. La arteria carótida interna y los nervios están separados de la sangre por un revestimiento endotelial.

El tercero y cuarto nervios craneanos y las ramas oftálmica y maxilar del nervio trigémino se continúan en dirección hacia delante en la pared lateral del seno. Se localiza entre el revestimiento endotelial y la duramadre.

Las tributarias son las venas oftálmicas superior e inferior, las venas cerebrales inferiores, el seno esfeno parietal y la vena central de la retina.

El seno drena posteriormente la energía nutricia contenida en la sangre en los senos petrosos superior e inferior, e inferiormente en el plexo venoso pterigoideo. Los dos senos se comunican entre sí, por medio de los dos senos intercavernosos anterior y posterior.

Los senos petrosos superior e inferior son considerados senos de pequeño tamaño, los cuales están localizados sobre los bordes superior e inferior de la porción petrosa del hueso temporal a cada lado del cráneo. Cada seno superior, drena la energía nutricia que proviene o que se contiene en sangre, en el seno cavernoso transverso y cada seno inferior drena el seno cavernoso en la vena yugular interna.

LA ARACNOIDES DEL ENCÉFALO

La superficie interna es de tipo lisa, pulida y corresponde a la aracnoides. Conforma la capa intermedia, forma el espacio subaracnoideo, lugar de donde circula líquido cefalorraquídeo.

La aracnoides es una fina y delicada membrana impermeable que recubre el encéfalo y se localiza entre la piamadre que está internamente y la duramadre que se encuentra externamente. Está separada de la duramadre por un espacio, que se conoce con el nombre de espacio subdural, el cual, está lleno con una película de líquido, y de la piamadre por el espacio subaracnoideo, que está lleno de líquido cefalorraquídeo. Las superficies externa e interna de la aracnoides, están cubiertas con células de tipo mesoteliales aplanadas, las cuales son células planas de origen mesenquimatoso que cubren las cavidades serosas.

La aracnoides establece la formación de puentes sobre los surcos de la superficie del encéfalo, la aracnoides y la piamadre están ampliamente separadas con lo cual, dan lugar a la formación de la cisterna aracnoidea. La cisterna cerebelobulbar, está localizada entre la superficie inferior del cerebelo y el techo del cuarto ventrículo. La cisterna interpeduncular, se encuentra localizada entre los dos péndulos cerebrales. Todas las cisternas presentan comunicación en forma libre entre sí, y con el resto del espacio subaracnoideo. En ciertas porciones las aracnoides se continúan en dirección hacia los senos venosos formando vellosidades aracnoideas, que son prolongaciones de la aracnoides que penetran en el seno venoso longitudinal superior y vierten líquido cefalorraquídeo. Siendo estas más numerosas a lo largo del seno sagital superior. Los grupos de vellosidades aracnoideas, se denominan recibiendo el nombre de granulaciones aracnoideas.

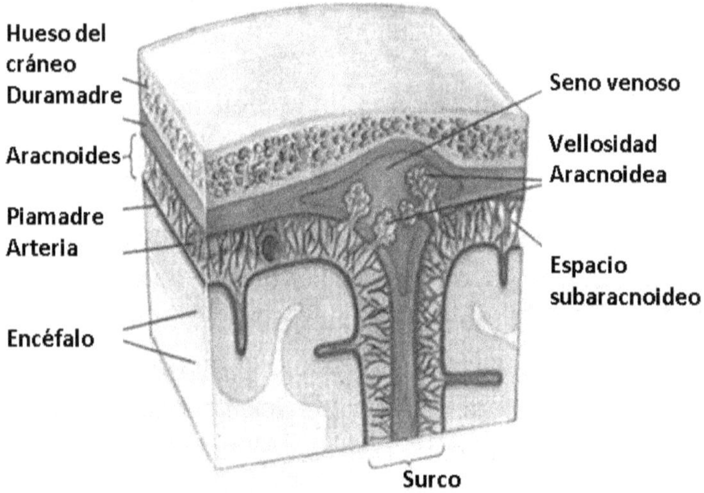

Figura: Vellosidades aracnoideas.

Las vellosidades aracnoideas sirven como sitios desde los cuales el líquido cefalorraquídeo, se difunde al torrente sanguíneo. La aracnoides está conectada con la piamadre a través del espacio subaracnoideo lleno de líquido por bandas delicadas de tejido fibroso.

Es importante recordar que, las estructuras que pasan en dirección hacia el encéfalo y en dirección desde éste, hacia el cráneo o sus agujeros, deben atravesar el espacio subaracnoideo. Todas las arterias y las venas cerebrales se ubican en el espacio subaracnoideo, de igual forma que los nervios craneanos. La aracnoides se fusiona con el epineuro de los nervios en su punto de salida del cráneo. En el caso, del nervio óptico, la aracnoides, conforma una vaina que se extiende en dirección hacia la cavidad orbitaria a través del agujero óptico y se va a unir para fusionar con la esclerótica del globo ocular. Así, el espacio subaracnoideo se extiende alrededor del nervio óptico hasta alcanzar el globo ocular.

PIAMADRE DEL ENCÉFALO

La piamadre es la membrana que está localizada en la porción más interna de las meninges, es transparente y está muy irrigada, se une al encéfalo y a la porción del Du Mai correspondiente con la médula espinal.

La piamadre es una membrana vascular, cubierta por células de tipo mesoteliales aplanadas. Recubre estrechamente el encéfalo cubriendo las circunvoluciones y descendiendo en dirección de los surcos más profundos. Se extiende en dirección hacia fuera, sobre los nervios craneanos, y se va a unir con su epineuro. Las arterias cerebrales que entran en la sustancia encefálica contienen una vaina de piamadre con ellas.

La piamadre conforma la tela coroidea del techo del tercero y cuarto ventrículos del encéfalo, y se va a unir para fusionarse con el epéndimo con el que conforma los plexos coroideos en los ventrículos laterales, tercero y cuarto del encéfalo.

En su porción espinal conforma tabiques dentados que están dispuestos en festón, denominados ligamentos dentados. Entre la aracnoides y la piamadre, se encuentra localizado el espacio subaracnoideo que contiene el líquido cefalorraquídeo y que se presenta, atravesado por un gran número de finas trabéculas.

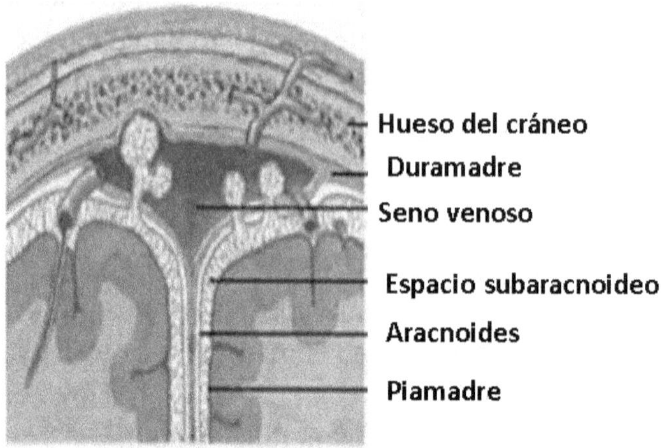

Figura: Meninges encefálicas.

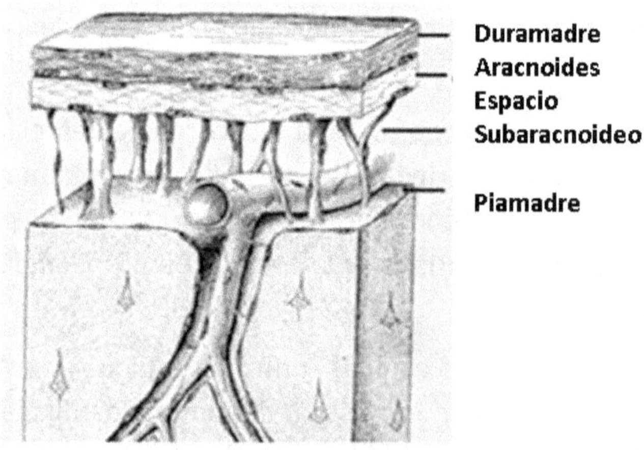

Figura: Espacio subaracnoideo.

MENINGES ESPINALES

DURAMADRE DE LA MÉDULA ESPINAL

Recubre en su totalidad la médula espinal. En su porción superior, se continúa a través del agujero occipital con la capa meníngea de la duramadre que va a recubrir el encéfalo. Y en su porción inferior, termina contactando con el filum terminal a nivel del borde inferior de la segunda vértebra sacra. La vaina de la duramadre, se localiza en forma laxa en el conducto raquídeo, y está separada de las paredes del conducto por un espacio denominado, espacio extradural. Este contiene a su vez el tejido areolar laxo y el plexo venoso vertebral interno.

La duramadre se extiende a todo lo largo de cada raíz nerviosa y se continúa en el tejido conectivo que contornea a cada nervio espinal. La superficie más interna de la duramadre está en contacto con la aracnoides.

ARACNOIDES DE LA MÉDULA ESPINAL

La aracnoides es una membrana de tipo impermeable, delicada que cubre la porción del meridiano particular del Du Mai correspondiente a la médula espinal y se localiza entre la piamadre por dentro y la duramadre por fuera. Está separada de la piamadre por un espacio considerado ancho, denominado espacio subaracnoideo, el mismo está lleno con líquido cefalorraquídeo.

El espacio subaracnoideo se encuentra cruzado por algunas bandas finas de tejido de tipo conectivo. La aracnoides se continúa en dirección hacia arriba a través del agujero occipital con la aracnoides que recubre al encéfalo. En su Porción inferior, termina en el filum terminal a nivel del borde inferior de la segunda vértebra sacra. La aracnoides continúa en dirección a todo lo largo de las raíces de los nervios espinales y forma pequeñas extensiones laterales del espacio subaracnoideo.

PIAMADRE DE LA MÉDULA ESPINAL

La piamadre espinal recubre toda la superficie de la porción del Du Mai, que es denominada en occidente médula espinal. Se prolonga inferiormente en la médula espinal, para alcanzar y contactar sobre el filum terminal, hasta el fondo del saco de la duramadre.

Es una membrana vascular, la cual, está engrosada a cada lado, entre las raíces nerviosas para conformar el ligamento dentado que se dirige lateralmente para unirse a la aracnoides y la duramadre. De esta forma, la médula espinal se encuentra suspendida en el medio de la vaina dural.

Estas membrana son de gran importancia para la protección de la médula espinal que es considerado un largo cordón blanquecino localizado a todo lo largo del canal vertebral y es la encargada de llevar la energía e impulsos nerviosos a los 31 pares de nervios raquídeos, comunicando el encéfalo con el cuerpo, mediante dos funciones básicas, una de tipo energético aferente, en la que son llevada la energía y sensaciones del tronco, cuello y las cuatro extremidades hacia el cerebro, y las de tipo eferente, en la que el cerebro genera órdenes a los órganos efectores para realizar determinada acción, llevando estos impulsos hacia el tronco, cuello y miembros. También encontramos el control de movimientos inmediatos y vegetativos, como el acto reflejo, el sistema nervioso central, simpático y parasimpático.

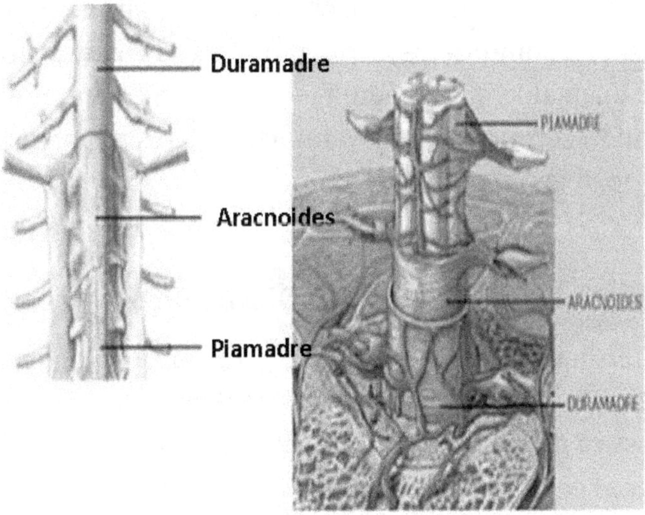

Figura: meninges espinales.

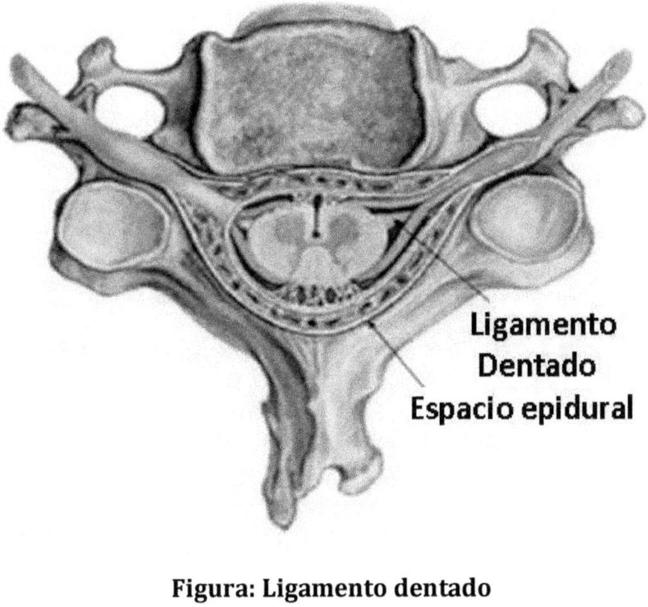

Figura: Ligamento dentado

En conclusión, podemos decir que son membranas que brindan como ya mencionamos anteriormente, protección al encéfalo y a la médula espinal, Permitiendo el flujo del líquido cerebroespinal, y amortiguan los impactos para evitar posibles lesiones.

EL LÍQUIDO CEFALORRAQUÍDEO

El líquido cefalorraquídeo o cerebroespinal se produce en los plexos coroideos. Es un fluido que tiene la característica de ser transparente, y cumple con la función de brindar al encéfalo y a la médula espinal, una protección de tipo mecánica antes posibles lesiones traumáticas.

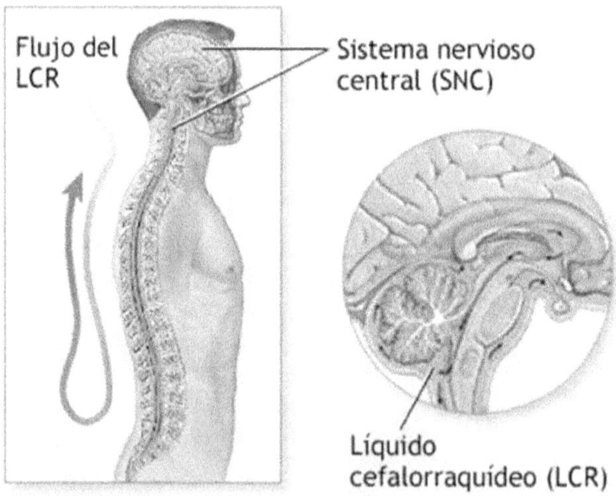

Figura: Líquido cefalorraquídeo.

Como también tiene la función de transportar proteínas, glucosa, sales, sodio, potasio, calcio y linfocitos. Actúa como termorregulador, es el transporte de múltiples nutrientes y está encargado de la eliminación de desechos. Proporciona cierta estabilidad al encéfalo y permite su sostén, el cual, permanece flotando en el líquido cefalorraquídeo. Sirve como vía para que las secreciones pineales alcancen la hipófisis, recorre el recorrido que tradicionalmente describe la medicina china del meridiano particular del Du Mai.

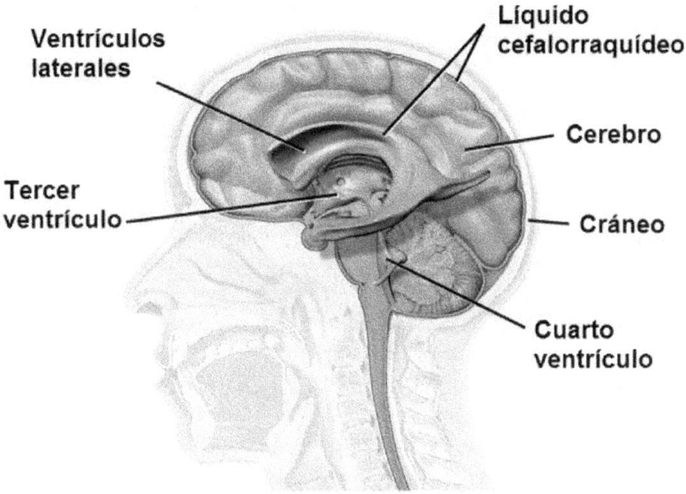

Figura: Circulación del Líquido cefalorraquídeo por la corteza cerebral.

El análisis de líquido cefalorraquídeo es una de las formas para detectar por parte de lo s médicos , afecciones que están relacionadas con el cerebro y la columna vertebral , su examen también se utiliza para medir la presión en dicho líquido . En condiciones de frío el acupuntor deberá utilizar el empleo de la técnica de moxibustión a todo lo largo del meridiano particular del Du Mai correspondiente con su porción de la médula espinal , En casos de condición de calor se estimulará el punto de energía y de apertura 3 del Shou Tae Yang, Hou Xi.

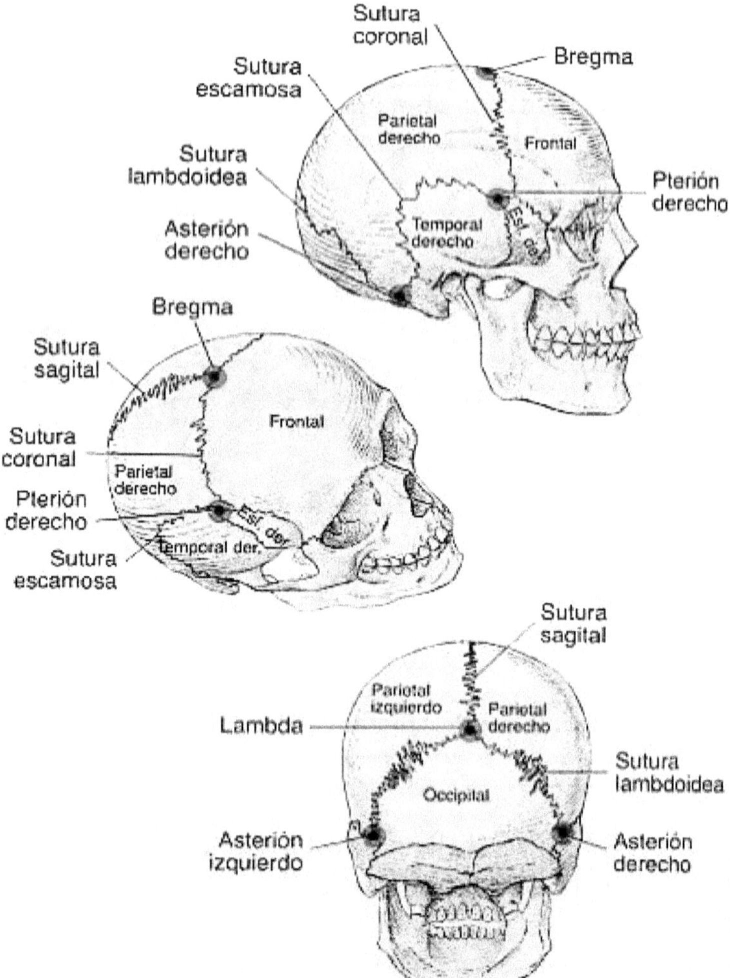

Sutura coronal
Bregma
Sutura escamosa
Parietal derecho
Frontal
Sutura lambdoidea
Pterión derecho
Asterión derecho
Temporal derecho
Esf. der.
Bregma
Sutura sagital
Frontal
Sutura coronal
Parietal derecho
Pterión derecho
Esf. der.
Temporal der.
Sutura escamosa
Sutura sagital
Parietal izquierdo
Parietal derecho
Lambda
Sutura lambdoidea
Occipital
Asterión izquierdo
Asterión derecho

CAPÍTULO XII

ANATOMÍA DE LA COLUMNA VERTEBRAL

脊柱解剖学

En su constitución la columna vertebral está conformada por huesos cortos y cuboides, contiene huesos esponjosos y en su interior aloja a la médula espinal, se divide para su estudio en regiones:

1. Región Cervical.
2. Región Torácica.
3. Región Dorsal.
4. Región Lumbar.
5. Región Sacra.
6. Región Cóccix.

Por considerarse en su conjunto una articulación, presenta movilidad y tiene curvaturas.

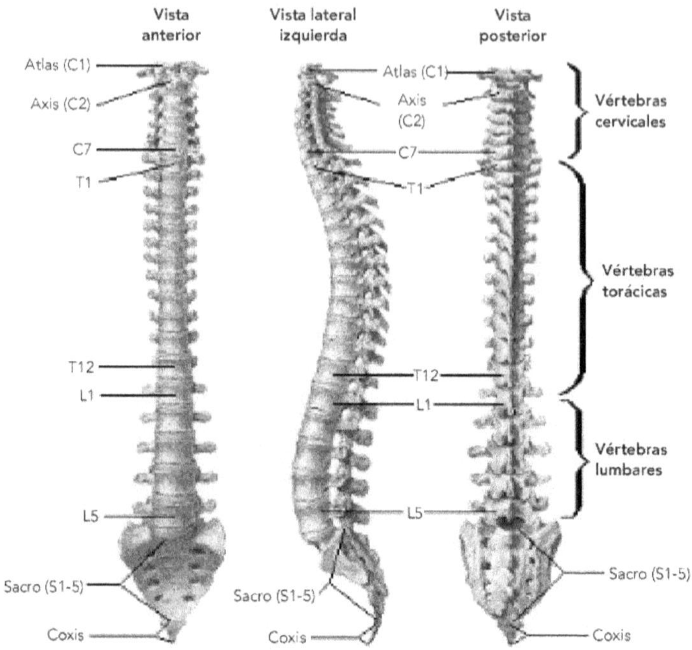

Figura: Estructura de la columna vertebral.

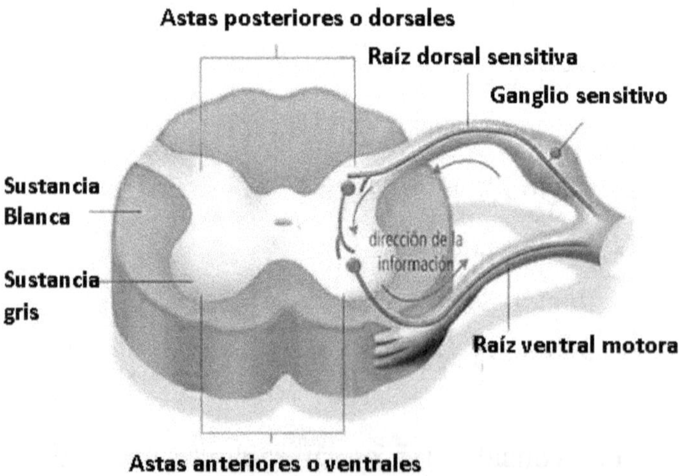

Figura: Estructura de la médula espinal.

División de la columna en:

7 vértebras cervicales.

12 vértebras dorsales.

5 vértebras lumbares.

5 vertebras sacras funcionales.

2 o 3 vertebras coccígeas.

LA MÉDULA ESPINAL

La médula espinal se localiza en la cavidad raquídea o medular, la columna o canal vertebral le proporciona en todo momento protección, es el centro de los actos reflejos, comunica el cuerpo con el encéfalo y viceversa, está conformado por 31 pares de nervios. En medicina tradicional china, conforma la médula espinal una porción del meridiano particular del Du Mai.

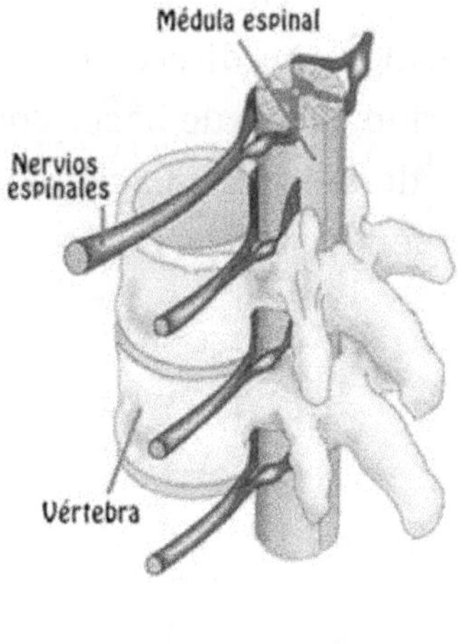

Figura: La médula espinal.

La médula espinal se extiende desde la cavidad craneal hasta la parte final de la columna vertebral.

CANAL DEL DU MAI

El meridiano particular del Du Mai en medicina tradicional china, es considerado el canal o la vía energética que permite la circulación de la energía en forma de impulsos nerviosos.

Estos estímulos, tienen un componente eléctrico y es por esta razón, que se denomina energía Yang. Se considera el Mar de la energía Yang, porque existe en abundancia y la misma tiene su inicio en los riñones, para descender al periné y continuar su ascenso atravesando toda la línea media de la espalda, hasta alcanzar el punto de energía 16 del Du Mai, Feng Fu, penetra en el cerebro y se ramifica haciendo contacto con todas las estructuras internas del cerebro para continuar su recorrido, saliendo por el punto 17 Dm, Nao hu y alcanzado el borde superior de la cabeza en el punto de energía 20 Du Mai, Bai hui, de donde desciende por la línea media de la cabeza en dirección hacia delante, para completar su recorrido, luego de hacer contacto con 26 Du Mai, Ren Zhong, de donde parte hacia el interior del organismo según describen los textos clásicos.

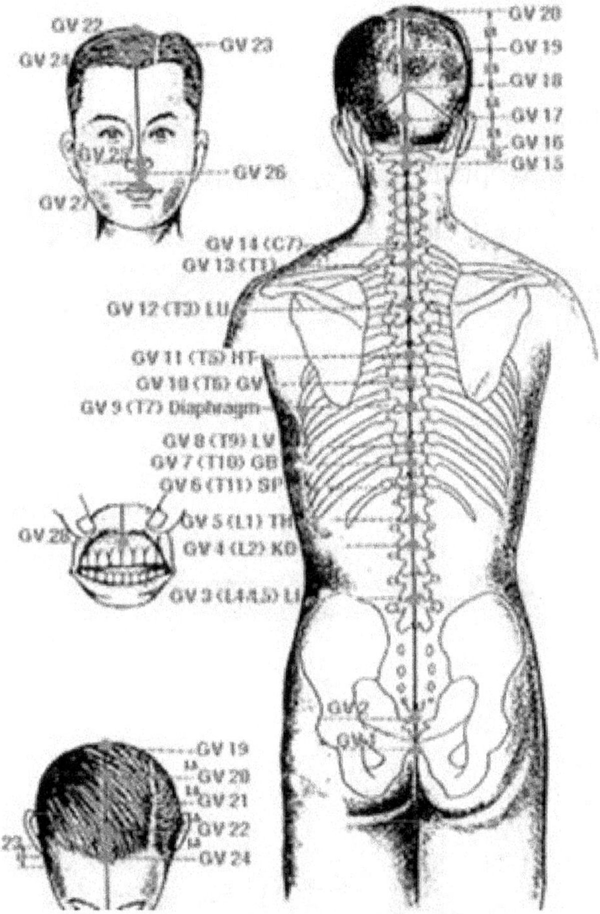

Figura: Esquematización del meridiano particular del Du Mai.

El canal particular de energía Du Mai está conformado por:

1. La médula espinal.
2. Bulbo raquídeo.
3. Protuberancia anular.

4. Cerebelo.
5. Mesencéfalo.
6. Hipotálamo.
7. Tálamo óptico.
8. Cuerpo estriado.
9. Núcleo amigdalino.
10. Núcleo caudado.
11. Cerebro.

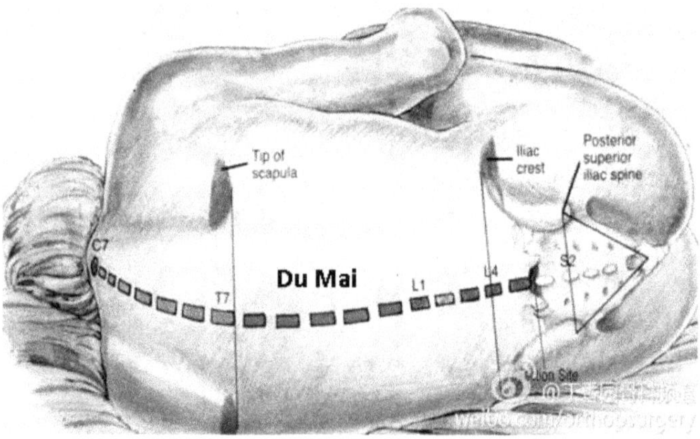

Figura: Canal particular del Du Mai.

Se puede abordar su energía con la estimulación en técnica de masaje, acupuntura y moxibustión a través de toda la línea media de la espalda, correspondiente con el recorrido de la médula espinal y a través de la estimulación de la corteza cerebral.

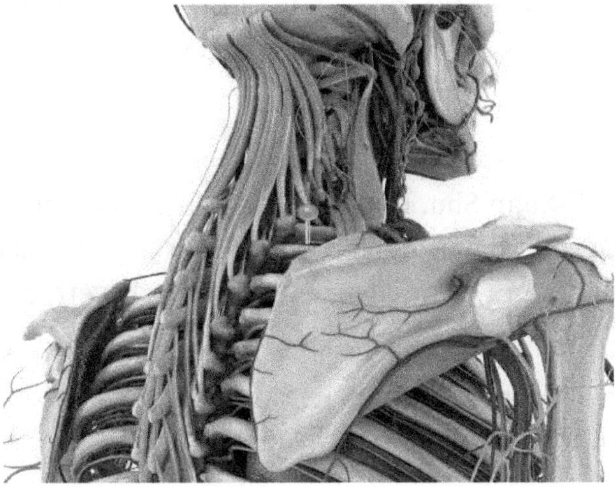

Figura: vías energéticas ascendente y descendente del canal del Du Mai.

LOCALIZACIÓN DE LOS PUNTOS DE ENERGÍA

Existen en el meridiano particular del Du Mai veintiocho instancias donde se puede abordar preferentemente la energía considerada de tipo Yang. Estas instancias se denominan puntos de energía. A continuación, haremos mención de su nombre y su localización anatómica.

1-Chan Qiang. Crecimiento de la fuerza longeva, localizado en el perineo, en el punto medio entre el extremo del cóccix y el ano.

2-Yao Shu. Transporte estratégico, localizado en la línea central de la espalda, a nivel del cuarto agujero sacro, por encima de los bordes de la articulación sacrococcigea.

3-Yao Yang Guan. Barrera del Yang, Localizado en el espacio intervertebral de la cuarta y quinta vértebra lumbar.

4-Ming Men. Puerta del destino, localizado en el espacio intervertebral, por debajo de la apófisis espinosa de la segunda vértebra y por encima la tercera vértebra lumbar.

5-Xuan Shu. Pilar supremo, localizado en el espacio intervertebral, por debajo de la apófisis espinosa de la primera vértebra y por encima de la segunda vértebra lumbar.

6-Ji Zhong. En el centro de la columna, localizado en el espacio intervertebral, por debajo de la apófisis espinosa de la undécima y por encima de la docena vértebra dorsal.

7-Zhong Shu. Culminación del equilibrio, localizado en el espacio intervertebral, por debajo de la apófisis espinosa de la décima y por encima oncena vértebra dorsal.

8-Jin Suo. Fuerza contraída, localizado en el espacio intervertebral, por debajo de la apófisis espinosa de la novena y por encima de la décima vértebra dorsal.

9-Zhi Yang. Llegada del Yang, localizado en el espacio intervertebral, por debajo de la apófisis espinosa de la octava y por encima de la novena vértebra dorsal.

10-Ling Tai. Terraza del espíritu, localizado en el espacio intervertebral, por debajo de la apófisis espinosa la sexta y por encima de la séptima vértebra dorsal.

11-Shen Dao. Ruta divina, localizado en espacio intervertebral, por debajo de la apófisis espinosa de la quinta y por encima de la sexta vértebra dorsal.

12-Shen Zhu. Existencia sostenida, localizado en el espacio intervertebral, entre la cuarta y tercera vértebra dorsal.

13-Tao Dao. Vía de la mutación, localizado en el espacio intervertebral, por debajo de la apófisis espinosa de la primera y por encima de la segunda vértebra dorsal.

14-Da Zhui. Gran protuberancia, localizado en el espacio intervertebral, por debajo de la apófisis espinosa de la séptima vértebra cervical y por encima de la primera vértebra dorsal.

15-Ya Men. Puerta del mutismo, en la nuca a nivel de la línea media de la cabeza, a media distancia por encima del límite del borde posterior del cabello.

16- Feng Fu. Taller del viento, localizado a una distancia del límite posterior del cabello, por debajo de la protuberancia occipital.

17-Nao Hu. Puerta interior del cerebro, localizado en la línea central de la cabeza, en la depresión que se forma por encima de la protuberancia occipital.

18-Qiang Jian. Intervalo de la fuerza, localizado a una distancia y media de la depresión que se forma por encima de la protuberancia occipital.

19-Jiao Chong. Asalto del reencuentro, localizado a una distancia y media posterior al borde anterior de la fontanela occipital.

20-Bai Hui. Cien reuniones, localizado en el vértice de la cabeza, en el borde anterior de la fontanela occipital, considerada la parte más alta de la cabeza, a siete distancias por encima del borde posterior del cuero cabelludo, en el centro de la línea que une los ápex de ambas orejas.

21-Qian Ding. Culminación anterior, localizado a una distancia y media por delante del borde anterior de la fontanela occipital, en la línea central de la cabeza.

22-Xin Hui. Reencuentro de la cima, localizado a tres distancias por delante del borde anterior de la fontanela occipital, en la línea central de la cabeza.

23-Shang Xing. Estrella superior, en la línea sagital de la cabeza a una distancia posterior a la línea del anterior del cabello, en la línea central de la cabeza.

24-Shen Ting. Palacio divino, localizado en la línea sagital de la cabeza, a media distancia posterior a la línea anterior del cabello.

25-Su Liao. Orificio simple, localizado en la punta de la nariz.

26-Ren Zhong. El centro del Hombre, localizado en una hendidura en el tercio superior y en el centro del surco nasolabial. Entre la base de la nariz y la parte superior del labio.

27-Dui Duan. Doctrina conforme al cielo y acorde con los hombres, localizado en la línea central de la cara, en el lugar donde cambia de color el labio superior.

28-Yin Jiao. Cruce del Yin, localizado en el frenillo del labio en la parte superior.

TIPOS DE CÉLULAS DEL SISTEMA NERVIOSO

El sistema nervioso, está conformado por dos tipos principales de células. Las células nerviosas denominadas:

neuronas, las cuales conducen y procesan las señales energéticas e impulsos eléctricos denominado energía Yang, de una parte, del cuerpo a otra, por tanto, son las células que efectúan las funciones fundamentales del sistema nervioso.

En segundo lugar, encontramos las células de neuroglia que son células que conforman un tipo especial de tejido conectivo. Estas no transmiten impulsos nerviosos, en su lugar, sirven para sostener, reparar y nutrir a las neuronas. Las células neuroglia o glía difieren de forma y tamaño, según su función particular.

Entre los genes que van a intervenir en la formación del sistema nervioso, encontramos los genes Hox, los mimos son considerados genes selectores homeósticos, que a su vez es un grupo de genes con mayor compromiso en el desarrollo embrionario, los factores de transcripción expresados por el conjunto de genes Hox, son encargados de la regulación de la morfogénesis y diferenciación celular durante el desarrollo embrionario temprano , y aunque el patrón de expresión conlleva complejos ajustes conforme el desarrollo progresa, en la evolución de este grupo de genes se manifiestan cambios en la expresión de los mismos , causados por una alteración en la secuencia reguladora, cambios en la función de las proteínas Hox a través de modificación secuenciales codificantes de dichas proteínas, y cambios en la regulación post transcripciones de los genes Hox, los cuales alteran la función de las proteínas codificadas por estos genes . Así, estos mecanismos, podrían ayudar a explicar la aparición de novedades evolutivas en las diferentes especies.

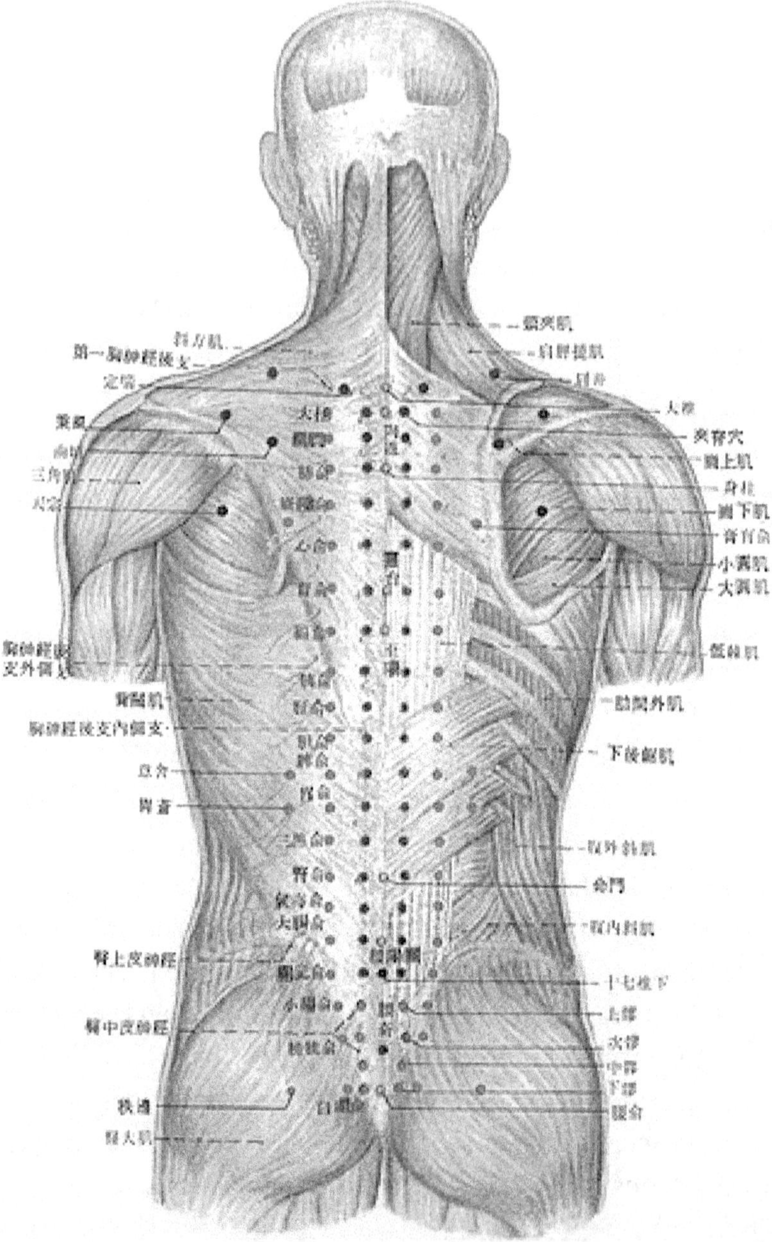

斜方肌
第一胸神經後支
大椎
頭夾肌
肩胛提肌
肩井
夾脊穴
岡上肌
岡下肌
膏肓俞
小圓肌
大圓肌
三角肌
心俞
肝俞
膽俞
脾俞
胃俞
胸神經後支外側支
背闊肌
胸神經後支內側支
肋間外肌
下後鋸肌
志室
胃倉
三焦俞
腹外斜肌
腎俞
命門
氣海俞
大腸俞
腹內斜肌
臀上皮神經
關元俞
十七椎下
小腸俞
上髎
臀中皮神經
膀胱俞
次髎
中髎
下髎
秩邊
白環俞
腰俞
臀大肌

CAPÍTULO XIII

ANATOMÍA Y FISIOLOGÍA DEL SISTEMA NERVIOSO PERIFÉRICO

周围神经系统的解剖学和生理学

El sistema nervioso periférico está conformado por nervios, los cuales, tienen la función de comunicar el sistema nervioso central con el resto de las estructuras que conforman el organismo a través de vías energéticas, por lo cual, a través del mismo viaja información, mensajes e impulsos electroquímicos.

La parte periférica, está conformada fundamentalmente por el tronco simpático o porción del canal Zu Tae Yang, ramas energéticas comunicantes blanca y gris, nervios y plexos que van en dirección hacia los órganos y hacia las vísceras.

División del sistema nervioso periférico en:

1. Sistema nervioso somático.
2. Sistema nervioso autónomo.

A su vez, el sistema autónomo se divide en:

1. Sistema simpático.
2. Sistema parasimpático.

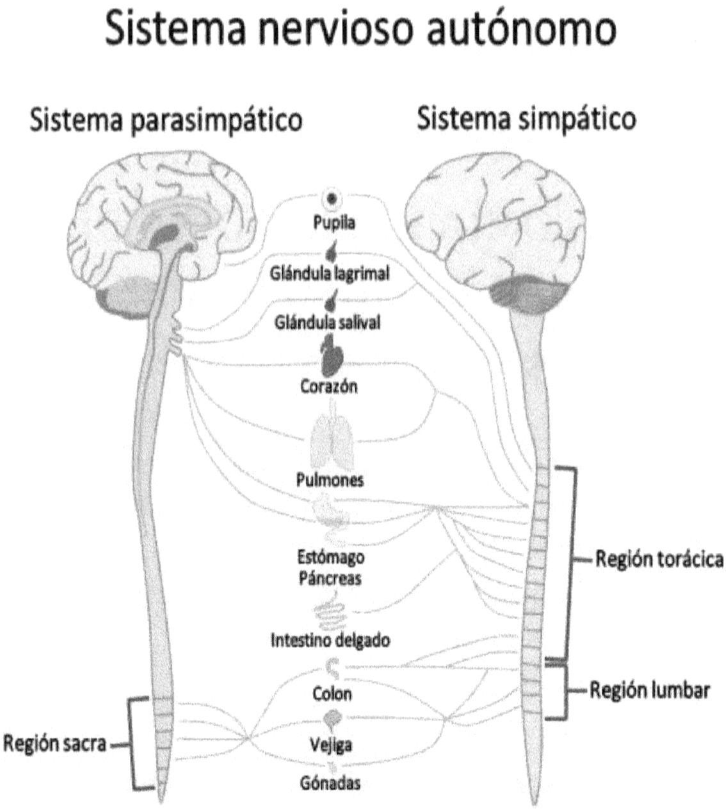

Figura; Sistema nervioso autónomo.

SISTEMA NERVIOSO SOMÁTICO

El sistema energético somático hace referencia al sistema de relación, está conformado por neuronas de tipo aferentes o sensoriales, las cuales llevan información en forma de energía al sistema nervioso central y por todas las neuronas efectoras motoras que llevan información en forma de energía del sistema nervioso central a los músculos esqueléticos del cuerpo, e incluye la participación de los sentidos, entre los que mencionamos: la audición, la visión y todas aquellas vías que inervan de energía al músculo estriado voluntario, que nos establecen una relación con el medio ambiente, lo que permite dar una respuesta al estímulo o a la información recibida.

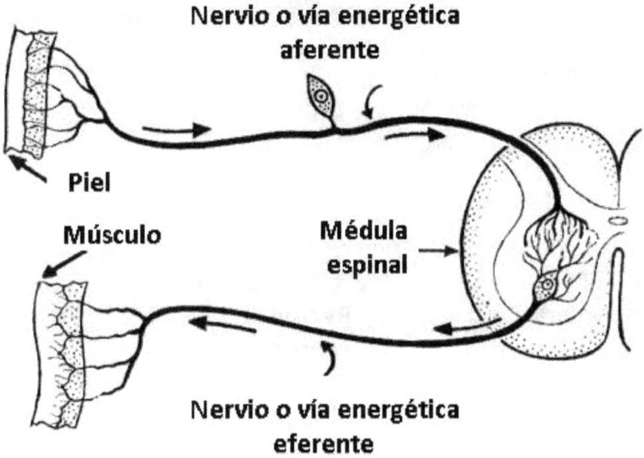

Figura: Vías energéticas aferentes y eferentes.

El sistema energético nervioso central depende del sistema energético nervioso periférico, ambos son dependientes el uno del otro. Los circuitos nerviosos recaban información acerca del ambiente externo a partir de los órganos sensoriales y del ambiente interno a partir de los órganos y glándulas, conducen esta información energética a la médula espinal y al encéfalo, para luego transmitir instrucciones a través de la energía que circula por sus vías del encéfalo a la médula espinal que indica al cuerpo como responder.

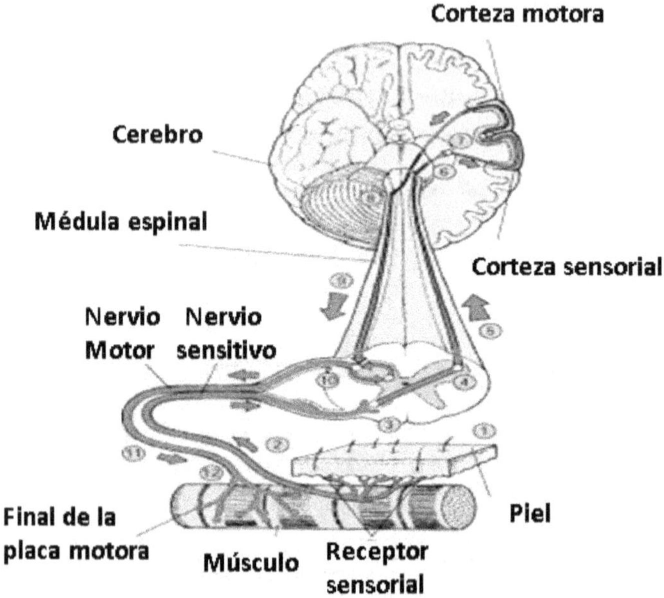

Figura: Vía energética aferente sensitiva.

El sistema somático recibe todas las señales que ingresan del exterior a través de los órganos sensoriales como son:

1. Ojos.
2. Nariz.
3. Oído.
4. Boca.
5. Piel.

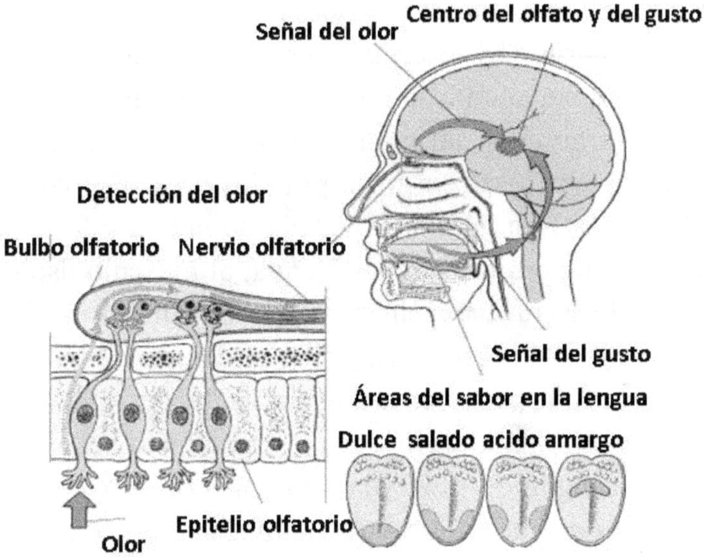

Figura: Vía energética aferente del olfato y el gusto.

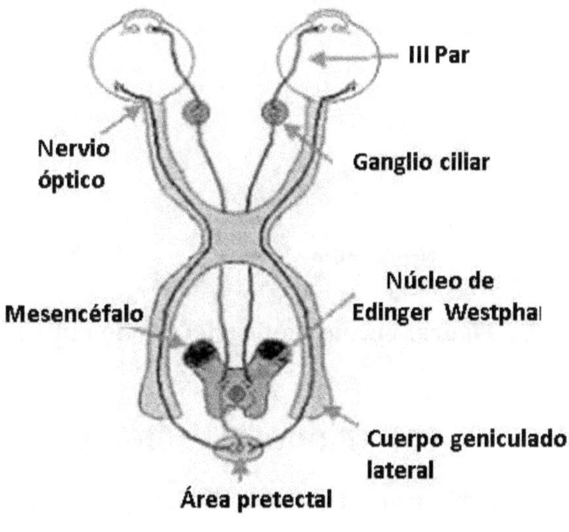

Figura: Vía energética aferente y eferente óptica.

La porción motora visceral a través de sus vías energéticas, inerva de energía como ya mencionamos, al músculo liso involuntario y al músculo estriado cardiaco involuntario, también permiten la inervación de energía a las vísceras que se localizan en las grandes cavidades, como sería la cavidad torácica, la cavidad abdominal y la cavidad pélvica, también inervan de energía, al músculo liso de la órbita del iris, músculo ciliar que ejerce función para la visión en distancias cercanas, y al músculo liso de los parpados basales que permiten la apertura palpebral, glándula de tipo salivares, glándula lagrimal, y también al músculo liso de vasos sanguíneo, e inerva de energía una porción del sistema entérico que se encuentra a nivel del tubo digestivo.

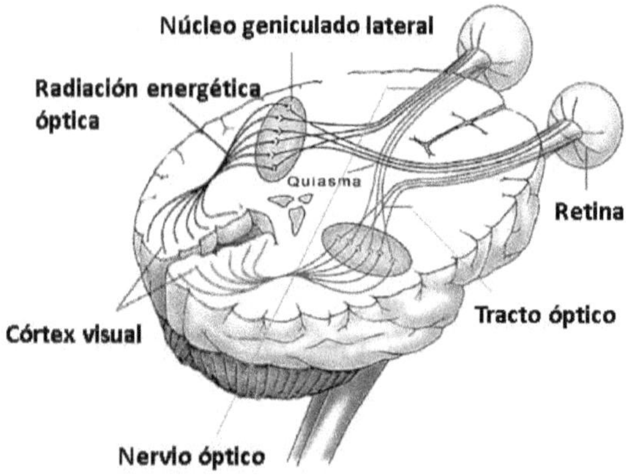

Figura: Vía energética del nervio óptico.

LOS NERVIOS RAQUÍDEOS

Son vías energéticas que tienen su origen en el meridiano particular del Du Mai que corresponde a la porción de la médula espinal, los mismos atraviesan a través de los agujeros de conjunción, para dirigirse, comunicar y distribuirse a los órganos y las vísceras en el interior del organismo, para permitir la llegada de la energía dando inervación energética e incrementar la actividad funcional de los mismos, se diferencian considerablemente de los pares craneales desde el punto de vista fisiológico, ya que los 31 pares son vías energéticas de tipo mixto.

Las vías energéticas raquídeas constituidas en nervios, se distribuyen en diferentes partes del cuerpo, estableciendo la comunicación energética del sistema nervioso con respecto a aquellas áreas o zonas que están localizadas en distancias más lejanas y con receptores sensoriales, músculos y glándulas.

Los 31 pares de nervios energéticos espinales son designados e enumerados, según la región y el nivel de donde tienen su inicio en la columna vertebral.

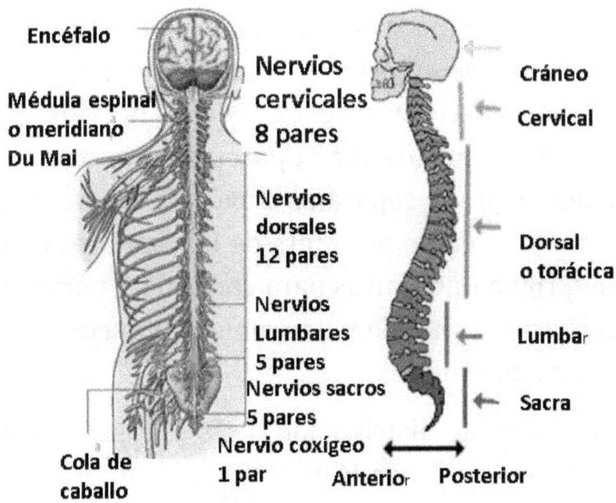

Figura: Representación de los 31 pares de nervios energéticos espinales.

RAMAS COLATERALES DE LOS NERVIOS RAQUÍDEOS

Las ramas energéticas colaterales que están en relación a los nervios raquídeos, se conforman por: las ramas energéticas meníngeas intervertebrales que proporcionan inervación de energía a las vertebrales.

Los ramos energéticos comunicantes que forman parte del sistema nervioso autónomo, y que, conducen energía a través de los axones de las neuronas postganglionares del sistema simpático en dirección hacia sus respectivos sitios de uniones de tipo neuroefectoras en el órgano que inervan de energía. Las ramas energéticas terminales de los nervios intervertebrales. Las ramas posteriores que transmiten estímulos energéticos nerviosos a los músculos profundos y a la piel, así como también a la superficie dorsal del tronco.

Las ramas energéticas anteriores que proporcionan inervación de energía a los músculos y estructuras, tanto de las extremidades superiores como inferiores. Las ramas energéticas posteriores o dorsales de los nervios raquídeos que están conformados por 31 pares de nervios, localizados a cada lado y que se separan a través de los troncos raquídeos inmediatamente por fuera de los agujeros de conjunción. Se dirigen hacia atrás para comunicar permitiendo la circulación de la energía y dar ramos cutáneos, como también, ramos musculares.

El modo de distribución de la energía se considera de tipo variable, y depende fundamentalmente de las regiones. Las cuales dividiremos al igual que los pares raquídeos.

DISTRIBUCIÓN DEL NERVIO RAQUÍDEO

LOS NERVIOS CERVICALES

Estos nervios están constituidos por ocho pares de nervios cervicales, todos tienen su inicio por el agujero de conjugación presente en las vértebras cervicales. Sus raíces anteriores se inician por la formación de dos manojos de siete u ocho vías energéticas que transmiten información permitiendo proporcionar energía, las posteriores de mayor volumen tienen su origen en una ranura y presentan un mayor número e incluso variable de manojos.

EL PRIMER PAR CERVICAL

Este nervio tiene su inicio en los laterales de la médula en su proción cervical del canal del Du Mai, se presenta por debajo de su engrosamiento superior, se continúa para salir del canal vertebral pasando por entre el atlas y el occipital, por el conducto fibroso que proporciona el paso a la arteria vertebral inervando de energía en todo su recorrido.

La rama anterior se dirige en dirección ascendente para pasar entre la apófisis transversa del atlas y la apófisis mastoides, proporcionando importantes ramos que van a afectar la distribución de la energía en la zona:

El primer ramo pasa sobre la apófisis trasversa del atlas, y hace contacto con vías energéticas de tipo ascendentes de la rama anterior del segundo par cervical, proporcionando contacto también con el nervio Pneumo-gástrico del hipogloso y el simpático, el segundo se va a perder en el músculo temporal, el tercero se continúa con la arteria vertebral y hace contacto con el segundo par cervical, el cuarto y el quinto distribuyen la energía en los músculos grandes y pequeños anteriores de la cabeza.

La rama posterior como ya hemos mencionado es de mayor volumen que las otras, su campo de distribución energética es en dirección hacia atrás y de forma ascendente, va a estar conformado por una división de siete u ocho ramos que se distribuyen en la región posterior del cuello, algunos ingresan en el interior de la apófisis mastoideo.

EL SEGUNDO PAR CERVICAL

La rama anterior de este nervio tiene lugar después de su salida a través del agujero de conjugación, es mucho más pequeña que la rama posterior, distribuye su energía en dirección hacia delante y hacia afuera, por debajo del músculo grande oblicuo de la cabeza, proporciona dos ramas, el primero es de tipo superior y de tipo ascendente, conectado por el arco con la rama del primer par cervical, el cual, proporciona vías energéticas al ganglio cervical superior del simpático, y otro inferior de tipo descendente, conectado este, con la rama anterior del tercer par cervical, y va a proporcionar un ramo que conecta, para permitir la circulación de la energía con la rama de tipo descendente del hipogloso.

La rama posterior distribuye su energía en dirección hacia atrás y se localiza por debajo del pequeño complexo, proporciona ramificaciones energéticas que permiten la distribución de la energía a todos los músculos y a la piel localizados en la parte posterior del cuello y de la espalda, atraviesa el gran complexo, llega próximo a la línea media para alcanzar al occipital, en donde se conecta con la rama energética posterior del tercer par cervical, y también, con los ramos del facial.

EL TERCER PAR CERVICAL

Este nervio va a proporcionar dos ramas energéticas, una vez que inicia a su salida, a través del agujero de conjugación.

La rama anterior del tercer par cervical, va a distribuir su energía hacia delante y hacia a fuera, igual que los nervios anteriormente mencionados, la cual, se va a encorvar y conectar con el segundo par cervical, de forma inferior se une al cuarto par cervical, al igual que lo hacen varios ramos y dando lugar a la formación del plexo cervical, recibe una vía energética que proviene del ganglio cervical superior y otro proveniente del cordón que une este último con el ganglio cervical mediano, proporciona algunos ramos energéticos al angular del omoplato y el recto anterior de la cabeza.

La rama energética posterior del tercer par cervical que en cuanto a su forma es considerado de proporción más pequeña que la anterior, distribuye su energía en dirección desde atrás hacia delante, atravesando los músculos inter trasversos de tipo anteriores y posteriores, proporcionando vías que distribuyen energía, así como al esplénico y al complexo, dirige la energía en dirección hacia atrás, contacta con la rama posterior del primero y segundo par cervical. Como también, con el nervio pequeño occipital para alcanzar el trapecio y la piel de la nuca.

EL CUARTO PAR CERVICAL

La rama anterior del cuarto par cervical proporciona una vía energética al recto anterior de la cabeza, distribuye su energía dando vuelta por encima de la cuarta vertebra, recibe vías que conectan dando energía con el ganglio cervical superior y se continúa para unirse con los ramos energéticos del tercero y el quinto pares cervicales para conformar el plexo del mismo nombre.

La rama energética posterior del cuarto par cervical tiene la característica de ser de proporciones más pequeña y también más profunda, permite conectar la energía con la rama del tercer par cervical, proporcionado vías energéticas a los músculos que se encuentran localizados en la profundidad del cuello, para distribuir la energía en los músculos complexos y el trapecio, Así como también a la piel que los cubre.

EL PLEXO CERVICAL

El plexo cervical está conformado por la unión del segundo, tercero y cuarto par de nervios cervicales; y tiene la función de distribuir la energía a través de muchas ramas tanto en la superficie como en la profundidad.

Las ramas superficiales suelen analizarse como superiores e inferiores.

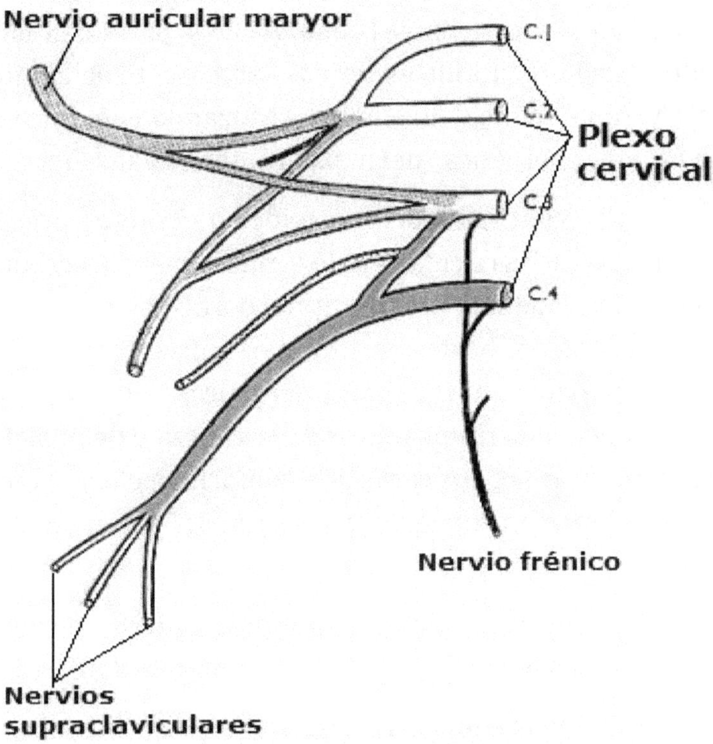

Figura: Plexo cervical.

Las ramas superiores, el primero provienen del tercer par cervical, alcanzan el músculo mastoideo proporcionando gran cantidad de vías energéticas, al igual que lo hace con el cutáneo, contacta dando energía con la rama auricular del plexo cervical, distribuye energía en la glándula maxilar, en los músculos digástrico y en el cutáneo, conecta con las vías energéticas del maxilar inferior y el facial.

El segundo, es la rama auricular distribuye la energía en dirección hacia abajo y también en dirección ascendente y desde atrás hacia delante, sobre el músculo esternocleidomastoideo, se distribuye la energía en la parótida y en los tejidos que la recubren, en ambas caras del pabellón de la oreja y en la apófisis mastoidea, realizando comunicación con las vías energéticas del maxilar inferior y del facial.

La tercera rama del mastoides u occipito auricular, el cual, permite la circulación de la energía en dirección asciendete al esplenio, y por detrás del borde posterior del externo mastoideo, hasta alcanzar la apófisis mastoides, la cual, proporciona muchas vías energéticas que distribuyen la energía en la parte posterior de la cabeza y de la piel, en dirección hacia las dos caras que conforman el pabellón de la oreja. Conectan con los nervios occipitales y el temporal superior.

Las ramas energéticas inferiores superficiales constituyen las ramas esternales, acromianas y escapulares.

Las ramas energéticas esternales, distribuyen en dirección descendente, hasta alcanzar y continuarse por el músculo cutáneo, proporcionando varias vías energéticas que distribuyen la energía en los tejidos que recubren el pecho y las mamas en el caso de las mujeres, Así como también, proporcionan la energía al músculo del gran pectoral.

Las ramas acromianas se localizada por debajo del músculo cutáneo, algunas distribuyen la energía en dirección hacia atrás y hacia afuera, haciendo contacto energético con el trapecio y sobre la parte externa y posterior del deltoides, así como otras distribuyen la energía sobre el muñón del hombro, así como también, proporcionan energía a la parte externa y superior del brazo.

Las ramas escapulares de tipo anterior, distribuyen la energía en la extremidad escapular del omoplato hioideo, así como en la parte superior de los músculos sub escapular y gran serrato, y también contactan energéticamente con el hueco del sobaco y las posteriores descienden en dirección hacia atrás, se ramifican para inervar de energía los músculos del trapecio, angular romboides, y para conectar alcanzando con el nervio espinal.

LAS RAMAS ENERGÉTICAS PROFUNDAS

EL QUINTO, SEXTO, SÉPTIMO Y OCTAVO PAR CERVICAL

Las ramas energéticas anteriores constituyen y dan conformación al plexo branquial, las ramas energéticas posteriores están en relación a permitir la llegada de la energía a músculos y tejidos que recubren como su nombre indica la parte posterior del cuello y de la parte superior de la espalda.

PLEXO BRANQUIAL

El plexo branquial se conforma por la unión de las ramas energéticas anteriores de los cuatro últimos pares y el primer dorsal. Los nervios torácicos se van a clasificar en anteriores y posteriores, Los anteriores tienen su inicio en la unión del quinto y sexto nervio traquelianos, como también surgen de la rama energética anterior correspondiente al séptimo y octavo. Siguen una dirección en varios sentidos, para distribuir energía en los músculos grandes y pequeños de los pectorales y sub-clavio, y de igual forma al timo y a la piel de la región anterior y superior del pecho y del hombro, en donde contacta con vías energéticas del plexo cervical y con los del axilar. Las ramas energéticas torácicas cumplen con la función de proporcionar energía a la parte anterior y lateral localizadas en el pecho.

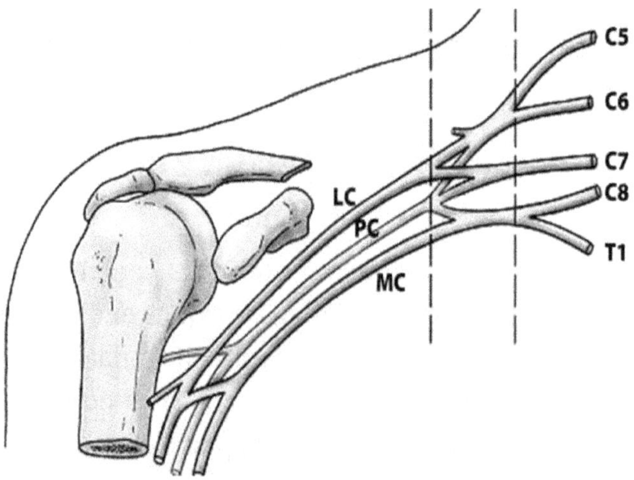

Figura: Plexo Branquial.

El nervio escapular está conformado por un volumen considerable de vías energéticas, tiene su inicio en el quinto y sexto pares cervicales, sus vías se dirigen en dirección hacia atrás y de forma descendente para proporcionar energía, de donde atraviesan la escotadura coracoides, para alcanzar la cara posterior del omoplato, y proporcionar ramos al infra espinoso, contacta sobre el cuello de la escapula para llegar y conectar con la fosa espinosa y distribuye su energía en todos los músculos infra espinoso y pequeño redondo.

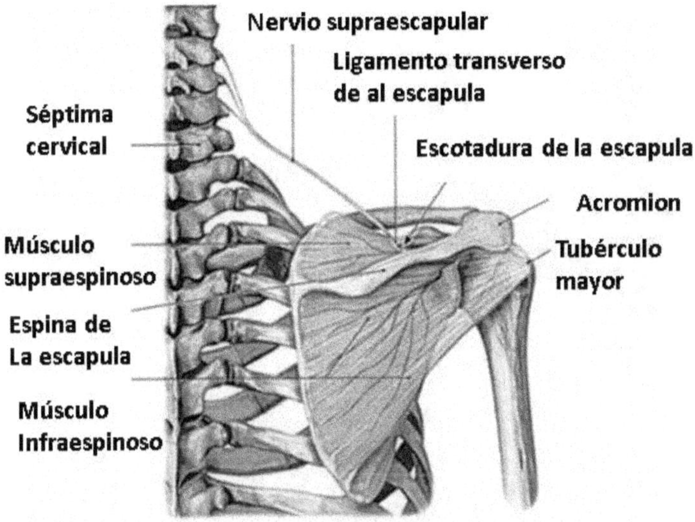

Figura: Nervio supraescapular.

Las ramas supra escapulares cumplen con la función de proporcionar energía a los músculos que comprenden la región escapular posterior.

Las ramas infra escapular están encargadas del suministro de energía a través de sus vías energéticas para los músculos infra escapulares, grande, pequeño redondo y gran dorsal.

El nervio branquial cutáneo interno alcanza con sus vías energéticas los tejidos que recubren la cara palmar y dorsal del antebrazo localizado próximo al borde cubital.

El nervio branquial cutáneo externo proyecta la energía a través de sus vías energéticas, fundamentalmente para proporcionar energía a los tejidos que recubren la cara palmar y dorsal del antebrazo próximo al borde radial.

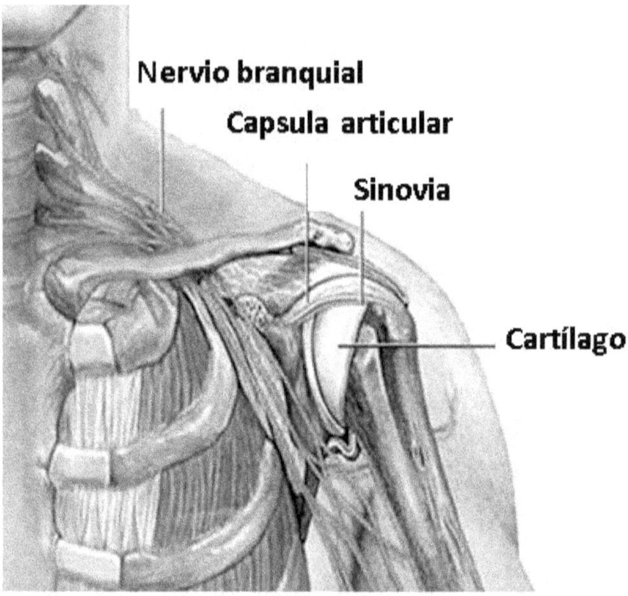

Figura: Nervio branquial.

El nervio mediano proporciona energía al antebrazo, mano y a la cara palmar de los dedos de la mano.

El nervio cubital proporciona energía a través de sus vías energéticas fundamentalmente a los dos últimos dedos de la mano.

El nervio radial tiene la función de proporcionar energía para los tres primeros dedos de la mano.

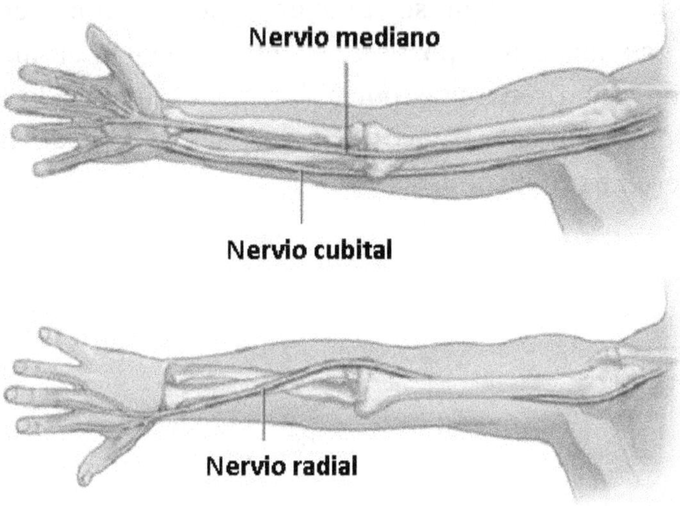

Figura: Esquematización del nervio mediano, cubital y radial.

El nervio axilar tiene su inicio posterior y superior del tronco común que se forma al unirse el quinto y sexto nervio cervical, proyecta muchas vías de energía que se dirigen para proporcionar energéticamente estímulos alrededor de la articulación escapulo humeral y a los músculos inmediato.

LOS NERVIOS DORSALES

Estos nervios están conformados por vías energéticas que constituyen en su totalidad el mismo número de vertebras dorsales que existen en el ser humano, podemos decir que, se conforman por doce pares de nervios, y pueden ser identificados por su nombre numérico que se comienza a contar en dirección descendente, tienen su inicio en la parte lateral de la médula espinal y en dos raíces distintas, la anterior que se caracteriza por ser considerada más pequeña y otra posterior conformada con un mayor grosor, están separadas por el ligamento dentellado y se reúnen en un solo tronco poco después de abandonar el agujero de conjunción.

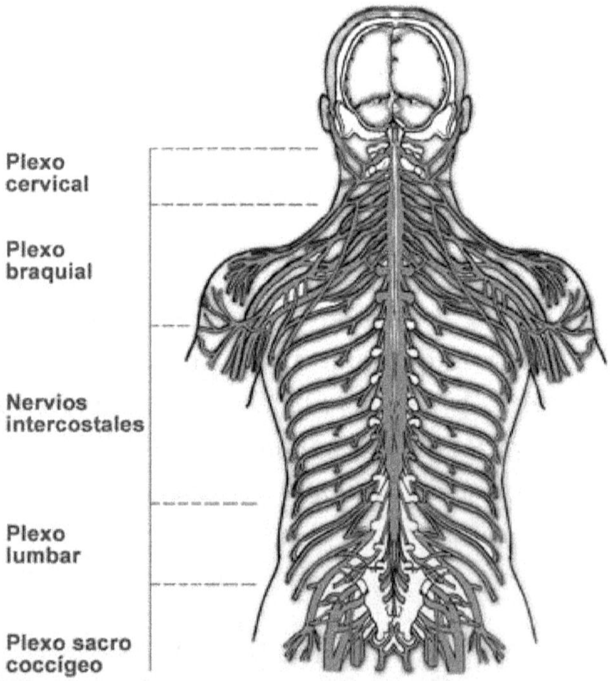

Figura: Los nervios dorsales.

Los nervios de tipo dorsales, una vez salen por el agujero de conjunción, proporcionan algunos filamentos energéticos con diámetro delgado, y a su vez, considerados cortos, los cuales se van en dirección hacia delante, para alcanzar o proporcionar energía al ganglio de forma inmediata del sistema simpático, estos se dividen posteriormente en dos ramas, una anterior o de tipo intercostal, y la otra posterior o de tipo dorsal.

La rama anterior que conforma el primer par dorsal que se une al octavo par cervical, proporciona un ramo a los músculos intercostales para proporcionar energía y alcanza el plexo branquial, próximo del borde anterior del gran serrato, se divide nuevamente en dos ramos, el ramo intercostal que se continúa con el espacio intercostal y luego de haber permitido la circulación de la energía a través de sus ramificaciones a los músculos intercostales, se pierde en el gran pectoral y en los tejidos que recubren la región que conforman la parte anterior del pecho.

El segundo par dorsal, es el ramo branquial que atraviesa el músculo intercostal externo inervando de energía, el cual, desciende a todo lo largo de la parte interna y posterior del brazo, para perderse muy cerca de la articulación del codo por una gran cantidad de filamentos energéticos.

La rama anterior del tercer par dorsal, surge del tercer espacio intercostal, y se localiza por debajo de la parte media de la tercera costilla, proporciona energía a dos ramos, el primero es el ramo intercostal que se considera una continuación de la rama; este atraviesa, permitiendo la circulación de la energía a los músculos intercostales con los que hace contacto cerca del esternón, para ramificarse posteriormente en la parte anterior del pecho. El segundo es el ramo branquial que atraviesa el músculo intercostal externo proporcionando energía y se pierde en los músculos que conforman la parte interna del brazo.

Las ramas del cuarto, quinto, sexto y séptimo pares dorsales, se continúan por el borde inferior de las costillas correspondiente para cada uno de los pares de nervios y alcanza su parte media, permitiendo inervar de energía; se dividen cada uno en dos ramos, primeramente, un ramo de tipo interno que es la continuación de la rama, y está en relación energética a los músculos intercostales, al triangular del esternón, al gran pectoral, a la mama y a los tejidos que los recubren. El segundo ramo, que atraviesa los músculos intercostales y distribuye su energía en los tejidos que recubren la parte lateral del pecho, en el músculo grande oblicuo del abdomen y en la piel del vientre.

Las ramas energéticas anteriores del octavo, noveno, décimo y undécimo par de nervios dorsales, se continúa por todo el borde inferior de cada costilla. Alcanzan y penetran las paredes del abdomen dando energía, y próximo al borde externo del músculo externo pubiano se divide en filamentos de tipo energéticos profundos que penetran en el interior de este músculo, para proporcionar energía y por otra parte se divide en filamentos energéticos de tipo superficiales que se pierden en los tejidos que recubren del abdomen. El ramo de tipo externo alcanza y penetra proporcionando energía a los músculos intercostales y se pierde en los músculos grandes serrato, grandes oblicuos, y en la piel de la parte lateral del pecho, así como también en el abdomen.

La rama energética anterior del duodécimo par dorsal, luego de iniciar su recorrido saliendo a través del agujero de conjunción, proporciona un ramo energético considerado grueso que contacta con el primer nervio lumbar, y siguiendo su circulación energética de forma descendente y en dirección hacia afuera, pasa por delante del músculo cuadrado de los lomos y se divide en dos ramos energéticos, el primero de ellos va a atravesar los músculos oblicuos del abdomen a los que les proporcionan algunas vías energéticas que le proporcionan energía para posteriormente, perderse en los tejidos que lo recubren. El segundo ramo, se ramifica en los músculos del recto y piramidal al vientre de donde les proporciona energía.

Las ramas posteriores de los nervios dorsales, se continúan en dirección hacia atrás, las cuales están localizadas entre la apófisis trasversas, proporcionan uno o dos vías energéticas consideradas de tipo delgada al trasverso espinoso, permitiendo el descenso de la energía que se dirige en dirección hacia abajo y hacia afuera, proporcionan un gran número de ramos energéticos al sacro espinal, atraviesan el trapecio y el gran dorsal para alcanzan los tejidos que recubren la espalda y lomos proporcionándoles energía.

LOS NERVIOS LUMBARES

Estos nervios se conforman por la cantidad de cinco pares de nervios lumbares, los cuales, salen a través del espacio intervertebral, específicamente del engrosamiento inferior de la médula espinal, el primer nervio tiene su inicio entre las dos primeras vértebras lumbares, sus raíces se encuentran conformadas por dos manojos recubierto por la sustancia medular y contribuyen a la formación del cordón cola de caballo. Estas raíces se dirigen en dirección descendente de forma oblicua por el canal vertebral de tal forma que se distancia bastante de su origen. La raíz posterior se engrosa en forma de ganglio al alcanzar el agujero de conjunción y conecta energéticamente con la anterior para formar un tronco común, localizado entre las escotaduras de las vértebras, para dividirse en dos ramas, la primera en posterior o lumbar y la segunda en anterior o abdominal.

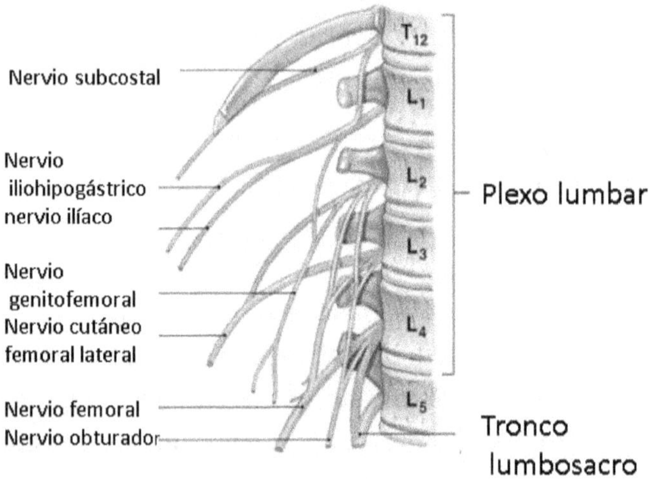

Figura: Los nervios lumbares.

La rama anterior del primer par lumbar, recibe una vía energética que comunica con el duodécimo par dorsal como antes mencionamos, proporciona una vía energética que contacta con el segundo nervio lumbar, se introduce en dirección hacia el interior por debajo del músculo gran psoas y pasa por el plexo lombo abdominal, proporcionando energía. La rama posterior se hace voluminosa, permite la circulación de la energía en dirección hacia atrás entre la apófisis transversa de las dos primeras vértebras lumbares, atraviesa el músculo sacro espinal y proporciona energía en muchos ramos, alcanza la parte posterior e inferior de la espalda para finalmente ramificarse en los tejidos que recubren la parte inferior del glúteo.

Las ramas anteriores y posteriores del segundo y tercer par lumbares se continúan en la misma dirección que los dos anteriormente mencionados para proporcionar energía.

Las ramas anteriores del cuarto y quinto par lumbar, contacta entre ellos y con los ganglios lumbares dando energía, el cuarto par recibe una rama del tercer par lumbar, y del quinto par lumbar, culmina permitiendo el tránsito de la energía en dirección hacia el plexo lumbar y proporciona una rama energética considerada de tipo gruesa al primer par sacro, contribuye a la conformación del nervio ciático.

Las ramas posteriores son consideradas siempre de mayor calibre, mucho más voluminosas que la de los tres primeros pares y alcanzan energéticamente la masa común del sacro lumbar y largo dorsal.

PLEXO LOMBO ABDOMINAL

Se conforma por la reunión de las ramas energéticas anteriores de los cinco pares lumbares y localizados en las partes laterales del cuerpo que conforma la segunda, tercera y cuarta vertebra de los lomos, por detrás del músculo gran psoas, las ramas energéticas que tienen lugar son, los músculos cutáneos que inerva de energía al músculos peroneos lateral largo y corto, terminando en ramas energética internas y externas cutáneas, así como también, la genito crural, los nervios crural, obturador y lumbosacro.

LAS RAMAS ENERGÉTICAS MÚSCULO CUTÁNEAS

Son ramas energéticas de tipo variadas de las que podemos mencionar tres: La rama energética superior o ileo escrotal, tiene su inicio en el primer nervio lumbar, desciende en dirección por la parte anterior del cuadrado de los lomos, para alcanzar y proporcionar de energía la parte posterior de la cresta del íleon, contacta y atraviesa con músculo trasverso y se divide en dos ramos energéticos, el primero de tipo externo que va a distribuir la energía en la parte inferior de los músculos oblicuos y trasverso del abdomen, y a los tejidos que los recubren.

El segundo que es de tipo interno y que se continúa con el arco crural, hasta alcanzar el anillo inguinal de donde proporciona energía, se pierde en los tejidos que recubren la ingle, en los del pubis, del escroto para los hombres y en los grandes labios genitales para las mujeres.

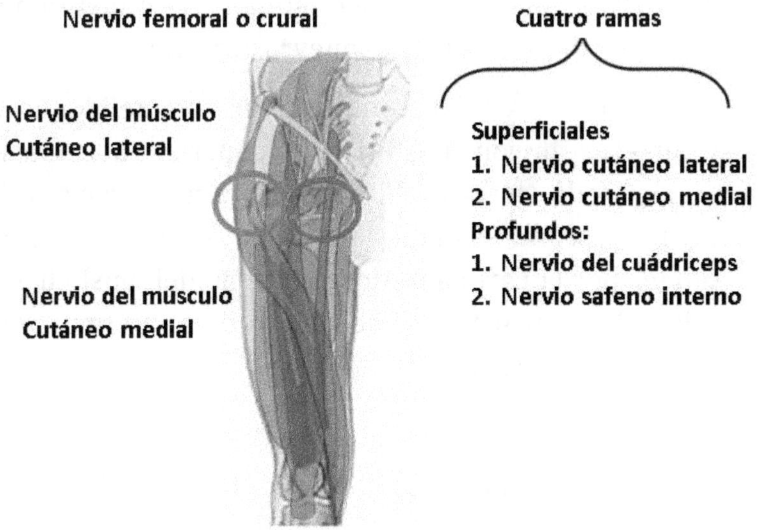

Figura: Nervio músculo cutáneo.

La segunda rama energética conocida como medial tiene su inicio en el primer par lumbar, sigue su descenso energético en dirección del borde exterior del músculo psoas, para alcanzar y atravesar el músculo trasverso, muy próximo de la cresta del hueso innominado, contactando energéticamente también con los músculos anchos y en los tejidos que recubren el abdomen y proporciona una vía energética al escroto para el hombre y a los grandes labios genitales para la mujer.

La tercera rama energética es de tipo inferior o inquino cutánea, tiene su inicio en el segundo par lumbar, sigue en dirección de todo el borde externo del psoas, se dirige en dirección de forma oblicua y por delante del iliaco, sale de la pelvis y entre las dos espinas anteriores del hueso innominado, y cuando contacta energéticamente con la parte superior del muslo, dirige la energía en dos ramos energéticos por detrás de la aponevrose crural.

El ramo externo contacta con los tejidos que recubren la porción posterior y superior del muslo proporcionando energía. El ramo interno atraviesa la aponevrose crural, emerge de forma subcutánea para descender por la parte anterior y externa del muslo hasta alcanzar la articulación de la rodilla permitiendo proporciónale energía.

LA RAMA ENERGÉTICA GENITO CRURAL

Esta rama energética también recibe el nombre de ramo supra pubiano de Chauss, tiene su inicio en el primer nervio lumbar, el cual está localizado en el grueso del gran psoas, desde donde se continúa para llevar su energía sobre la parte anterior, recibe una vía energética que lo refuerza que a su vez es proveniente del segundo par lumbar y cuando está en las proximidades del arco crural, se divide en dos ramos energéticos, el primero es de tipo interno que se continúa energéticamente a lo largo del cordón espermático, distribuye la energía en los testículos, para perderse en la piel de los escrotos y en la región superior e interna del muslo.

El segundo ramo energético es de tipo externo y desciende acompañando los vasos crurales en dirección por detrás del arco crural y se divide, para proporcionar energía a un gran número de vías energéticas que se presentan de forma sub cutánea y llevan energía hasta la parte media del muslo.

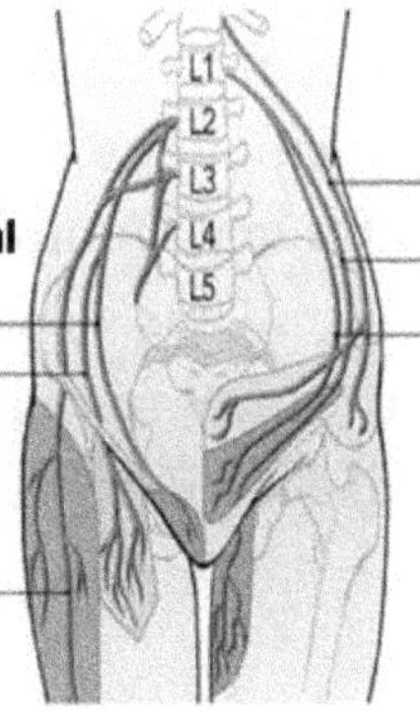

Figura: Nervio genitocrural.

EL NERVIO CRURAL

Tiene su inicio en la porción superior del nervio primero, segundo, tercero y cuarto de los nervios lumbares, se continúa por el lado posterior e interno de la arteria crural, se localiza entre el psoas y el iliaco, proporciona grandes cantidades de vías energéticas o ramos que comunican y conducen la energía a esos dos músculos, sale del abdomen por el arco crural y proporciona una división en dos ramas energéticas, una interna considerada más pequeña y otra externa de tipo gruesa, la rama externa se subdivide en muchos ramos que envían su energía al músculo tríceps femoral, al músculo sartorio y al fascia lata que es un músculo tensor, el cual, se encuentra localizado en la parte superior y lateral del muslo, de forma aplanada y delgada, estos ramos energéticos se dirigen en dirección descendente hasta contactar con la articulación de la rodilla para proporcionar energía a la capsula articular, a la que irradian. La rama energética de tipo interna proporciona energía a través de muchos ramos al músculo sartorio los cuales, lo atraviesan por la parte media e inferior, alcanza la piel de la cara media del muslo, y el nervio principal que proporciona el nervio safeno interno que se continúa y acompaña a la vena safena, dando una distribución de muchas vías energéticas a los tejido que recubren en la cara interna del miembro inferior, desciende en dirección del dorso del pie para alcanzar energéticamente el dedo gordo del mismo.

EL NERVIO OBTURADOR

Este nervio tiene su inicio en los nervios anteriores del segundo, tercero y cuarto nervio lumbar. Está localizado al principio y por delante del nervio, cubierto por el músculo psoas, dirige su energía a la parte lateral y superior de la excavación de la pelvis, se continúa y está acompañado por la vena y arteria obturatrices. Al contactar energéticamente con la parte superior del agujero sub pubiano, proporciona un ramo energético que se incorpora para perderse en los dos músculos obturadores, posteriormente atraviesa este agujero proporcionando energía para dar dos ramas, una de tipo superficial que se considera de gran volumen y la segunda posterior de tipo profunda y es considerada mucho más delgada que la anterior. La rama anterior distribuye la energía en los músculos rectos internos, pequeños y medianos aductores, va a proporcionar vías energéticas al nervio safeno interno. La rama posterior inerva y proporciona energía especialmente a los músculos obturadores externos, proporciona y envía su energía a través de considerables vías energéticas al gran aductor, los que descienden para alcanzar la corva de la rodilla.

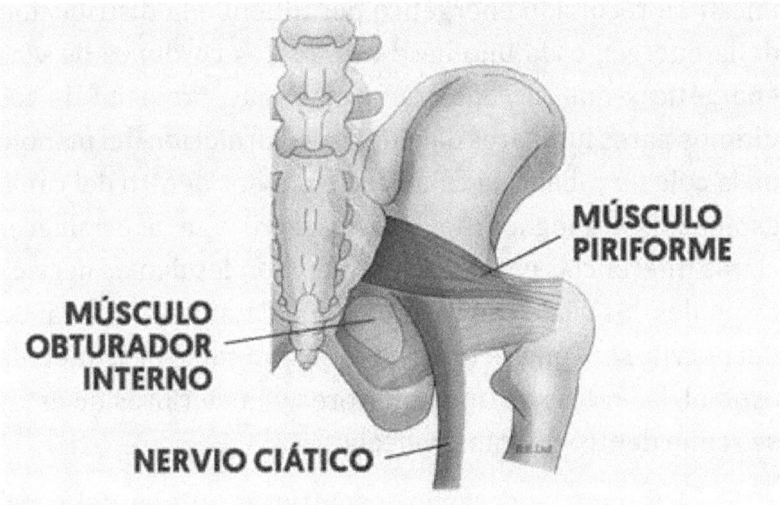

Figura: Nervio obturador.

EL NERVIO LUMBOSACRO

Este nervio tiene su inicio en la rama anterior del quinto par lumbar, el mismo recibe un ramo energético del cuarto par lumbar, por el cual desciende su energía a la pelvis para contactar al plexo sacro y proporcionar una rama energética de gran consideración, el nervio glúteo que va a recibir vías energéticas de refuerzo del plexo sacro y se pierde en los músculos pequeños y medianos del glúteo, y en el músculo extensor del tejido plantar crural.

LOS NERVIOS SACROS

Los nervios sacros están constituidos por cinco pares de nervios, los cuales salen por el agujero sacro para iniciar su recorrido energético permitiendo la distribución de la energía, cada uno hace uso de dos cordones de vías energéticas que al contactar con el que proviene de los últimos pares lumbares dan lugar a la formación del manojo de la cola de caballo, la cual desciende por dentro del canal espinal. Los ganglios del nervio sacro van a establecer claras diferencias entre sí y también, con los demás nervios espinales, los cuales no se unen inmediatamente a la salida del nervio, sino que se unen en el mismo canal de la médula espinal, las raíces de tipo anteriores y posteriores de estos se reúne dentro del canal vertebral.

Las ramas energéticas anteriores surgen del canal por los agujeros sacros anteriores, mientras que los agujeros posteriores permiten la salida de la energía a las ramas posteriores, las cuales contienen un menor volumen que le preceden.

La rama energética anterior del primer par sacro es de dimensiones voluminosas de gran calibre, proporciona dos vías energéticas que se conectan a los ganglios sacros, se une por la parte superior al lumbosacro y en la parte inferior al segundo par sacro, pasa al plexo sacro. La rama energética posterior es de dimensiones muy pequeña, la cual, está conectada energéticamente con los nervios del segundo par, proporciona al sacro espinal muchas ramificaciones energéticas para alcanzar y permitir la circulación de la energía al glúteo y la piel donde culmina.

La rama energética anterior del segundo par sacro comunica con los ganglios lumbares y contribuye a la formación del plexo sacro. La rama energética posterior proporciona energía a través de vías energéticas que se conectan al tercer y primer par, para alcanzar el glúteo y también la piel en los márgenes del ano donde finaliza.

Las ramas energéticas anteriores del tercero y cuarto par sacro, se unen a vías energéticas de los nervios sacros y del plexo hipogástrico, penetra en la proporción del plexo sacro. La rama energética posterior, está conectada con las ramas energéticas correspondientes, haciendo uso de vías consideradas delgadas y se pierde en los tejidos que recubren la parte inferior de los glúteos y del margen del ano a quienes inervan de energía.

Las ramas energéticas anteriores del quinto y sexto par sacro, la rama energética del quinto par pasa dando energía por el sacro y el coxis. La rama energética del sexto par comunica y proporciona energía entre sí, con el cuarto par sacro en la escotadura lateral y superior del coxis, y se pierde inervando de energía a los músculos isquiococcígeo, levador y esfínter del ano.

EL PLEXO SACRO

Este plexo está conformado por las ramas energéticas anteriores del último par lumbar y por los cuatro primeros sacros, los cuales, se reúnen en un nervio de forma aplanada y considerado de dimensiones gruesas que se denomina plexo sacro, se localiza en la en la parte lateral y posterior de la excavación de la pelvis, sobre el músculo piramidal y por detrás de los vasos hipogástricos, el recto, la vejiga y el útero, proporciona ramas energéticas que constituyen los nervios hemorroidales, los vesicales, los uterinos y el nervio del glúteo interior, el pudendo el sacro.

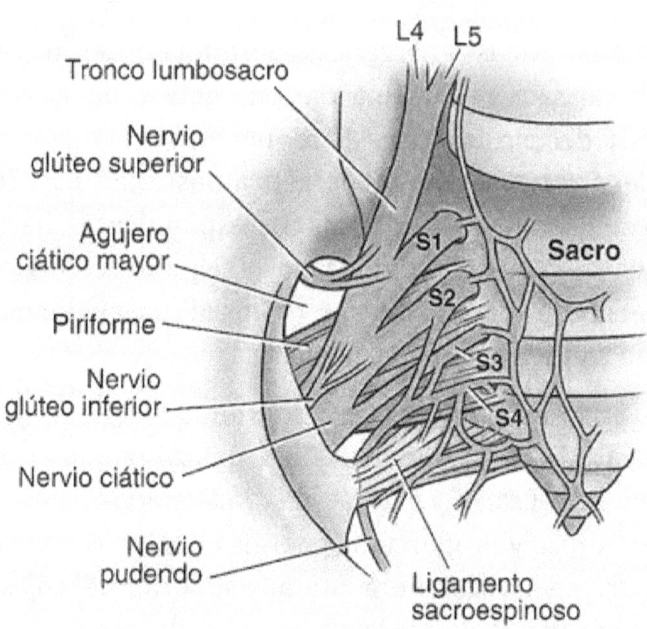

Figura: El plexo sacro.

RAMAS ENERGÉTICAS ANTERIORES

Los nervios hemorroidales, están constituidos por la interacción del tercero y cuarto par sacro, conducen la energía en dirección hacia la parte inferior del intestino de donde asciende sus ramas energéticas para comunicar con el colón y otras ramas energéticas de tipo descendentes que permiten la inervación de energía en el esfínter del ano.

LOS NERVIOS VESICALES

Estos nervios tienen su inicio en el tercero y cuarto par sacro, los cuales, se conforman en número variable, se dirigen en dirección de la parte lateral que corresponde al recto, para luego continuar su recorrido permitiendo la llegada de la energía a la vejiga, para distribuirse en la uretra y en las vesículas.

RAMAS ENERGÉTICAS POSTERIORES

Las ramas energéticas posteriores del nervio glúteo inferior, tienen su origen en el segundo y el tercer par sacro, se incorpora inmediatamente al salir por la pelvis por la escotadura del sacro, sobre el músculo piramidal y se divide de forma inmediata, en una gran cantidad de ramos energéticos.

El primero de ellos, los ramos energéticos de los glúteos que se continúan energéticamente en la misma dirección de la arteria glútea, hay unos de tipo ascendente para contactar con la cara anterior y la parte superior del músculo del gran glúteo. Otros de tipo descendente se pierden en las vías energéticas de este músculo.

El segundo ramo sacro contornea alrededor de la tuberosidad del sacro e envía varias vías energéticas a la parte interna e inferior para proporcionar energía al gran glúteo y a los tejidos que recubren los tejidos de la parte interna y superior del muslo, como también a los del perineo y del pene.

El tercer ramo crural permite la circulación de la energía por la parte anterior del gran glúteo, el cual, proporciona vías energéticas que conectan con la cara posterior, se convierten en subcutáneo para enviar algunas ramificaciones energéticas, al llegar a la corva proporciona dos a tres ramos energéticos de tipo superficial que se pierden en los tejidos que recubren la pierna y algunos pueden continuarse hasta alcanzar el talón.

EL NERVIO PUDENDO

Este nervio tiene su inicio en el segundo y tercer par sacro, se continúa en dirección a lo largo de la rama energética de tipo ascendente del isquion y de tipo descendentes en dirección hacia el pubis, proporciona ramos energéticos que conectan y permiten la circulación de la energía, hasta alcanzar los músculos obturadores internos y bulbo cavernoso, para pasar posteriormente por debajo de la sífilis del pubis y en dirección hacia delante, para contactar energéticamente con el pene o el nervio clitoriano, se termina en el glande y proporciona varias vías energéticas que contactan con el prepucio, la piel del monte de venus y con la membrana de la uretra.

EL NERVIO CIÁTICO

Constituye el nervio más grueso de todo el cuerpo, permite la unión de todos los nervios del plexo sacro, tiene su inicio en la pelvis de donde sale por la escotadura ciática entre la piramidal y el gemelo superior, se dirige en dirección descendente a través de toda la parte que constituye el posterior del muslo, para alcanzar la corva, en donde se forman la división de dos ramas energéticas denominadas poplíteas, la primera, está en relación a la actividad energética de los gemelos, el tendón obturador interno, los músculos cuadrados del muslo y gran aductor, para posteriormente alcanzar energéticamente también, el gran glúteo, la porción larga del bíceps, el simi- tendinoso y los femorales.

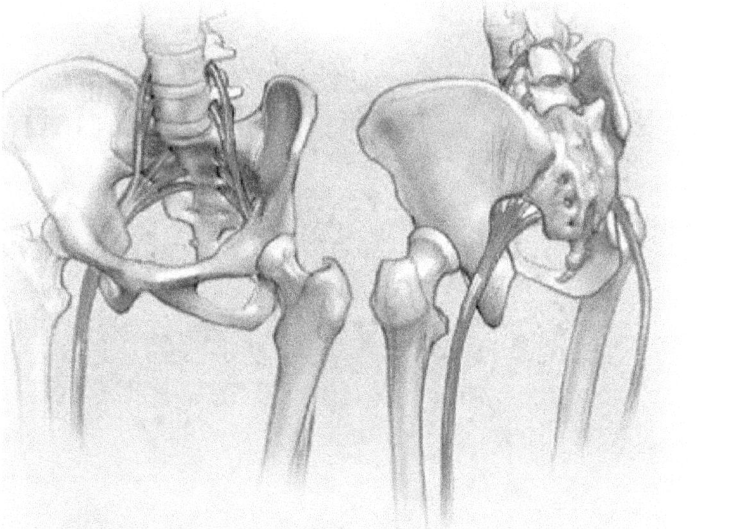

Figura: Inicio nervio ciático.

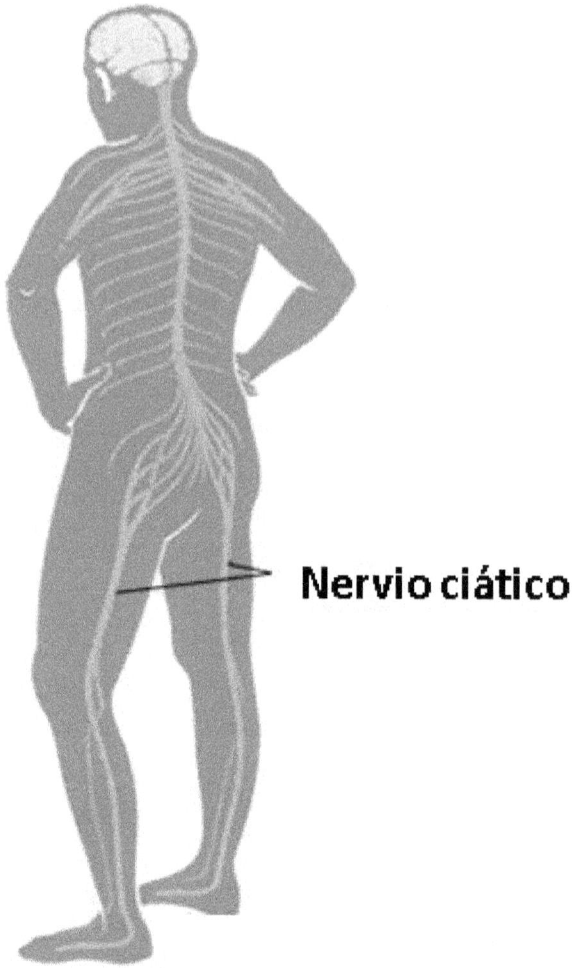

Figura: Recorrido del nervio ciático.

En toda su extensión va a proporcionar ramas energéticas para inervar de energía a todos los músculos que se encuentran relacionados con su trayecto, algunos de estos ramos energéticos son:

El primero, es el nervio glúteo interno que permite la circulación de la energía teniendo su inicio en la pelvis, sale en dirección por encima o por debajo del piramidal haciendo contacto y proporcionando energía al músculo del gran glúteo.

El segundo, es el nervio cutáneo posterior mediano, que va a descender en dirección hacia debajo del tejido que recubre la cara posterior del muslo, hasta alcanzar y proporcionar energía a la pantorrilla.

El tercero, es el nervio cutáneo posterior, se va a considerar de tipo inferior y va a esparcir a través de su recorrido la energía en la parte posterior del ligamento capsular de las articulaciones de la rodilla.

EL NERVIO POPLÍTEO EXTERNO O PERONEO

Este nervio desciende en dirección desde el interior y hacia afuera, permitiendo la circulación de la energía al lado interno del músculo del bíceps femoral, se continúa a todo lo largo del extensor común de los dedos de los pies, y el largo peroneo, proporciona vías energéticas a estos músculos, también envía vías energéticas al tibial anterior, y proporciona energía a través de dos ramas, el nervio peroneo superficial y el nervio peroneo profundo.

El nervio peroneo superficial o músculo cutáneo va a dividirse en dos ramos energéticos, el primero es de tipo externo, el cual, circula y proporciona energía a la superficie. El segundo es de tipo interno, el cual, proporciona energía en dirección hacia el interior, es considerado más profundo y de mayor volumen.

El ramo externo desciende en dirección sobre el músculo pequeño peroneo, se continúa permitiendo la circulación de la energía sobre el ligamento cruzado del tarso, distribuye la energía en la piel y en la parte externa del dorso del pie, para culmina a través de vías energéticas que se dirigen uno al lado interno y externo del cuarto dedo del pie, el otro en dirección hacia los lados más externos y posteriores del tercer dedo del pie.

El ramo energético interno está localizado por delante del ramo energético externo y proporciona energía a través de sus vías para alcanzar los tejidos que recubren la cara externa y anterior de la pierna, también proporciona su energía a la mitad interna del dorso del pie, para culminar con sus vías energéticas de tipo dorsales del primero y del segundo dedo del pie y la vía energética dorsal del tercer dedo del pie en su cara externa.

EL NERVIO PERONEO PROFUNDO O TIBIAL

Se localiza en la profundidad de los músculos, sobre la cara anterior de la tibia y al lado de la arteria tibial anterior, proporciona vías energéticas que alcanzan al gran peroneo y recorren con su energía a lo largo del extensor del dedo gordo del pie, circula por debajo del ligamento cruzado del tarso que se localiza en la parte posterior del pie, situada entre los huesos de la pierna y los metatarsianos, y alcanza el dorso del pie para culminar en los músculos pedio o extensor corto de los dedos, el primer interhueso y en los tejidos que recubren la cara interna del pie, en donde contacta con un ramo energético proveniente del peroneo superficial, que es el que proporciona nervios dorsales del dedo gordo del pie.

EL NERVIO POPLÍTEO INTERNO O TIBIAL

Este nervio tiene su origen en la división del nervio ciático, desciende en dirección de forma vertical al hueco de la corva, hace circular la energía atravesando los músculos de los gemelos en dirección por detrás de la articulación de la rodilla y el músculo poplíteo para luego proporcionar energía entre el músculo poplíteo y el músculo solar. En la zona que conforma la parte superior de la pierna se distribuye atravesando el arco del solar.

A una distancia por encima del cóndilo del fémur proporciona el ramo energético safeno externo, el cual, se dirige en forma descendente y hace circular la energía sobre la parte media de los músculos gemelos, y se continúa, para comunicarse a lo largo del externo del talón de Aquiles, va a unirse a un ramo energético del poplíteo externo, para contribuir a la formación del nervio safeno externo, este nervio proporciona una gran cantidad de vías energéticas al tendón de Aquiles, continúa su circulación dando la vuelta por detrás del malévolo externo del pie y del peroneo del quinto dedo, se extiende para alcanzar el vértice, dando lugar a la formación de un ramo energético de tipo dorsal.

Desde el arco del solar, dirige la energía en dirección descendente a lo largo de la pierna y del músculo solar, que se encuentra localizado en la parte de atrás y en dirección hacia los músculos tibial posterior, en dirección hacia delante, para alcanzar los largos flexos de los dedos, la energía circula a través de sus vías energéticas y en dirección hacia el lado externo de la tibial posterior, proporciona vías energéticas a los músculos a los que alcanza, en la parte inferior de la pierna se torna superficial, para hacer circular la energía en dirección del lado interno del talón de Aquiles, hace contacto por debajo de la bóveda del calcáneo para proporcionar la división en dos ramos energéticos denominados nervio plantar de tipo interno y el de tipo externo.

Por detrás del maléolo, el nervio tibial proporciona una rama energética de tipo superficial que distribuye su energía en la piel, debajo del maléolo interno y en la parte posterior de la planta del pie.

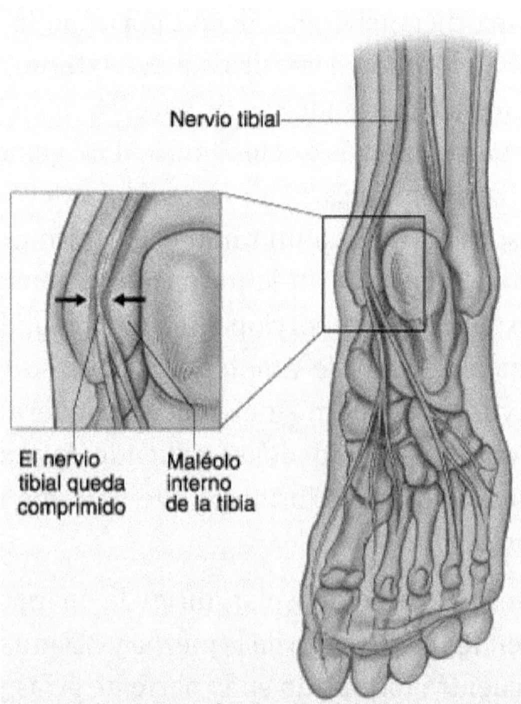

Figura: Nervio tibial.

EL NERVIO PLANTAR

El nervio plantar interno se caracteriza por ser más grueso y superficial en comparación con el nervio tibial, permite la circulación de la energía en dirección hacia delante y por debajo del aductor del dedo gordo del pie y cuando alcanza, a hacer contacto con la extremidad posterior del primer hueso del metatarso, proporciona energía a cuatro ramos energéticos, el primer ramo energético, hace circular la energía en dirección la parte interna e inferior del dedo gordo del pie.

El segundo ramo energético proporciona energía en dirección hacia adelante atravesando los dos primeros huesos del metatarso, proporciona una vía energética al primer lumbrical y al alcanzar la articulación metatarso falangiana, va a formar una división de dos vías energéticas, una para proporcionar energía para el lado externo del primer dedo del pie y la otra para el lado interno del segundo dedo del pie.

El tercer ramo energético se continúa en la misma dirección que el anteriormente mencionado, se localiza entre el segundo y tercer hueso del metatarso, proporciona vías energéticas al segundo lumbrical y se subdivide en dos ramos energéticos más pequeños, uno está localizado, al lado más externo del segundo dedo del pie y el otro, del lado interno del tercer dedo del pie.

El cuarto se localiza entre el tercer y cuarto hueso del metatarso, proporciona una vía energética que suministra energía al tercer lumbrical y al alcanzar la articulación metatarso falangiana, forma una división de dos ramos energéticos, la primera que comunica con el lado externo del tercer dedo del pie, y la otra, proporciona energía en dirección hacia el lado interno del cuarto dedo del pie.

El nervio plantar externo facilita la libre circulación energética en dirección hacia afuera y adelante, entre el corto flexor común de los dedos y el tendón que conforma el largo flexor y delante del calcáneo para dividirse en la formación de tres ramas energéticas.

1. La rama energética más interna que va a proporcionar una vía de comunicación, la cual, se dirige en dirección hacia el quinto lumbrical para distribuir la energía en el lado externo del cuarto dedo, y el lado interno del quinto dedo del pie.
2. La rama energética más externa se ramifica alcanzando el borde externo del dedo pequeño del pie.
3. La rama energética mediana o más profunda del pie, que permite la circulación de la energía hacia adentro y hacia delante, para esparcir la energía en los músculos lumbricales, el aductor y el flexor del dedo gordo del pie, también en casi toda la mitad que conforma los músculos de los inter huesos y los músculos localizados en el quito dedo del pie.

CAPÍTULO XIV
EL SISTEMA AUTÓNOMO
自治系统

Este sistema nervioso autónomo visceral, está conformado por vías energéticas y ganglios nerviosos, que comunican el sistema nervioso central con órganos y vísceras, controlando funciones involuntarias. En su porción visceral, hace referencia desde el punto de vista funcional al control del equilibrio interno que se establece a través de la homeostasis interna, es un sistema sumamente importante para la sobrevivencia del individuo.

Esta porción del sistema visceral presenta diferentes tipos de vías energéticas, entre las que se encuentran las vías energéticas de tipo sensitivo que van a dar la inervación sensitiva a los órganos y a las vísceras, esta inervación, va a responder a alteraciones que se presentan en el organismo de tipo isquémicos, inflamatorios y de distensión, entre otros. Siendo también de importancia para los reflejos viscerales. Presentando también el sistema visceral vías energéticas de tipo motoras que van a inervar al músculo liso y al nervio estriado cardiaco. Estos nervios, vías energéticas o fibras motoras se denominan: división autonómica del sistema nervioso periférico, y es considerada autonómica porque no está en ningún momento bajo el control voluntario del individuo.

FUNCIÓN GENERAL

Está encargado de regular y coordinar procesos vitales, está relacionado con el sistema nervioso central. Sin embargo, su funcionamiento escapa de la conciencia y la voluntad, los centros que lo regulan están en el eje cerebro espinal y es influenciado por la corteza.

Actúan sobre las funciones básicas que se realizan de forma involuntaria en el organismo como ya hemos mencionado, En su funcionamiento determina la nutrición de tejidos y órganos, refuerza los procesos de oxidación, refuerza la respiración estimulando el movimiento de expansión y contracción de los pulmones y de la actividad cardiaca, permitiendo los latidos del corazón, así como, los procesos digestivos, actividad renal e intestinal. Permite la entrada de oxígeno a los músculos y las secreciones glandulares. Está formado por nervios que parten del encéfalo o de los nervios raquídeos.

Estás vías energéticas pueden ser divididas en tres grandes grupos como son:

1. Vías energéticas de tipo simpático.
2. Vías energéticas de tipo parasimpático.
3. Sistema nervioso entérico a nivel del tubo digestivo.

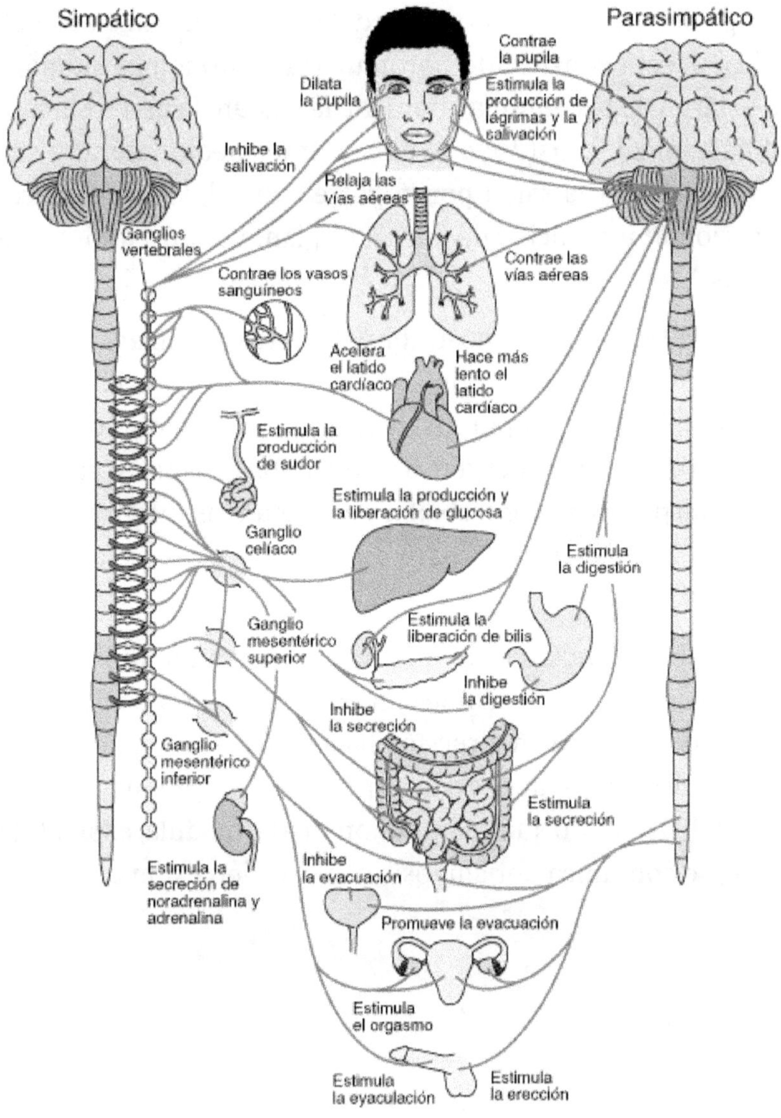

Figura: Sistema autónomo, simpático y parasimpático.

COMPONENTE SIMPÁTICO

Está conformado por dos partes, la parte central que surge del meridiano particular del Du Mai o médula espinal. El cual, está constituido por neuronas autónomas situadas a lo largo de la columna lateral de la sustancia gris de la médula espinal, constituye el núcleo intermedio lateral y sus vías energéticas salen por la parte ventral, las cuales proporcionan inervación de energía a glándulas, órganos y vísceras.

El sistema nervioso simpático tras alcanzar en su recorrido por la porción del Zu Tae Yang, en la espalda, correspondiente a los puntos de energía Shu del dorso. Se encargan de activar energéticamente a los órganos y vísceras del cuerpo, para que trabajen de forma más intensa. Intervienen en el transporte para ofrecer energía Yang a los órganos y vísceras.

Esta función se realiza a través de un impulso energético de tipo nervioso que constituye el mensaje que es enviado del cerebro en dirección hacia todos los órganos y vísceras, circulando la energía a través del meridiano particular del Du Mai o también denominada médula espinal, la cual, se comunica por sinapsis con la cadena simpática.

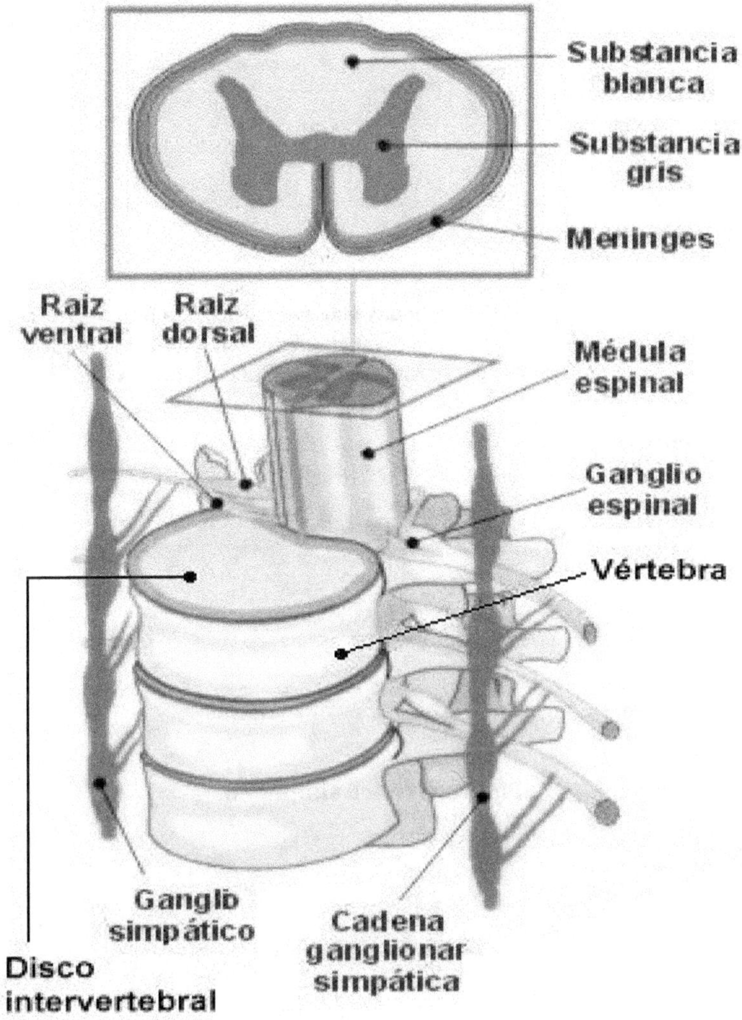

Figura: Cadena ganglionar simpática.

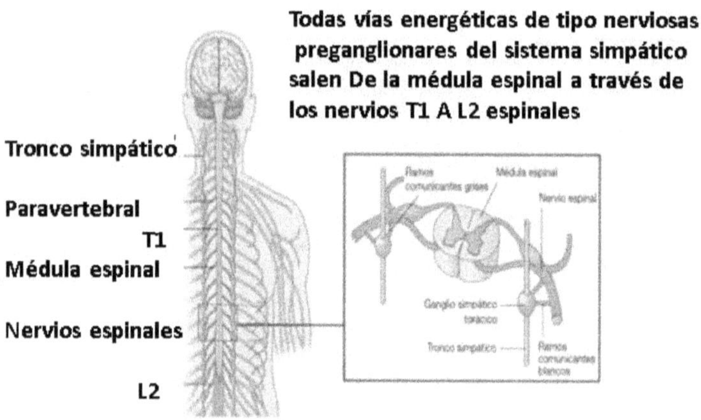

Figura: Tronco simpático.

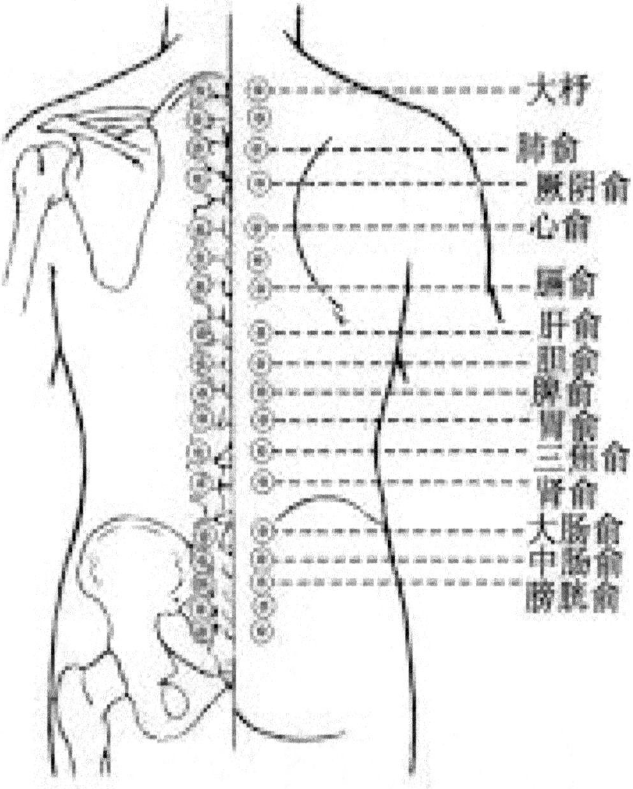

Figura: Puntos de energía Shu del dorso.

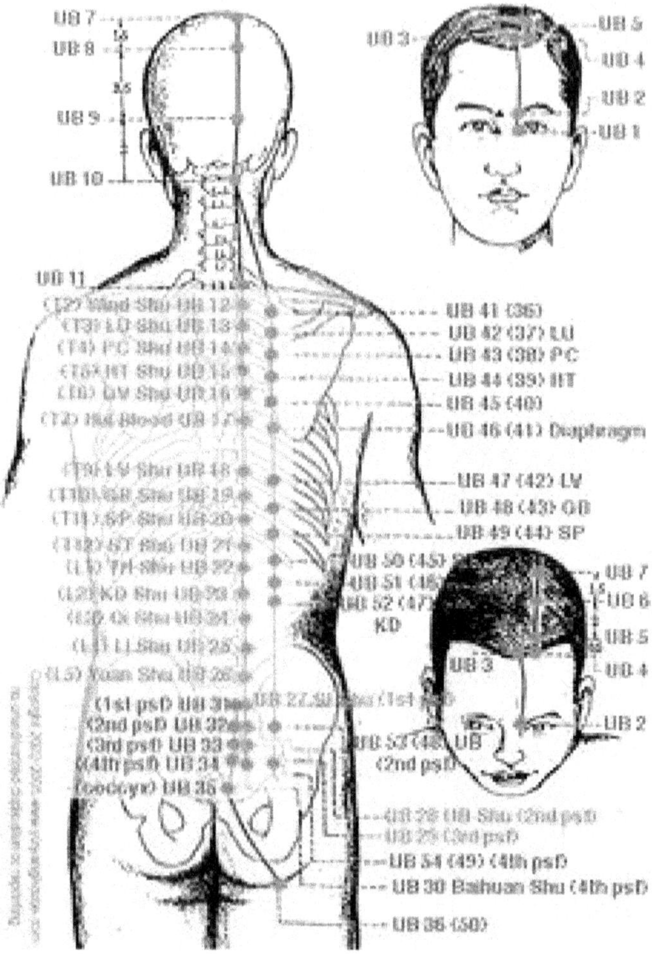

Figura: Esquematización del canal del Zu Tae Yang.

PUNTOS DE ENERGÍA SHU DEL DORSO

Los puntos de energía del dorso van a poder ser abordados y estimulados en las hendiduras que están localizadas en el Zu Tae Yang, correspondiente a la cadena ganglionar simpática, se debe hacer uso del empleo de moxibustión, para estimular el incremento de la función de órganos y vísceras previo diagnóstico e indentificación de insuficiencia del aspecto Yang de la energía:

10-Tian Zhu, columna celeste, transporta y ofrece energía a los ojos, localizado a una distancia y media del meridiano particular del Du Mai en su recorrido por la zona cervical, en una hendidura que se encuentra por debajo de la base del cráneo y a media distancia de la línea posterior del cuero cabelludo.

11-Da Zhu, Lanzadera grande, transporta y ofrece energía yang a los huesos, localizado a una distancia y media del meridiano particular del Du Mai en su recorrido por la zona dorsal, hacia afuera y lateral a la primera y segunda vertebra dorsal.

13-Fei Shu, transporta y ofrece energía Yang a los pulmones, localizado a una distancia y media del meridiano particular del Du Mai en su recorrido por la zona dorsal, hacia el bode inferior de la apófisis espinosa, a la altura de la tercera y cuarta vértebra dorsal.

14-Jue Yin Shu, transporta y ofrece energía Yang al pericardio, Xin Bao, o maestro del corazón, localizado entre la cuarta y quinta vertebra dorsal y a una distancia y media de la línea central de la espalda que corresponde con el meridiano del Du Mai en su recorrido por la zona dorsal.

15-Xin Shu, transporta y ofrece energía Yang al corazón, localizado hacia fuera del borde inferior de la apófisis espinosa, entre la quinta y sexta vértebra dorsal, a una distancia y media de la línea central de la espalda que corresponde con el meridiano particular del Du Mai en su recorrido por la zona dorsal.

16-Du Shu, Transporta y ofrece energía Yang al Du Mai, se localiza a una distancia y media del meridiano particular del Du Mai en su recorrido por la zona dorsal, hacia afuera entre la sexta y séptima vertebra dorsal.

17-Ge Shu, transporta para ofrecer energía Yang al diafragma, se localiza a una distancia y media del meridiano particular del Du Mai en su recorrido por la zona dorsal, hacia fuera del borde inferior de la apófisis espinosa, entre la séptima y octava vértebra dorsal.

18-Gan Shu, transporta para ofrecer energía Yang al hígado, localizado a una distancia del meridiano particular del Du Mai en su recorrido por la zona dorsal, hacia fuera del borde inferior de la apófisis espinosa, entre la novena y la décima vértebra dorsal.

19-Dan Shu, transporta para ofrecer energía yang a la vesícula biliar, se localiza hacia fuera del borde inferior de la apófisis espinosa, entre la décima y oncena vértebra dorsal, a una distancia y media del meridiano particular del Du Mai en su recorrido por la zona dorsal.

20- Pi Shu, transporta para ofrecer energía Yang al bazo y al páncreas, está localizado hacia fuera del borde inferior de la apófisis espinosa, entre la oncena y docena vértebra dorsal, a una distancia y media del meridiano particular del Du Mai en su recorrido por la zona dorsal.

21-Wei Shu, transporta para ofrecer energía Yang al estómago, localizado hacia fuera del borde inferior de la apófisis espinosa, entre la docena vertebra dorsal y la primera lumbar, como todas las demás, se ubica a una distancia y media del meridiano particular del Du Mai correspondiente a la médula espinal, en su recorrido por la zona dorso lumbar.

22-San Jiao Shu, transporta para ofrecer energía Yang al San Jiao, está localizado hacia fuera del borde inferior de la apófisis espinosa, entre la primera y segunda vértebra lumbar, a una distancia y media del meridiano particular del Du Mai correspondiente a la médula espinal, en su recorrido por la zona Lumbar.

23-Shen Shu, transporta para ofrecer energía Yang a los riñones, se encuentra localizado a una distancia y media del canal del Du Mai correspondiente a la médula espinal, en su recorrido por la zona lumbar, hacia fuera del borde inferior de la apófisis espinosa, entre la segunda y tercera vértebra lumbar.

24-Qi Hai Shu, transporta para ofrecer energía Yang al Qi Hai o Jiao inferior, se localiza entre la tercera y la cuarta vértebra lumbar, hacia fuera de la apófisis espinosa, a una y media distancia del meridiano particular del Du Mai correspondiente con la médula espinal, en su recorrido por la zona lumbar.

25-Da Chang Shu, transporta para ofrecer energía Yang al intestino grueso, se localiza a una distancia y media de la línea central de la espalda que corresponde con la porción a nivel de la médula espinal del meridiano particular del Du Mai, en su recorrido por la zona lumbar, hacia fuera del borde inferior de la apófisis espinosa, entre la cuarta y quinta vértebra lumbar.

26-Guan Yuan Shu, transporta para ofrecer a la barrera de la fuente, está localizado entre la quinta vértebra lumbar y la primera sacra, hacia fuera del borde inferior de la apófisis espinosa, a una distancia y media del meridiano particular del Du Mai correspondiente con la médula espinal, en su recorrido por la zona lumbosacra.

27-Xiao Chang Shu, transporta para ofrecer energía Yang al intestino delgado, localizado a dos distancias del meridiano particular del Du Mai correspondiente a la médula espinal, en su recorrido por la zona sacra, a nivel del primer agujero sacro, entre la primera y segunda vértebra sacra.

28-Pang Guang Shu, transporta para ofrecer energía Yang a la vejiga, entre la segunda y tercera vértebra sacra, a nivel del segundo agujero sacro, a dos distancias del meridiano particular del Du Mai correspondiente a la médula espinal, en su recorrido por la zona sacra.

29-Zhong Lu Shu, transporta para ofrecer en el centro de la columna, localizado a dos distancias del canal del Du Mai correspondiente a la médula espinal, en su recorrido por la zona sacra, a la altura del tercer agujero sacro, entre la tercera y cuarta vértebra sacra.

30-Bai Huan Shu, transportar para ofrecer energía Yang en el círculo blanco o a la mansión de jade, se localiza a dos distancias de la línea central de la espalda correspondiente a la porción de la médula espinal o también llamado meridiano particular de Du Mai, entre la cuarta vértebra sacra y el cóccix.

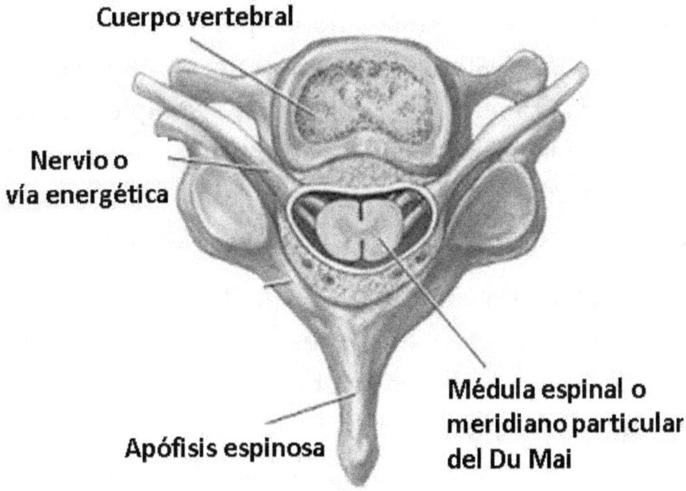

Figura: Apófisis espinosa.

La medicina tradicional china describe un recorrido similar que identifica las funciones que realiza el sistema simpático, desde hace más de cinco mil años.

Para muchos puede significar coincidencia. Sin embargo, la práctica clínica nos reafirma la efectividad del descubrimiento de este conocimiento, por parte de las investigaciones realizada por los médicos de la antigüedad.

Transportar para ofrecer energía yang a órganos y vísceras, permitiendo una mayor actividad funcional. Se estimula con el empleo de la técnica de moxibustión en casos donde el diagnóstico por el pulso, arroje una insuficiencia del aspecto yang de la energía de un órgano o una víscera. Recordemos que la energía Yang, tiene un recorrido que tiene su inicio en los dedos de las manos en las extremidades superiores alcanzando la cabeza, y de la cabeza circula en dirección hacia los dedos de los pies, este recorrido, lo hace por la cara postero externa del cuerpo, con lo cual, nos hace referencia a que, preferiblemente se emplea el método de moxibustión en estos puntos de energía, con el propósito de incrementar la energía Yang de órganos y vísceras según sea el punto a utilizar, previo diagnóstico del pulso.

Un axón, un cilindro eje y una fibra nerviosa son lo mismo, recibe todos estos diferentes nombres. Sin embargo, también es la vía energética por donde circula el estímulo nervioso que está constituido por un componente eléctrico, y que, a su vez, es considerada energía de tipo Yang.

El conocimiento actual de la anatomía ha permitido obtener avances significativos en la comprensión del pensamiento de los médicos e investigadores de la antigüedad. Nos describe estructuras y recorridos que facilitan la visualización científica de lo que, ya estaba plasmado en los textos clásicos de la medicina antigua tradicional china.

Se considera el tronco simpático como un cordón de ganglios de primer orden enlazados entre sí, que se extienden a lo largo y paralelo de la columna, desde la base del cráneo hasta el cóccix, en donde se une a un ganglio en común.

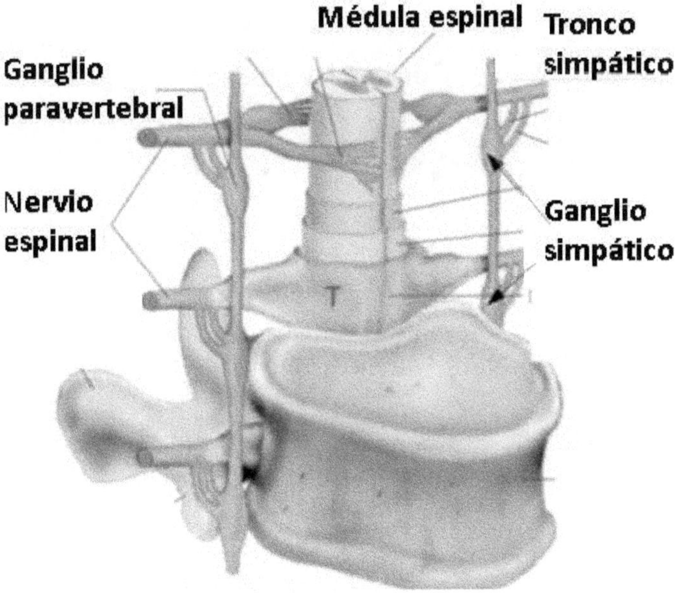

Figura: Tronco simpático.

División anatómica de la porción del meridiano particular Du Mai correspondiente la médula espinal:

1. Cervical.
2. Torácico.
3. Lumbar.
4. Sacra o Pelviano.

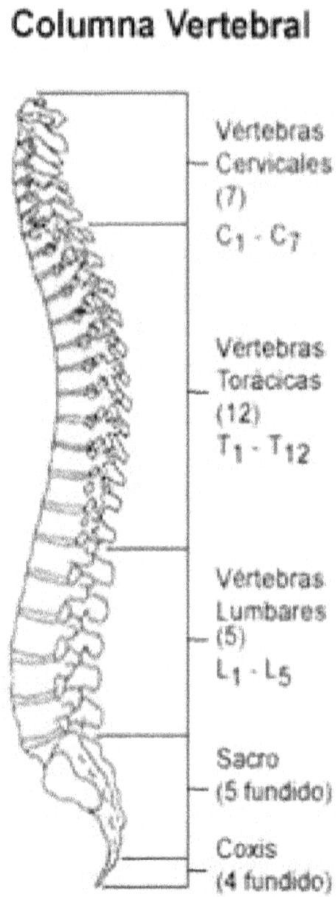

Figura: División anatómica de la columna vertebral.

PORCIÓN CERVICAL

Desde la base del cráneo, hasta la primera costilla, y se divide en ganglios cervicales superiores, medios e inferiores, nervio carotideo interno y el nervio vertebral.

Los nervios de la cabeza se originan del superior al inferior, los cuales, penetran en la bóveda craneal y se anastomosan, dando ramas energéticas para meninges, hipófisis, nervios III, V.

Nervio carotideo interno, también da ramas energéticas a nervios extra craneales.

PORCIÓN TORÁCICA

Porción torácica constituido por doce ganglios:

1. Cardiaco torácico.
2. Ramas energéticas comunicantes grises.
3. Ramas energéticas pulmonares.
4. Ramas energéticas aorticas.
5. Ramas energéticas esofágicas.
6. Nervio esplácnico mayor y menor, son vías energéticas de tipo aferentes para el dolor visceral.

PORCIÓN LUMBAR

Desde el diafragma, hasta el promontorio que es donde cruza en dirección por detrás de los vasos iliacos comunes y continúa en dirección hacia la porción pelviana,

Son de cuatro a cinco ganglios localizados en la superficie antero-lateral de las vértebras lumbares y a nivel del músculo psoas mayor.

PLEXO CELIACO

En porción abdominal, parten vías energéticas que junto con los nervios esplácnicos mayor, menor y vagos, inervan al diafragma, riñones, glándulas suprarrenales, testículos y ovarios.

PLEXO MESENTÉRICO SUPERIOR

Da inervación de energía al páncreas, intestino delgado y grueso, hasta la parte derecha del colon transverso.

PLEXO MESENTÉRICO INFERIOR

Permite inervar de energía la mitad izquierda del colon transverso, colon descendente, sigmoideo y recto.

SACRA O PELVIANA

Localizada en la cara anterior del sacro, está constituido por dos cadenas de cuatro ganglios a cada lado, el tronco desciende para alcanzar en dirección de un ganglio común.

Está constituido por tres porciones:

1. Porción antero-inferior, en donde se localiza el plexo vesical, prostático, diferencial y nervios cavernosos del pene.
2. Porción posterior donde se localiza el plexo rectal medio e inferior.
3. Porción medial, solo en mujeres, conformado por un plexo uterovesical.

El sistema simpático, tiene su inicio en los segmentos medios desde la vértebra T1 y L3, el mismo inerva de energía a las estructuras en la región periférica del cuerpo, órganos y vísceras. Está constituido por ganglios paravertebrales localizados al lado y cerca de la columna vertebral. Correspondiente con una porción del meridiano del Zu Tae Yang. Las neuronas preganglionares liberan acetilcolina, las neuronas postganglionares liberan adrenalina y noradrenalina al sistema vascular. Sirven en caso de supervivencia, peligro, huida.

FISIOLOGÍA SISTEMA NERVIOSO SIMPÁTICO

Los nervios simpáticos tienen origen en la médula espinal entre los segmentos T1 y L3, como ya hemos mencionado, correspondiente a una porción del meridiano particular del Du Mai, desde allí, se dirigen primero a la cadena simpática en la porción que hace referencia al meridiano Zu Tae Yang. Para luego dirigirse a los tejidos y los órganos que son estimulados energéticamente por los nervios simpáticos.

Los nervios de tipo simpáticos difieren de los nervios de tipo motores esqueléticos, en cada vía energética simpática desde la médula, hasta el tejido que estimulan. Está compuesta por dos neuronas, una considerada preganglionar y otra postganglionar, mientras que la vía energética motora esquelética, está compuesta por una sola neurona.

NEURONA PREGANGLIONAR

El cuerpo celular de cada neurona preganglionar, está localizado en el asta intermedia lateral de la médula espinal, su axón o vía energética pasa a través de la raíz anterior de la médula y el nervio espinal correspondiente.

Inmediatamente poco después que el nervio espinal sale del conducto raquídeo, las vías energéticas preganglionares de tipo simpáticas, abandonan el nervio para pasar a través del ramo energético comunicante blanco, a uno de los ganglios de la cadena simpática.

Las vías energéticas preganglionares simpáticas tienden a ser más cortas que las vías energéticas preganglionares parasimpáticas, por esta razón, los ganglios simpáticos, generalmente se encuentran más cercanos al meridiano particular del Du Mai en su porción correspondiente a la médula espinal, que los ganglios parasimpáticos.

El recorrido de la dirección que toman las vías energéticas, puede posteriormente seguir por uno de estos trayectos:

1. Puede hacer sinapsis con las neuronas de tipo postganglionares del ganglio en el que penetra.

2. Puede atravesar en dirección hacia arriba o hacia abajo por la cadena y realiza sinapsis en otro de los ganglios de la cadena simpática.
3. Puede seguir distancias variables en la cadena, y después, a través de uno de los nervios simpáticos procedentes de la cadena, y salir de ella terminando en uno de los ganglios prevertebrales.

Las vías energéticas nerviosas preganglionares, son vías energéticas autonómicas provenientes del sistema periférico, que se dirigen en dirección al ganglio autonómico. Todas las vías energéticas preganglionares, bien sean, de la división simpática o parasimpática, son colinérgicas, usan la molécula acetilcolina como neurotransmisor.

NEURONA POSTGANGLIONAR

La Neurona vegetativa de tipo motora, cuyo cuerpo neuronal tiene su origen en los ganglios de la cadena simpática, se localizan en los ganglios prevertebrales y paravertebrales, también en algunos casos como es las vías energéticas parasimpáticas, donde se localiza en la pared de la víscera que va a inervar de energía, desde uno de estos dos orígenes, las vías energéticas postganglionares, se dirigen en dirección hacia su destino en diversos órganos.

El abordaje de los puntos de energía localizados en la cadena simpática que corresponden con la porción del Zu Tae Yang en su recorrido por la espalda, el acupuntor deberá tener en cuenta la estimulación con técnica de acupuntura para el tratamiento del dolor o moxibustión en casos de insuficiencia del aspecto yang de la energía, según sea las necesidades para el paciente afectado.

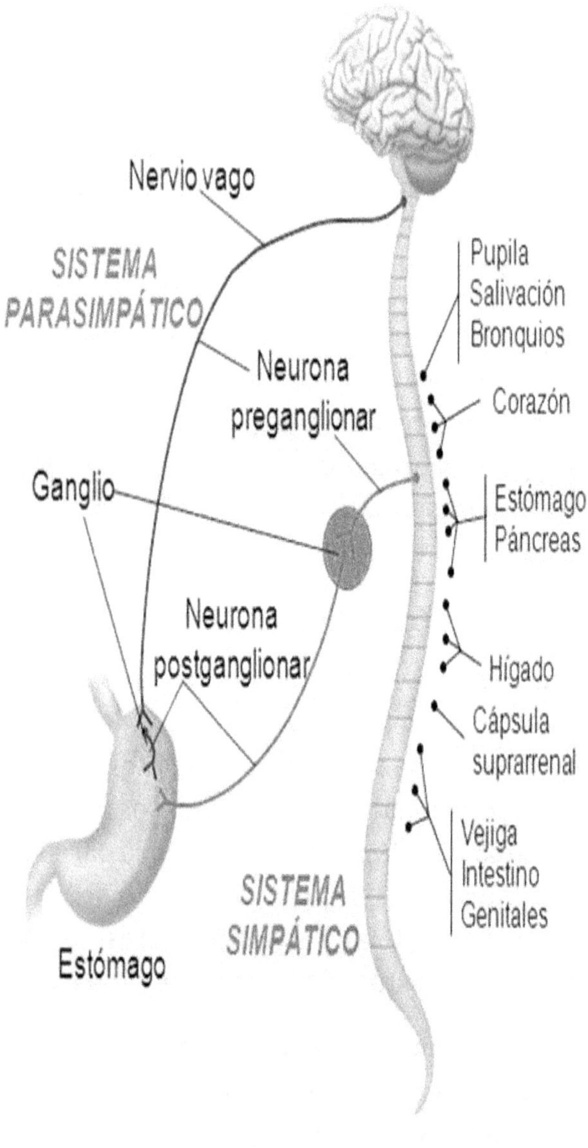

Figura: Neurona postganglionar.

Las vías energéticas nerviosas simpáticas en los nervios esqueléticos.

Algunas vías energéticas postganglionares, regresan de nuevo a los nervios espinales a través de las ramas comunicantes grises a todos los niveles de la médula, estas vías, energéticas nerviosas simpáticas de los nervios espinales, son vías energéticas consideradas muy delgadas, de tipo "C", que se extiende a todas las partes del cuerpo acompañadas de los nervios esqueléticos.

DISTRIBUCIÓN DE LOS NERVIOS SIMPÁTICOS

Las vías energéticas simpáticas que se originan en diferentes segmentos de la médula espinal correspondiente a una porción del meridiano particular del Du Mai, no se dirigen necesariamente a la misma parte del cuerpo que las vías energéticas nerviosas espinales somáticas, procedente del mismo segmento.

Las vías energéticas simpáticas del segmento medular:

1. T1 generalmente asciende con la cadena simpática a la cabeza.
2. T2 asciende al cuello.
3. T3 a T6 inervan al tórax.
4. T7 a T11 inervan al abdomen.
5. T12, L1 y L2 inervan la pelvis y desciende a las piernas.

Esta distribución solo es aproximada y existe mucha superposición, la distribución de los nervios de tipo simpáticos a cada órgano, está determinada por la posición que ocupa cada órgano en el embrión, cuando se origina.

Características de las vías energéticas pre y postganglionar del sistema simpático:

El sistema nervioso simpático, tiene algunas características que coinciden con el sistema parasimpático, podemos decir que ambas, tienen una primera neurona que está localizada en el sistema nervioso central y una segunda neurona que está localizada en el sistema nervioso periférico que constituye el denominado ganglio.

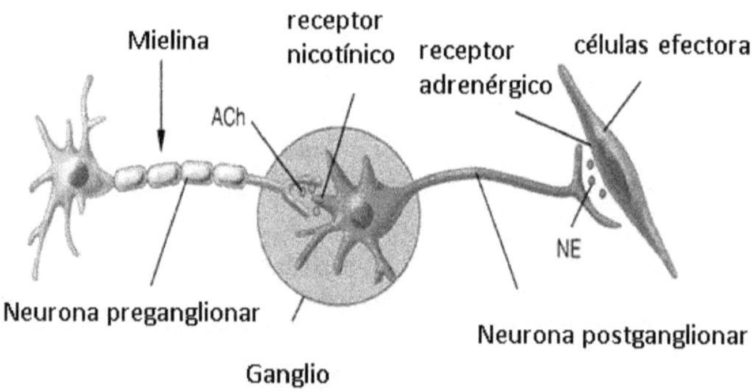

Figura: Neurona preganglionar y postganglionar.

La primera neurona tiene su origen y manda una primera vía energética, denominada vía energética preganglionar, que va a hacer sinapsis en una segunda neurona que se localiza en el sistema nervioso periférico, formando el ganglio. Desde este ganglio, se va a dar originen y va a salir la vía energética postganglionar, esta segunda vía energética, es la continuación de la segunda neurona que permite la circulación del impulso eléctrico de tipo energético y químico, permitiendo de esta forma, que circule la energía para estimular el sistema nervioso periférico, la vía energética preganglionar es muy corta, mientras que, a diferencia de esta, las vías energéticas postganglionar es muy larga.

Las neuronas simpáticas que están localizadas en el sistema nervioso central, van a localizarse en las astas laterales o intermedios laterales de la sustancia gris de la médula espinal, teniendo por característica fundamental que no se encuentran a lo largo de toda la médula espinal, sino en las astas laterales que se localizan desde los segmentos torácico y lumbares, desde T1, hasta L3. Debido a esta característica, es que se nos permite visualizar la localización de la primera neurona de la porción simpática visceral, denomina como la porción simpática torácico lumbar. Debido a que esta primera neurona, se encuentra localizada en los segmentos torácicos y también, en las astas laterales de los segmentos lumbares superiores, de las cuales surgen las raíces dorsales que son de tipo sensitivas y las raíces ventrales que son de tipo motoras, las cuales se unen para formar los nervios espinales.

Esta neurona va a mandar sus vías energéticas de tipo preganglionar, que constituyen una vía energética que sale por la raíz ventral y por el nervio espinal, una vez que el nervio espinal sale por el agujero intervertebral, vamos a observar que de los nervios espinales: T1 hasta L3, van a salir unos pequeños ramos energéticos que se denominan ramos energéticos comunicantes blancos, los cuales, ya han sido mencionados, estos se comunican con los ganglios localizados en la cadena simpática paravertebral. Esta vía energética preganglionar, entra por el ramo comunicante blanco que contiene mielina que permite una conducción rápida, y va en dirección hacia el ramo energético de la cadena simpática, localizado en el tronco simpático, donde encontramos localizado el ganglio del tronco simpático, y es precisamente aquí, donde se encuentra la segunda neurona, se realiza sinapsis estimulando a la neurona ganglionar, para que posteriormente a esta sinapsis, se pueda observar que algunas vías energéticas postganglionares, regresan o hacen contacto otra vez con el nervio espinal a través de un pequeño ramo, denominado ramo energético comunicante gris, el cual, no contienen mielina, por lo que, la comunicación es mucho más lenta, para que finalmente, la vía energética comunicante vaya acompañar al nervio espinal.

Si visualizamos la médula espinal, vemos que los nervios espinales que surgen del canal del Du mai en la porción correspondiente a la médula espinal, se unen a través de los ramos energéticos comunicantes blancos a la cadena simpática desde T1 hasta L3, dando lugar a los ganglios simpáticos torácico, hasta llegar a L3. También en el nivel cervical, vamos a encontrar localizados tres ganglios simpáticos cervicales que serán:

1. Ganglio cervical superior, el cual, está localizado a la altura del proceso transverso del atlas.
2. Ganglio cervical medio, localizado entre las vértebras cervicales dos y tres que se encuentra ubicados al lado y de forma paralela al espacio intervertebral cervical.

3. Ganglio cervical inferior, que se une al primer ganglio torácico para conformar el ganglio estriado, que se encuentra de forma inmediata por detrás del vértice del pulmón.

Para de esta forma, encontrarse anatómicamente localizados, los 12 ganglios torácicos, los primeros ganglios simpáticos lumbares L1, L2 y L3, luego los ganglios L4 y L5 y los ganglios sacros, que se extienden como ya hemos mencionado de forma paralela a una distancia y media del canal del Du Mai correspondiente a su porción en la médula espinal. Por debajo se encuentra un ganglio impar que une las dos cadenas simpáticas, es considerado un pequeño ganglio que se encuentra localizado en la región sacro coxígeo que une las dos cadenas simpáticas, que corresponden con el punto de energía 1 del Du Mai, Chang Qiang, localizado entre el extremo del cóccix y el ano.

Los ramos energéticos comunicantes existen solo de T1 a L3, pudiendo haber fibras o vías energéticas preganglionares que van a llegar por el ramo energético comunicante blanco, para comunicar con el ganglio estrellado y unas vías energéticas cuya circulación se continúan en dirección hacia arriba. De esta forma, tenemos que las vías energéticas preganglionares, se continúan desde el ganglio a nivel de T1 o el punto de energía 11 del Zu Tae yang, Da Zhu y se dirigen en dirección ascendente, para comunicar con el ganglio cervical inferior, medio y para hacer sinapsis e incluso, alcanzar en su recorrido, el ganglio cervical superior, correspondiente con el punto de energía 10 del Zu Tae Yang, Tian Zu. Este recorrido, se realiza por el tronco simpático, el cual intercomunica todos los ganglios de la cadena simpática. Desde el ganglio cervical superior, emergen las vías energéticas postganglionares simpáticas que van a inervar de energía el cuello y la cabeza.

Desde el ganglio cervical superior van a salir las vías energéticas postganglionares simpáticas que van a inervar la irrigación simpática a la cabeza, y dan origen a la formación del plexo pericarotideo, acompañando a la carótida interna y externa, dando la inervación simpática a la cabeza, como ya conocemos. Las cuales fueron vías energéticas que se originaron en T1 Y T2, que en medicina tradicional se identifica en los puntos de energías Da Zhu y Feng Men. Ambos localizados en el Zu Tae Yang, y ascendieron al ganglio superior cervical. Este plexo de la cabeza, cumple con la función y produce el efecto de vaso constricción, estimula las glándulas sudoríparas para aumentar la diaforesis, provocan midriasis que es una dilatación de pupila, a su vez, también están involucradas con la contracción del músculo basal, aumentando la abertura de los palpados.

Tenemos también, vías energéticas de tipo postganglionares simpáticas que ascienden y van a los ganglios cervicales inferiores y medio, desde estos ganglios, estás vías energéticas forman parte de los nervios cardiacos simpáticos que tienen origen en el cervical, como también hay nervios cardiacos que se originan en T4 y T6, hacen contacto con el pericardio y el corazón, los cuales corresponden con los puntos de energía 14 y 15 del Zu Tae Yang, Jue Yin Shu y Xin Shu respectivamente. Entre las vértebras T3 y T4, se va a originar una vía energética o un nervio que hace contacto con la glándula de la cadena simpática, y de donde surgen nervios pulmonares correspondiente con el punto de energía 13 del Zu Tae Yang, Fei Shu, y se van en dirección hacia los plexos pulmonares para la inervación simpática de los pulmones.

A nivel de los pulmones los nervios simpáticos provocan bronca dilatación que es una relajación del músculo bronquial, y disminución de las secreciones bronquiales favoreciendo la ventilación pulmonar, normalmente esta función, se activa en situaciones específicas que están en relación al dolor, alarma, estrés, miedo o susto. En el corazón estos nervios van provocar incremento de la frecuencia cardiaca y aumento de la fuerza de contracción del corazón, también se produce dilatación de las arterias coronarias.

Desde T6 hasta T12 se originan los nervios esplénicos, que serán vías energéticas preganglionares que pasan por el ramo comunicante blanco, y que están unidos al tronco simpático, se continúan con las vías energéticas preganglionares, para comunicar y proporcionar energía a los ganglios prevertebrales que se corresponden con la localización de los puntos de energía 16, 17, 18, 19, 20 y 21 del Zu Tae yang, Du Shu, Ge Shu, Gan Shu, Dan Shu, Pi Shu y Wei Shu, donde nacen y se forman los nervios esplácnicos.

De esta forma, tenemos vías energéticas preganglionares que pasan por los ramos comunicantes blancos, pasan por los ganglios de la cadena simpática, pero no hacen sinapsis, sino que se continúan y van a conformar y dar lugar a los nervios esplácnicos:

1. Esplácnico mayor.
2. Esplácnico menor.
3. Esplácnico mínimo.

El esplácnico mayor se forma a nivel de los nervios espinales desde T6 hasta T9 yT10, los cuales transportan y ofrecen energía Yang al diafragma, al hígado y a la vesícula biliar. El esplácnico menor a nivel de T11, que va a transportar y ofrecer energía Yang al bazo y al páncreas. El esplácnico mínimo está a nivel de T12, el cual, transporta y ofrece energía Yang al estómago. Estos nervios o vías energéticas se van a dirigir en dirección hacia abajo, y van a atravesar los pilares del diafragma para llegar al abdomen, y en el abdomen, van a hacer sinapsis en los ganglios preaórticos o el plexo aórtico. Llegan a los ganglios prevertebrales que se encuentran a nivel del troco celiaco, a nivel de la mesentérica superior y a nivel de la mesentérica inferior, localizados por delante de la aorta, pudiendo llegar también al ganglio hipogástrico superior, hipogástrico inferior o pélvico, posterior lateral a la vejiga, van hacer sinapsis, y desde ahí, surgen vías energéticas postganglionares simpáticas que se van con la rama del tronco celiaco, arteria gástrica izquierda, hepática esplénica, y se van también, con la arteria mesentérica superior, para formar parte del plexo mesentérico superior, e irrigar de energía al tubo digestivo, el duodeno, páncreas , al yeyuno, al ileo, al colon ascendente y colon transverso, o bien, se van con vías energéticas postganglionares simpáticas, con el plexo mesentérico inferior que se distribuyen en el territorio de irrigación energético mesentérico inferior, colon descendente, colon sigmoide y parte del recto, así como también, llega del plexo gástrico superior y plexo gástrico inferior en dirección hacia las vísceras pélvicas, lo que sería el útero, la vejiga, el recto y los órganos genitales.

Estas son las vías energéticas postganglionares simpáticas que llegan a través de los nervios esplácnicos, para inervar de energía las vísceras del abdomen y de la pelvis. Recordemos que el neurotransmisor de la vía energética preganglionar que hace sinapsis en el sistema simpático, es la acetilcolina, mientras que el neurotransmisor que va actuar a nivel visceral u órgano efector, generalmente es la noradrenalina, la excepción es a nivel periférico donde se localizan las glándulas sudoríparas. En el cual, va a seguir siendo la acetilcolina el neurotransmisor postganglionar.

Los segmentos L1, L2, L3 y L4 que corresponden con los puntos de energía San Jiao Shu, Shen Shu y Qi Hai Shu del Zu Tae yang. Desde el ganglio simpático, van a dar origen a unas vías energéticas de tipo descendente que pueden pasar por el ganglio lumbar L4, L5 correspondiente con los puntos de energía Da Chan Shu y Guan Yuan Shu y los ganglios simpáticos sacros que corresponden con los puntos de energía Xiao Chang Shu, Pang Guang Shu, Zhong Lu Shu y Bai Huan Shu, localizados todos estos puntos en el canal del Zu Tae Yang, que son vías energéticas descendente preganglionares, los cuales, hacen sinapsis con los ganglios lumbares y sacros, estos a su vez, dan origen a las vías energéticas postganglionares simpáticas de la porción inferior, para la inervación de las vísceras del abdomen y de la pelvis.

Otras vías energéticas preganglionares simpáticas, van a tener otros trayectos diferentes, puede ser que pasen por el ganglio del tronco simpático paravertebral localizados a lo largo y a una distancia y media del canal del Du Mai en su porción correspondiente a la médula espinal, para continuar y formar parte de los nervios viscerales, también formando parte de los nervios esplénicos para llegar a unos ganglios que dan origen a los nervios que están por delante de la aorta y de las ramas energéticas terminales de la aorta, la ilíaca común e iliaca externa que son los ganglios prevertebrales, llegando a lo que es el plexo simpático de los ganglios preaórticos o ganglios prevertebrales y hacen sinapsis para dar origen a las vías energéticas postganglionares simpáticas.

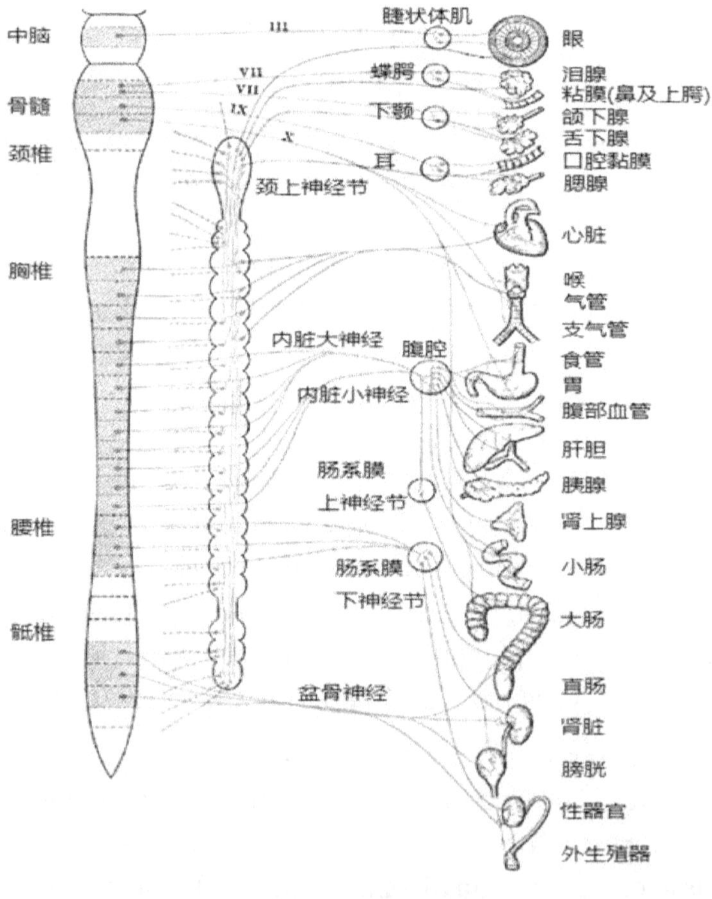

Figura: Tronco simpatico.

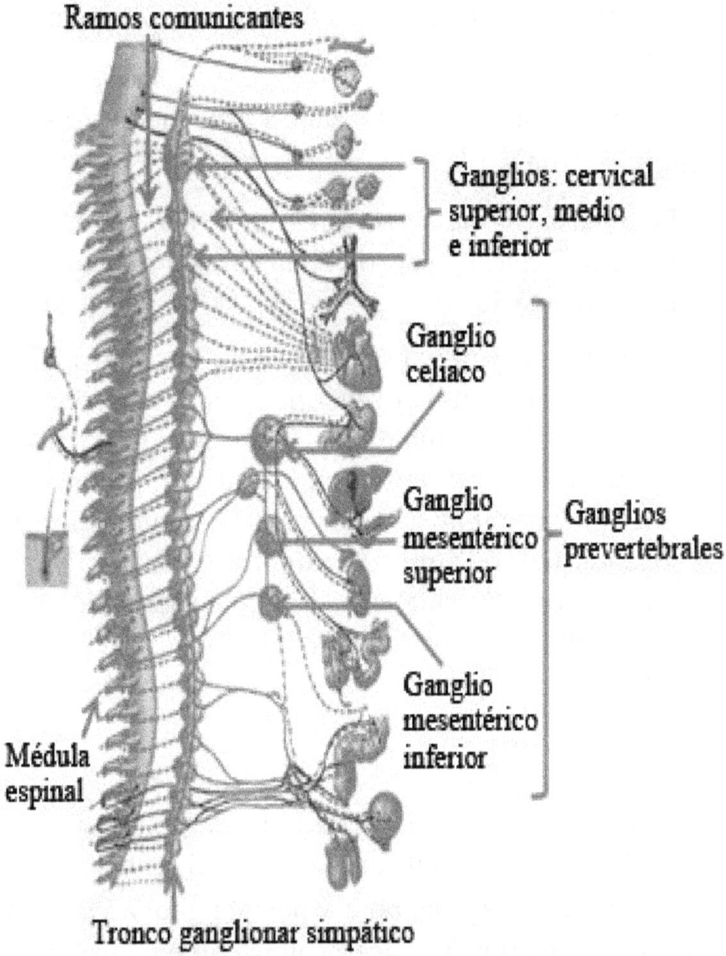

Figura: Ganglio prevertebrales.

Diferencias existentes entre las vías energéticas postganglionares y preganglionares.

Las vías energéticas nerviosas postganglionares, son vías energéticas autonómicas provenientes del ganglio al órgano efector. Estas a diferencias de las vías energéticas preganglionares que tienen como unión neurotransmisora a la acetilcolina, presentan variedad de neurotransmisores para cumplir sus funciones.

Los neurotransmisores de las vías energéticas postganglionares son variados, y se distribuyen:

1. En el sistema nervioso parasimpático, las neuronas son colinérgicas, la acetilcolina va a ser el neurotransmisor primario.
2. En el sistema nervioso simpático, las neuronas son mayoritariamente adrenérgicas, la epinefrina y la norepinefrina actúan como los neurotransmisores primarios, dos excepciones a esto, son la inervación energética simpática de las glándulas sudoríparas y a los músculos pilo erectores donde el neurotransmisor en ambos de sinapsis pre y postganglionar, es acetilcolina y en los vasos de la corteza renal, donde la dopamina es la utilizada como neurotransmisor principal.

Otra excepción es inervación energética simpática de la médula de la glándula adrenal, la cual, es inervada por la vía energética preganglionar y postganglionar, las cuales posteriormente utilizan la acetilcolina como neurotransmisor. Las células de la médula suprarrenal son en realidad neuronas postganglionares modificadas que secretan epinefrina y norepinefrina directamente en el torrente sanguíneo en lugar de una sinapsis.

En ambas divisiones del sistema nervioso autonómico, las neuronas postganglionares, expresan receptores nicotínicos de acetilcolina, para recibir señales de las neuronas preganglionares.

Naturaleza especial de las terminaciones nerviosas simpáticas en las médulas suprarrenales.

Las vías energéticas nerviosas simpáticas preganglionares correspondientes con el punto de energía 23 del Zu Tae Yang, Shen Shu, atraviesan sin hacer sinapsis todo el trayecto de las células intermedio laterales de la médula espinal, a través de la cadena simpática y después por los nervios esplácnicos a la médula suprarrenal, allí terminan directamente sobre células neuronales modificadas.

Estas células secretoras derivan embriológicamente del tejido nervioso, y van a ser análogas a las neuronas postganglionares.

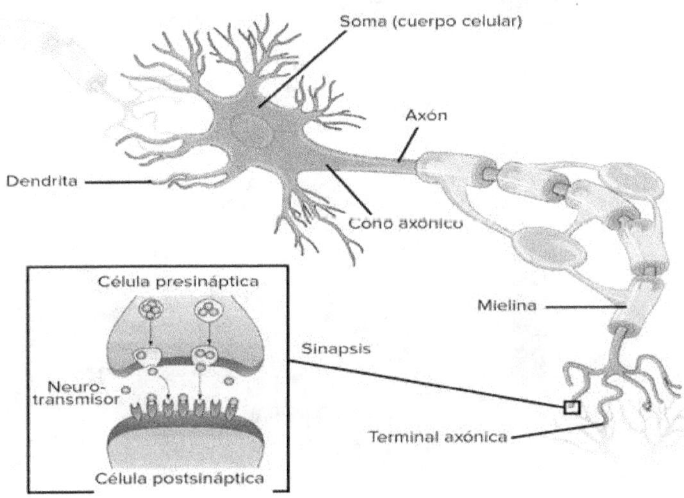

Figura. Conexión sináptica.

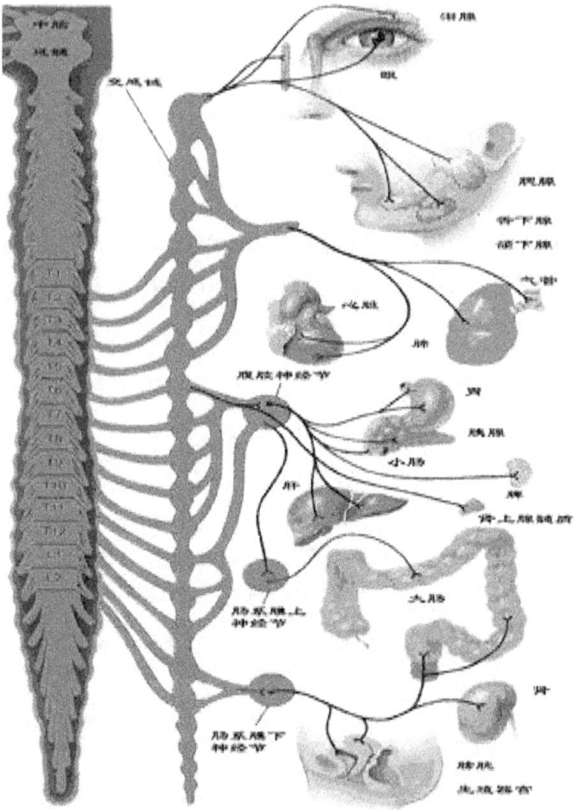
中脑
延髓
交感链
泪腺
眼
腮腺
舌下腺
颌下腺
气管
心脏
肺
腹腔神经节
胃
胰腺
小肠
肝
脾
肾上腺髓质
大肠
肠系膜上
神经节
肾
肠系膜下
神经节
膀胱
生殖器官

交感神经系统

CAPÍTULO XV

SISTEMA NERVIOSO PARASIMPÁTICO

副交感神经系统

El sistema nervioso parasimpático se le puede acceder a través de los puntos Mu frontales, que están localizados en la parte antero interna del cuerpo.

Se encarga de disminuir la actividad funcional de los distintos órganos y vísceras, permitiendo así, el restablecimiento de funciones metabólicas, estimula el acto reflejo de los mismos, está en relación con la estimulación del aspecto Yin de la energía, tiene función contraria al sistema simpático, el cual, estimula como ya mencionábamos, el aspecto Yang de la energía.

"En la utlización con técnica de acupuntura de los puntos Mu de energía , se hace encesario el asesoramiento por parte profesionales con dominio de la profesión , ya que, en algunos de estos puntos y sobre todo los localizados en la región del hipocondrio se debe insertar la aguja de forma horizontal a la piel y no hacia adentro para evitar la perforación de organos o de vísceras , también se hace encesario recordar que estos puntos de energía en su mayoría no se aplica técnica de moxibustión , con la excepción del 17, 12 Y 6 del Ren Mail, Tang Zhong, Zhong Wan y Qi Hai , que si se puede aplicar moxa en casos de insuficiencia del aspecto Yang de la energía por ser puntos que reunen la energía de los tres Jiaos".

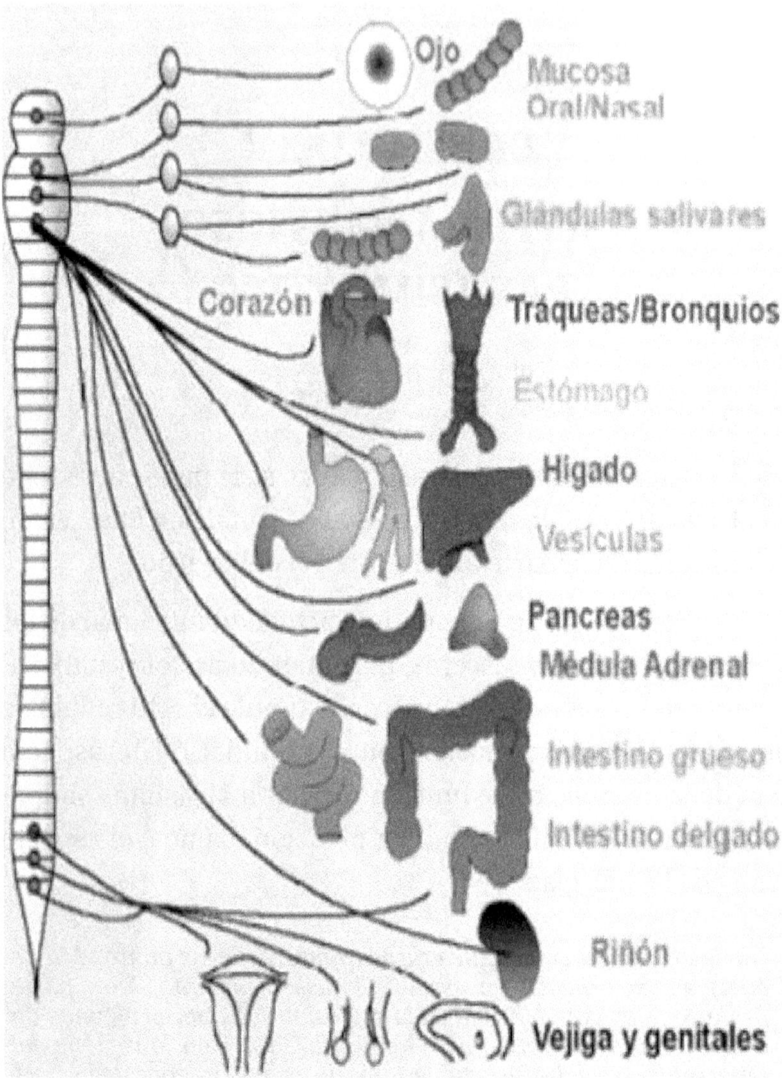

Figura: Sistema parasimpático.

ANATOMÍA DEL SISTEMA NERVIOSO AUTÓNOMO PARASIMPÁTICO

GENERALIDADES

El sistema nervioso parasimpático, es una parte constitutiva del sistema nervioso autónomo vegetativo, cuyos nervios tienen su inicio tanto en el encéfalo, como en el Du Mai, a nivel de la médula espinal en su porción o región sacra, interviene en la producción y el restablecimiento de la energía, prepara el organismo, para descansar, tiene una acción contraria al sistema simpático como ya antes mencionábamos, el neurotransmisor de este sistema, en las neuronas pre y postganglionares, es la acetilcolina, el cual, es un neurotransmisor endógeno.

Componente del parasimpático en su parte central:

1. En la región craneal está conformado por núcleos energéticos parasimpáticos del tronco encefálico, los cuales forman parte de los nervios craneales, cuyas vías energéticas, entran en la composición del nervio oculomotor, facial, glosofaríngeo y vago.
2. En la región sacra, está conformado por núcleos energéticos parasimpáticos sacros, que están localizados en la sustancia intermedia lateral del canal particular del Du Mai correspondiente a la médula espinal, se encuentran a nivel de las raíces sacras correspondiente a S2 hasta S4.

NERVIOS CRANEALES

Los pares craneales también llamados nervios craneales son el conjunto de vías energéticas nerviosas que tienen estrechas conexiones con el encéfalo, son doce pares de nervios que entran o salen por los diversos agujeros del cráneo, para distribuirse la energía haciendo contacto con las zonas, con las cuales, están relacionadas, dando inervación energética de tipo sensitiva y de tipo motora a la cabeza y cuello con excepción del nervio vago que proporciona inervación energía a algunas estructuras del tórax y abdomen.

Los nervios craneales son 12 Pares:

1. Nervio Olfatorio (I)
2. Nervio Óptico (II)
3. Nervio Oculomotor o Motor ocular común (III)
4. Nervio Patético o Troclear (IV)
5. Nervio Trigémino (V)
6. Nervio Motor ocular externo o Abducens (VI)
7. Nervio Facial (VII)
8. Nervio Vestibulococlear (VIII)
9. Nervio Glosofaríngeo (IX)
10. Nervio Vago (X)
11. Nervio Espinal o Accesorio (XI)
12. Nervio Hipogloso Mayor (XII).

Los nervios tienen su núcleo que es el lugar de donde tienen su origen y debido a la función que le corresponde, pueden ser de tipo sensitivos, motores y mixtos.

I PAR CRANEAL

NERVIO OLFATORIO

El nervio olfativo u olfatorio, es un nervio totalmente de tipo sensitivo, debido a la función que cumple. Es el primer nervio y es considerado el más corto de todos. Aparentemente, tiene su origen a cada lado de la apófisis crista galli en la cara superior de la lámina cribosa del etmoides, y por debajo del bulbo olfatorio y en las células bipolares localizadas en el epitelio olfatorio que recubre gran parte del cornete superior y la pared opuesta del tabique en la fosa nasal.

Estas células bipolares, se extienden a través de prolongaciones que atraviesan la lámina cribosa, para ingresar al cráneo y formar las vías energéticas nerviosas del nervio olfatorio, que llegan hasta el bulbo olfatorio permitiendo la circulación de energía.

El bulbo olfatorio es una estructura neural del prosencéfalo, que va a estar implicada en la percepción del olfato, el cual, codifica la información recibida y la dirige a estructuras superiores del cerebro. En el bulbo olfatorio hace sinapsis en las células bipolares, con las células mitrales y células en forma de penacho, forman el tracto olfatorio que rostralmente a la sustancia perforada anterior, se divide en las estrías olfatorias medial y lateral para dirigirse hacia el área olfatoria primaria constituida por el uncus.

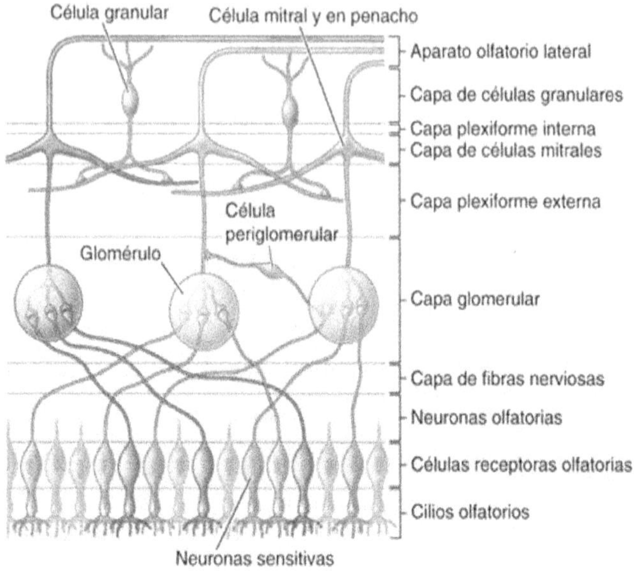

Figura: Aparato olfatorio.

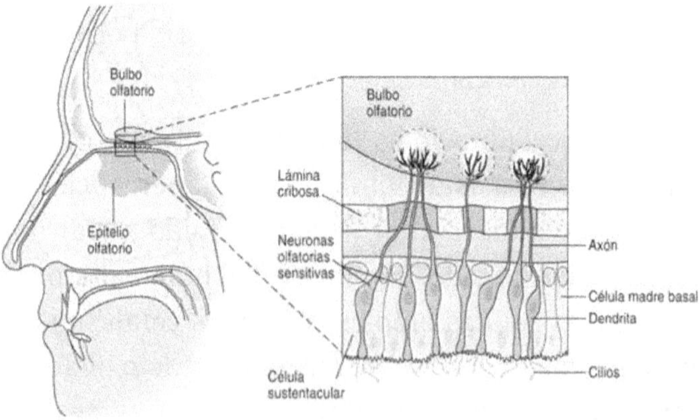

Figura: El bulbo olfatorio.

El uncus, es una parte de la corteza del cerebro, que trabaja de forma coordinada con otras estructuras del giro hipocampal y con el sistema límbico, el área entorrinal que funciona como una red extendida para la memoria y la orientación. Correspondiente con el área 28 y 29 de Brodmann, el limen de la ínsula y parte del cuerpo amigdaloideo. Una vez que hacen contacto cortical se distribuyen las vías energéticas en diferentes partes del área límbica; esta conexión es importante en la construcción de la memoria.

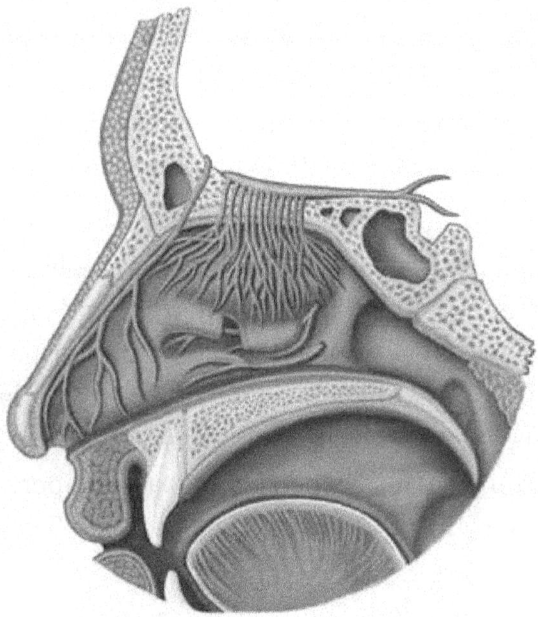

Figura: Nervio olfatorio.

En casos de alteraciones del nervio olfatorio es bueno estimular con técnica de acupuntura los puntos de energía 20 del Shou Yang Ming, 2 del Zu Tae Yang y Yintang, así como también, el área primaria olfativa de la corteza cerebral.

II PAR CRANEAL

NERVIO ÓPTICO

Este nervio está constituido por axones o vías energéticas que conforman las células ganglionares de la retina, al igual que el nervio olfatorio, se localiza en la base de cada lóbulo frontal, este II par craneal, embriológicamente deriva del pedículo óptico, está constituido por la agrupación de más de un millón de vías energéticas, es de tipo sensitivo porque se encarga de transmitir información visual desde la retina, parte posterior de los ojos en dirección hacia el cerebro.

El recorrido de esta información lo realiza en sentido anteroposterior, cuando la luz ingresa a los ojos y se transforma en señales eléctricas en la retina, en el segmento intraocular. Los axones o vías energéticas de las células ganglionares de la retina van a converger en la papila óptica, de donde el nervio perfora las capas superficiales del ojo, la esclerótica y coroides en un sitio llamado zona cribosa.

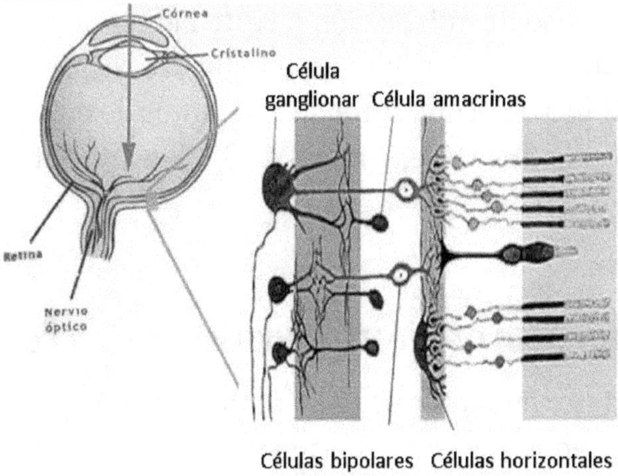

Figura: Células ganglionares de la retina.

Posteriormente, el nervio abandona la órbita ocular por medio del conducto óptico, que también, es conocido como hueso esfenoides, para luego unirse con el nervio del lado opuesto y así formar el quiasma óptico en el que sus ángulos anterolaterales, se continúan con los nervios ópticos y los ángulos posterolaterales, para seguir permitiendo circular la energía continuándose con los tractos ópticos que están formados por vías energéticas cruzadas y directa de ambos nervios ópticos, las cuales, van a rodear los pedúnculos cerebrales, para terminar proporcionando la información recibida en forma de energía en el cuerpo geniculado lateral, formando las radiaciones ópticas que entran en ambos hemisferios cerebrales, para localizarse en la corteza visual primaria correspondiente con el área 17 de Brodmann y finalmente enviar información visual integrada en dirección hacia la corteza visual secundaria que corresponde con el área 18 de Brodmann y 19 de Brodmann, donde se realiza su interpretación.

En caso de inflamación de este nervio por condición de exceso de calor y por hiperactividad física tener en cuenta el uso de acupuntura de los puntos de energía 3 del Zu Shao ying, Tai Xi y el punto 3 del Zu Jue Yin, Tai Chong.

III PAR

NERVIO OCULOMOTOR O MOTOR OCULAR COMÚN

El nervio motor ocular común, tiene su origen en el mesencéfalo, atraviesa la duramadre para permitir que la energía pueda recorrer el techo del seno cavernoso e ingresar a la órbita por la fisura orbitaria superior, dentro de esta se divide en dos ramas energéticas, denominada rama energética superior e inferior. Su función es netamente de tipo motor, ya que está encargado fundamentalmente del movimiento del globo ocular junto con los nervios Troclear y motor ocular externo, siendo responsable de la contracción y dilatación de la pupila. La función motora somática de tipo eferente de este nervio, es de inervar de energía a los músculos extrínsecos del ojo, el recto superior, el recto medial, recto inferior y oblicuo inferior; su función motora visceral de tipo eferente, es una inervación energética parasimpática en dirección hacia los músculos intrínsecos del ojo, músculo ciliar y constrictor de la pupila, dando este nervio también, inervación energética al músculo elevador del párpado superior cuya función es la de elevar el párpado superior.

Posee dos núcleos motores:

1. Núcleo motor somático principal mesencéfalo.
2. Núcleo motor visceral parasimpático accesorio.

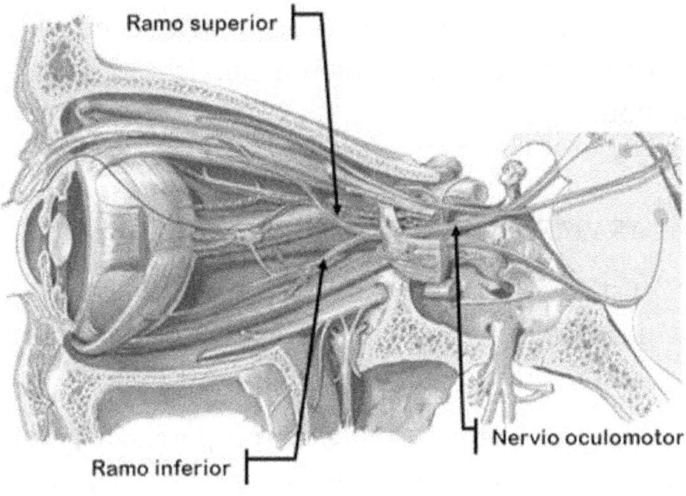

Figura: Nervio oculomotor.

El núcleo parasimpático accesorio, está localizado por detrás del núcleo motor principal. Sus vías energéticas son preganglionares y acompañan a otras vías energéticas oculomotora en dirección hasta la órbita. Este núcleo recibe la energía a través de vías energéticas cortico nucleares, para el reflejo de acomodación y vías energéticas del núcleo pretectal para los reflejos fotomotor directo y consensual, también conocido como la zona pretectal, es una región del mesencéfalo compuesta por siete núcleos, y se encarga de gran parte del sistema visual subcortical. La cual recibe información sensorial de las células ganglionares de la retina de los ojos, y es la región responsable del mantenimiento del reflejo pupilar a la luz.

LAS VÍAS ENERGÉTICAS PREGANGLIONARES

Se dirigen en dirección al ganglio ciliar para proporcionar de energía, las cuales son vías energéticas de tipo parasimpáticas que salieron por la raíz del nervio oculomotor.

LAS VÍAS ENERGÉTICAS POSTGANGLIONARES

Estas vías energéticas van a inervan de energía a los músculos esfínteres de la pupila, los cuales cumplen la función fundamental de contraer.

La rama energética superior proporciona inervación energética a los músculos: recto superior y elevador del párpado.

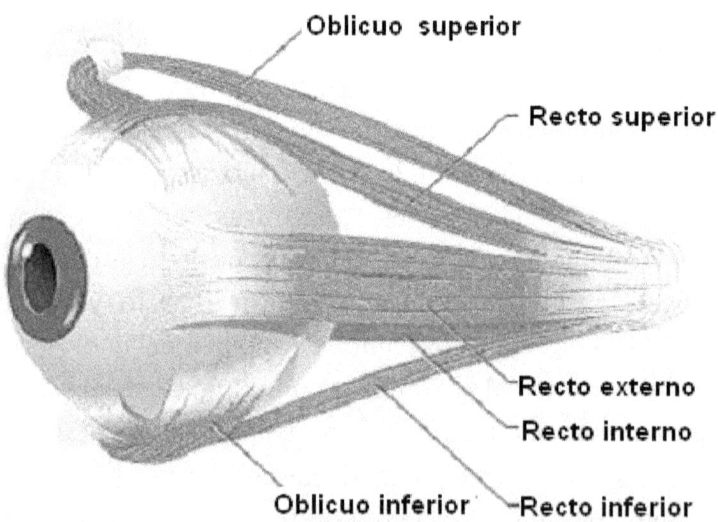

Figura: Recto superior, recto medio, y recto inferior.

En caso de alteraciones de los parpados superiores tener en cuenta la puntura del punto de energía 2 del Zu Tae Yang, Cuan Zhú, en transfixión a Yuyao punto de energía extra meridiano. Mientras que la rama energética inferior proporciona inervación de energía a los músculos rectos mediales, rectos inferior y oblicuo inferior. En caso de alteración de los parpados inferiores tener en cuenta los puntos de 1 del Zu Shao Yang, Tong Zi Liao, en transfixión al punto de energía 1 del Zu Yang Ming, Cheng Qi.

IV PAR CRANEAL

NERVIO TROCLEAR O PATÉTICO

El nervio troclear al igual que el nervio oculomotor y abducens, es de tipo motor, es decir, cumple funciones exclusivamente de tipo motoras y es el único que sale de la superficie posterior del tronco encefálico y luego se dirige en dirección hacia delante, este se origina en un núcleo pareado localizado en el mesencéfalo a nivel del colículo inferior. Las vías energéticas nerviosas salen para permitir la circulación de la energía del núcleo y se dirigen en dirección hacia la parte posterior del mesencéfalo, decusa con las vías energéticas del lado opuesto.

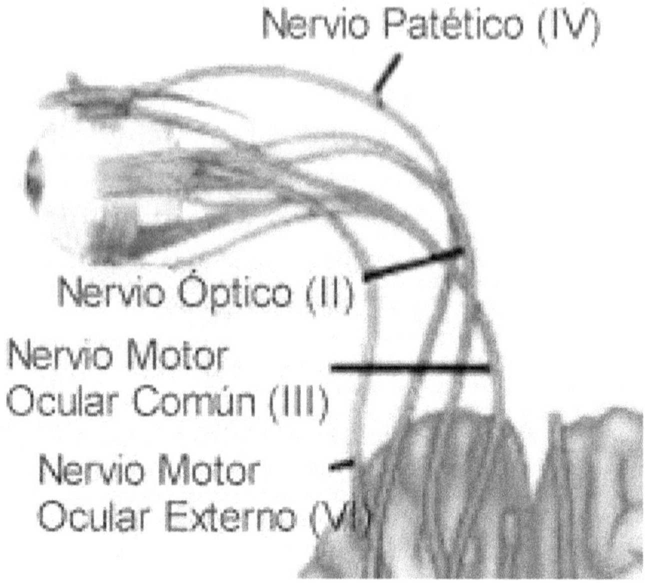

Figura: Nervio Troclear o Patético.

El nervio Troclear se continúa haciendo circular la energía y se discurre alrededor del pedúnculo cerebral y pasa entre las arterias cerebrales posteriores y cerebeloso superior, por fuera del nervio oculomotor.

Para finalmente entrar en la órbita por la hendidura esfenoidal donde se dirige para inervar de energía al músculo Oblicuo superior y de esta forma permitir el movimiento del ojo en dirección hacia abajo.

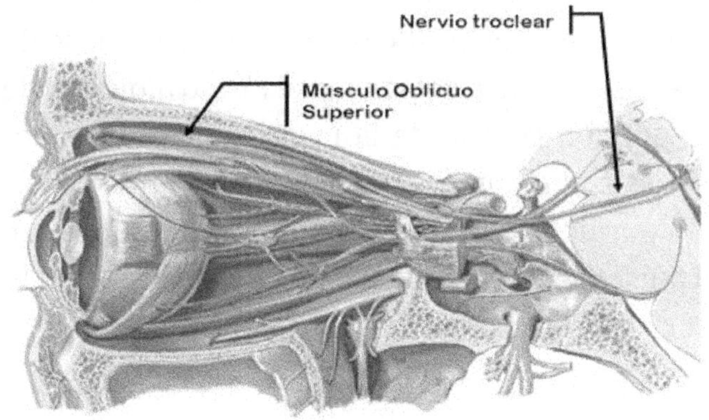

Figura: Nervio Troclear o Patético.

Entre las posibles alteraciones encontraremos la diplopía, que se caracteriza por visión doble, es decir la percepción de dos imágenes de un único objeto, en la cual la imagen puede presentarse horizontal, vertical o diagonal.

V PAR CRANEAL

NERVIO TRIGÉMINO

El nervio trigémino posee tres divisiones:

1. Oftálmica.
2. Maxilar.
3. Mandibular.

Es considerado el par craneal de mayor grosor, ya que va a proporcionar inervación energética a todos los músculos del primer arco faríngeo, el músculo de la masticación, el vientre anterior del digástrico, el cual, recibe este nombre por estar constituido por dos vientres musculares, se localiza desde la base del cráneo al hueso hioides y desde este, a la porción central de la mandíbula, el milohioideo que está localizado por encima del vientre anterior del digástrico, y por debajo del geniohiodideo, músculo del martillo, y el músculo periestafilino externo localizado en la pared posterior de la cavidad oral.

Además, posee tres núcleos:

1) El núcleo sensitivo principal.

2) El núcleo mesencefálico.

3) El núcleo motor.

El trigémino es un nervio mixto, ya que consta de una rama energética de tipo sensitiva y una rama energética de tipo motora corta.

Las alteraciones de este nervio se hacen frecuente en la consulta de acupuntura, debido a que la medicina moderna no ha podido proporcionar aún un tratamiento eficaz, el dolor que proporciona su alteración en pacientes afectados es intenso e intolerable.

El tratamiento con acupuntura radica en disminuir el dolor y la frecuencia de los episodios, para lo cual se tendrá en cuenta la presión fundamentalmente con los dedos del punto de energía 4 del Shou Yang Ming, He Gu como veremos más adelante.

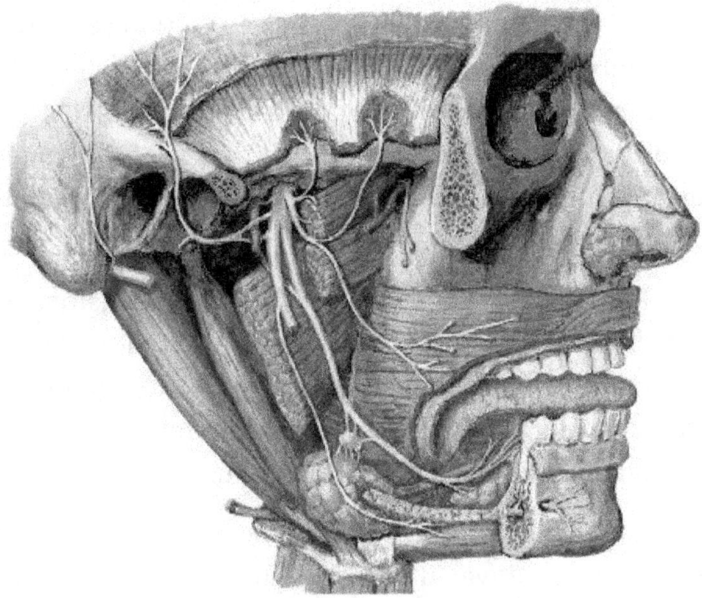

Figura: NERVIO trigémino.

El recorrido energético de este nervio, tiene su inicio cuando aborda la cara anterior de la protuberancia dirigiendo la energía en dirección hacia adelante, luego sale de la fosa craneana posterior, para alcanzar la fosita Gasseriana localizada en el vértice de la porción petrosa del hueso temporal. La raíz de tipo sensitiva, se amplia y forma el Ganglio Trigeminal donde nacen las tres ramas energéticas del nervio del trigémino:

1. Oftálmica.
2. Maxilar.
3. Mandibular.

La rama energética oftálmica es de tipo sensitiva, la cual se introduce en la órbita por el orificio esfenoidal y emite tres nuevas ramas energéticas, la lagrimal, la frontal y nasociliar, esta última, se localiza más profunda que las otras dos, conduce los impulsos energéticos sensoriales del ojo, mucosa y piel nasal.

La rama energética maxilar es de tipo sensitiva, permite el ingreso de la energía por el agujero redondo mayor, se localiza en el conducto suborbitario del cual se originan cuatro nuevas ramas energéticas, el cigomático, infraorbitario, alveolar superior, pterigopalatino.

La rama energética mandibular es de tipo mixta, sus vías de tipo sensitivas dan inervación energética a las sienes, mejillas, dientes y gran parte de la mandíbula; mientras que sus vías energéticas de tipo motoras controlan los movimientos de los músculos del temporal, el masetero, pterigoides, periestafilino externo, milohioideo, cabo anterior del digástrico y músculo del hueso del martillo.

Su función fundamental es la de encargarse del control de la sensibilidad de la mayor parte de la cara, de la movilidad de los músculos involucrados en la masticación, del hueso martillo y del tensor del tímpano, participa en el control de la secreción lagrimal y salival, constituye también la vía energética para los reflejos córneos, estornutatorio, faríngeo y maseterino que consiste en la contracción del músculo masetero y de la musculatura masticatoria.

En las alteraciones del nervio trigémino se debe tener en cuenta la puntura del punto de energía en estimulación a distancia del 4 del Shou Yang Min, He Gu, 5 del Shou Shao Yang, Wai Guan en ambos del lado del cuerpo afectado, el 44 del Zu Yang Ming, Nei Ting, así como los puntos locales según sea el caso para la sien el punto extra meridiano Tae Yang, el punto de energía 4 del Zu Yang Ming, Di Cang, el punto 18 del Shou Tae Yang, Quan Liao.

VI PAR CRANEAL

NERVIO ABDUCENS O MOTOR OCULAR EXTERNO

El nervio abducens es un nervio considerado pequeño de tipo motor, su función fundamental es la de proporcionar inervación energética al músculo recto lateral del ojo, provocando que el globo ocular, se mueva lateralmente alejándose de la línea media.

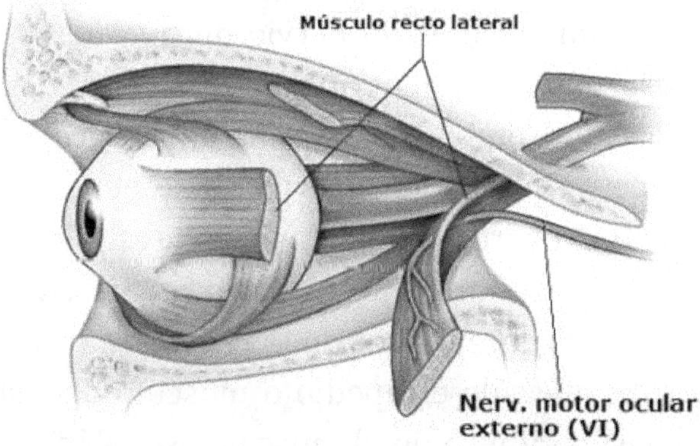

Figura: Nervio motor ocular externo.

Posee un núcleo motor considerado pequeño que se localiza debajo del piso de la parte superior del cuarto ventrículo, por debajo del colículo facial.

Desde ese núcleo el nervio motor ocular externo, se dirige en dirección hacia delante de la protuberancia, y pasa por el surco bulboprotuberancial a cada lado del agujero ciego, para dirigir la energía en dirección hacia el seno cavernoso en donde se localiza; lateral a la carótida interna y medial al nervio oculomotor, al lado de la rama energética oftálmica y maxilar del trigémino. Luego se incorpora a la órbita por la fisura orbitaria superior en la hendidura esfenoidal.

En los casos de alteración de este nervio, téngase en cuenta la puntura del punto de energía localizado en las áreas 5 y 7 de Brodmann, el paciente puede permanecer con la mirada fija.

VII PAR CRANEAL

NERVIO FACIAL

El nervio facial es un nervio de tipo mixto, que incluye funciones de tipo motoras, de tipo sensitivas, y también, de tipo parasimpático. Su rama energética motora, la más grande, proporciona inervación energética a los músculos de la expresión facial, músculos del cuero cabelludo y la oreja, así como a los músculos que derivan del segundo arco faríngeo, entre los que se encuentran: el cutáneo del cuello, el músculo estapedio o músculo del estribo, el cual, es considerado como el músculo esquelético más pequeño del cuerpo humano. Con poco más de un milímetro de largo, cuya función, es la de estabilizar el estribo, considerado el hueso más pequeño del cuerpo, también el músculo estilohioideo localizado oblicuamente desde la apófisis estiloides del hueso temporal, al hueso hioides, se encuentra por adentro y por encima del vientre posterior del músculo digástrico, este último discurre por un ojal suministrado por el primero, así como al vientre posterior del digástrico. Por lo que, estas vías energéticas de tipo motoras, son vías que permiten la circulación de la energía en dirección eferentes viscerales especiales.

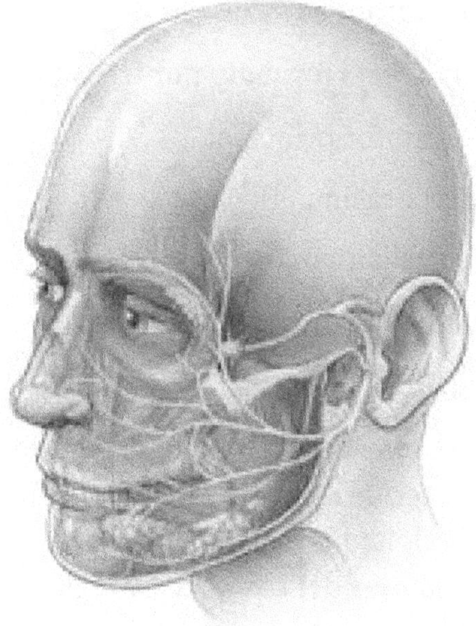

Figura: Nervios faciales.

La división de tipo parasimpática y de tipo sensorial forma el nervio intermediario de Wrisberg, el cual, está conformado por vías energéticas secretoras parasimpáticas, estas son vías energéticas eferentes viscerales generales, que dan inervación y permiten la circulación de la energía a las glándulas salivales y lagrimales, así como a la mucosa de la cavidad bucal y nasal.

También está conformado por vías energéticas exteroceptivas de tipo aferente visceral, las cuales, especialmente transportan estímulos gustativos procedentes de las dos terceras partes anteriores de la lengua. Y también, las sensaciones somáticas del pabellón auricular y del conducto auditivo interno.

Este nervio está formado por tres núcleos:

1. Núcleo motor principal.
2. Núcleo parasimpático.
3. Núcleo sensitivo.

NÚCLEO MOTOR PRINCIPAL

Se localiza en la profundidad de la formación reticular de la parte inferior de la protuberancia. La parte del núcleo que proporciona inervación energética a los músculos de la porción superior del rostro, va a recibir vías energéticas cortico nucleares de ambos hemisferios cerebrales. Mientras que la parte del núcleo que inerva de energía a los músculos de la porción inferior del rostro, va a recibir energía única y exclusivamente de vías energéticas cortico nucleares procedentes del hemisferio cerebral opuesto.

Los núcleos parasimpáticos están constituidos por dos núcleos, uno es el salivatorio superior y el otro el lagrimal, que se localizan en posición posterolateral al núcleo motor principal.

El núcleo salivatorio superior va a recibir vías energéticas de tipo aferentes del hipotálamo a través de las vías energéticas autónomas que descienden, proporcionando inervación de energía a las glándulas salivales submandibular y sublingual, como también a las glándulas palatinas y nasales.

El núcleo lagrimal va a recibir vías energéticas de tipo aferentes del hipotálamo para proporcionar respuestas emocionales, y de los núcleos de tipo sensitivos del nervio trigémino para la lagrimación, reflejo secundario a la irritación de la córnea o la conjuntiva.

El núcleo salivatorio, es también denominado núcleo gustativo, ya que va a recibir aferencias energéticas de tipo gustativas del nervio facial, glosofaríngeo y del nervio vago que hacen sinapsis solo en su mitad rostral del núcleo. Las vías energéticas de estas neuronas pseudomonopolares, se incorporan al tronco encefálico y van a conformar el tracto solitario. El nervio de tipo sensitivo, recibe aferencias energéticas gustativas de los dos terceras partes anteriores de la lengua, del piso de la lengua y del paladar.

En el recorrido anatómico del nervio facial, tenemos que tener cuenta, que tiene su inicio cuando las dos raíces salen de la superficie anterior del encéfalo, localizado entre la protuberancia y el bulbo raquídeo, luego se incorporan al conducto auditivo interno y se introduce en el canal facial en el hueso temporal, para nuevamente salir por el agujero estilomastoideo y desde allí, dar inervación a todos los músculos de la cara.

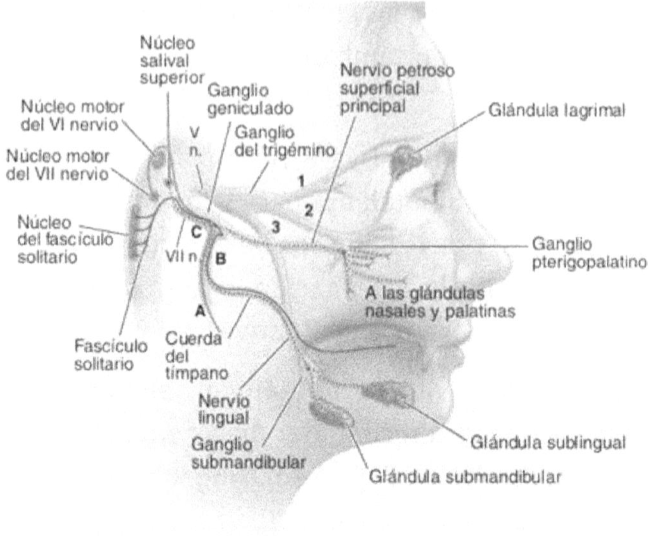

Figura: Vista lateral del nervio facial.

Vías energéticas Preganglionares:

1. Se dirigen en dirección al ganglio Pterigopalatino mediante el nervio petroso mayor.
2. Así como también al Ganglio submandibular.

Vías energéticas Postganglionares:

1. Estás vías energéticas inervan de energía para estimular la función secretora de las glándulas lagrimales y a las glándulas de la mucosa nasal y el paladar.

2. Permiten la circulación de la energía proporcionando impulsos secretores de las glándulas submandibulares y sublinguales, glándulas mucosas del piso de la boca.

En caso de alteraciones en el nervio facial, será indicado tener en cuenta la estimulación con acupuntura de los siguientes puntos de energía:

En la frente:

14 el Zu Shao Yang, Yang Bai

2 del Zu Tae Yang, Cuan Zhú

Punto extra meridiano Tae yang

En los pómulos y ojos:

1 del Zu Shao Yang, Tong Zi Liao

2 del Zu Yang Ming, Si Bai

18 del Shou Tae Yang, Quan Liao

En los Maxilares:

26 del Du Mai, Ren Zhong

24 del Ren Mai, Cheng Jiang

4 del Zu Yang Ming, Di Cang

5 del Zu Yang Ming, Da Ying

6 del Zu Yang Ming, Jia Che

7 del Zu Yang Ming, Xia Gu

VIII PAR CRANEAL

NERVIO VESTIBULOCOCLEAR

Este nervio, también se denomina nervio auditivo, es totalmente de tipo sensitivo, y está conformado por dos raíces: una vestibular que está en relación al equilibrio, y otra coclear que está en relación a la audición. Este nervio no abandona el cráneo ya que su recorrido energético lo realiza en dirección hacia el tronco encefálico y lo hace a través del conducto auditivo interno.

La rama energética vestibular tiene su origen en el ganglio vestibular o de scarpa, que se localiza en el punto de encuentro del nervio facial con la rama energética vestibular. De este ganglio, surgen prolongaciones dendríticas en dirección hacia el aparato vestibular del oído interno.

Mientras que desde el ganglio de scarpa, se envían prolongaciones energéticas en dirección hacia el complejo nuclear vestibular localizado en el bulbo raquídeo por debajo del piso del cuarto ventrículo, en el núcleo vestibular lateral, núcleo vestibular superior, núcleo vestibular medial y núcleo vestibular inferior.

Desde el bulbo raquídeo van algunas vías energéticas directamente sin pasar por los núcleos vestibulares a través del pedúnculo cerebeloso inferior al cerebelo. También, desde los núcleos vestibulares envía vías energéticas de tipo eferentes al cerebelo por medio del pedúnculo cerebeloso inferior; y desde el núcleo vestibular lateral, envía vías energéticas eferentes homolateralmente en dirección hacia la médula espinal, para proporcionar la formación del tracto vestíbulo espinal; desde los núcleos vestibulares superior y medial, se envían vías energéticas que permiten la circulación de la energía por medio del fascículo longitudinal medial contralateralmente, en dirección hacia los núcleos de los nervios III, IV y VI; también se envían vías energéticas de tipo ascendentes a través del tálamo en dirección hacia la corteza somatosensitiva.

Estas conexiones son consideradas sumamente importantes y se relacionan permanentemente desde el punto de vista funcional entre sí, ya que permiten, mantener el equilibrio mediante la coordinación de movimientos oculares, cefálicos y musculares del cuerpo.

La rama energética coclear tiene su origen en el ganglio espiral y desde donde envía prolongaciones energéticas en dirección hacia los núcleos cocleares, el núcleo coclear anterior y núcleo coclear posterior, que se localizan en la superficie anterior de los pedúnculos cerebelosos inferiores.

De estos núcleos, salen vías energéticas de tipo eferentes que llegan a la corteza auditiva, y algunas otras, van en dirección hacia la zona reticular del tronco encefálico.

Las raíces del nervio vestíbulo coclear se unen una vez que salen ventralmente al tronco encefálico, entre el borde inferior de la protuberancia y el bulbo raquídeo en la fosita supraolivar, de allí, continúa su recorrido por la fosa craneal posterior y conjuntamente con el nervio facial, ingresa por el conducto auditivo interno hasta alcanzar al oído interno y dividirse en dos raíces, la vestibular y la coclear, la raíz vestibular distribuye la energía en el aparato vestibular del oído interno y la raíz coclear proporciona energía por el caracol.

La rama vestibular cumple la función de regular e interviene en el equilibrio, posición y movimiento de la cabeza y cuello. Mientras que, la rama coclear cumple con el sentido de la audición.

En caso de vértigos se debe tener en cuenta la estimulación de los puntos de energía en relación al diagnóstico por el pulso debido a las diferentes posibles causas:

En caso de exceso de energía que se manifiesta por calor, podrá tenerse en cuenta los puntos de energías 4 del Shou Yang ming, He Gu, 5 del Shou Shao Yang, Wai Guan, 20 del Zu Shao Yang, Feng Chi, 24 del Zu Shao Yang, Yang Ling Guan.

En los casos de vértigo con predominio de la condición de humedad, es posible proponer tener en cuenta la estimulación del punto de energía 6 del Shou Jue Yin, Nei Guan, el 12 del Ren Mai, Zhong Guan, 25 del Zu Yang Ming, Tian Shu y el punto 40 del Zu Yang Ming, Feng Long.

El vértigo puede tener su origen en la cervical, para lo cual es necesario punturar el punto 20 del Zu Shao Yang, Feng Chi, el punto 10 del Zu Ta Yang, Tian Zhu, el 6 del Shou Jue Yin, Nei Guan y el punto de energía 7 del Shou Shao Yin, Shen Men.

En el caso de la enfermedad de Ménière, se debe tener en cuenta la manifestación del vértigo tanto por deficiencia como por exceso, en las deficiencias de energía tener en cuenta la estimulación de los puntos de energía 9 del Shou Jue Yin, Zhong Chong, el 1 del Zu Jue Yin, Da Dun, y los puntos 14 y 18 del Zu Tae Yang, Jue Yin Shu y Gan Shu respectivamente, estos últimos con el empleo de moxibustión.

En los casos de exceso, tener en cuenta las recomendaciones para exceso de energía en el tratamiento de la tinnitus.

Pero cuando la lesión ocurre a nivel de la raíz coclear puede presentarse tinnitus que es cuando la persona escucha ruidos en el oído a pesar de que no existan en el ambiente externo.

En caso de tinnitus o zumbido de los oídos, este podrá manifestarse a través de un exceso de la actividad del Yang hepático y de la vesícula biliar o por una insuficiencia del aspecto yin contenido en los riñones, es recomendable tener en cuenta la estimulación de los puntos de energía 3 del Shao Yin, Tai Xi, 3 del Zu Jue Yin, Tai Zhong, 34 del Zu Shao Yang, Yang Ling Guan, 5 del Shou Shao Yang, Wai Guan, y en algunos casos se puede incluir 17 del Shou Shao Yang. Yi Feng.

IX PAR CRANEAL

NERVIO GLOSOFARÍNGEO

El nervio glosofaríngeo, está encargado de varias funciones, por lo que, se le considera un nervio de tipo mixto, funciones de tipo sensitivas, de tipo motoras y de tipo vegetativas. Proporciona inervación de energía a la lengua y a la faringe. Tiene su inicio en el tronco encefálico por detrás de la oliva bulbar que hace referencia a la formación que hay en el tronco del encéfalo. Localizado en el bulbo y se considera que su origen aparente es por fuera de la oliva.

Sin embargo, otros especialistas proporcionan un origen que está en relación con las tres funciones que ejerce, funciones de tipo sensitivo, de tipo motor y de tipo vegetativo o parasimpático, como antes mencionábamos.

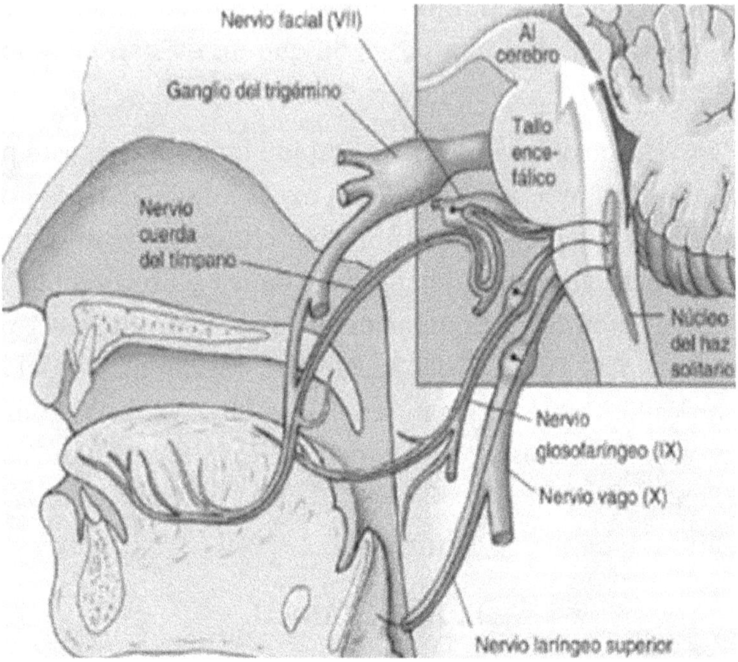

Figura: Nervio glosofaríngeo.

Su origen de tipo motor, tiene lugar en el núcleo motor principal que se localiza en la profundidad de la formación reticular del tronco encefálico, que es la parte superior del núcleo ambiguo, el cual, se puede localizar si realizamos un corte del bulbo raquídeo a nivel de las olivas.

Debido su función de tipo motora va a proporcionar inervación de energía a los músculos de la faringe permitiendo su elevación durante la deglución y el habla.

Su origen de tipo sensitivo, está conformado en la porción superior del núcleo del tracto solitario, y está en relación al ganglio petroso de andersch y yugular de ehrenritter del nervio glosofaríngeo, el cual, está localizado en el agujero rasgado posterior. Las células de estos ganglios realizan sinapsis con el núcleo del tracto solitario y envían sus vías energéticas contralaterales dirigidas en dirección hacia algunos núcleos talámicos, y de aquí, se continúan permitiendo la circulación de la energía en dirección hacia el área sensitiva primaria de donde hacen contacto con otros núcleos hipotalámicos.

Entre las funciones de tipo sensitivo encontraremos la sensibilidad del tercio posterior de la lengua y faringe, contribuye con el sentido del gusto, control de la presión arterial, y la respiración.

Su origen parasimpático, tiene su inicio en el núcleo parasimpático o núcleo salivar inferior. Debido a su función de tipo parasimpática, va a estimular la secreción de saliva en la glándula parótida.

Surge del tronco encefálico para permitir que la energía recorra la oliva bulbar y el pedúnculo cerebeloso superior, de donde atraviesa lateralmente la fosa craneana posterior, abandona el cráneo a través del agujero rasgado posterior, conjuntamente con el nervio vago y espinal. Para luego dirigirse en dirección descendente por el cuello y por el compartimiento retroestileo localizado en el espacio maxilofaríngeo en el cuello, forma parte del paquete vasculonervioso alto, con la vena yugular interna y la arteria carótida interna, hasta que contacta energéticamente con el borde posterior del músculo estilofaríngeo, para inervar de energía. Continúa la energía su dirección hacia adelante entre los músculos constrictores superior y medio de la faringe hasta comunicar energéticamente con la base de la lengua donde termina su recorrido.

1. Vías energéticas preganglionares: mediante el nervio petroso menor llevan vías energéticas al ganglio óptico
2. Vías energéticas postganglionares: las vías energéticas secretoras que conducen la energía por el nervio aurícula temporal en dirección hacia la glándula parotídea.

En presencia de estas alteraciones, se debe proceder con la prescripción del tratamiento de masaje y acupuntura acorde con el diagnostico por el pulso y la respuesta adecuada a los síntomas presentes e indicar la valoración con preferencia a neurología pediátrica en los casos donde comprometa a niños.

En casos de alteraciones o pérdida de su función, se debe tener en cuenta la puntura del punto de energía 23 del Ren Mai, Lian Quan y estimular también la corteza primaria gustativa.

X PAR CRANEAL

NERVIO VAGO O NEUMOGÁSTRICO

El nervio vago, también denominado neumogástrico, se considera un nervio de tipo mixto, el cual, cumple las funciones de tipo sensitiva, de tipo motora y de tipo vegetativo, el cual, se encarga fundamentalmente de conducir la sensibilidad de la laringe, faringe y otras estructuras localizadas en el tórax y en la cavidad abdominal, incluyendo también, inervación energética de tipo motora a los músculos de laringe, faringe, y algunas vísceras. Es el más extenso de todos los nervios craneales. El nervio vago tiene su inicio en el tronco encefálico y llega hasta las estructuras abdominales.

Se considera que tiene su origen aparente, por fuera de la oliva bulbar y por debajo del nervio glosofaríngeo. Al igual que el nervio glosofaríngeo, las vías energéticas del nervio vago, van a presentar tres orígenes:

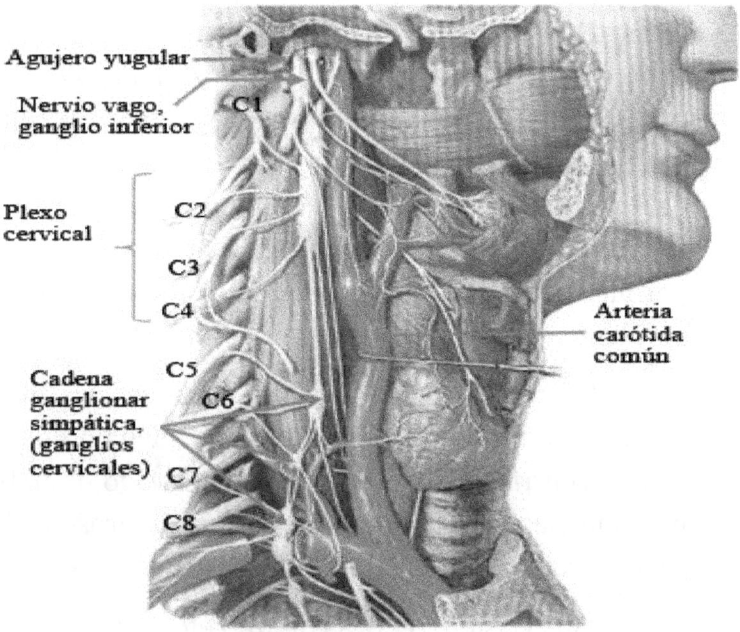

Figura: Nervio vago.

Un origen de tipo motor con vías energéticas motoras que provienen de la parte media del núcleo ambiguo o núcleo motor principal, que está localizado por debajo del glosofaríngeo. Recibe vías energéticas cortico nucleares o conexiones de ambos hemisferios cerebrales. Y desde este núcleo, va a permitir la circulación de la energía a través de vías energéticas de tipo eferentes en dirección hacia el paladar blando, músculos constrictores de la faringe y músculos intrínsecos de la laringe.

Su origen de tipo sensitivo, tiene su inicio en el ganglio inferior o plexiforme del vago, los cuerpos celulares que conforman este ganglio, permiten la circulación de la energía a través de sus vías energéticas de tipo axónicas en dirección hacia el tronco encefálico, para realizar sinapsis con la parte inferior del núcleo del tracto solitario. Las vías energéticas de tipo sensitivas, a nivel del agujero rasgado posterior desde donde realizan sinapsis con las células del ganglio superior o ungular del nervio vago. Desde el núcleo del tracto solitario, va a proporcionar vías energéticas contralaterales en dirección hacia el tálamo que luego de este, permiten el tránsito de la energía en dirección hacia el hipotálamo y a la corteza sensitiva primaria.

Su origen de tipo vegetativo, va a estar conformado por dos núcleos que se localizan por debajo del piso del cuarto ventrículo, el núcleo dorsal del vago o también llamado núcleo viceromotor y el núcleo viscerosensitivo, que se localiza por fuera del núcleo dorsal del vago.

Sus vías energéticas de tipo eferentes van a ser distribuidas por la musculatura involuntaria de las vísceras torácicas y abdominales, proporcionando energía, como son los bronquios, el corazón, esófago, estómago, intestino delgado, intestino grueso, hasta alcanzar el tercio distal del colon transverso.

El nervio vago sale del tronco encefálico anterior y lateral al bulbo raquídeo en dirección por detrás de la oliva bulbar para distribuir energía en el surco retro olivar, de donde se pueden apreciar múltiples raíces que convergen, y se unen, para dirigirse en dirección lateralmente por la fosa craneal posterior hasta alcanzar la parte de adelante, por donde salen a través del agujero rasgado posterior y donde a nivel de este agujero, se localiza por arriba el ganglio superior y por debajo el ganglio yugular inferior.

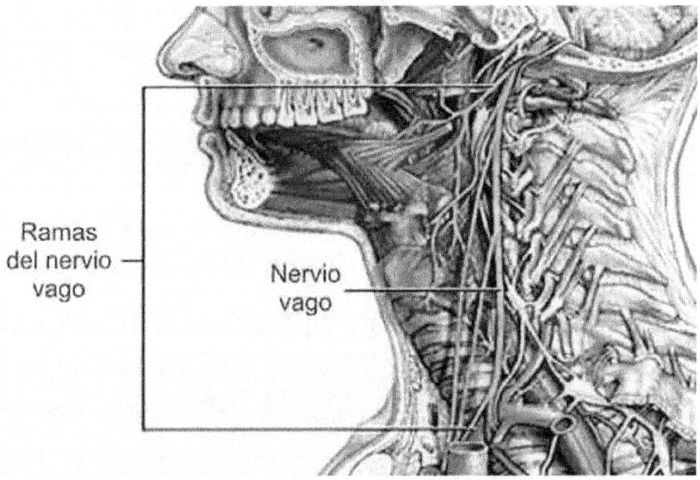

Figura: Ramas del nervio vago.

Continúa su recorrido en dirección descendente y verticalmente por el cuello, a través del compartimiento retroestileo del espacio maxilofaríngeo, para distribuir energía a través de algunas vías energéticas, por la musculatura esquelética del cuello y garganta, de aquí, el nervio sigue su descenso para alcanzar la vaina carotidea, conjuntamente con la arteria carótida interna, carótida común y la vena yugular interna, para tomar tanto el nervio vago derecho, como el izquierdo, recorridos energéticos diferentes.

Vías energéticas preganglionares:

1. En tórax llega proporcionando energía a los plexos cardiacos, pulmonares y esofágicos, son ganglios terminales intrínsecos.
2. En el abdomen proporciona energía desde el estómago en dirección hasta el plexo celiaco, pasan a los plexos sucesivos alcanzando los ganglios terminales.

Vías energéticas postganglionares:

1. A nivel del tórax proporciona energía y estimula la musculatura cardiaca, bronquios y esófago
2. A nivel del abdomen proporciona energía llegando al intestino delgado y grueso y continúa hasta alcanzar el colon descendente, hígado, páncreas y riñones.

En caso de alteraciones o disminución de la función del nervio vago, se requiere estimular con técnica de acupuntura el área sensitiva primaria y el punto de energía 22 del Ren Mai, Tian Tu, así como tener en cuenta los puntos 17 Tang Zhong, 12 Zhong Guan y 7 Yin Jiao, todos localizados en el meridiano particular del Ren Mai, según sea la función o estructura comprometida previo diagnóstico por el pulso.

En caso de una elevación de la frecuencia cardiaca los puntos indicados son el 7 del Shou Shao Yin, Shen Men, así como también el punto de energía del mismo nombre en la aurícula, el punto de energía 3 del Zu Jue Yin, Tai Chong, fundamentalmente estos puntos de energía, aunque se pueden emplear otros complementarios según cada caso en particular.

XI PAR CRANEAL

NERVIO ESPINAL O ACCESORIO

El nervio espinal o accesorio es únicamente de tipo motor y presenta dos orígenes: craneal y espinal.

La raíz craneal, tiene su inicio en las células del tercio inferior del núcleo ambiguo. Donde sus vías energéticas, surgen entre la oliva bulbar y el pedúnculo cerebeloso inferior, por el surco retro olivar y por debajo del nervio vago, luego este nervio, al igual que el nervio glosofaríngeo y vago, permite la circulación de energía, y se dirige lateralmente por la fosa craneal posterior donde confluye y se une con su raíz espinal, para abandonar el cráneo por el agujero rasgado posterior. Al salir del cráneo, la raíz craneal, que es la rama energética interna y la espinal que se denomina rama energética externa del nervio, se separan y la raíz craneal se incorpora al nervio vago, para distribuir la energía por los músculos del paladar blando, faringe y laringe a través de vías energéticas que conforman los nervios faríngeos y laríngeos recurrentes.

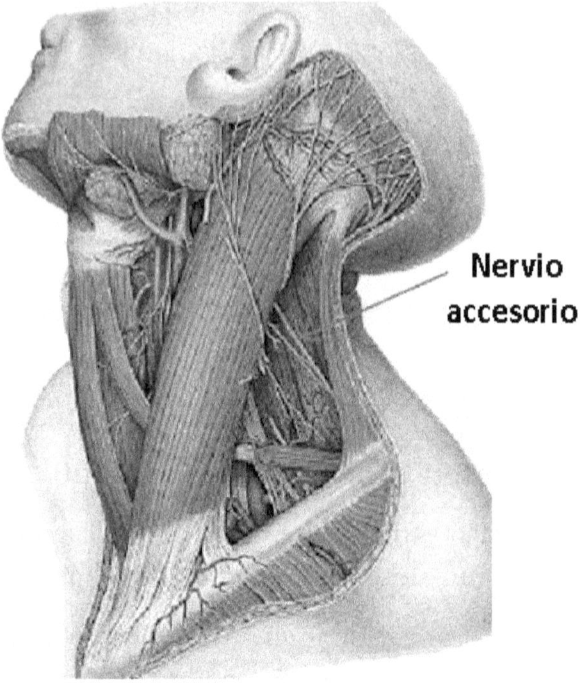

Figura: Nervio accesorio.

La raíz espinal, tiene su inicio en las células del asta gris anterior de los primeros cinco o seis segmentos medulares cervicales, y conforma un tronco común que permite el tránsito de la energía en dirección hacia el cráneo e ingresa por el agujero occipital, para continuar en dirección hacia adelante y lateralmente, por la fosa craneal posterior, para luego de un breve recorrido energético, unirse a la raíz craneal del nervio y conjuntamente con el nervio vago, y glosofaríngeo, abandonar el cráneo por medio del agujero rasgado posterior donde se divide y forma la rama energética interna craneal y la rama energética externa espinal, a partir de aquí, la rama energética externa, va a permitir el descenso de la energía oblicuamente hasta alcanzar y penetrar el esternocleidomastoideo, al cual, proporciona inervación energética, para a continuación, salir por el borde posterior del músculo y dirigir la energía a través del triángulo posterior del cuello, donde hace contacto con el borde anterior del músculo trapecio para proporcionar inervación energética.

Entre las funciones del nervio espinal o accesorio, se destaca la capacidad de proporcionar inervación de tipo energética a los músculos del trapecio esternocleidomastoideo, contribuyendo con los movimientos realizados por la cabeza y el cuello.

Proporciona también inervación de energía al paladar blando, faringe y laringe, con lo cual interviene en los movimientos de la deglución.

En caso de condición de calor que genera contracción con alteraciones del nervio accesorio punturar el punto de energía 23 del Shou Shao Yang en transfixión al 1 del Zu Shao Yang, 20 y 21 del Zu Shao Yang, así como 15 del Shou Yang Ming, entre otros puntos que son útiles en el tratamiento de hombros. También se recomienda terapia auricular.

En caso de condición de frio que genera debilidad muscular se recomienda la moxibustión en los puntos 5 del Shou Shao Yang y 21 del Zu Shao Yang, así como el empleo de moxa de los puntos de energías localizados en el hombro.

XII PAR CRANEAL

NERVIO HIPOGLOSO

Es un nervio cuya función es de tipo motora, proporciona inervación de energía a los músculos intrínsecos y extrínsecos de la lengua con excepción del palatogloso, que es un músculo que se encuentra localizado en la lengua.

Tiene su inicio en el bulbo raquídeo en un núcleo que se localiza entre el núcleo dorsal del vago y la línea media por debajo del piso del cuarto ventrículo, se le puede apreciar, si realizamos un corte transversal a nivel de las olivas bulbares. De donde surgen varias pequeñas raíces por el surco preolivar localizado entre la oliva bulbar y la pirámide; donde se encuentran y se unen para conformar el tronco común del nervio hipogloso, permite la circulación de la energía y se continúan en dirección lateral, por la fosa craneana posterior, en dirección hacia adelante, para abandonar el cráneo atravesando el agujero condíleo anterior y desciende la energía por el compartimiento retroestileo, entre la vena yugular interna y la arteria carótida interna, hasta contactar el borde inferior del vientre posterior del músculo digástrico y efectuar una curva en dirección hacia adelante, por arriba del cuerno mayor del hueso hioides, hasta contactar con la superficie lateral de la lengua donde se distribuye.

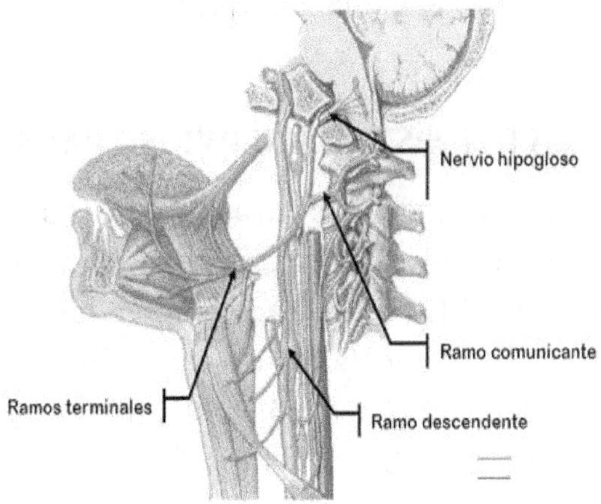

Figura: Nervio hipogloso.

Entre las funciones del nervio hipogloso, encontramos la capacidad de proporcionar la inervación de energía a los músculos intrínsecos de la lengua y los músculos estilogloso de la lengua, el hiogloso que se encarga especialmente de coordinar los movimientos de la lengua y el geniogloso. Conjuntamente, realizan el control los movimientos de la lengua y su forma, durante la deglución y el habla.

Una lesión del nervio hipogloso puede provocar parálisis del nervio afectado causando problemas para articular palabras y deglutir los alimentos. Esta parálisis del nervio puede ser provocada por una compresión mecánica del nervio en cualquier parte de su recorrido.

En caso de alteraciones de la forma de la lengua tener en cuenta los puntos de energía localizados en la región sublingual, donde se debe realizar sangría en casos de presentarse inflamación de las venas. Así como el 23 del Ren

Mai, Lian Quan y la estimulación del área de Broca en caso de dificultad en la articulación de las palabras.

FISIOLOGÍA DEL SISTEMA NERVIOSO PARASIMPÁTICO

Las vías energéticas parasimpáticas del sistema nervioso, abandonan el sistema nervioso central a través de los pares craneales III, VII, IX y X. Como ya mencionamos, tienen su inicio en el encéfalo y en la región sacra. Presentan una inervación energética más restringida a órganos viscerales. Los ganglios están cercanos de los órganos diana. Las neuronas de tipo preganglionar y de tipo postganglionar, liberan como neurotransmisor acetilcolina. Sirven en estado de reposo en condiciones de predominio Yin.

VÍAS ENERGÉTICAS PRE Y POSTGANGLIONARES

El sistema energético de tipo simpático. Como también el sistema energético de tipo parasimpático, posee neuronas preganglionares y postganglionares. Sin embargo, excepto en algunos pocos nervios craneales parasimpáticos, en los cuales, las vías energéticas de tipo preganglionares, recorren en casos normales sin ninguna interrupción proporcionando energía a todo el trayecto, hasta alcanzar el órgano o la víscera que inervan. Allí justamente en la pared del órgano, se encuentran localizadas las neuronas de tipo postganglionares.

Las vías energéticas postganglionares cortas, pueden medir apenas varios centímetros de longitud, se extienden permitiendo la circulación de la energía a través de las sustancias del órgano. Esta localización de las vías energéticas postganglionares de tipo parasimpáticas, en los mismos órganos viscerales, difieren bastante de la disposición de los ganglios simpáticos, ya que los cuerpos celulares de las neuronas postganglionares de tipo simpáticas, casi siempre están localizadas en los ganglios de la cadena simpática o en otros ganglios simpáticos abdominales, y no en el órgano excitado.

PUNTOS DE ENERGÍA MU

El sistema de tipo parasimpático, se puede abordar y estimular a través de los puntos Mu de energía, permitiendo recuperar la función y el acto reflejo de órganos y vísceras según sea el caso, los puntos Mu son:

1 del Shou Tae Yin, Zhong Fu. Centro interior material, punto Mu de los pulmones. Localizado a tres distancias por encima del pezón, en el primer espacio intercostal y a dos distancias por fuera de la línea de la tetilla.

25 del Zu Yang Ming, Tian Shu. Camino celestial, punto Mu del intestino grueso. Localizado a dos distancias lateral al ombligo.

12 del Ren Mai, Zhong Guan. Granero central, punto Mu del estómago. Localizado en el punto medio entre el esternón y el ombligo, quiere decir, que se encuentra a cuatro distancias por debajo del esternón, y cuatro distancias por encima del ombligo, en la línea central anterior del cuerpo.

13 del Zu Jue Yin, Zhang Men. Puerta de la manifestación, punto Mu del bazo y del páncreas. Localizado en el extremo de la primera costilla flotante.

14 del Ren Mai, Ju que. La gran puerta del palacio de los sentimientos, punto Mu del corazón. Localizado a dos distancias por debajo del esternón y a seis distancias por encima del ombligo, en la línea central anterior del cuerpo.

4 del Ren Mai, Guan Yuan. Barrera de la fuente, punto Mu del intestino delgado. Localizado a dos distancias del borde superior de la sínfisis del pubis y a tres distancias por debajo del ombligo, en la línea central abdominal.

3 del Ren Mai, Zhong Ji. El centro más elevado, punto Mu de la vejiga. Localizado a una distancia por encima del borde superior de la sínfisis del pubis, a cuatro distancias por debajo del ombligo, en la línea central abdominal, parte anterior del cuerpo.

25 del Zu Shao Yang, Jing Men. Puerta de la capital, punto Mu de los riñones. Localizado al lado lateral al abdomen, en el extremo libre de la última o duodécima costilla.

17 del Ren Mai, Tan Zhong. Centro de la sinceridad, punto Mu del pericardio o Xin Bao. Localizado en la línea central anterior del cuerpo, a la altura de los pezones en el esternón, en el cuarto espacio intercostal.

7 del Ren Mai, Yin Jiao. Cruce de los Yin, punto Mu del Jiao inferior. Localizado en la línea central anterior del cuerpo, a una distancia por debajo del ombligo.

5 del Ren Mai, Shi Men. Puerta de la piedra sonora, punto Mu del San Jiao. Localizado a dos distancias por debajo del ombligo, en la línea central anterior del cuerpo.

24 del Zu Shao Yang, Shen Guang. Psiquismo luminoso, punto Mu de la vesícula biliar. Localizado en la línea

vertical de los pezones, a la altura del punto medio de la distancia que existe entre el esternón y el ombligo, en el séptimo espacio intercostal.

14 del Zu Jue Yin, Qi Men. Puerta del tiempo, punto Mu del hígado. Localizado a dos costillas por debajo del pezón, en el sexto espacio intercostal.

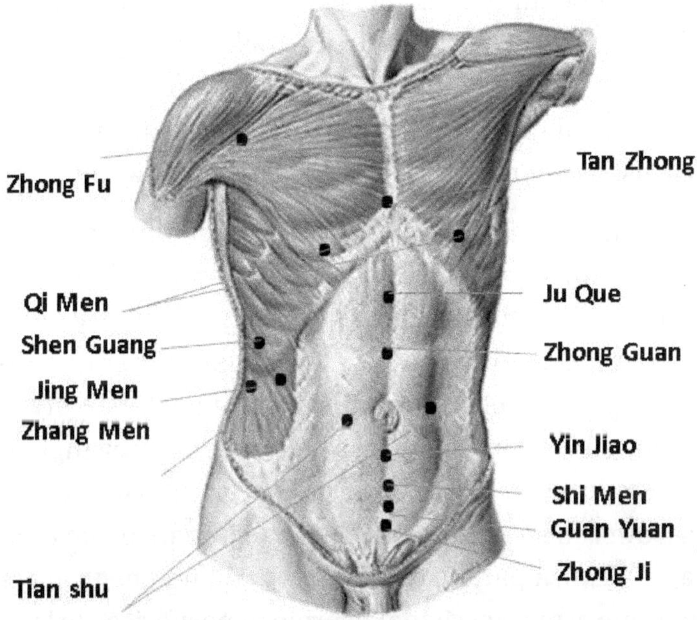

Figura: Puntos Mu de energía de órganos y vísceras.

La puntura con aguja de acupuntura en estos puntos de energía, nos permite recuperar la función denominada: acto reflejo de órganos y vísceras, según sea el caso, previo diagnóstico por el pulso.

También debemos tener en cuenta, que hay tres puntos de energía en los cuales se puede abordar con puntura para recuperar el acto reflejo de órganos y vísceras, pero que también constituyen puntos de reunión de la energía como son los puntos 6 del Ren Mai, Qi Hai, 12 del Ren Mai, Zhong Guan, 17 del Ren Mai Tang Zhong, en los casos de alteraciones por deficiencia de la energía o del aspecto Yang de la energía en la función cardiorrespiratoria, digestiva o genitourinaria, según sea el caso, previo diagnóstico por el pulso, se debe utilizar la técnica de moxibustión, en casos donde no exista una insuficiencia del aspecto Yang de la energía, y solo se manifiesta por una insuficiencia de energía, utilizar solamente la técnica de la acupuntura, para ambos casos. La energía debe manifestarse insuficiente.

Podemos concluir que el sistema de tipo parasimpático tiene la misma característica que presenta el sistema de tipo simpático, una vía energética preganglionar y otra vía energética postganglionar, presenta una primera neurona que se localiza en el sistema nervioso central, esta primera neurona, va a mandar una vía energética preganglionar, permitiendo la circulación de la energía, la cual, va a ser larga a diferencia del sistema de tipo simpático que es muy corta, y alcanza para hacer contacto con una neurona ganglionar que está en el sistema nervioso periférico, de la cual, sale la vía energética postganglionar que es muy corta, y reiteramos que el neurotransmisor en el sistema de tipo parasimpático tanto en la vía energética preganglionar como en la vía energética postganglionar, es la acetilcolina.

La primera neurona del sistema de tipo parasimpático, se localiza a nivel del tronco cerebral y en los segmentos medulares sacros, por la localización de esta primera neurona se denomina cráneo sacro. Esta primera neurona, se encuentra en el mesencéfalo, en el puente y en la médula prolongada o bulbo raquídeo, también la encontraremos en los segmentos sacros, esta primera neurona preganglionar a nivel del mesencéfalo, se encuentra el núcleo accesorio del tercer par craneal y manda su vía energética preganglionar, que se continúa con el tercer nervio craneal, y va a alcanzar a la órbita y dentro de la misma, va a realizar sinapsis con la neurona localizada en el sistema nervioso periférico, la cual, es una neurona ganglionar, que se encuentra en el denominado ganglio ciliar, donde proporciona vías energéticas postganglionares de tipo parasimpáticas a través de los nervios ciliares cortos, para inervar de energía a la pupila y provocar miosis, así como la contracción del músculo ciliar que cumple la función importante de intervenir en la visión cercana.

A nivel de la porción caudal del puente se localizan los núcleos salivares:

1. Núcleo salivar superior.
2. Núcleo salivar inferior.
3. Núcleo lagrimal.

El salivar superior, va a mandar la vía energética preganglionar parasimpática que se continúa con el nervio facial y llega al ganglio submandibular, donde se localiza la segunda neurona, que es la neurona del sistema nervioso periférico, denominado como ya mencionamos: ganglio submandibular. El cual está pegado al nervio lingual, rama del nervio trigémino, y desde esta glándula, salen vías energéticas de tipo parasimpáticas postganglionares, para inervar de energía a las glándulas submandibular, y a la glándula sublingual, la estimulación parasimpática provoca un incremento de las secreciones.

El núcleo salivar inferior manda sus vías energéticas preganglionar de tipo parasimpática que realizan sinapsis en el ganglio óptico, el cual, está en la fosa subtemporal pegado a la rama energética mandibular del trigémino, por debajo del agujero oval denominado ganglio óptico, de este ganglio, surgen las vías energéticas postganglionares de tipo parasimpáticas que se continúan con el nervio auriculotemporal de la rama energética del mandibular del trigémino, para dar inervación de energía de tipo parasimpática a glándula parótida, estas vías energéticas preganglionares de tipo parasimpáticas que llegan al nervio óptico, provienen del nervio gloso faringe IX.

El núcleo lagrimal proporciona vías energéticas preganglionares de tipo parasimpáticas que se continúan con el nervio facial, junto al salivar superior y van a hacer relevo en el ganglio pterigopalatino, que sería el nervio petroso superficial mayor y desde el cual, surgen vías energéticas postganglionares de tipo parasimpáticas, para dar inervación a la glándula lagrimal, que también, estimula la secreción de la misma.

En el sistema de tipo parasimpático, en cuanto a su función completamente, es lo opuesto al sistema de tipo simpático.

Estas vías energéticas parasimpáticas, también están presentes en:

1. Núcleo dorsal del vago.
2. Núcleo ambiguo.

Desde el núcleo dorsal del vago, van a surgir vías energéticas preganglionares que se continúan con el nervio vago, el cual, desciende la energía y acompaña la carótida interna y común, a la vena yugular interna, para en el nivel cervical tener su origen los nervios cardiacos, que se puede abordar con la estimulación del punto 14 del Ren Mai Ju Que, y a nivel torácico con destino superior a los nervios pulmonares que se corresponde con el punto de energía 1 del Shou Tae Yin, Zhong Fu. Así como a nervios que se dirigen conduciendo la energía al sistema nervioso entérico, desde la porción inferior de la faringe, al hiato esofágico acompañando al esófago, para formar un tronco anterior y un tronco posterior, llegando a los plexos preaórticos, y en dirección hasta el estómago, en donde se aborda con la estimulación del punto de energía 12 del Ren Mai, Zhong Wan. La cual, va a realizar sinapsis en el pequeño ganglio del mesentérico superior; llegan al sistema nervioso entérico y ganglios del sistema entérico, ganglios del plexo mientérico y plexo submucoso y después, va a proporcionar el origen a las vías energéticas postganglionares de tipo parasimpáticas, para dar inervación de energía parasimpática al tubo digestivo. De allí, va acompañando al plexo celiaco que se va al hígado, que corresponde con el abordaje del punto de energía 14 del Zu Jue Yin, Qi Men, al estómago, al bazo, al páncreas y al duodeno. Con lo cual, podrán ser abordados su estimulación para incrementar la inervación energética parasimpática de estos órganos y vísceras en los puntos de energía 13 y 14 del Zu Jue Yin, Zhang Men, Zhong Wan y Qi

Men respectivamente, va a acompañar al plexo mesentérico superior que va al yeyuno, al ileo, al ciego, al apéndice, al colon ascendente y colon transverso, que corresponden con los puntos 25 del Zu Yang min, Tian Shu y 4 del Ren Mai, Guan Yuan.

En conclusión, el nervio vago, va a proporcionar inervación energética de tipo parasimpática al tubo digestivo, a través del plexo celiaco y el plexo mesentérico superior, llegando a la pared del intestino y realiza sinapsis en ganglios que se encuentran en los plexos mientérico de auerbach y submucoso, los cuales forman parte del sistema nervioso entérico e inerva de energía al tubo digestivo favoreciendo de esta forma, la contracción del músculo liso, haciendo peristaltismo y estimulando secreciones gastrointestinales necesarias, para el buen funcionamiento del organismo, va a ser contrario al sistema de tipo simpático, que es inhibidor del peristaltismo e inhibidor de las secreciones gastrointestinales.

El núcleo ambiguo, va a proporcionar vías energéticas preganglionares de tipo parasimpáticas que se continúan con el nervio vago, y van a llegar con los nervios cardiacos al corazón, está, en relación con la inervación energética de tipo parasimpática del corazón. En las paredes del corazón, van a encontrarse con pequeños ganglios neurales donde va a permitir el origen a las vías energéticas postganglionares de tipo parasimpáticas, provocando en el corazón bradicardia, que es una disminución de la frecuencia cardiaca, y una disminución de la fuerza contráctil del corazón. Se puede abordar con la estimulación en puntura del punto de energía 14 del Ren Mai, Ju Que. Localizado en el meridiano particular o extraordinario del Ren Mai, o también conocido como vaso concepción. A nivel pulmonar provoca bronco-contrición, así como un aumento de las secreciones traqueo bronquial, lo cual, permite una buena ventilación, el punto de energía que permite su estimulación es el punto 1 del Shou Tae Yin, Zhong Fu, siendo este, la primera instancia donde se puede abordar preferentemente la energía de los pulmones, localizado en el canal principal del Shou Tae Yin, a nivel de los hombros, recordemos que son puntos de energía, los cuales se abordan bilateralmente.

LA PORCIÓN PARASIMPÁTICA SACRA

PARTE SACRA

Los nervios sacros del II al IV, conforman el plexo sacro y se separa constituyendo los nervios esplácnicos pelvianos conjuntamente con el plexo hipogástrico inferior.

Los nervios esplácnicos pelvianos, proporcionan energía para provocar la contracción del recto y de la vejiga, también relajan sus esfínteres, frenan la contracción del útero y producen la erección del pene y clítoris mediante vías energéticas dilatadoras.

Inervan de energía a las vísceras pelvianas como el colon sigmoideo, recto, vejiga urinaria y órganos genitales externos e internos.

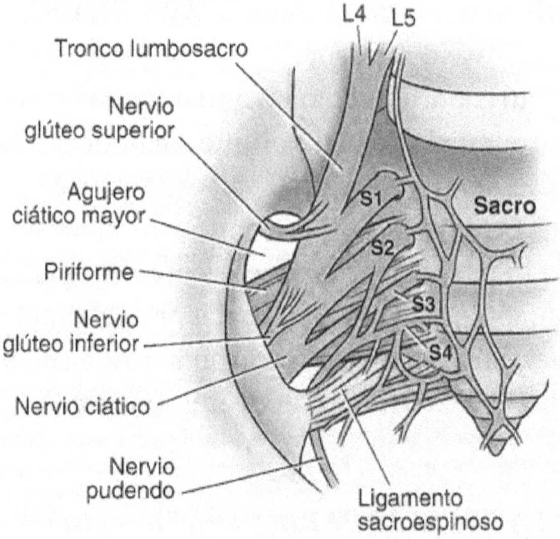

Figura: El plexo sacro.

Esta sería la otra porción del sistema de tipo parasimpático, que como ya mencionamos, se va a originar en las astas laterales del canal del Du Mai en su porción correspondiente a la médula espinal, precisamente en su porción sacro, en los segmentos sacros de la médula espinal de S2 a S4, observando que, de estas neuronas, surgen las vías energéticas esplácnicas pélvicas.

Recordemos que:

1. Esplácnico mayor.
2. Esplácnico menor.
3. Esplácnico mínimo.
4. Esplácnicos lumbares.
5. Esplácnicos sacros.

Estos esplácnicos que han sido mencionados, son vías energéticas de tipo simpático, mientras que aquellos esplácnicos pélvicos que provienen de S2 a S4, son de tipo parasimpáticos y pasan por los plexos que están localizados a nivel de la cavidad pélvica, hipogástrico superior, hipogástrico inferior o pélvico, sin realizar sinapsis en estos ganglios, y llegan a la pared de la vísceras para realizar sinapsis en los pequeños ganglios que están localizados en estas estructuras, en el pene en el hombre, en el útero en la mujer, la vejiga, el recto, y de ellos, se originan vías energéticas postganglionares de tipo parasimpáticas que son cortas y que van a provocar el estímulo de las vísceras pélvicas, favoreciendo la contracción de la vejiga, favoreciendo la micción, la erección del pene y del clítoris, como la congestión vascular para provocar este fenómeno, contracción del recto y del colon sigmoide durante la defecación a través de la inervación de los nervios esplénicos de tipo parasimpáticos, y para lo cual, se debe tener en cuenta la estimulación del punto de energía Mo de la vejiga 3 del Ren Mai, Zhong Ji, el punto de energía 25 del Zu Yang Ming, Tian Shu que estimula el intestino grueso, 4 del Ren Mai, Guan Yuan que favorece a los órganos reproductivos de la mujer y el punto de energía 6 del Ren Mai, Qi Hai, que estimula la erección del pene y la movilidad de los espermatozoides, entre otras funciones según sea el caso para cada paciente y como respuesta al diagnóstico por el pulso.

Diferencias funcionales entre el sistema nervioso autónomo simpático y parasimpático

Cada órgano está controlado por dos nervios distintos del sistema autónomo, una rama energética de tipo simpática y otra rama energética de tipo parasimpática. Ambos sistemas tienen funciones contrarias, pero al mismo tiempo son complementarias.

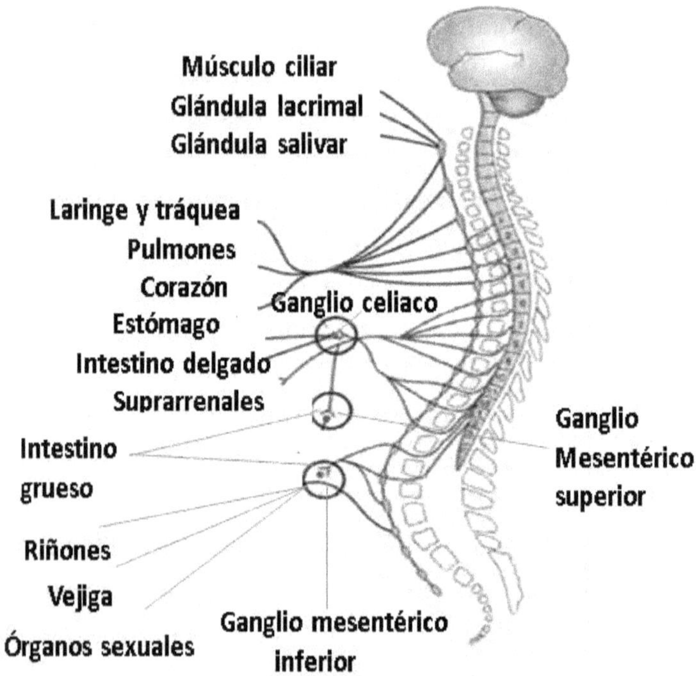

Figura: Sistema simpático.

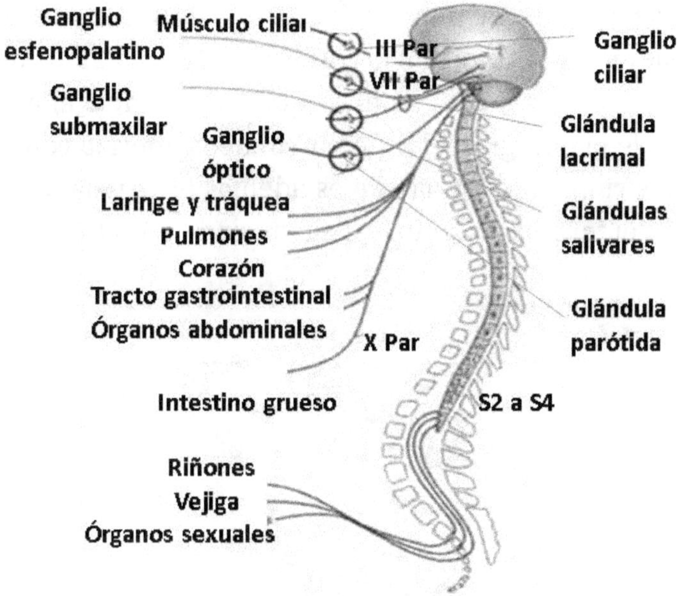

Figura: Sistema parasimpático.

El sistema de tipo simpático, dilata la pupila. Aumenta la frecuencia cardiaca y el número de latidos del corazón. Dilata la tráquea y los bronquios. Disminuye la perístasis. Estimula las glándulas suprarrenales. Bloquea la secreción exocrina del epitelio glandular y contrae esfínteres.

El sistema de tipo parasimpático, contrae la pupila. Disminuye la fuerza y los latidos del corazón. Estimula el bronquio constricción. Estimula la perístasis gastrointestinal y uretral. Estimula la secreción exocrina del epitelio glandular y permite la relajación los esfínteres.

El sistema de tipo simpático y de tipo parasimpático son opuestos, pero se complementan a sí mismo, es un sistema de equilibrio y de control, sabemos por los textos clásicos de la medicina tradicional china, que los riñones son la base de la estructura orgánica, y que nutren la médula, se considera en la tradición el cerebro, como el mar de las médulas, por tanto, del equilibrio que existe entre el aspecto Yang de la energía y el aspecto Yin de la energía contenida en los riñones, energía que es además heredada, y dependerá del funcionamiento de la actividad mental.

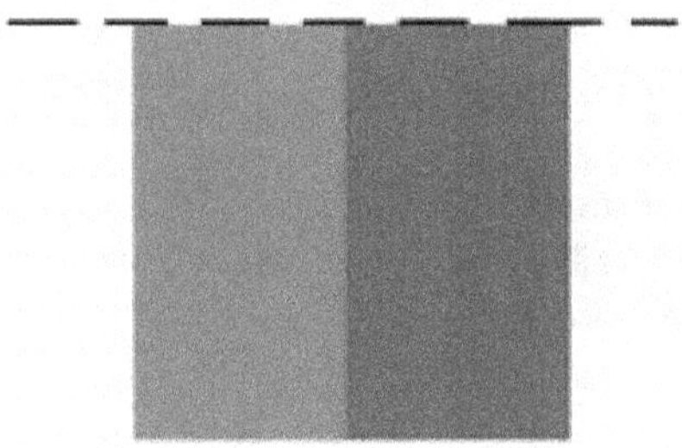

Equilibrio del Yin y del Yang de los riñones.

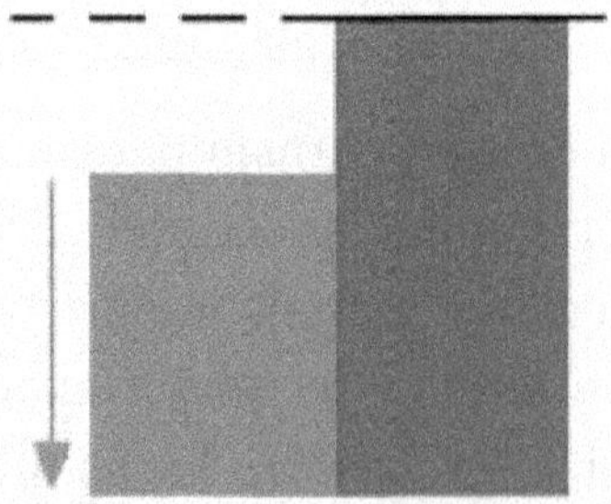

Deficiencia del aspecto yang de los riñones.

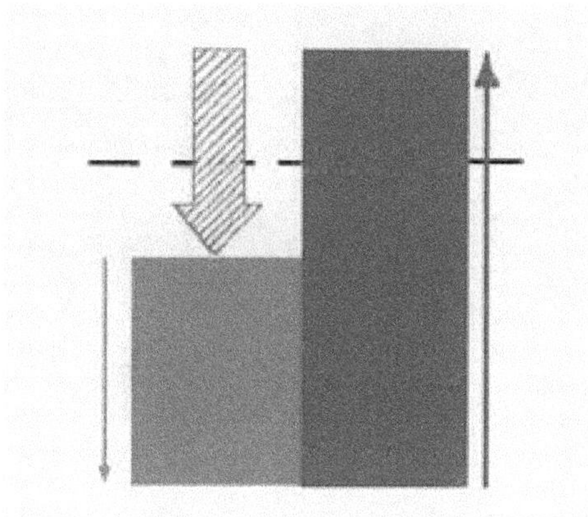

Deficiencia del aspecto Yang de los riñones que genera frío.

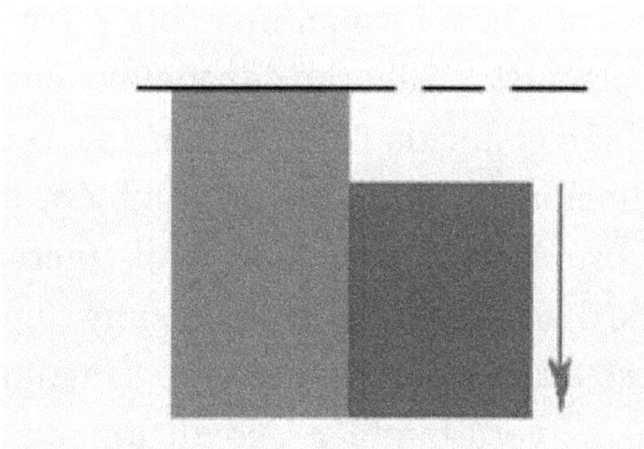

Deficiencia del aspecto Yin de los riñones.

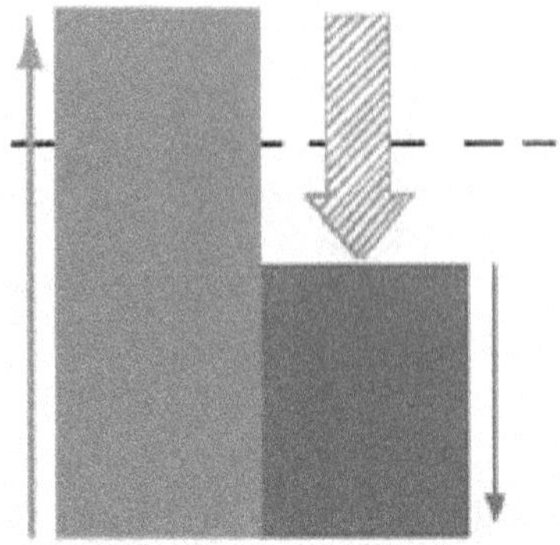

Deficiencia del aspecto Yin en los riñones que genera calor.

En la medicina tradicional china, son considerados los riñones como la expresión Yin y las suprarrenales como la expresión Yang, estas últimas a pesar de estar localizadas encima de los riñones, forman una sola estructura, las suprarrenales producen y liberan adrenalina entre otras hormonas, también conocida como epinefrina, la cual, no solo cumple la función hormonal, sino también, es un neurotransmisor. Esta hormona posibilita el incremento de la frecuencia cardíaca, contrae los vasos sanguíneos, dilata las vías aéreas, se trasporta en el torrente sanguíneo, la actividad cerebral, se verá también acondicionada a los niveles existente para cada organismo, generando una sobre excitación en caso de exceso de la actividad mental, la cual, se traduce en una mayor respuesta e inervación de energía a órganos y vísceras del sistema simpático. Una condición Yin o una disminución de la liberación de adrenalina, va a generar una inhibición de la respuesta en la actividad cerebral, y por lo tanto, una mayor respuesta o inervación de órganos y de vísceras del sistema parasimpático.

LAS VÍAS SENSITIVAS PARA EL ACTO REFLEJO

Las vías energéticas sensitivas viscerales, van a ir acompañando a los nervios simpáticos y parasimpáticos. En la inervación sensitiva de la porción visceral del sistema nervioso, en donde podemos encontrar dos tipos de información.

Las vías energéticas sensitivas que llevan información aferente de tipo funcional en dirección hacia el sistema nervioso central, para poder integrar el acto reflejo, recordemos que el arco reflejo se conforma por una vía energética aferente y el centro integrador es el sistema nervioso, estas vías energéticas sensitivas van con los nervios parasimpáticos.

Van en sentido contrario con el nervio vago X y los nervios esplácnicos pélvicos que se originan en S2, S3 y S4, y el gloso faringe IX, cuya función es regular el sistema cardiovascular, si el paciente llega a presentar por ejemplo una disminución de la tensión arterial, en donde hay receptores que son vagos receptores que, se localizan en el arco de la aorta y que están inervados de energía por el nervio vago o también a nivel del seno carotideo, inervados de energía por vías energéticas de tipo sensitivas en el nervio gloso faríngeo y a nivel del arco de la aorta con el nervio vago, la información recogida, va a llegar al bulbo raquídeo donde se localiza un núcleo sensitivo visceral denominado núcleo solitario en su porción caudal, siendo una aferencia visceral general. Realiza sinapsis y el núcleo solitario registra la información de la presión arterial, con lo cual, el núcleo solitario estimula a centros de la formación reticular que están en la médula oblongada que se denominan centros cardiovasculares, para que estos a través de vías energéticas retículo espinales, puedan estimular las neuronas de acción simpáticas que se localizan desde T1, hasta L3 provocando descargas energéticas de tipo simpático, con lo cual, se estimulan nervios cardiacos de tipo simpáticos para aumentar o incrementar la frecuencia cardiaca, aumenta la tensión arterial, aumenta la fuerza de contracción del corazón y a través de los nervios simpáticos que se continúan con el ramo energético comunicante gris que van con los nervios espinales, estos nervios se van a dirigir en dirección hacia las extremidades, el tronco e inerva de energía a los vasos sanguíneos y provocan vaso contrición.

Es bueno recordar que los vasos periféricos solamente van a presentar inervación de energía de tipo simpático y que el sistema de tipo parasimpático es más bien de tipo central localizado a nivel de vísceras, pero que el simpático inerva a las víscera, pero también va acompañando a los nervios espinales que forman parte del sistema de tipo somático, lleva vías energéticas de tipo simpáticas postganglionares, para provocar la vaso contrición que se manifiesta por palidez de la piel e incremento de la sudoración por la liberación del sistema nervioso simpático.

Aparte de actuar en el sistema cardiovascular, actúa también en el sistema respiratorio, existen vías energéticas aferentes de tipo sensitivas que van con el parasimpático que inervan de energía a los bronquios, a los bronquiolos y a los alveolos pulmonares, que pueden responder a la distensión, o al colapso bronquiolar, dependiendo de la información de las vías energéticas aferentes se continúan con el nervio vago, para llegar al bulbo raquídeo, llegan al núcleo solitario, y este a su vez, recibe la información de distensión o de colapso pulmonar, bronquial o alveolar, permitiendo que el núcleo solitario actúe en el centro espiratorio, el cual, también es formación reticular de la médula oblongada. Se ha podido apreciar que el centro espiratorio se localiza en la porción lateral, mientras que el inspiratorio se localiza en la porción medial, existe otro centro en la porción del istmo el neumotáxico, que permite la regulación del ritmo respiratorio, si es de tipo colapso estimula la inspiración e inhibe al espiratorio, si es distensión de los bronquíolos o alveolos estimula el espiratorio e inhibe el inspiratorio.

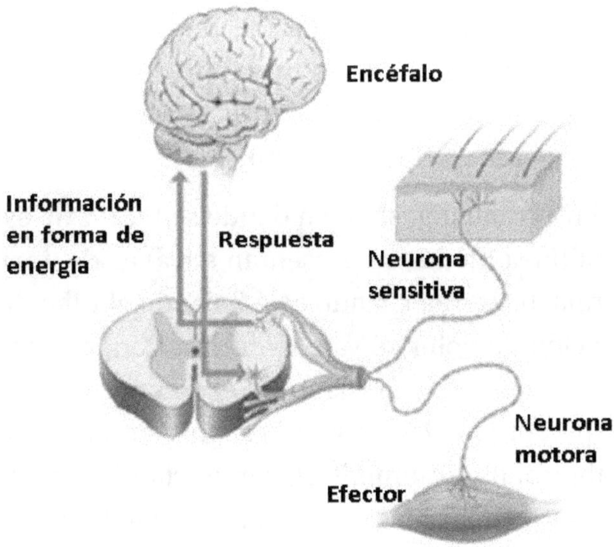

Figura: Neuronas de tipo sensitiva.

Otro ejemplo que puede ser citado, es a nivel del sistema digestivo, en presencia de una distención gástrica, en donde responden a esta distención las vías energéticas sensitivas viscerales, que se continúan con el parasimpático, y cuya información llega al bulbo raquídeo y al núcleo solitario, y que también, va a estimular el reflejo del vómito para provocar la expulsión del contenido gástrico a través del esófago.

Hay vías energéticas que conducen la información del acto reflejo visceral, la cual, está vinculada con diversos procesos y para lo cual se debe estimular para su recuperación con puntura en los puntos Mo, según previo diagnóstico por el pulso.

LAS VÍAS SENSITIVAS PARA EL DOLOR

Hemos destacado que el dolor se continúa con las vías energéticas de tipo simpáticas, es bueno destacar que el dolor visceral, difuso, mal localizado y sordo. A diferencia de estos, los estímulos antes mencionados como la distención, la isquemia y la afección directa, se continúa con las vías energéticas de tipo parasimpáticas.

En el tubo digestivo en donde se localizan estructuras de la línea media, se presentan a través de inervación de energía bilateral, cuando está bajando el tubo digestivo la sensación de dolor se va a manifestar en la línea media, ya sea anterior, medio o posterior, el dolor se va a referir en la línea media, pudiendo estar en la porción supraumbilical, periumbilical o infraumbilical, con lo cual se manifiesta lo que se denomina como dolor irradiado, que hace referencia fundamentalmente a un dolor visceral referido, por lo que, el dolor de órganos internos generalmente se va a manifestar en dermatomas en donde confluye inervación energéticas de tipo somática e inervación de energía visceral. Lo mismo acontece a nivel del tórax en casos de isquemia a nivel cardiaco, podemos presentar como ejemplo, los casos de falta de irrigación energética de la sangre al corazón, el paciente refiere el dolor dermatoma desde T1, hasta T6 en la región izquierda del pecho y que, irradia por el borde interno del miembro superior.

Esta situación de dolor referido se presenta porque a nivel de los conos posteriores de la médula espinal, vamos a tener una confluencia de estímulos de tipo somáticos y de tipo viscerales.

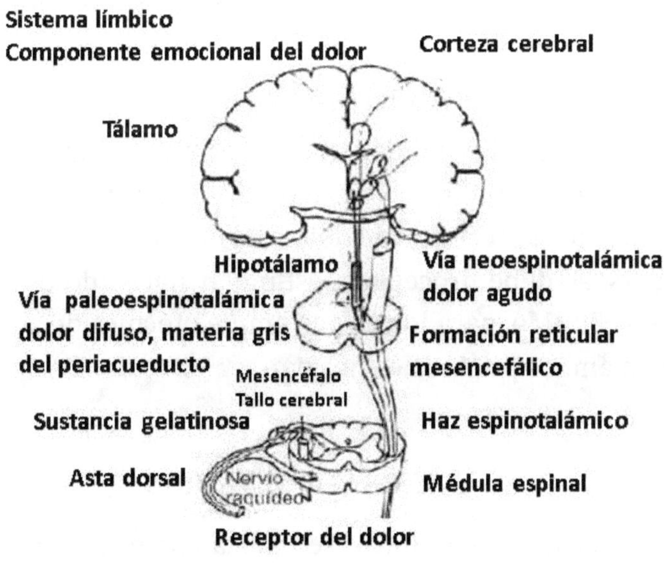

Figura: Neuronas sensitivas para el dolor.

Hay vías energéticas que conducen la información del dolor visceral, la cual, está vinculada con diversos procesos, entre los que podemos mencionar como ejemplo, los procesos de tipo inflamatorios, de distensión, contracción, espasmos musculares, de isquemia, por procesos de infiltraciones o afección directa de las vísceras, esta información dolorosa de las vísceras se continúa con el sistema de tipo simpático. En casos donde se presente dolor que proviene de un órgano o una víscera, se debe estimular con técnica de acupuntura los puntos Shu, localizados en la espalda del paciente en la porción correspondiente al meridiano del Zu Tae Yang, que corresponde a su vez, con la cadena simpática, dispersando la concentración de energía del órgano o la víscera afectada, Con el propósito de estimular las vías energéticas sensitivas del dolor, las cuales, hacen un recorrido paralelo a las vías energéticas de tipo simpáticas, pero en sentido inverso, se puede emplear también, el uso de ventosas para estos casos.

En los casos donde el paciente presente alteraciones tanto en el acto reflejo de órgano o de la víscera, y al mismo tiempo, exista presencia de dolor del mismo órgano y de las vísceras, se debe proceder a estimular haciendo uso de la técnica Shu-Mo, para lo cual, se emplea técnica de acupuntura en ambos puntos de energía.

ACTOS VOLUNTARIOS

Los actos voluntarios se realizan bajo control del cerebro e interviene el meridiano particular del Du Mai en su porción correspondiente con médula espinal, el encéfalo y fundamentalmente la corteza cerebral, son actos conscientes que se controlan como se menciona de forma voluntaria.

ACTOS INVOLUNTARIOS

Es un acto involuntario o reflejo en donde no interviene el cerebro, son como se indica de tipo involuntario, que no se controlan. Se realiza bajo el control del meridiano particular del Du Mai en su porción correspondiente a la médula espinal, siendo el recorrido del impulso nervioso más corto y rápido.

¿QUÉ ES EL ACTO REFLEJO?

El acto reflejo es la acción que se realiza a través del arco reflejo, está en relación a la ejecución de la función correspondiente para cada órgano, víscera o tejido en el organismo.

¿QUÉ ES EL ARCO REFLEJO?

Una gran variedad de procesos nerviosos se articula mediante los procesos que conforman el arco reflejo. El cual, es una unidad completa de comunicación en ambos sentidos, conformando un conjunto de estructuras que constituyen la unidad básica de la actividad nerviosa integrada, en el cual, se van a encontrar todos los elementos básicos de la función del sistema nervioso, Como las neuronas que conducen la energía, y que se consideran mensajes que circulan en una sola dirección. Un arco reflejo debe de estar conformado por lo menos, por dos neuronas, una de tipo sensitiva y otra de tipo motora, la mayoría de los arcos reflejos, también incluye una interneurona capaz de comunicar de forma local en el sistema nervioso central.

Los actos reflejos son llevados a cabo gracia a una estructura nerviosa denominada arco reflejo, en el que intervienen o está constituido por los siguientes elementos:

1. Receptor que capta el estímulo.
2. Neurona sensitiva que conduce la energía a través del impulso nervioso desde el receptor en dirección hasta la médula espinal.
3. Neurona de asociación que está localizada en la médula espinal, que pone en contacto a la neurona de tipo sensitiva y la neurona de tipo motora.
4. Neurona motora que conduce la energía proporcionando una respuesta en dirección hasta el órgano efector.
5. Órgano efector que realiza el movimiento dando una respuesta.

COMPONENTES DEL ARCO REFLEJO

Es necesario conocer las particularidades del arco reflejo autónomo y las diferencias que se establecen con el somático. En los componentes aferentes e intercalando ambos arcos son muy similares, a diferencia del componente eferente que es el que presenta mayores diferencias con respecto al arco reflejo somático, que se constituye por dos neuronas, la primera localizada en los núcleos intermedio laterales de las astas laterales de la sustancia gris del canal del Du Mai en su porción de la médula espinal o en núcleos autónomos a nivel del tronco encefálico relacionados con nervios craneales que va a estar siempre formando parte del sistema nervioso central.

La segunda neurona de localización periférica en ganglios autónomos de uno u otro tipo, paravertebrales, prevertebrales, preorgánicos e intraorgánicos, de esta forma entre el centro nervioso autónomo y el órgano efector existe un ganglio, quedando la vía energética eferente constituida por dos tipos de fibras, una localizada antes del ganglio que se denomina como ya hemos estudiado preganglionar, y otra, a partir del ganglio que se conoce como postganglionar.

Por medio de los arcos reflejos el organismo va a poder articular un gran número de procesos nerviosos muy variados. Es importante resaltar que el acto reflejo es la unidad fundamental de la denominada actividad nerviosa integrada, se consideran el circuito desde el cual, surgieron todas las demás estructuras nerviosas del organismo.

En cada uno de mencionados circuitos o vías energéticas, que se encargan de transmitir la energía a través de impulsos nerviosos y constituyen el arco reflejo, es posible señalar un cierto número de componentes.

Los receptores sensitivos que son estructuras que van a estar especializadas en la transformación de estímulos en impulsos nerviosos, que pueden ser integrados en el sistema nervioso central. Estos pueden ser de varios tipos como:

1. Quimiorreceptores.
2. Termos receptores.
3. Foto receptores.
4. Mecanos receptores.

Los receptores sensitivos aferentes están encargados de captar información y transportar a través de la conducción de la energía en forma de mensaje al canal del Du Mai en su porción de la médula espinal.

Las interneuronas están siempre localizadas en los centros integradores y cumplen la función de conectar a las neuronas de tipo sensitiva o aferente con las neuronas de tipo motoras o eferentes.

Las neuronas motoras o eferentes van a llevar el impulso nervioso que se origina en la médula espinal en dirección hasta el órgano efector.

Los efectores son órganos responsables, y a su vez, están encargados de generar y efectuar una respuesta energética músculo cardiaco, liso, esquelético o bien glandular.

También encontraremos células del sistema nervioso efectoras que ejecutan respuestas ante los estímulos energéticos que reciben. Todas las células de en e l ser humano tienen que responder energéticamente de forma coordinada. Existen células especializadas o efectoras en elaborar diferentes tipos de respuesta, la secreción de sustancias y el movimiento.

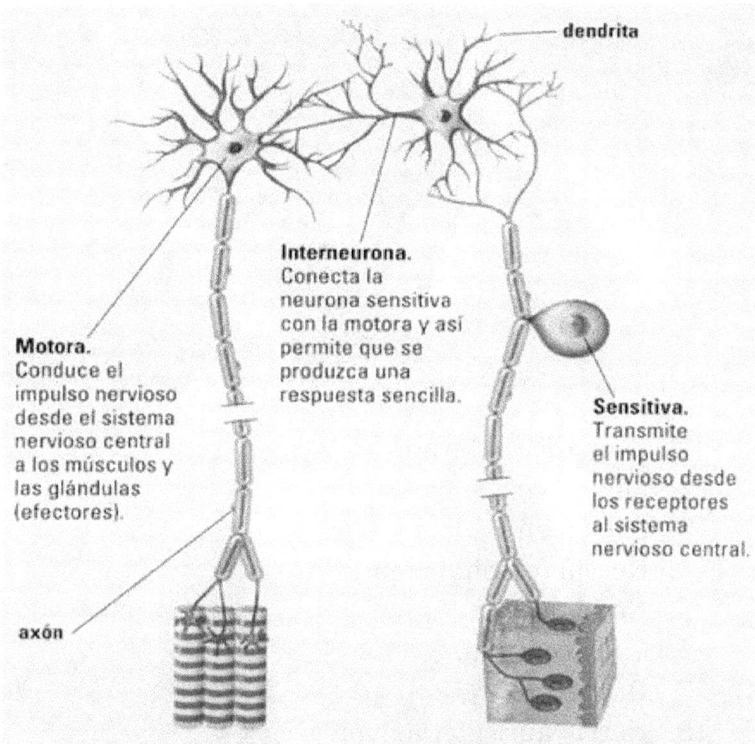

Figura: Las interneuronas, neuronas motoras y sensitivas.

Terapia auricular del sistema nervioso:

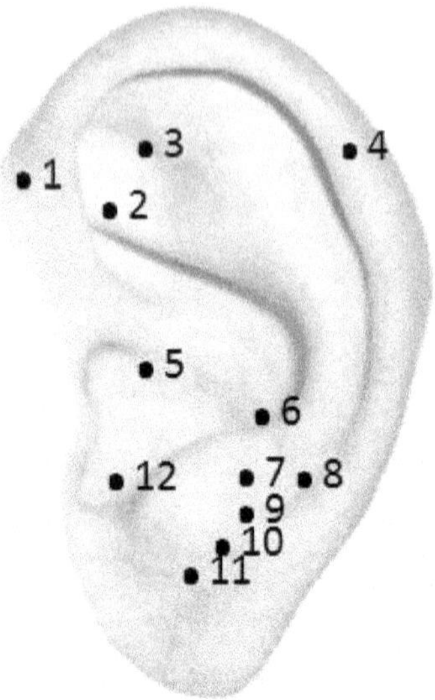

1. Simpático externo.
2. Simpático.
3. Shen Men.
4. Nervio occipital menor.
5. Nervio vago.
6. Tallo cerebral.
7. Occipucio.
8. Nervio auricular mayor.
9. Vértice.
10. Ventromedial.
11. Dorsolateral y orbitofrontal.
12. Nervio mixto glosofaríngeo vago y facial.
13. Nervio ciático.

Otros puntos de energía auriculares:

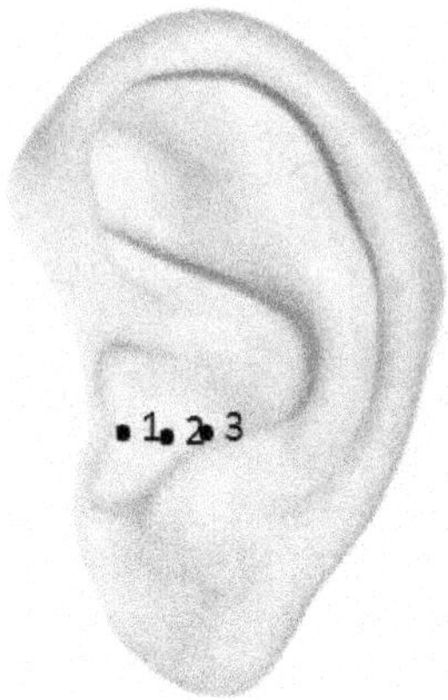

1. Nervio auriculotemporal.
2. Tálamo.
3. Cerebro.

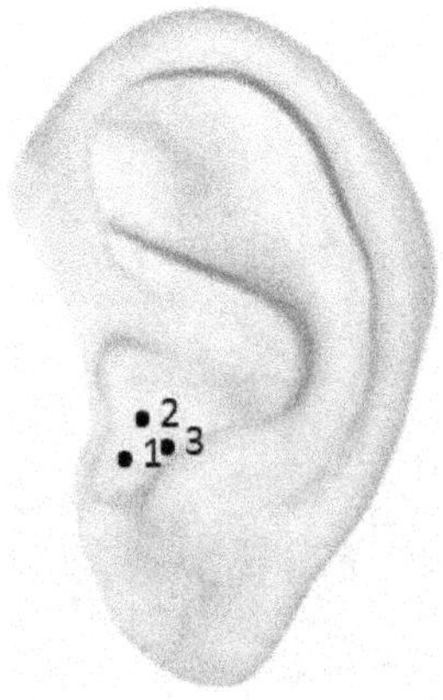

1. Subcorteza vascular coronaria.
2. Subcorteza nerviosa.
3. Subcorteza digestiva.

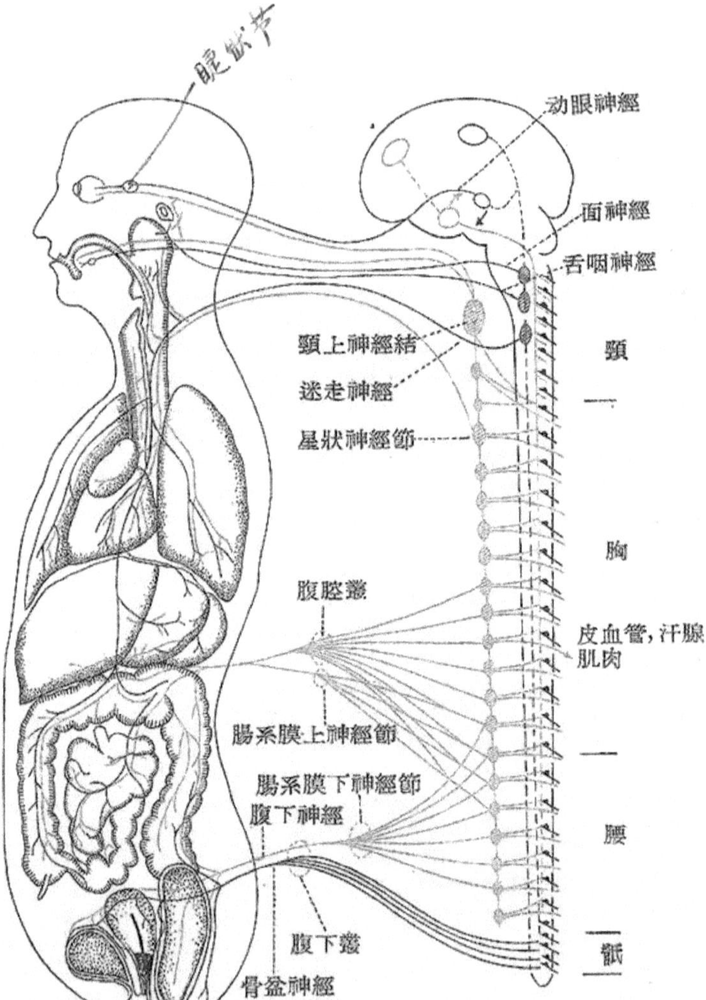
动眼神經
面神經
舌咽神經
頸上神經結
迷走神經
星狀神經節
頸
胸
腹腔叢
皮血管，汗腺
肌肉
腸系膜上神經節
腸系膜下神經節
腹下神經
腰
腹下叢
骶
骨盆神經

CAPÍTULO XVI
REHABILITACIÓN COGNITIVA

布罗德曼的领域

NECESIDADES ESPECIALES POR CAUSAS COGNITIVAS

ÁREAS DE BRODMANN

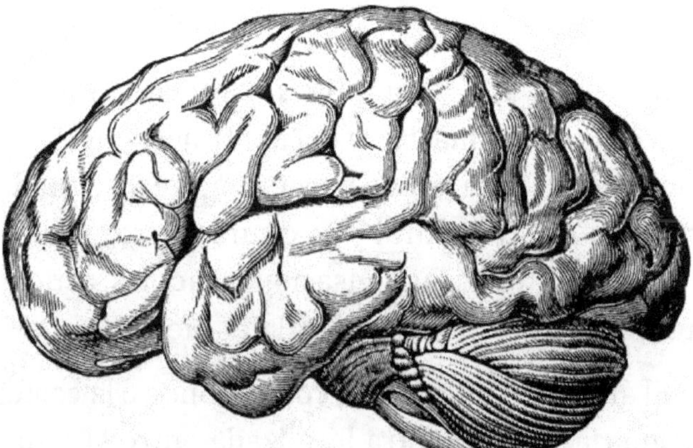

El Doctor Korbinian Brodmann (1868-1918), describió 52 áreas funcionales en la corteza cerebral, de acuerdo con las diferentes estructuras microscópicas que encontró, para lo cual, se describe cada una de ellas a continuación:

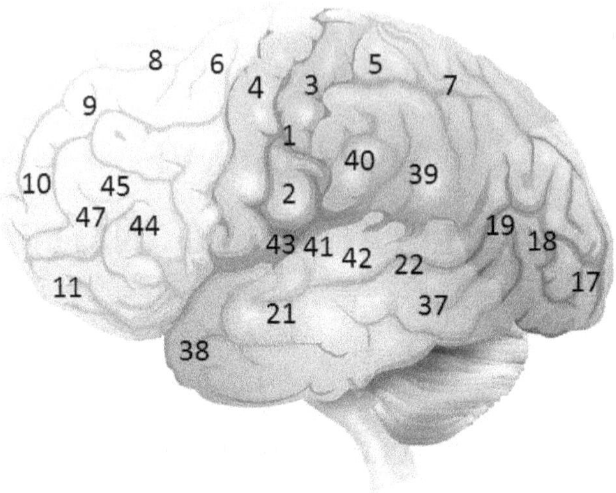

Figura: Áreas cerebrales descritas por el doctor Brodmann.

Las áreas 1, 2 y 3 de Brodmann corresponden a la corteza sensitiva primaria, se encuentran en un área del cerebro localizada en el lóbulo parietal, que está situada entre el surco o la cisura central y la cisura postcentral. Se encarga de recibir todas las sensaciones táctiles, articulares y musculares del lado contra lateral del cuerpo.

El área 4 de Brodmann, corresponde a la corteza motora primaria, se encuentra localizada entre la cisura central y la cisura precentral. Es el área de proyección que controla la motricidad voluntaria del lado contra lateral del cuerpo.

El área 5 de Brodmann, corresponde con la corteza sensitiva asociativa, se encuentra localizada por detrás de la cisura postcentral y por encima de la cisura intraparietal

parietal. Cumple con la función de los movimientos voluntarios dirigidos en dirección hacia un destino en relación con la integración de estímulos de tipo visuales.

El área 6 de Brodmann, corresponde a la corteza premotora, esta área está localizada por delante de la cisura precentral, conjuntamente con el área motora primaria. Controla la ejecución de los movimientos que acompañan la actividad voluntaria.

El área 7 de Brodmann, corresponde a la corteza sensitiva asociativa, se encuentra localizada por detrás del área 5 de Brodmann en el lóbulo parietal y por encima de la cisura intraparietal. Sus funciones son realizadas conjuntamente con el área 5 de Brodmann. El cual, ya hemos mencionado anteriormente.

El área 8 de Brodmann, corresponde a la corteza oculomotora y se encuentra localizada por delante del área premotora. Es una región de la corteza cerebral bien definida con base en su citoarquitectura. La citoarquitectura es la disposición de las células que constituyen la corteza cerebral. Comúnmente se asocia con el movimiento de los ojos.

El área 9 de Brodmann, corresponde a la corteza prefrontal dorsolateral y el área 10 de Brodmann corresponde a la corteza frontopolar, ambos se encuentran localizados en el prefrontal y por delante de la corteza oculomotora. Están relacionadas con los procesos mentales superiores del pensamiento como el juicio, la voluntad y el razonamiento, e involucra la actividad de las áreas 11 y 12 de Brodmann. Por la alta conectividad de esta área dentro del lóbulo frontal y otras partes del cerebro hace que el daño puede tener una amplia variedad de efectos. Las lesiones afectan la memoria a corto plazo, causan dificultad para inhibir las respuestas, afectan la capacidad de juzgar la relevancia de los estímulos y causan problemas en la organización e involucra también la memoria de trabajo.

El área 11 y 12 de Brodmann, corresponde con la corteza orbitofrontal y se encuentra localizada en la base o la parte inferior del prefrontal. Es la región del lóbulo frontal del cerebro relacionada con el procesamiento cognitivo de la toma de decisiones, ha sido relacionada con los mecanismos de procesamiento conductuales. Desempeña un papel central en el mantenimiento de la atención y la gestión de la memoria de trabajo, y recientemente se ha demostrado que regula el autocontrol. Es una de las pocas áreas corticales cuya actividad disminuye durante el sueño.

El área 13, 14, 15 y 16 de Brodmann, corresponden al lóbulo de la ínsula, comprende a una región de la corteza cerebral que se encuentra oculta por los opérculos frontal, parietal y temporal, en el fondo de la cisura de Silvio, constituyendo desde el punto de vista anatómico y fisiológico un complejo centro de conexión entre el sistema límbico y el neocórtex. La corteza insular, especialmente su porción anterior, está en relación con el sistema límbico, empareja los estados viscerales emocionales que están asociados con experiencia de tipo emocional, dando la posibilidad a los sentimientos de la consciencia, procesa la información convergente de los globos oculares, generando una respuesta genital en el hemisferio izquierdo, para producir la posibilidad de un contexto emocionalmente relevante para la experiencia sensorial, juega un importante papel en la experiencia de la percepción del dolor y en la experiencia de un gran número de emociones fundamentales consideradas básicas, incluyendo el odio, el amor, el miedo, el disgusto, la felicidad y la tristeza, está relacionada al olfato, el gusto, sistema nervioso autonómico y función límbica, mientras que, la ínsula posterior está más relacionada a funciones de tipo somáticas motoras. La ínsula recibe información de tipo energético aferente hemostático a través de vías energéticas sensoriales por la vía del tálamo y envía información a través de la circulación de energía o estímulos a otro gran número de estructuras relacionadas con el sistema límbico, tales como la amígdala, el estriado ventral y el córtex orbitofrontal.

El área 17 de Brodmann, corresponde a la corteza visual primaria o V1, está localizada en el polo posterior de la corteza occipital, la cual, es responsable del procesamiento de los estímulos visuales. Se encarga de fusionar la información visión binocular que proviene de ambos ojos y analizar la información respecto a la orientación de los estímulos en el campo visual.

El área 18 de Brodmann, corresponde con la corteza visual asociativa secundaria o V2, se localiza alrededor del área 17 de Brodmann y corresponde con el área 18, según la clasificación de la corteza cerebral que fue establecida por el Doctor Brodmann. La función de V2 en este caso es la de integrar la información energética de los diferentes módulos que conforman el campo visual en la corteza visual primaria o también conocida como área V1, conjuntamente con el área 19 de Brodmann, por ser áreas asociadas, están encargadas de analizar aspectos más complejos de la información.

El área 19 de Brodmann, corresponde con la corteza visual asociativa terciaria o V3, V4 y V5, se localiza contorneando por la parte externa al área 18 de Brodmann.

El área 20 de Brodmann, corresponde con la corteza temporal inferior, está localizada como su nombre indica en el lóbulo temporal. Constituye la tercera circunvolución temporal en el borde lateral del hemisferio cerebral y se extiende por su cara inferior, entre sus funciones, está la de integrar información que proviene de las áreas visuales y el circuito límbico, está encargado del reconocimiento de rostros.

El área 21 de Brodmann, corresponde con la corteza temporal media, esta forma parte del lóbulo temporal e incluye un sistema de estructuras anatómicas que están relacionadas y que son básicas para la memoria declarativa, el recuerdo consciente de hechos y eventos, que incluye la región hipocampal, así como también, el giro dentado, el complejo subicular y la corteza perirrinal, entorrinal y parahipocampal de tipo adyacente.

El área 22 de Brodmann, corresponde con la corteza auditiva asociativa, se localiza en el lóbulo temporal. Se ubica en la parte posterior de la circunvolución temporal superior, y también, llega hasta el surco lateral y las circunvoluciones temporales transversas, las lesiones ocasionadas en esta área producen sordera verbal.

El área 23 de Brodmann, corresponde con la corteza cingulada ventral posterior, se relaciona con el área límbica correspondiente, que comprende las áreas 23, 24, 29, 30, 35 y 28 de Brodmann. Estas áreas están localizadas en el giro o circunvolución del cíngulo, el istmo del giro del cíngulo y el giro parahipocampal. Su función es la del comportamiento relacionado con los instintos y las emociones, rodean al cuerpo calloso.

El área 24 de Brodmann, corresponde con la corteza cingulada ventral anterior, es la parte frontal de la circunvolución del cíngulo, formado alrededor del cuerpo calloso, el mazo fibroso que transmite las señales energéticas neuronales entre los hemisferios cerebrales derecho e izquierdo.

El área 25 del Brodmann, está situada bajo la rodilla del cuerpo calloso, Localizado en la región cingulada como una banda estrecha en la porción caudal de la superficie subcallosa adyacente a la circunvolución paraterminal. El hipotálamo y tallo cerebral son responsables de los cambios en el apetito y los estados del sueño, la amígdala y la ínsula están en relación al estado de ánimo en el individuo, así como también, de la ansiedad. El hipocampo cumple la función y está involucrado en la formación de la memoria, la corteza frontal responsable de los sentimientos de autoestima.

El área 26 de Brodmann, corresponde con la porción ectosplénica de la región retroesplenial de la corteza cerebral, la cual, está situada tras el rodete esplénico. Es una porción definida por citoarquitectura de la región retroesplenial de la corteza cerebral. Es una banda estrecha localizada en el istmo de la circunvolución cingulada adyacente a la circunvolución fasciolar internamente. Está delimitado externamente por el área retro límbica granular.

El área 27 de Brodmann, es un área definida cortical que es una parte rostal de la circunvolución del hipocampo.

Tiene función de conexión y forma parte del sistema de memoria. Es un área cortical definida citoarquitectualmente que es una parte rostral de la circunvolución parahipocampica. En el ser humano no se define claramente su función, más allá de ser un área de conexión, y participar en la memoria, como ya mencionamos. La parte dorsal del presubiculum se conoce comúnmente como el postsubículo y es de interés porque contiene células de dirección de la cabeza, que responden a la dirección opuesta de la cabeza.

El área 28 de Brodmann, corresponde con el área olfatoria secundaria, es una subdivisión de la corteza cerebral, se encuentra localizada en la cara medial del lóbulo temporal. Está en relación con la función del olfato.

El área 29 de Brodmann, corresponde con la corteza cingulada retro esplénica, también conocida como la zona granular retro límbica, cumple su función conjuntamente con las áreas 23, 24, 29, 30, 35 y 28, está relacionada con los instintos y las emociones.

El área 30 de Brodmann, hace referencia a una subdivisión del área retroesplenial definida por citoarquitectura de la corteza cerebral. En el humano está localizado en el istmo de la circunvolución cingulada. La citoarquitectura, está delimitada internamente por el área 29 de Brodmann, dorsalmente por el área 23 de Brodmann y ventrolateral por el área 36 de Brodmann.

El área 31 de Brodmann, es conocida como la zona dorsal cingular posterior, esta área es una subdivisión de la región definida en el surco cingular. Ocupa porciones de la circunvolución cingular posterior y la cara medial del lóbulo parietal. El área 31 de Brodmann, también conocida como área cingulada posterior dorsal 31, es una subdivisión de la región cingulada citoarquitectónicamente definida de la corteza cerebral. Los límites aproximados son el surco cingulado dorsal y el surco parietooccipital caudalmente. Envuelve parcialmente el surco subparietal, la continuación ventral del surco cingulado en el lóbulo parietal. Su citoarquitectura está limitada rostralmente, por el área cingulada anterior ventral 24, ventralmente por el área cingulada ventral posterior 23, dorsalmente por el área piramidal 4 y área parietal 5 y caudalmente por el área parietal superior 7.

El área 32 de Brodmann, corresponde con la corteza cingulada dorsal anterior, se refiere a una subdivisión de la región cingulada definida citoarquitectualmente de la corteza cerebral. En el ser humano forma un arco externo alrededor de la circunvolución cingulada anterior. El surco del cíngulo define aproximadamente, su límite interno y el surco rostral superior, su límite ventral, rostralmente se extiende casi hasta el margen del lóbulo frontal. está delimitado internamente por el área cingulada anterior ventral 24, externamente por los márgenes medial del área frontal agranular 6, el área frontal intermedia 8, el área frontal granular 9, el área frontopolar 10 y el área prefrontal.

El área 33 de Brodmann, está situada por delante de la rodilla del cuerpo calloso, esta área es también conocida como zona pregenual, es una subdivisión de la región definida cingular de la corteza cerebral, se trata de una estrecha banda localizada en la circunvolución cingular anterior adyacente a la circunvolución supra callosa en la profundidad del surco del cuerpo calloso cerca de la rodilla del cuerpo calloso.

El área 34 de Brodmann, corresponde con el área olfativa primaria. Se localiza en el lóbulo temporal medial y ejecuta funciones como un centro de operaciones en una amplia red y conexiones que están en relación con la memoria y la navegación.

El área 35 de Brodmann, es conocida como zona de perirrinal, es una subdivisión de la región del hipocampo de la corteza cerebral. Se encuentra localizado a lo largo del surco rinal. Está limitado medialmente por el área entorrinal 28 y lateralmente por el área 36 de Brodmann.

El área 36 de Brodmann, corresponde a la corteza parahipocampica. El área ectorinal es una subdivisión de la región temporal definida citoarquitectualmente de la corteza cerebral. Con su límite medial correspondiente aproximadamente al surco rinal, se encuentra principalmente en la circunvolución fusiforme. La citoarquitectura es limitada lateralmente y caudalmente por el área temporal inferior 20, medialmente por el área perirrinal 35 y rostral por el área 38 temporopolar.

El área 37 de Brodmann, corresponde a la circunvolución fusiforme. El giro fusiforme es parte del lóbulo temporal. También se conoce como giro occipitotemporal. Entre las funciones que le han podido ser asociada encontramos el procesamiento de la información del color, el reconocimiento y generación de las palabras, el reconocimiento de números y la identificación de categorías, así como también, en el lenguaje, la categorización semántica, recuperación de palabras, atención a relaciones semánticas, procesamiento de letras individuales, comprensión de metáforas, enlace entre la ortografía y la fonología. En la memoria y el reconocimiento de memorias verdaderas y falsas, codificación episódica. En lo visual con el reconocimiento de rostros y cuerpos, procesamiento de movimiento visual, fijación visual, juicios estructurales de objetos familiares, atención sostenida al color y la forma.

El área 38 de Brodmann, corresponde al polo temporal. El extremo anterior del lóbulo temporal se denomina temporopolar, es parte de la corteza temporal en el cerebro humano. Está en el extremo anterior del lóbulo temporal, conocido como el polo temporal. Es una subdivisión de la región temporal definida citoarquitectualmente de la corteza cerebral. Se localiza principalmente en las porciones más rostrales de la circunvolución temporal superior y la circunvolución temporal media. Su citoarquitectura está limitada caudalmente por el área temporal inferior 20, el área temporal media 21, el área temporal superior 22 y el área ectorinal 36.

Los estudios realizados de tipo citoarquitectónicos y quimioarquitectónicos, encuentran que contiene al menos siete subáreas, una de las cuales, "TG", es considerada única para los humanos. Se desconoce exactamente la función que ejerce, pero puede unir entradas perceptivas complejas y altamente procesadas a las respuestas emocionales viscerales. Ha sido identificada esta área como una de las primeras afectadas por la enfermedad de Alzheimer y la más temprana en manifestarse al inicio de las convulsiones del lóbulo temporal.

El área 39 de Brodmann, corresponde con la circunvolución angular y el área de Wernicke. El giro angular es una región del cerebro localizada en el lóbulo parietal, que se encuentra próximo del borde superior del lóbulo temporal, e inmediatamente posterior a la circunvolución supramarginal, está implicada en una serie de procesos que están en relación con el lenguaje, las matemáticas y la cognición.

En el hemisferio contrario cumple la función el área 39 de Brodmann, conjuntamente con el área 40 de Brodmann permite la integración de la información, permite la percepción de la forma, las texturas, el tamaño, e incluso la identificación de objetos sin hacer contacto visual. El área 39 de Brodmann, tiene abundantes y desarrolladas conexiones reciprocas con el tálamo.

El área 40 de Brodmann, corresponde con la circunvolución supramarginal y el área de Wernicke para el hemisferio dominante. El giro supramarginal es una circunvolución del cerebro. Se encuentra en la parte inferior del lóbulo parietal y describe una curva que se encuentra alrededor del extremo superior de la rama posterior de la cisura de Silvio. Se continúa por detrás de ella con el giro temporal superior. Proporciona la capacidad al ser humano para leer y escribir, supone un gran número de complejos procesos mentales en los que se une la información visual y auditiva, y posteriormente motora en consideración a la escritura. Suponen el procesamiento y una integración compleja, que se lleva a cabo en diferentes regiones del encéfalo.

El área 41 de Brodmann, corresponde con la corteza auditiva primaria, es la región del cerebro responsable del procesamiento de la información de tipo auditiva. Que se corresponde con las áreas 41 y 42 del mapa de Brodmann. En esta área culmina la radiación auditiva proveniente del núcleo geniculado medial del tálamo. Se localiza en el lóbulo temporal, concretamente en las circunvoluciones transversas de Herschl y además de recibir información que le llega desde los oídos y los centros inferiores del cerebro, la corteza auditiva primaria también devuelve o envía señales en dirección hacia estas áreas. Procesa el sonido y la información, tales como el tono, el volumen y la ubicación de un sonido, y es crucial para la comprensión del lenguaje.

El área 42 de Brodmann, corresponde con la corteza auditiva secundaria, la cual, está asociada al área de Wernicke, se encuentra inmediatamente inferior al área 41 y también está involucrada en la detección y el reconocimiento del habla. El procesamiento realizado en esta área de la corteza proporciona un análisis más detallado que el realizado en el área 41 de Brodmann.

El área 43 de Brodmann, corresponde con el área subcentral, es un área que es estructuralmente distinta de la corteza cerebral definida sobre la base de la citoarquitectura. Conjuntamente con el Área 1, 2 y 3 de Brodmann, el área 43 de Brodmann es considerada una subdivisión de la región postcentral del cerebro.

Se localiza en la circunvolución postcentral, que se encuentra situada entre el extremo ventrolateral del surco central y la profundidad del surco lateral en la ínsula. Sus bordes rostral y caudal se aproximan por el surco subcentral anterior y el surco subcentral posterior respectivamente. Se considera que está limitado rostralmente por el área frontal agranular 6, y caudalmente, en su mayor parte por el área postcentral caudal 2 y el área supramarginal 40.

El área 43 de Brodmann, se identifica con la función asociada al área cortical gustativa. Así como también, esta área, está funcionalmente activa en la diferenciación entre los roles que cumplen las regiones cerebelosa izquierda frontal y derecha durante el análisis semántico. El Área 43 de Brodmann muestra un aumento importante en la activación funcional para el cumplimiento de tareas que implican la selección de una respuesta verbal entre muchas respuestas posibles, en lugar de una búsqueda sostenida de respuestas verbales a partir de pocas respuestas posibles.

El área 44 de Brodmann, corresponde con el área de Broca y la región opercular. Esta región del lóbulo cerebral izquierdo cumple con la función de aspectos específicos del uso del lenguaje verbal o escrito.

El área de Broca se localiza en la tercera circunvolución frontal del hemisferio cerebral izquierdo, considerado el hemisferio dominante para la mayoría de las personas, con algunos casos excepcionales que se encuentra en el hemisferio derecho, ocupa las áreas 44 y 45 de Brodmann, próximo a los ojo y pegado a la parte frontal del lóbulo temporal.

El área 45 de Brodmann, corresponde al área de Broca, y a la región triangular, sus funciones se describen conjuntamente con el área 44 de Brodmann, estas áreas se conectan con el área de Wernicke considerada otra región importante para la comprensión del lenguaje en los humanos mediante un haz de vías energéticas de tipo nerviosas llamadas fascículo arqueado o arcuato.

El área 46 de Brodmann, corresponde a la corteza prefrontal del frontolateral o frontal medial, se localiza entre las áreas 10 y 45 de Brodmann. En el cerebro humano ocupa aproximadamente el tercio medio de la circunvolución frontal media y la porción más rostral de la circunvolución frontal inferior, aunque los límites del área 46 se basan en la citoarquitectura, más que en la función. Está delimitado dorsalmente por el área frontal granular 9 rostral, ventral por el área frontopolar 10 y caudalmente por el área triangular 45 de Brodmann.

El área 47 de Brodmann o BA47, corresponde con la circunvolución prefrontal inferior, es parte de la corteza frontal en el cerebro de los seres humanos. Curva desde la superficie lateral del lóbulo frontal en dirección hacia la corteza frontal ventral y orbital. Está debajo de las áreas 10 y 45 de Brodmann, y al lado del área 11. Esta región se va a corresponder más estrechamente con la región giratoria, aunque estas regiones no son equivalentes.

El área 47 de Brodmann, también se conoce como área orbital 47. En la superficie orbital rodea la porción caudal del surco orbital, desde la cual, se extiende lateralmente en la parte orbital del giro frontal inferior, está limitada caudalmente por el área triangular 45 de Brodmann, medialmente por el área prefrontal 11 de Brodmann, y rostralmente por el área frontopolar 10 de Brodmann. Ha sido implicado en el procesamiento de sintaxis en el discurso oral y de signos, que no es otra cosa que el modo de combinarse y ordenarse las palabras y las expresiones dentro del discurso, así como también, en la sintaxis musical y aspectos semánticos del lenguaje. Está área cumple un papel fundamental en relación con las emociones.

El área 48 de Brodmann, corresponde con el área retrosubicular. Esta área es una subdivisión de la región del hipocampo de citoarquitectura bien definida en la corteza cerebral. Está localizada en la superficie medial del lóbulo temporal. Está limitado por el área rostal perirrinal 35 de Brodmann y medio por la presubiculum, que es una parte de la circunvolución parahipocampica que se extiende entre el subículum y la región olfatoria principal.

El área 49 de Brodmann, corresponde con el área especializada en la integración de la navegación espacial y la integración del movimiento de la cabeza en relación con la dirección de la información recibida.

El área 52 de Brodmann, corresponde con el área parainsular, es una subdivisión de la región temporal definida por citoarquitectura de la corteza cerebral en el cerebro. Se localiza en la orilla del surco lateral en la superficie dorsal del lóbulo temporal. Su límite medial corresponde a la unión entre el lóbulo temporal y la ínsula.

Las áreas 13, 14, 15, 16, 27, 49, 50 y 51, se localizan solo en monos.

CAPÍTULO XVII

LÓBULO FRONTAL

DIVISIONES ANATÓMICAS DEL LÓBULO FRONTAL

额叶

El lóbulo frontal está localizado por encima del surco lateral, por delante del surco central o de Rolando, y delimitado por el borde superior del hemisferio cerebral, con el polo frontal.

Existe un surco que se ubica en dirección paralela al surco central o cisura de Rolando que se une al surco lateral o cisura de Silvio, se conoce con el nombre de surco precentral.

Existen otros dos surcos que están en dirección del polo frontal hacia el surco pre central, estos dos surcos son:

1- Surco frontal superior.
2- Surco frontal inferior.

Estos tres surcos antes mencionados permiten generar cuatro divisiones, llamados giros o circunvoluciones:

1- Giro o circunvolución precentral, localizado entre el surco central y el surco precentral.

2- Giro frontal superior.

3- Giro frontal medio.

4- Giro frontal inferior.

El surco frontal inferior se encuentra delimitado por unas ramas que surgen del surco lateral o la cisura de Silvio, del cual surge una rama anterior y otra ascendente, para dar lugar por delante de la rama anterior al giro orbitario, entre la rama anterior y la rama ascendente el giro triangular, y por detrás del surco ascendente al giro opercular.

La circunvolución precentral está localizada entre la cisura de Ronaldo o surco central y el surco precentral, la circunvolución prefrontal superior se localiza por encima del surco prefrontal superior, la circunvolución o giro medio está entre el surco prefrontal superior y el surco prefrontal inferior, la circunvolución inferior está por debajo del surco prefrontal inferior y por encima del surco lateral o cisura de Silvio.

De adentro a afuera presenta tres surcos nombrados:

1- Surco orbitario interno.
2- Surco en H.
3- Surco orbitario externo.

El surco orbitario interno o surco olfativo, está dispuesto de forma longitudinal

El lóbulo frontal está conformado por:

1- Corteza prefrontal.
2- Corteza motora.

El córtex prefrontal se localiza en el polo frontal de la corteza cerebral.

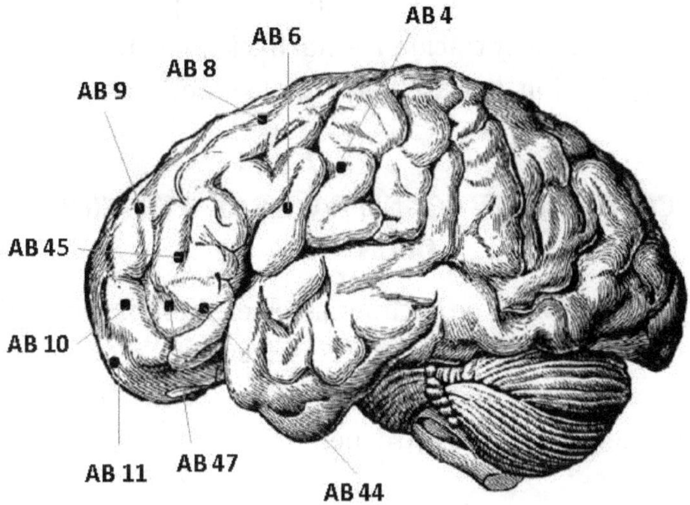

Figura: Áreas cerebrales de Brodmann del lóbulo frontal AB 4, 6, 8, 9, 10, 11, 47, 45 y 44.

FUNCIONES GENERALES CORTEZA PREFRONTAL

Es el área de asentamiento de la capacidad de generación de ideas, juicios, sentimientos, emociones, la personalidad, los aspectos cognitivos, los aspectos conductuales, la atención, y todo aquello que nos diferencia de otras especies y que nos permite evolucionar como seres humanos.

Existen diferentes tipos de atención:

1- Sostenida.
2- Dividida.
3- Selectiva.
4- Voluntaria.

COMPONENTE CONDUCTUAL DE LA ATENCIÓN VOLUNTARIA

Es la dirección y selectividad de un proceso mental, además, una concentración mental hacia una tarea, que implica la inhibición de las actividades competidoras.

COMPONENTE COGNITIVO DE LA ATENCIÓN VOLUNTARIA

Responsable de recuperar los elementos esenciales de los estímulos que nos llega, de seleccionar entre los movimientos posibles que debemos hacer y entre los recuerdos almacenados en nuestra memoria.

COMPONENTE COGNITIVO-CONDUCTUAL

Es la capacidad de cambiar un esquema de acción o pensamiento ante resultados ineficiente, la capacidad de inhibir patrones de respuestas en la cual se generan y seleccionan nuevas estrategias.

LA MEMORIA DE TRABAJO

La memoria operativa de trabajo está dividida en tres componentes:

Central ejecutivo, que es un sistema de control de atención. El subsistema encadenado, que permite la manipular las imágenes visuales. Y por último el retén articulatorio, que almacena y repasa la información basada en el lenguaje.

La memoria operativa de trabajo es sumamente importante para la planeación, selección y regulación de acciones, la cual está conformada por:

LA FLUIDEZ

La fluidez es necesaria, es la velocidad y precisión en la búsqueda de información, así como la búsqueda de elementos en tiempo eficiente. La fluidez del lenguaje, verbos o acciones, se relaciona con la zona premotora y el área de broca izquierda. La fluidez de diseños de dibujos y figuras se relaciona con la corteza prefrontal derecha.

META COGNICIÓN

La meta cognición es la capacidad de monitorear y controlar los procesos cognitivos.

MENTALIZACIÓN

La mentalización es la capacidad de pensar los que otro puede estar pensando, tendrá la capacidad de pensar o reaccionar en relación con una situación o evento en particular. La mentalización es una de las capacidades humanas más importante para las relaciones interpersonales y sociales.

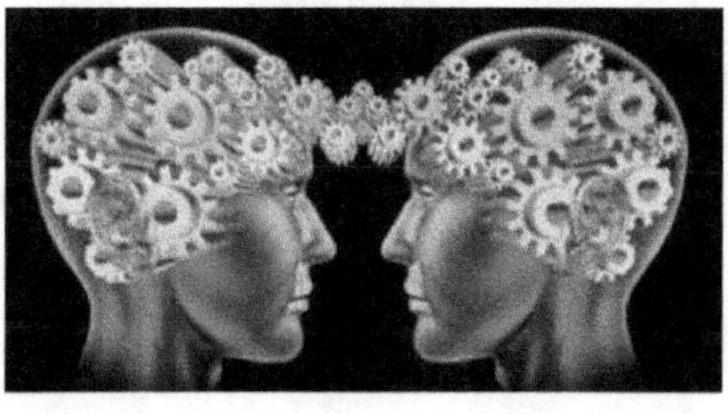

LA CONDUCTA SOCIAL

Sistema de implementación de reglas cognitivas y sociales que permiten interactuar de forma proporcional con el medio.

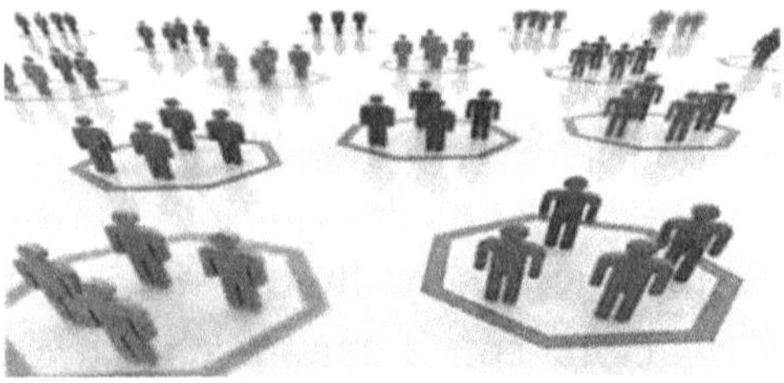

INHIBICIÓN DEL COMPORTAMIENTO

Es la capacidad de inhibir la respuesta inicial que debe darse a un evento, retardar la respuesta para dar tiempo a la decisión que se va a tomar, es la capacidad de controlar las respuestas impulsivas.

LA PLANEACIÓN

Capacidad de iniciar secuencias de pasos necesarios para llevar a cabo una acción con un determinado fin.

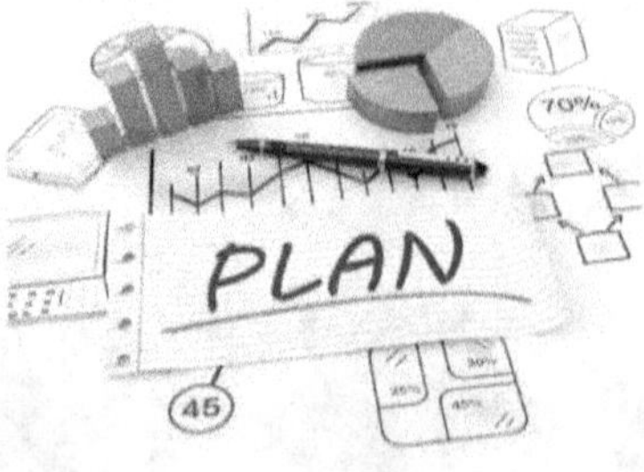

Es el proceso de establecer metas y elegir medios para alcanzar dichas metas antes de emprender la acción, teniendo en cuenta la situación actual, los factores internos y externos que pueden influir en el logro de objetivos.

EL AUTOCONTROL

El auto control es la capacidad de autorregular la conducta en respuesta a la contingencia del medio. La identificación de lo positivo y lo negativo que mi conducta tiene sobre los demás y sobre mí mismo.

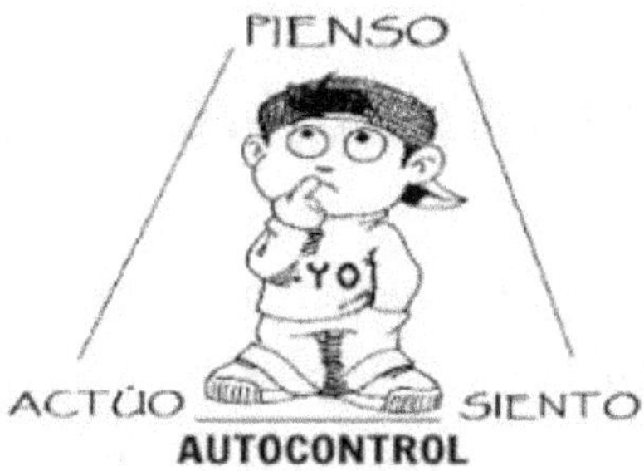

LA INICIATIVA

La iniciativa es la capacidad de hacerse cargo de los problemas y de ejercer control sobre ellos.

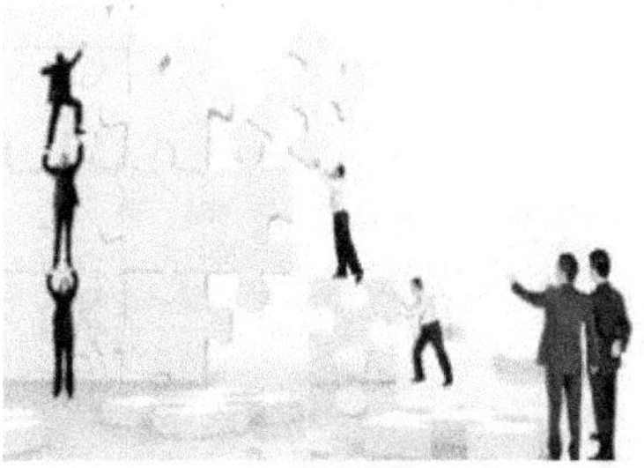

EL CONTROL EMOCIONAL

Existen cinco emociones patológicas básicas:

1- Miedo.
2- Ira.
3- Panico.
4- Obsesión.
5- Tristeza.

El control emocional es la capacidad de controlar o modular respuestas emocionales cuando la situación excede nuestra capacidad.

RESOLUCIÓN DE PROBLEMAS

La resolución de problemas es la activación de procesos organizados selectivamente por el lóbulo frontal, el cual, da respuesta teniendo en cuenta determinada información.

RESILIENCIA

Hace referencia a la capacidad de los seres humanos para adaptarse de forma positiva a situaciones que son adversas, es el conocimiento, las habilidades o destrezas acumuladas en el tiempo a medida que afronta retos y adversidades.

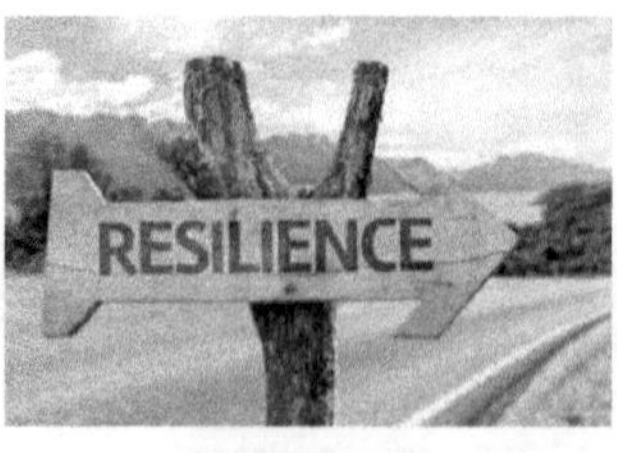

Característica de la persona resiliente:

1- Siempre mira hacia delante.
2- Tenas.
3- Creativo.
4- Constante.
5- Se conoce a si mismo.
6- Se apoya en los demás.
7- Objetiva y optimista.
8- Favorable al cambio.

LA CREATIVIDAD

La creatividad es la capacidad de generar, inventar y de producir algo que no existía antes.

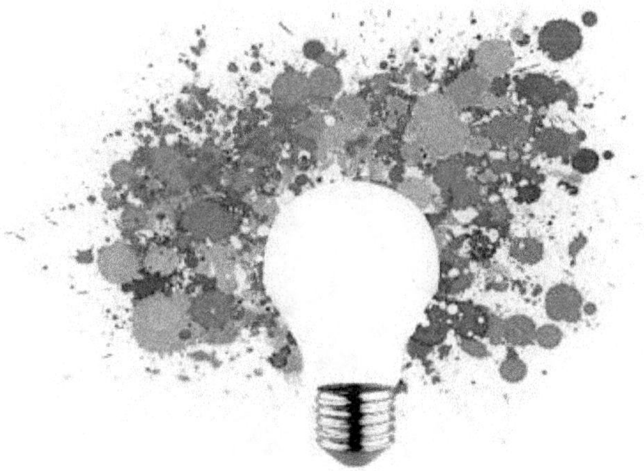

EL HUMOR

El humor es la capacidad de encontrar lo cómico en la tragedia.

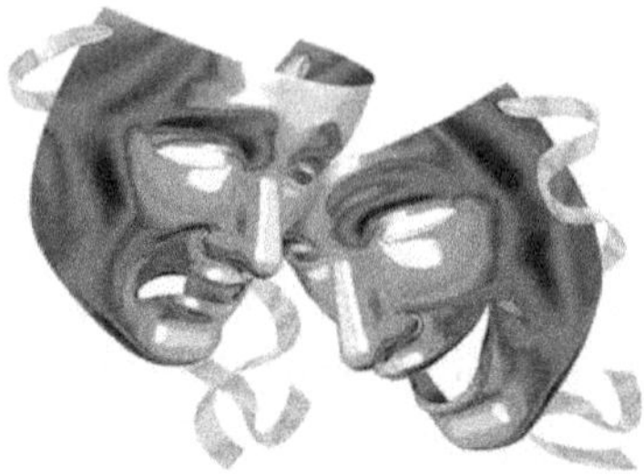

LA INDEPENDENCIA

Es la capacidad de establecer límites entre uno mismo y los ambientes adversos. La capacidad de establecer una sana distancia emocional y física, sin llegar al aislamiento.

LA INTERACCIÓN

Habilidad para establecer lazos íntimos y satisfactorios con otra persona.

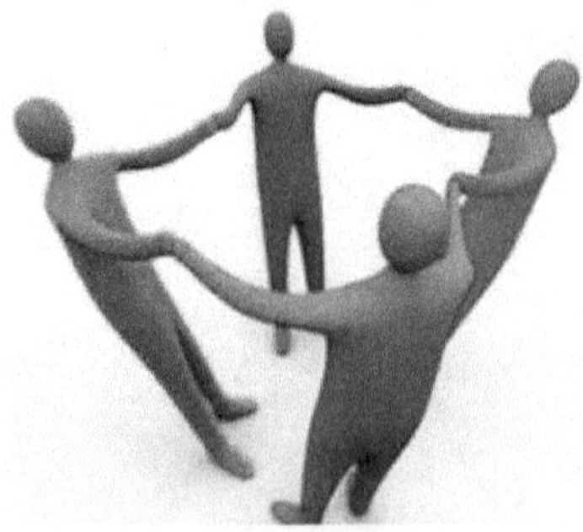

LA INTROSPECCIÓN

La introspección es la capacidad de comprenderse a sí mismo y a otros. Evaluación de las experiencias de forma reflexiva, activa y personal, con aceptación de las dificultades sin culpar a los demás.

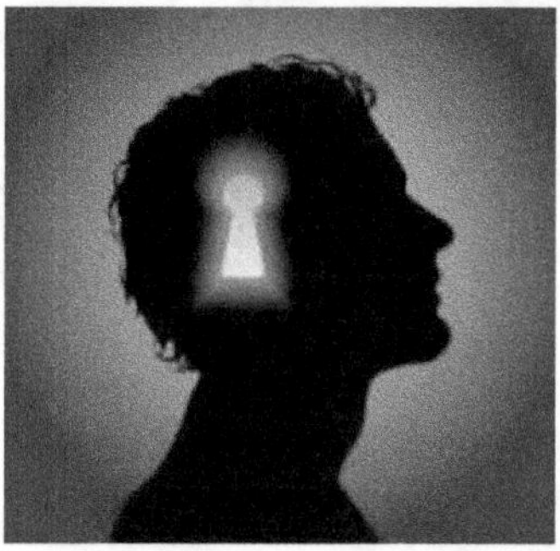

Mirar en nuestra mente y dar a conocer lo que descubrimos.

LA MORALIDAD

La moralidad es la capacidad de comprometerse con valores y de discriminar entre lo bueno y lo malo.

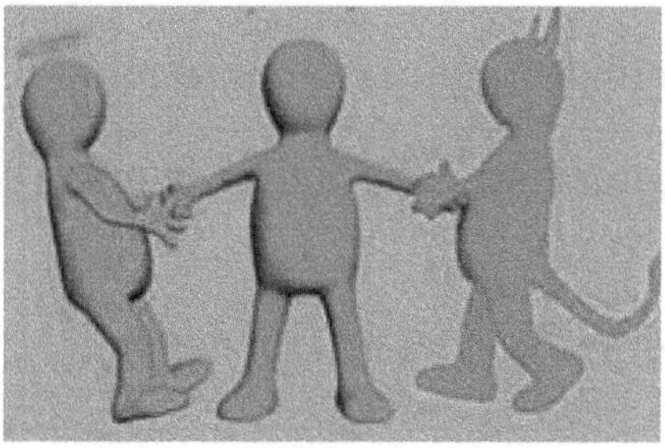

PENSAMIENTO CRÍTICO

Es la capacidad de poder realizar un cuestionamiento de su realidad y poder asumir una posición crítica frente a la vida.

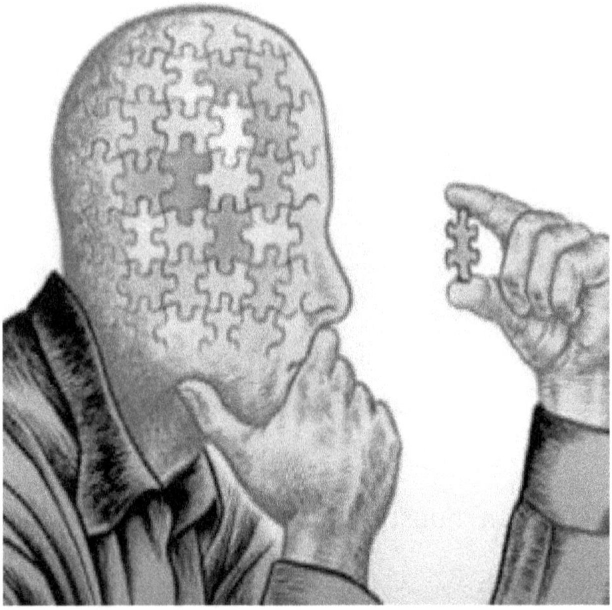

Entre las actitudes necesarias para desarrollar un pensamiento crítico encontramos:

1- Curiosidad, interés por nuevas ideas, mente abierta.

2- Formular preguntas, inquietudes, problemas.

3- Buscar información a través de la observación y de la entrevista.

4- Sustentación con información

5- Perspectiva

6- Comparar información con diferentes fuentes, en diferentes momentos.

7- Interpretación de la información.

8- Generar una postura personal en torno a tus conclusiones.

9- Expresar y compartir tus puntos de vista con otros.

10-Evaluar en forma de preguntas las implicaciones positivas y negativas de tu postura.

11-Procesos mentales superiores de pensamiento, autorreflexión, la voluntad, recuperación de los recuerdos, el razonamiento, también el reconocimiento y la memoria.

LÓBULO FRONTAL

El lóbulo frontal, se divide como ya hemos mencionado en dos divisiones, corteza prefrontal y corteza motora.

CORTEZA PREFRONTAL

Abarca la mayor parte de la región frontal, área donde radica la personalidad del individuo. Está en relación a la profundidad de los sentimientos, se localiza la iniciativa y la capacidad juicio, entre otras funciones.

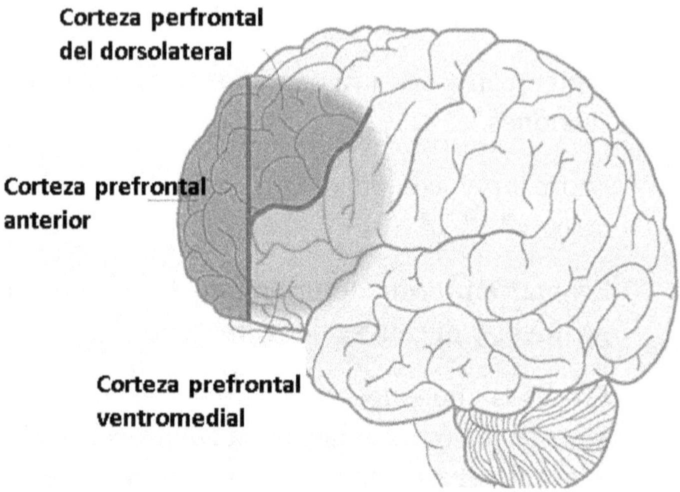

Figura: Corteza prefrontal.

DIVISIONES FUNCIONALES DE LA CORTEZA PREFRONTAL

El prefrontal se divide en:

1- Corteza prefrontal dorsolateral.

2- Corteza prefrontal ventromedial.

3- Corteza prefrontal orbito frontal.

4- Corteza cingulada.

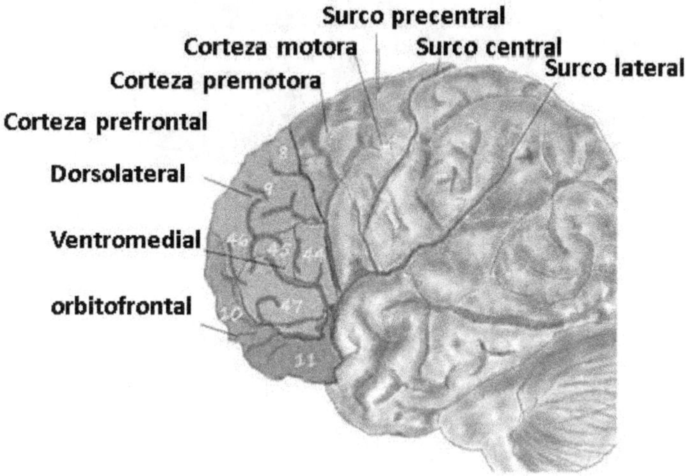

Figura: Áreas funcionales del prefrontal.

CORRESPONDENCIA DE LAS ÁREAS DE BRODMANN

Entre las áreas que comprenden el prefrontal, vamos a encontrar desde el área 9, 10, 11, 12 y 47 de Brodmann.

CORTEZA DORSOLATERAL

La corteza prefrontal dorsolateral está localizada en la parte superior de la corteza prefrontal, se representan las áreas 9 y 12 de Brodmann.

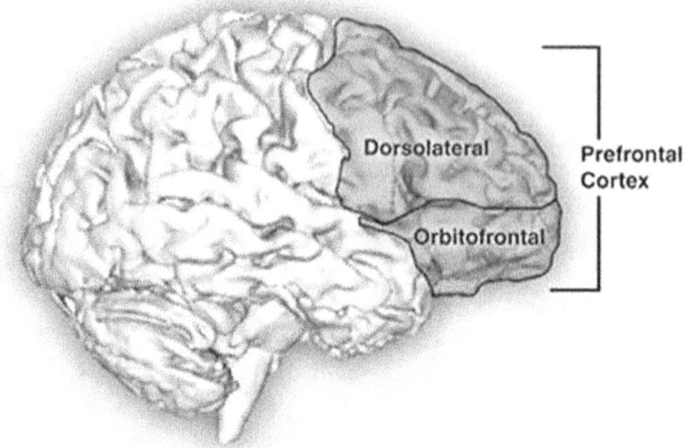

Figura: Corteza prefrontal.

Funciones:

1- Comportamiento cognitivo y social.

2- Expresión de la personalidad.

3- Capacidad para identificar errores y su posterior corrección.

4- Permite generar expectativas.

5- Razonamiento intelectual.

6- Capacidad de distinguir entre pensamientos conflictivos.

7- Conducta en relación a un contexto y el conocimiento que se ha internalizado.

8- Trabajar en función de alcanzar metas.

9- Predicciones de resultados y consecuencias futuras en relación a nuestras acciones.

10-Control del comportamiento impulsivo.

11-Realización de juicios.

12-Memoria de trabajo.

13-Memoria espacial.

14-Memoria a corto plazo.

15-La capacidad de recuperar información de experiencias vividas.

16-Procesamiento de cálculos matemáticos y de estímulos emocionales, así como, de estímulos diversos.

17-Elaboración de frases.

18-Capacidad de proporcionar un lenguaje.

19-La planificación.

20-Flexibilidad de la conducta.

21-Iniciativa.

22-Monitoreo

23-Atención voluntaria.

24-Organización.

25-Resolución de problemas.

26-Toma de decisiones.

Por lo que, podemos destacar que entre sus funciones generales se encuentran el componente cognitivo y conductual, que se traduce en la capacidad de dar respuestas a través de la conducta del individuo, según el contesto, su relación con el conocimiento internacionalizado en la resolución de problemas y las leyes vigentes en una determinada sociedad. Es donde se constituye la personalidad y se determina la profundidad de las emociones.

Las áreas 9 y 12 de Brodmann, conforman la porción dorsolateral prefrontal, esta área, recibe y proyecta conexiones energéticas con regiones de asociación sensoriales de los lóbulos temporales, parietal y sensitiva.

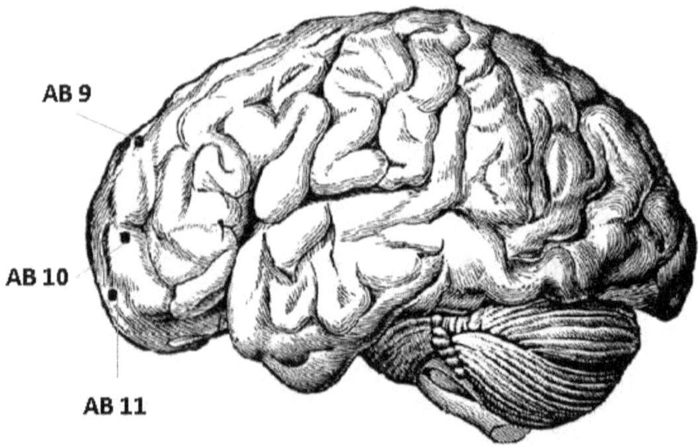

Figura: Áreas funcionales de Brodmann AB 9, 10 y 11.

En la estimulación de esta área tener en cuenta la transfixión con técnica de acupuntura de los puntos de energía 24 DM Shen Ting, 4 del Zu Tae yang, Qu Cha, 15 del Zu Shao yang, Tou Lin Qi, 13 del Zu Shao yang, Ben Shen, todos en dirección a la parte posterior de la cabeza.

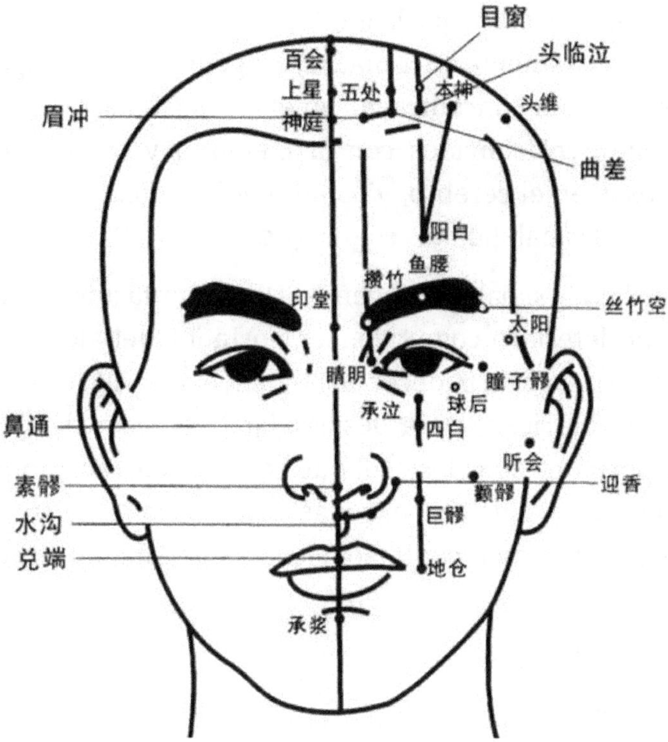

Figura: Vista frontal y localización de los canales de energía Yang en la cabeza, el Du Mai, Zu Tae Yang y Zu Shao Yang.

Los factores ambientales inciden sobre la expresión o inhibición de nuestros genes, se ha identificado un gen responsable de la inteligencia de las personas, el gen NPTN, el cual, afecta indirectamente a la comunicación entre las células cerebrales a través de la codificación de una proteína que actúa en el proceso, y que también, puede controlar la formación de la corteza cerebral, particularmente la materia gris y cuyo espesor se relaciona con la capacidad intelectual.

Se considera que la inteligencia es heredada en varones exclusivamente de la madre, los genes de la inteligencia se encuentran concentrados en el cromosoma X, estos genes están relacionados con la memoria y terminaciones nerviosas en el cerebro, y están involucrados con el desarrollo de las habilidades cognitivas.

Se ha señalado el gen APOE como factor de riesgo para el deterioro cognitivo, ser portador del alelo e4 aumenta el riesgo de padecer alzhéimer, el gen APOE es el primer gen de riesgo para desarrollar la enfermedad, es un transportador de colesterol que se une a los receptores de otras células como las neuronas, está asociado y es responsable de una mayor cantidad de placas de Amiloide en el cerebro.

Síndromes dorsolateral:

1- Problemas ejecutivos.

2- Control cognitivo.

3- Dificultades para generar hipótesis.

4- Dificultades para generar nuevas estrategias.

5- Pensamiento rígido.

CORTEZA VENTROMEDIAL

La corteza prefrontal ventromedial está localizada en la parte ventral del prefrontal. Se representa con el área 47 de Brodmann, la cual recibe y proyecta conexiones energetucas con las regiones de asociación sensoriales de los lóbulos parietal, temporal y occipital, conectando igualmente con la región pre frontal.

El área 47 de Brodmann, cumple con la función de inhibición de la actividad motora, en el que el control está comprometido para detener o anular la respuesta motora, es un área que está mucho más activa en el momento de reposo. Rige la reorientación reflexiva

Por su conexión con otras áreas cerebrales como la amígdala y los centros visceromotores del hipotálamo cumplen con la función del aprendizaje, identificación, modulación y control emociónales.

Es abordado en acupuntura con la estimulación del punto extra meridiano Tae Yang.

"Existen genes que están implicados en los procesos emocionales, los científicos han identificado el gen 5-HTTLPR, el cual interviene en la regulación de la serotonina y por tanto en la depresión y ansiedad.

Cada emoción asociada por la medicina tradicional china con el funcionamiento de un órgano específico, tiene en el fondo una expresión o componente genético.

Así los científicos han identificado el gen SLC6A4 que codifica para el miedo, está localizado en el brazo largo del cromosoma 17, codifican los transportadores de serotonina, la disminución de estos transportadores está asociada a rasgos ansiosos o neuróticos en la persona.

De la misma forma, existen gen inhibidor del miedo, una muestra es el gen GRP que actúa en la amígdala, excitando una población de interneuronas inhibitorias en el núcleo lateral, otro gen relacionado con la conducta y en este caso agresiva, es el gen MAOA que codifica para la proteína con funciones enzimáticas monoaminooxidasa, que metaboliza un neurotransmisor.

Este gen puede predisponer a algunas personas a un determinado comportamiento agresivo. La MAOA es una enzima implicada en el metabolismo de las monoaminas, serotonina, noradrenalina dopamina, después de ser liberadas al espacio sináptico. Se han identificado mutaciones sin sentido".

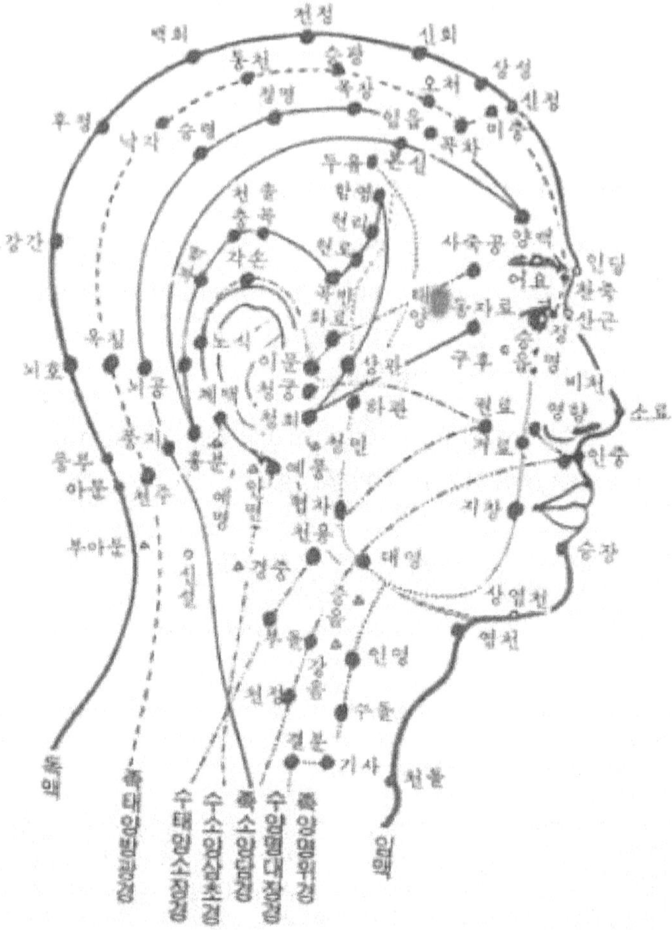

Figura. Vista lateral de los meridianos Yang que pasan por la cabeza.

El área 45 de Brodmann, responde a la incertidumbre de la decisión. El área de Brodmann 44, es activo durante la actualización de los planes de acción. Las áreas 45 y 44 de Brodmann son denominadas también como el complejo de Broca, responsable de la articulación del lenguaje verbal. Estas áreas a pesar de estar localizadas en el ventrolateral del prefrontal son estudiadas como parte de la corteza motora por la importantísima relación y función que ejercen.

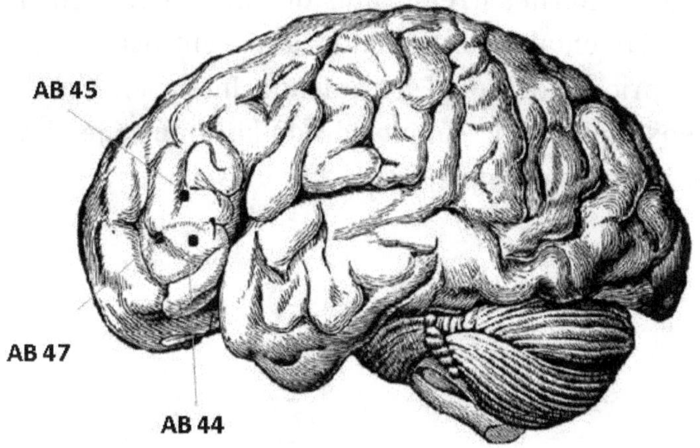

Figura: Áreas funcionales de Brodmann AB 47, 45 y 44.

En el tratamiento con acupuntura según la lesión presentada en el paciente, se debe tener en cuenta la estimulación del ventrolateral prefrontal correspondiente al punto extra meridiano Tae Yang o en la recuperación de la articulación de las palabras que corresponde con las áreas 45 y 44 de Brodmann.

Síndromes ventrolateral

1- En relación con las emociones.

2- Apatía.

3- Desinterés.

4- Falta de interés para iniciar conductas o acciones nuevas.

CORTEZA ORBITO FRONTAL

La corteza prefrontal orbito frontal se localiza en la parte inferior de la corteza prefrontal. Entre sus funciones permite llevar a cabo la capacidad de inhibir los estímulos externos e internos irrelevantes que intervienen en las tareas fundamentales, permitiendo la concentración en lo que se hace prioridad para el ser humano. Interviene en el control sensorial y en la conjunción de las emociones involucradas en tareas compleja.

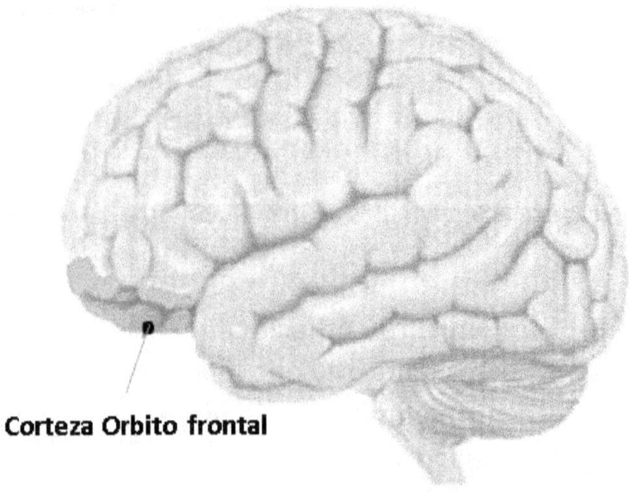

Figura: Corteza orbito frontal.

En esta área se puede atender los impulsos viscerales que provienen del hipotálamo, del lóbulo de la ínsula y el lóbulo orbitario.

En la estimulación de esta área tener en cuenta los puntos de energía Yintang y 14 del Zu Shao yang, Yang Bai.

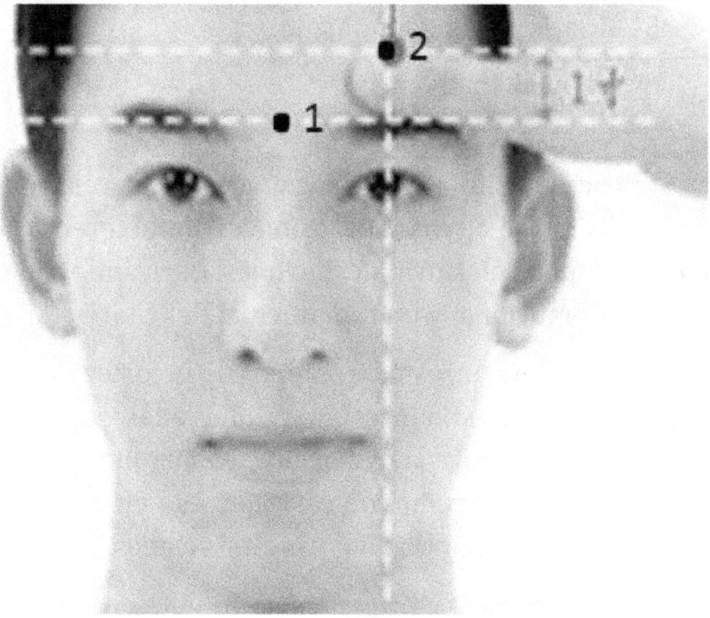

Figura: Localización del punto de energía extra meridiano Yintang y el punto de energía 14 del Zu Shao Yang Bai.

El punto de energía Yintang está en relación con la clarividencia, la capacidad de visualizar metas futuras, también, por su relación con la glándula pituitaria interviene la estimulación de estos puntos de energía en el equilibrio de los estados de sueño y vigilia.

Síndrome del orbito frontal:

1- Problemas en el control conductual.

2- Control emocional.

3- Alteraciones de la personalidad.

4- Desinhibición verbal y de la conductual.

5- Aparición de infantilismo.

6- Impulsividad o manía.

El área orbitofrontal tiene una estrecha relación con el sistema límbico en casos de lesiones o daño cerebral, esas conexiones podrían sufrir afectaciones. Derivándose de ello un control emocional y una conductual deficitarias.

En conclusión, estás tres áreas de la corteza prefrontal que hemos estudiado están involucradas en procesos muy importantes para la evolución y desarrollo de la especie humana y se pueden ver muy afectada en algunos pacientes, desencadenando diversas alteraciones.

Síndromes en las regiones prefontales:

1- Afectación de procesos cognitivos

2- Alteraciones emocionales

3- Conductuales

Las lesiones en estas áreas producen alteraciones emocionales, de predominio euforia, la incapacidad de emitir juicios y un déficit en la iniciativa, perdida de la conducta social, descuido de la apariencia personal, incapacidad de tomas de decisiones o efectos similares a la deficiencia mental.

EL LOBULO DE LA INSULA

El lóbulo de la ínsula, se encuentra localizado en la profundidad del surco lateral o cisura de Silvio, recubierto por el lóbulo frontal, temporal y parietal. En el feto, está perfectamente visible ya que los lóbulos no se han desarrollado completamente, permitiendo visualizarla de esta forma, se corresponde con las áreas 13, 14, 15 y 16 de Brodmann.

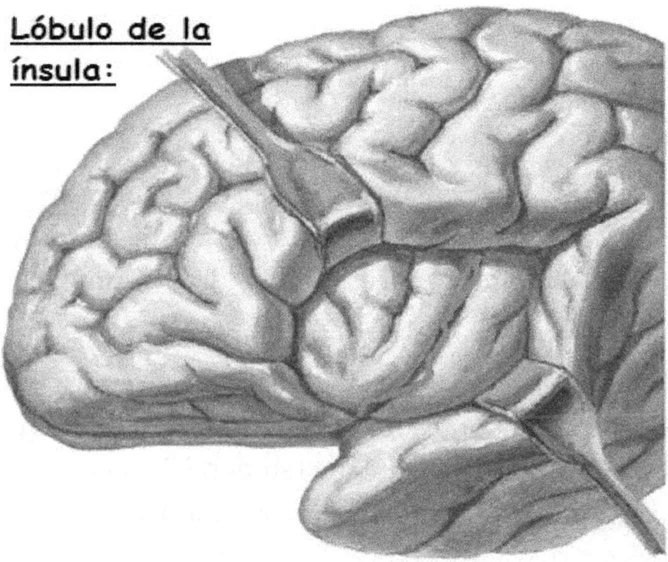

Figura: Esquematización del lóbulo de la ínsula.

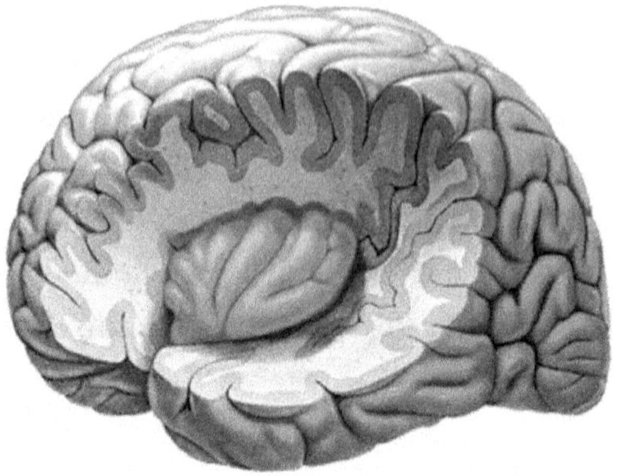

Figura: Lóbulo de la ínsula.

El área parainsular corresponde con el área 52 de Brodmann, limitando lateralmente por la anterior área transversal temporal del área 41 de Brodmann.

La ínsula se considera de forma triangular con base dirigida hacia arriba y hacia atrás, el vértice dirigido hacia adelante y abajo, por donde se une con la circunvolución frontal inferior y con el lóbulo temporal. La ínsula está subdividida por varios surcos que generan varias circunvoluciones o giros.

FUNCIONES DE LA ÍNSULA

La estimulación de la corteza insular, provoca alteraciones vegetativas, asociado a funciones viscerales. La disminución del tono muscular del estómago y la movilidad que ejerce del tubo digestivo, inhibición de los movimientos gástricos, descenso de la presión arterial, disminución de la frecuencia cardíaca, al aparato genitourinario, suspensión del aparato respiratorio en expiración y al aparato cardiovascular. Se obtienen también, sensaciones viscerales tales como dolores gástricos, sensación de vejiga distendida, sensación de ampolla rectal.

En su estimulación tener en cuenta el punto extra meridiano Yintang con puntura, por las conexiones que se establecen entre el orbitofrontal del prefrontal y el lóbulo de la ínsula.

CIRCUNVOLUCIÓN DEL CÍNGULO

La circunvolución del cuerpo calloso o circunvolución del cíngulo, está localizada en la cara interna del hemisferio cerebral, por encima del cuerpo calloso, del que sigue su contorno, y por debajo de la cisura callosa marginal. Su extremidad posterior se continúa con el extremo posterior de la circunvolución del hipocampo o quinta circunvolución temporal.

La circunvolución del cuerpo calloso se denomina también, circunvolución del cíngulo, debido a que contiene y da nacimiento a vías energéticas del fascículo de asociación denominado cíngulo.

El cíngulo se extiende desde el espacio perforado anterior y la cara interna del lóbulo orbitario, hasta la quinta circunvolución temporal y el núcleo amigdalino, formando un óvalo incompleto con los dos extremos anteriores.

La circunvolución del cíngulo establece conexiones energéticas con el núcleo anterior del tálamo, con la quinta circunvolución temporal, con el núcleo amigdalino, con las otras circunvoluciones de la cara interna, y con los lóbulos parietales, occipital y frontal. La circunvolución del cíngulo recibe un gran número de vías energéticas del sistema reticular de tipo ascendente.

Las conexiones energéticas que establece esta circunvolución con el núcleo anterior del tálamo óptico y con la quinta circunvolución temporal, constituyen parte del circuito de la furia.

Las vías energéticas de tipo ascendentes que terminan en esta circunvolución proveniente del sistema reticular ascendente, explican las alteraciones sobre la conciencia que se obtienen al estimular la circunvolución del cuerpo calloso.

La estimulación de la corteza de la circunvolución del cíngulo provoca: vocalización, alteraciones de la conciencia, respuestas vegetativas y somáticas; se obtienen movimientos de la musculatura de la cara, cuello, extremidades superiores, tórax, miembro inferior. Los movimientos obtenidos son semejantes a los que se realizan durante las crisis de furia. También se obtiene vocalización y respuestas viscerales tales como taquicardia, bradicardia y taquipnea.

En estudios médicos, se ha procedido a extirpar la circunvolución del cuerpo calloso en pacientes agresivos y agitados. Todos estos síntomas tienen un fondo en común que es la pérdida autocrítica y la falta del pensamiento abstracto.

La autocrítica nos permite examinar nuestro pensamiento y nuestra acción. Es una fracción del conocimiento que tenemos de nosotros mismos, está modulada por nuestras experiencias que nos dan la medida de nuestras acciones y pensamientos. La conciencia de nosotros mismos, se fundamenta en el examen crítico de nuestras acciones, pensamientos y nuestra voluntad.

Las áreas 9, 10 y 11 de Brodmann, en la corteza prefrontal y el núcleo dorso mediano del tálamo óptico, realizan el análisis interno de tales funciones mentales, para modificarlas, suprimirlas o permitirles la expresión hacia el exterior.

A través del recuerdo la corteza prefrontal, se establece consciente o inconscientemente una escala de valores, el sentido de un sistema de comprensión total, en un todo armónico del mundo externo y del mundo espiritual.

Las personas que presentan lesión bilateral del lóbulo frontal, olvidan los estímulos dolorosos. Al volver a estimular, a pesar de que el paciente reconoce y observa el objeto que le va a provocar dolor, no presenta amenaza emocional o no desarrolla una actitud defensiva. Se suprimen los elementos anticipatorios del dolor y el sufrimiento.

Las áreas 9, 10 y 11 de Brodmann, intervienen en la formación de la conducta abstracta, el pensamiento autocrítico, de la conciencia de sí mismo, de la capacidad de análisis y síntesis mental, del establecimiento de una escala de los valores, del recuerdo del dolor y de la presencia de manifestaciones que lo preceden.

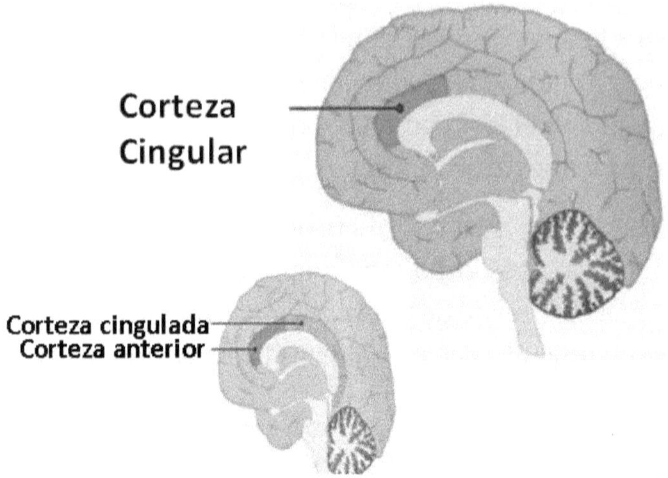

Figura: Corteza cingular.

La corteza cingulada, está involucrada en la formación de emociones, procesamiento de datos de la conducta, aprendizaje y en la memoria, también en la vocalización emocional.

Las áreas orbitarias son la 13 y 14 de Brodmann, conecta con las estructuras límbicas y el área 24 del cíngulo, sirve de estación media con la corteza prefrontal. Cuando se afecta produce alteraciones afectivas y una pérdida del comportamiento inhibitorio social, así como, alteraciones del comportamiento sexual.

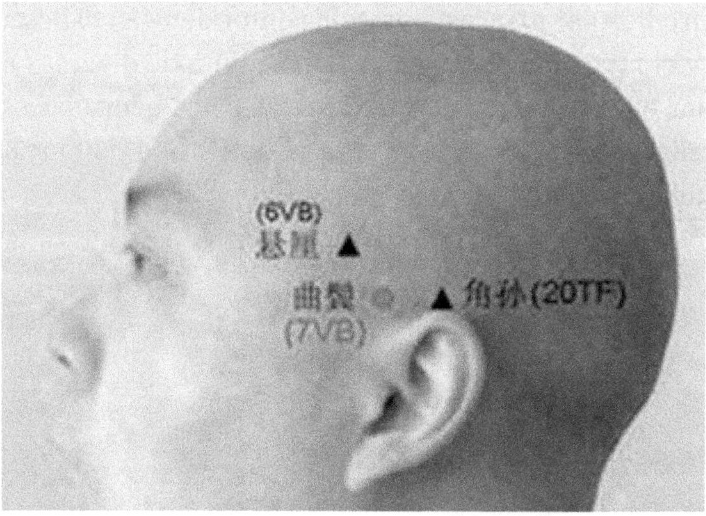

Figura: Punto de energía Qu Bin.

Para el tratamiento de alteraciones en esta área, tener en cuenta la técnica de acupuntura en el punto de energía Yin Tang, y la transfixión del punto de energía 7 del Zu Shao Yang, Qu Bin.

Área del cíngulo, correspondiente con el área 26 de Brodmann, y está Localizada en el istmo, en la parte inferior y media del encéfalo, en la que se unen el cerebro y el cerebelo, de la circunvolución cingular adyacente a la circunvolución fasciolar internamente.

En todos los casos, se procederá a realizar la investigación a través del diagnóstico por el pulso, para prescribir el tratamiento global adecuado a todos los pacientes.

El gen MeCP2, codifica para la proteína del mismo nombre MeCP2, Las mutaciones de este gen y las alteraciones de la proteína llevan a un tipo principal de enfermedad neurodegenerativa, esta proteína, interviene en el desarrollo y el funcionamiento en la etapa adulta de diversas neuronas en el sistema nervioso central. Estas neuronas están localizadas en sitios clave para el desarrollo de funciones cognitivas y motoras.

CAPÍTULO XVIII
CORTEZA MOTORA

运动皮层

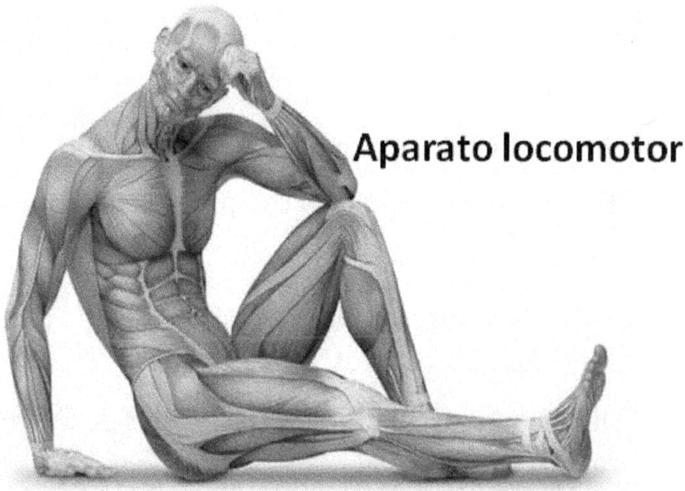

NECESIDADES ESPECIALES POR CAUSAS MOTRICES

Se fundamenta en la llegada de órdenes y ejecución de los movimientos ordenado por el sistema nervioso. Está constituido por el sistema músculo esquelético y se encarga del movimiento del organismo. A esto se le denomina respuesta motora.

DESARROLLO MOTOR

El desarrollo motor es un proceso determinado biológicamente y es escasamente influenciado por la estimulación ambiental o el aprendizaje, el desarrollo motor grueso adecuado, no es garantía de inteligencia normal a futuro, el noventa por ciento de los lactantes logran la marcha independiente a los catorce meses de edad.

RETARDO MOTOR

Las causas más frecuentes son:

1- Retardo mental.
2- Parálisis cerebral.
3- Enfermedades neuromusculares.
4- Trastornos del equilibrio con presencia de ataxia.

La falta de lentitud en la adquisición de hitos motores y mecanismos subyacentes:

1- Debilidad muscular en enfermedades de tipo neuromusculares.
2- Falta de equilibrio con presencia de ataxia congénita o adquirida.
3- Alteración en desarrollo de programas motores con parálisis cerebral, retardo mental, dispraxia del desarrollo.

Los niños que no logran caminar con apoyo o hablar a los doce meses, pueden ser considerados y constituyen un grupo de alto riesgo de discapacidad intelectual. El inicio de la marcha antes de los diecisiete meses, es lo habitual en niños con retardo mental y compatible con los diferentes grados de retardo mental.

La motricidad fina, consiste en la coordinación de los movimientos musculares, movimientos pequeños que ocurren en las partes del cuerpo más predictivo, en el uso de los dedos y de las manos, con relación a la exploración del ambiente, el lenguaje y generalmente en coordinación con los ojos.

Características del desarrollo motor y perceptivo motor, delimitación conceptual.

El discapacitado motriz, es todo aquel que presenta de forma transitoria o permanente, alguna alteración en su aparato locomotor.

Destacan de esta definición los siguientes aspectos:

Se trata de una alteración en el aparato motor, frente a la aparente deficiencia de la actividad mental que en muchas ocasiones manifiestan estos niños, son personas que de forma prioritaria presentan dificultad de ejecución de sus movimientos o ausencia de los mismos.

La alteración de forma permanente o transitoria. Es debida a anomalías de su funcionamiento, en el sistema nervioso, sistema óseo-articular, sistema muscular o incluso en combinación de los sistemas que hemos mencionado.

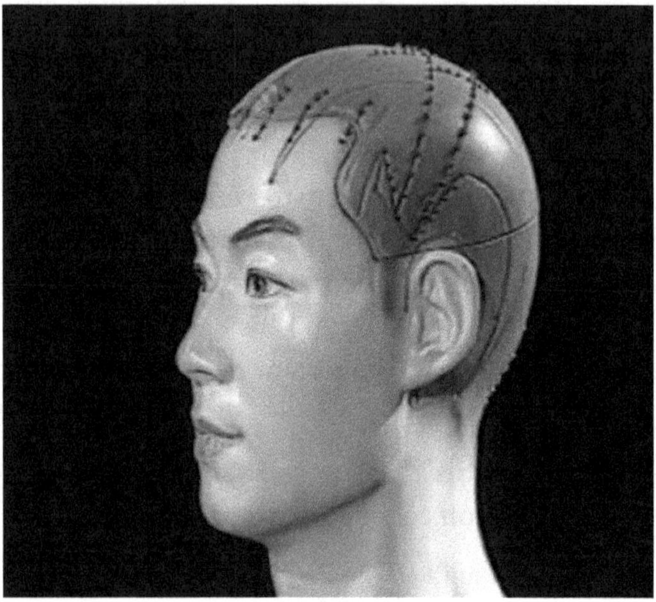

Figura: Áreas que involucran la actividad motora.

Se presenta en grado variable, por lo que, no se puede generalizar, ya que, en cada persona, podemos observar una capacidad funcional y unos niveles de funcionamiento diferente.

En niños con algún tipo de discapacidad motora, podemos encontrar alteraciones que afectan desde su nacimiento, aunque en la mayoría de los casos su inteligencia está conservada, pudiendo desarrollar con eficiencia diferentes actividades educativas que se le proponga. Las diferencias individuales, vendrán determinadas, más por la discapacidad motora y por las capacidades del individuo. Se trata de conocer y comprender la problemática del afectado en relación a sus posibilidades de aprendizaje y de adaptación, independientemente de la causa que provocó la deficienviencia.

Los niños con discapacidades motoras, no tienen necesariamente que presentar estados alterados de las capacidades intelectuales, aunque algunos casos, si están relacionadas con la autorregulación, sobre todo, con la incapacidad de los sujetos para influir de forma suficiente sobre su ambiente a causa de su entorno.

Se ven afectadas en estos niños:

La oportunidad de obtener los estímulos o refuerzos de tipo positivos, al menos en la misma medida que lo recibe un niño sin necesidades especiales.

Las ocasiones de realizar observaciones sobre su propia conducta en situaciones reales y la valoración de sus propias experiencias, en las que consiga ciertos logros intricadamente valorados, reduciéndose su sensación personal de eficacia.

Las situaciones en las que el paciente afectado pueda participar poniendo en juego sus capacidades de tipo físico, siendo de esta forma privado de importante y necesaria interacciones socio educativas, facilitadoras en gran medida y en todo momento del desarrollo socio afectivo.

Lesiones del sistema nervioso central, a nivel cerebral o medular:

1- Parálisis cerebral.

2- Poliomielitis.

3- Hemiplejia.

4- Espina bífida.

Lesiones del sistema nervioso periférico.

Generalmente afecciones producidas durante el parto:

1- Parálisis cerebral.

2- Otras.

3- Lesiones por traumatismo.

4- Paralasis cerebral.

5- Otras.

Malformaciones congénitas producidas durante el periodo de gestación:

1- Parálisis cerebral.

2- Otras.

Trastornos psicomotores debido generalmente a perturbaciones tónico emocional precoz, hábitos y descargas motrices en la evolución:

1- Arritmias.

2- Balanceo de la cabeza.

3- Debilidad motriz.

4- Inestabilidad motriz.

5- Otras.

Se clasifican atendiendo a la fecha de la aparición.

Desde el nacimiento:

1- Malformaciones congénitas
2- Espina bífida
3- Luxaciones congénitas de la cadera
4- Artrogriposis

DESPUÉS DEL NACIMIENTO

La parálisis cerebral ocasionada principalmente por complicaciones durante el parto. Sin embargo, la fecha de detección o de confirmación de la lesión suele determinarse unos meses más tarde, cuando niño muestra lesiones motrices:

- Miopatía de Duchenne

En la adolescencia:

- Miopías Facio escapulo humerales

A lo largo de toda la vida:

1- Traumatismo cráneo encefálico:
2- Traumatismo vertebral
3- Tumores

Clasificación atendiendo a la etiología transmisión genética:

1. Padre o Madre portadora de un gen dominante.
2. Los dos padres son portadores de gen recesivo.

Infecciones microbianas:

1- Tuberculosis ósea

2- Poliomielitis anterior aguda

Accidentes:

1- En el embarazo o en el parto

2- A lo largo de la vida, estado de coma por traumatismo craneal, Paraplejia post traumática, amputaciones, quemaduras.

Origen desconocido:

1- Espina bífida

2- Escoliosis idiopática

3- Tumores

Clasificación atendiendo a la localización topográfica de la parálisis:

1- Monoplejia, parálisis de un solo miembro.

2- Hemiplejia, parálisis de un lado del cuerpo.

3- Paraplejia, parálisis de las dos piernas.

4- Diplejía, parálisis que afecta a partes iguales los dos lados del cuerpo.

5- Tetraplejia, parálisis de los cuatros miembros.

Paresia por parálisis ligera o incompleta:

1- Monoparesia.
2- Hemiparesia.
3- Paraparesia.
4- Tetraparesia.

Clasificación atendiendo su origen de origen cerebral:

1- Parálisis cerebral.
2- Traumatismos cráneo encefálicos.
3- Tumores.

Clasificación atendiendo de origen espinal:

1- Poliomielitis anterior aguda.
2- Espina bífida.
3- Lesiones medulares degenerativas.
4- Traumatismos medulares.

Clasificación de origen muscular:

- Miopatías.

Clasificación de origen óseo articular:

1- Malformaciones congénitas, amputaciones, luxaciones congénitas de la cadera.

2- Distrofias, osteogénisis imperfecta.

3- Microbianas, osteomielitis aguda, tuberculosis ósea articular.

4- Reumatismo de la infancia, reumatismo articular agudo o crónico.

5- Lesiones osteoarticulares por desviación del raquis, cifosis, lordosis.

Control de las funciones motoras por la corteza cerebral y el tronco del encéfalo.

En el control motor voluntario para la mayoría de los movimientos, la corteza cerebral, activa patrones de movimiento almacenados desde antes, en las regiones inferiores, médula, tronco y cerebelo.

Para los movimientos voluntarios finos que involucran la actividad de manos y dedos, la corteza se conecta directamente con las motoneuronas anteriores de la médula.

La corteza motora, se encuentra representada en divisiones anatómicas:

1- Corteza motora primaria.

2- Área premotora.

3- Área suplementaria.

4- Área de Broca.

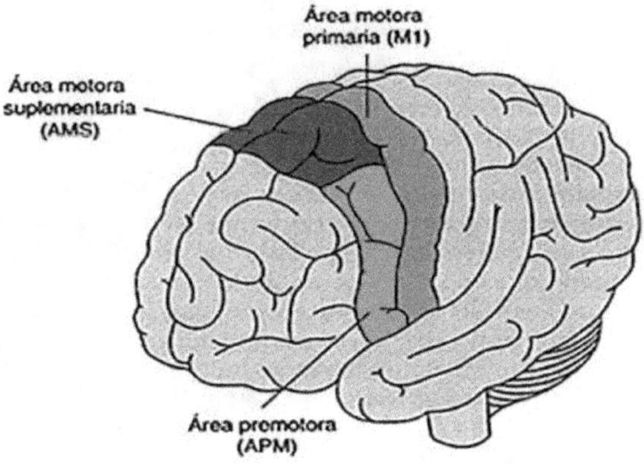

Figura: Áreas corticales motoras fundamentales.

A su vez el área premotora se divide en otras áreas:

1- Área premotora.

2- Área motora suplementaria.

3- Campo visual de los ojos.

4- Rotación de la cabeza.

5- Habilidades manuales.

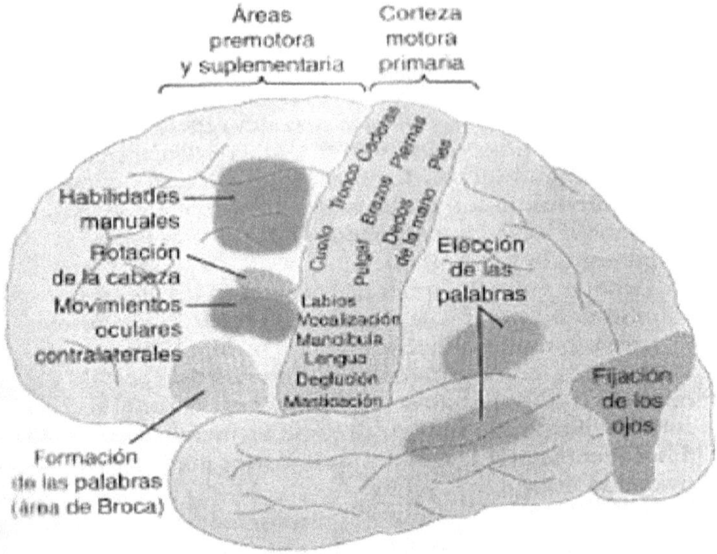

Figura: Áreas especializadas en el control motor.

CORTEZA MOTORA PRIMARIA

LOCALIZACIÓN

La corteza motora primaria, se encuentra localizada entre el surco central y el surco precentral, en la circunvolución o giro precentral del lóbulo frontal, también conocida como: circunvolución frontal ascendente.

FUNCIONES

Cumple con la función especializada de la ejecución del movimiento del lado opuesto del cuerpo, permitiendo el movimiento de las diferentes áreas del cuerpo. Está en relación con el funcionamiento en la iniciación del movimiento voluntario. Lo que se programa del lado izquierdo de la corteza cerebral, se ejecuta del lado derecho del cuerpo, y viceversa. Está identificada con el área 4 de Brodmann, su representación es de forma invertida al orden con lo que se generan tres porciones. La porción superior, media e inferior. Más de la mitad de la corteza motora primaria controla los músculos de la mano y del habla.

La estimulación puntual de áreas motoras provoca la contracción de músculos, es raro ver un solo músculo involucrado, más bien, estimula toda una cadena muscular que permite ejecutar todo un movimiento.

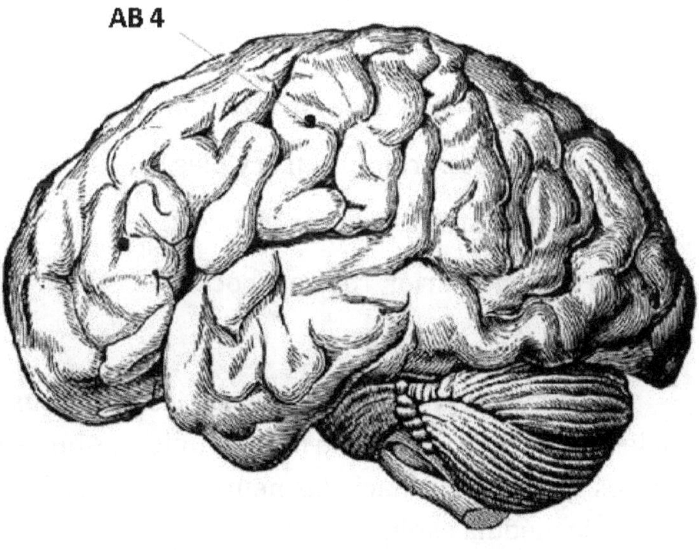

Figura: Área primaria motora AB 4.

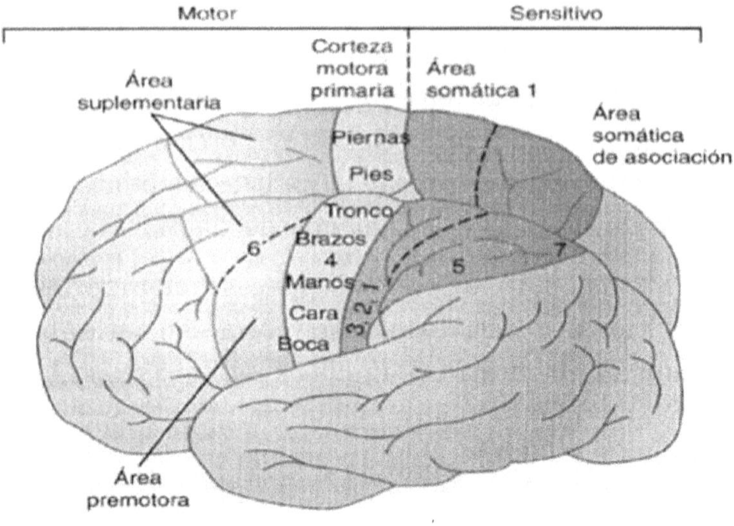

Figura: Porción superior media e inferior de la corteza primaria motora.

Representación de la corteza motora primaria:

1- Porción superior, piernas y pies.

2- Porción media, troncos y brazos.

3- Porción inferior, rostro y boca.

En esta región, se encuentran las neuronas piramidales, llevan las órdenes de los movimientos que son voluntarios en dirección hacia las neuronas que están localizadas en la médula espinal.

Para su estimulación en caso de lesiones, se introduce la aguja de acupuntura en transfixión a todo lo largo del área primaria motora de forma descendente, recordemos que el hemisferio cerebral izquierdo, domina el lado derecho del cuerpo y viceversa. Así como también se pueden emplear tres agujas, para estimular toda el área o simplemente estimular con una aguja de acupuntura el área afectada correspondiente con la función que deseamos recuperar.

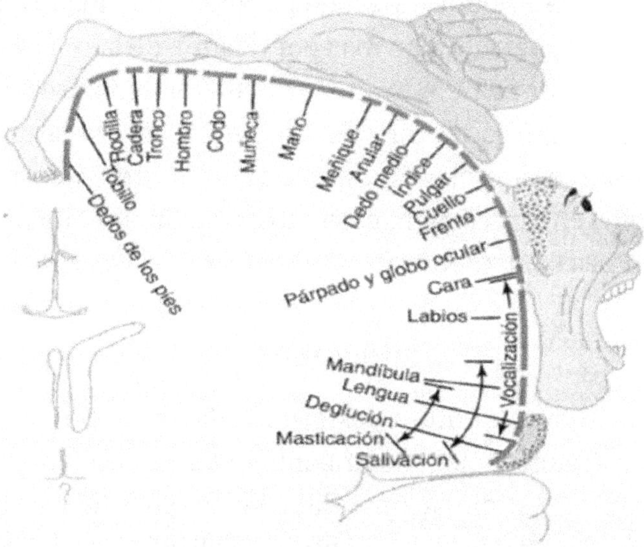

Figura: Representación topográfica, homúnculo motor de Penfield.

SÍNDROME DE LA CORTEZA MOTORA PRIMARIA

Es frecuente encontrar pacientes con síndrome de exceso de excitación de la circunvolución o giro precentral. La cual, se va a caracteriza por crisis convulsivas en el hemicuerpo opuesto, por lo tanto, si la excitación se inicia en la parte alta del área 4 de Brodmann, la cual, corresponde con la movilidad de los miembros inferiores, las crisis convulsivas dan comienzo en la extremidad inferior correspondiente del lado opuesto.

ÁREA PREMOTORA

LOCALIZACIÓN

El área premotora está localizada en el lóbulo frontal, a un centímetro y algo más por delante de la porción lateral y anterior con límites de la circunvolución precentral o corteza primaria motora. Se extiende, hasta la cisura de Silvio o surco lateral. Corresponde con el área 6 de Brodmann que, en dirección hacia arriba, va a limitar con la corteza motora suplementario.

FUNCIONES

El área premotora posterior tiene la función de planificar y organizar los movimientos que se van a ejecutar con posterior estimulación de las células especializada en la ejecución, las cuales, se encuentran localizadas en la corteza motora primaria correspondiente con el área 4 de Brodmann, excita patrones musculares en la corteza primaria motora, para músculos específicos o más frecuente, estimula el tálamo y ganglios basales para que estos envíen respuestas a la corteza primaria motora. Genera patrones de movimientos más complejos que la corteza motora primaria, creando una imagen más compleja del movimiento total que se vaya a ejecutar. Almacena programas de actividad motora. Programa la actividad motora primaria. Planifica y diseña el movimiento a realizar. Es en el área primaria motora donde las células envían la señal de ejecución y realización del movimiento.

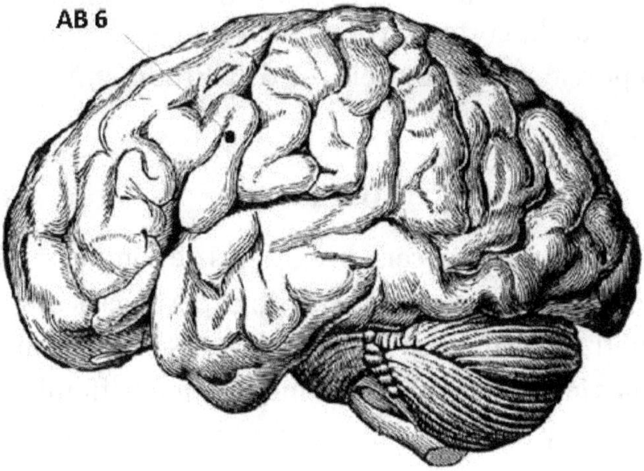

Figura: Área premotora AB 6.

Como ya hemos mencionados, la corteza premotora posterior, crea una imagen del movimiento a realizar, con dicha imagen excita la actividad muscular necesaria para realizarlo.

Estableciendo una estrecha relación entre:

1- Corteza premotora posterior.

2- Corteza motora primaria.

La lesión de esta área genera apraxia, que es la dificultad para realizar movimientos secuenciales y complejos.

ÁREA MOTORA SUPLEMENTARIA

LOCALIZACIÓN

El área motora suplementaria, se localiza por encima del área premotora, en la cisura longitudinal y a pocos centímetros de la corteza frontal superior, está representada por la porción superior del área 6 de Brodmann.

FUNCIONES

Esta área almacena programas de comportamiento y actividad motora, que resultan de experiencias anteriores, automatiza y armoniza los movimientos voluntarios, organiza movimientos en los que intervienen estímulos visuales, táctiles y auditivos. Está encargada de respuestas bilaterales rudimentarias como trepar. Interviene en los movimientos posturales de todo el cuerpo.

Necesario para que la corteza motora primaria y el área premotora funcione adecuadamente. Las contracciones suelen ser bilaterales en lugar de ser unilaterales. Proporciona movimientos de las extremidades contralaterales. La lesión de esta área, no produce una perdida permanente del movimiento.

Las áreas motoras suplementarias, están encargadas de la programación de la actividad motora en relación con los estímulos internos. Su estimulación provoca los movimientos de girar la cabeza y ojos hacia el lado contrario, permite elevar las extremidades superiores contralaterales. Su lesión, genera torpeza en la realización de movimientos y alteraciones de la marcha, produce apraxia.

ZONA CONJUGADA DE LOS OJOS

LOCALIZACIÓN

En la unión de las áreas 6, 8 y 9 de Brodmann, hay una zona cuya estimulación provoca movimientos conjugados de los ojos en dirección hacia el lado contrario. Más específicamente, se señala en el área 8 de Brodmann, la cual, se asocia con el campo visual de los ojos.

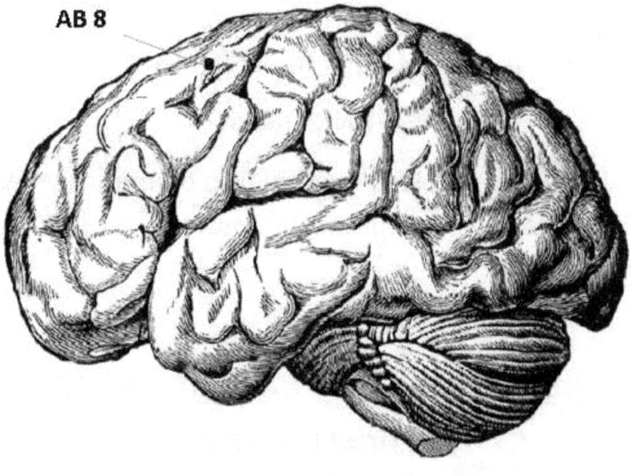

Figura: Área suplementaria o campo visual de los ojos AB 8.

FUNCIONES

El campo visual de los ojos, permite el movimiento conjunto de los ojos, movimiento de seguimiento voluntario de los ojos. Su lesión, se manifiesta con la incapacidad de producir esta función, se puede evidenciar por la presencia de una desviación en la dirección del ojo quedando fija la mirada sobre objetos, ejerce control sobre el parpadeo dependiendo el hemisferio cerebral lesionado.

ÁREA DE ROTACIÓN DE LA CABEZA

FUNCIONES

Está vinculada con el campo de movimiento de los ojos, rotación de la cabeza en dirección hacia los distintos objetos.

ÁREA PARA HABILIDADES MANUALES

FUNCIONES

Hace referencia al movimiento de manos y dedos, su lesión produce apraxia motora, movimientos descoordinados.

ÁREA MOTORA DEL LENGUAJE DE BROCA

LOCALIZACIÓN

Está localizada en el área frontal y por encima del lateral o cisura de Silvio, el área de Broca, como ya hemos mencionado, participa en el control del lenguaje. El área activa en cada individuo, es la que se encuentra localizada en el hemisferio cerebral dominante, específicamente, en el giro triangular y opercular, que para la mayoría de las personas está localizado en el hemisferio cerebral izquierdo.

FUNCIONES

Produce la formación de palabras. Está encargada de la coordinación para la vocalización que incluye los músculos de la cara, lengua, cuerdas vocales, el área de la faringe y laringe de la corteza motora para la ejecución del habla.

Corresponde con el área 44 y 45 de Brodmann del lóbulo frontal, estas áreas están localizadas en la parte media y posterior de la tercera circunvolución frontal donde existen células especializadas que intervienen en la coordinación de movimientos verbales, en el control de las funciones motoras que están en relación con la producción y pronunciación de palabras.

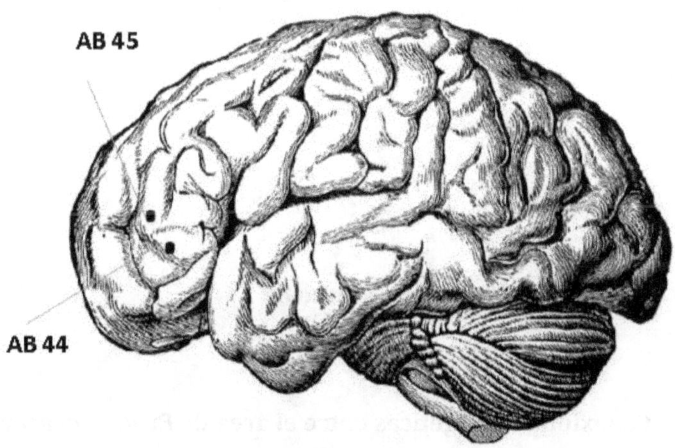

Figura Área de broca AB 44 y 45.

Cuando se presentan lesiones en el área dominante de broca o área motora del lenguaje, se incapacita la posibilidad de expresarse verbalmente de forma fluida, pronunciar las palabras con fluidez que se desean mencionar. Se emiten sonidos que se dificulta para ser entendidos, no puede establecer una conversación, a pesar de que tiene pleno conocimiento de las palabras que tiene que emitir. Este defecto de la expresión verbal, se denomina afasia de Broca o afasia motora.

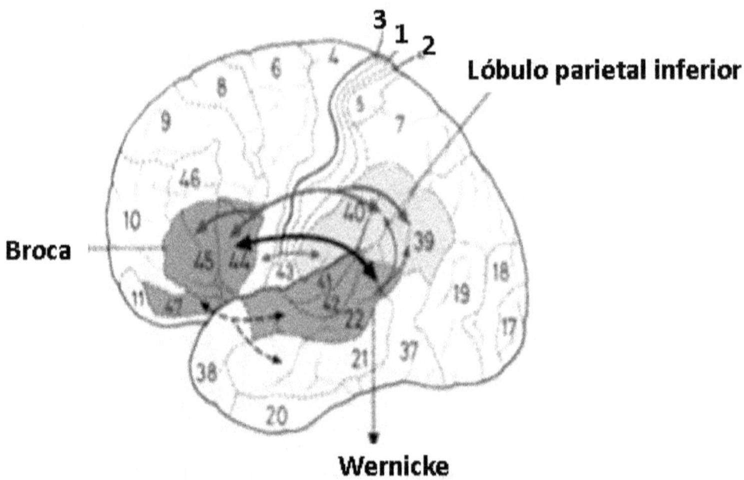

Figura: Conexiones energéticas entre el área de Broca y el área de Wernicke.

La estimulación del área motora de broca no dominante tiene un efecto contrario, la misma detiene la actividad motora que el paciente está realizando.

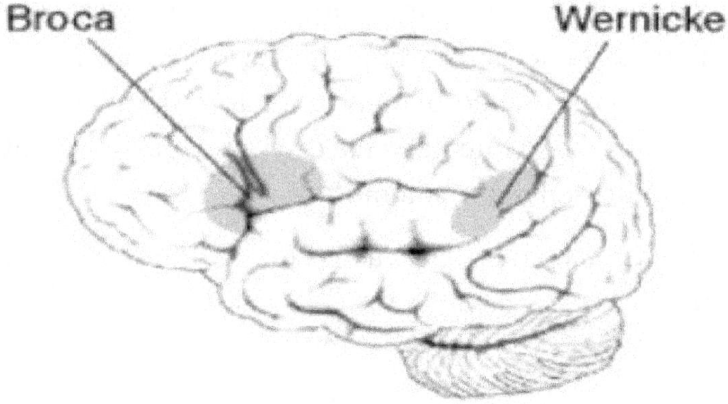

Figura: Área de Broca y área de Wernicke.

El área 45 de Brodmann, cumple con la función de programación de la conducta verbal, el área 44 de Brodmann se encarga de la coordinación de las células cerebrales encargadas de la producción del habla.

Se identifica el gen FOXP2, como responsable de esta actividad, la versión humana de este gen modifica la actividad de aproximadamente otros 116 genes en el cerebro, de modo que cambia la arquitectura del órgano y aparece la capacidad del lenguaje. Este gen, actúa fundamentalmente en actividades relacionadas con la coordinación motora, de modo que el aparato de fonación puede ejecutar complejas secuencias de movimientos que permite el habla. El gen FOXP2, actúa como interruptor fundamentalmente del lenguaje, ya que permite que se produzcan las modificaciones necesarias en el cuerpo para poder articular las palabras.

Para poder realizar un acto voluntario complejo, es necesario planearlo para posteriormente ser ejecutado. La reunión de estas dos funciones se denomina eupraxia.

Otra de las funciones de las áreas 45 y 44 de Brodmann, es la decisión y la planificación de las acciones. Si el paciente no puede planearlo, padece de una apraxia ideatoria. Si sabe lo que debe hacer y no lo puede ejecutar, el paciente presenta apraxia motora.

En conclusión, en casos de lesiones se podrá apreciar:

1- Palabras aisladas.

2- Lenguaje no fluido.

3- Frases que son más bien cortas.

4- Requerimiento de gran esfuerzo para hablar.

En la afasia de Broca el lenguaje no es fluido, pero la comprensión es buena.

El área de Broca establece una importantísima conexión con el área de Wernicke, la cual, está localizada en el hemisferio dominante, conecta con la corteza de Broca, corteza visual y auditiva, su función es el procesamiento y la comprensión del lenguaje verbal y escrito.

En casos de lesiones se podrá apreciar:

- La falta de comprensión en frases largas que presenten alguna complejidad de secuenciación.

En la afasia de Wernicke, el lenguaje es fluido, pero la comprensión del contenido del discurso o de la lectura es pobre.

Estas dos áreas cerebrales, tienen una clara participación en el lenguaje, una perspectiva más actualizada y clara. Se puede apreciar en la presentación que vemos a continuación del hemisferio izquierdo. Este sistema contiene tres áreas de funcionamiento del lenguaje:

1. Sistema ejecutivo.
2. Sistema de mediación.
3. Sistema conceptual.

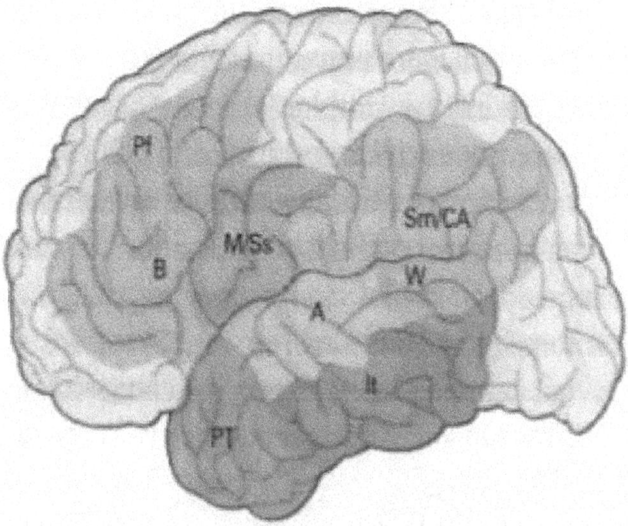

Figura: Áreas involucradas en el lenguaje.

Comprende las áreas consideradas clásicas del lenguaje, el área de Broca (B), área de Wernicke (W), así como también la circunvolución supramarginal adyacente (Sm), la circunvolución angular (CA), la corteza auditiva (A), la corteza motora (M) y la corteza somatosensitiva (Ss).

SÍNDROMES DEL ÁREA DE BROCA

La afasia es la pérdida por parte del paciente, parcial o completa de las habilidades del lenguaje debido a daño o lesión cerebral, por lo general, sin pérdida de las facultades de tipo cognitivas.

Si el área de Broca está afectada en el lóbulo frontal la comprensión del discurso y la lectura en el paciente es buena, con habla no fluida y sin gramática, manifestándose con una mala repetición de las palabras conocidas.

Si el área de Wernicke está afectada en el lóbulo temporal la comprensión del discurso o la lectura son pobres, el habla del paciente es fluida con buena gramática sin significado y la repetición de las palabras es mala por falta de comprensión.

Tipos de afasias:

1- En la afasia de conducción, el paciente presenta daño en el fascículo arcuato, que son las vías energéticas que establecen la posibilidad de una comunicación entre el área de Broca y el área de Wernicke.

2- La afasia global, el paciente presenta daño en el temporal y el frontal.

3- La afasia transcortical motora, presenta daño en el frontal anterior a Broca.

En el desarrollo del lenguaje, se tiene en cuenta que, no comprende solo el habla, sino también, es necesario tener en cuenta el escuchar, comprender y la comunicación que se establece por medios no verbales, es un sensible indicador del estado de desarrollo en la persona, siendo este un factor predictor de la aparición de trastornos posteriores, la misma sique una secuencia predeterminada, más sensible a las características del ambiente que otras habilidades.

Entre las causas más frecuentes de retraso en el desarrollo y la evolución del lenguaje, encontramos la discapacidad intelectual, todos los niños con retraso o una deficiencia en la actividad mental, presentan algún grado de retraso en el desarrollo del lenguaje, y la causa más importante a destacar en forma precoz, es la sordera, que se manifiesta por la incapacidad de escuchar sonidos y palabras, se hace entonces necesario, siempre para todos los casos, una evaluación auditiva.

Los niños de un año de edad, deben por lo menos pronunciar dos palabras. A los dos años y medio de edad el noventa por ciento de los niños es capaz de combinar tres palabras en una frase simple, señalar partes de su cuerpo y nombrar un dibujo.

En casos de retardo en el desarrollo del lenguaje en un niño de un año y medio de edad, el niño no emite palabras, en dos años y medios de edad, no es capaz de pronunciar frases que contengan dos palabras.

Trastornos del lenguaje:

1- Fonación.

2- Paladar hendido.

3- Comunicación.

4- Habla.

5- Dislalia.

6- Disartria.

7- Lenguaje verbal.

8- La comprensión.

9- La expresión.

10-Adquisición lenta.

11-Perdida.

Otras causas de retraso en el desarrollo del lenguaje, se presentan en el retardo global con manifestaciones de retardo mental. Hipoacusia que es un trastorno generalizado del desarrollo como hemos podido apreciar en los casos de autismo. Trastornos específicos del desarrollo del lenguaje como es la disfasia. Considerando también, el déficit en el desarrollo del lenguaje, más que, dificultades del habla, que son asociadas significativamente con dificultades académicas persistentes en el adulto, con mayor tendencia al aislamiento y la interacción social.

La dislexia es un trastorno en la memoria de corto plazo por más de cuatro segundos, dificultad para encontrar palabras fuera del uso común, aunque conozca su significado, dificultades para nombrar objetos bajo presión de tiempo, baja capacidad de repetición, dificultades para encontrar rimas y segmentar palabras, pueden presentar dispraxia o problema de coordinación motora en el desarrollo de las destrezas gruesa y fina, es mucho más evidente en adolescentes. De esta forma, la dislexia se manifiesta con dificultades en el lenguaje a través de la lectura, trastornos en la adquisición de la lectura, problemas en los niños en el aprendizaje de la lectura cuyo coeficiente intelectual es normal y no aparecen problemas físicos o psicológicos que puedan explicar dichas dificultades, un gran porcentaje de los pacientes con diagnóstico de dislexia presentan defecto en la vías magno culares.

Tipos de Dislexia:

1- Tienen buen rendimiento en las tareas de tipo discriminación visual, pero se evidencia dificultad para leer, dificultad de asociación entre los fonos y sobre todo en las letras v y b, p y b, d y t.
2- Dislexia superficial leen mucho mejor las palabras regulares que irregulares.
3- Dislexia profunda se manifiesta por cometer errores de tipo semánticos al leer.
4- Dislexia fonológica del desarrollo que es la dificultad para discriminar entre las palabras, un ejemplo sería la palabra papa y papá, con presencia de pobre discriminación y pobre memoria visual.

DISEIDESIA

Es la dificultad para percibir las palabras y los sonidos, dificultad para leer palabras de tipo irregulares.

DISFONESIA

Es la dificultad para analizar los componentes de las palabras, dificultad con palabras desconocidas y diferenciación de palabras como casa y hogar.

LA DISFEMIA

La disfemia es una alteración del lenguaje que se caracteriza y se manifiesta por tropiezos, espasmos y repeticiones debido a una imperfecta coordinación de las funciones ideos motrices cerebrales.

TARTAMUDEZ O ESPASMOFEMIA

Consiste en una falta de coordinación motriz de los órganos fonadores que se manifiesta en forma de espasmos que alteran el ritmo normal en la articulación de las palabras.

DISCALCULIA

Es la dificultad de integrar los símbolos numéricos en su correspondencia con la cantidad real de los objetos, el valor del número no se relaciona con la colección de objetos, hay dificultades en efectuar una buena coordinación espacial y temporal, relación que desempeña un papel importante en el mecanismo de las operaciones y dificulta o imposibilita las operaciones de cálculos.

DISARTRIAS

Son errores de las articulaciones de las palabras que no coincide con las normas socioculturales impuestas, dificulta la inteligencia del discurso y que se presenta en edades que ya se debiera tener una articulación correcta.

Si la causa que produce dichos errores, se encuentra en el sistema nervioso central, se denomina disartria, pudiéndose encontrar causas también a nivel periférico.

DISPRAXIAS

Hace referencia a una falta de organización del movimiento, como en la apraxia el niño puede ser de inteligencia normal y no tener ninguna lesión cerebral, pueden intervenir diferentes trastornos, resaltan los trastornos motores o visuales y los trastornos afectivos o de comportamiento.

DISFASIA Y AFASIA DEL DESARROLLO

La disfasia es la pérdida parcial y afasia la pérdida total del habla debido a lesión cortical en áreas específicas y responsables del lenguaje.

DISFASIA O AFASIA COGNITIVA

Retraso idiopático del lenguaje, la oligofasia que consiste en la pobreza de la cantidad de palabras y formas gramaticales utilizadas en el lenguaje; es característico de las deficiencias de tipo mentales en pacientes con demencia, especialmente en los casos donde existe una disminución del grado de desarrollo cultural adquirido, la disacusia manifestada por un trastorno en la audición con alteración en la frecuencia o en la intensidad, los pacientes presentan sensación desagradable o dolorosa producida por determinados sonidos, sordera verbal, agnosia auditiva y cognitiva.

DISGRAFIA

Escritura defectuosa sin que un importante trastorno neurológico o intelectual lo justifique, hay dos tipos de disgrafia.

1- Disgrafia motriz: comprende trastornos psicomotores, se manifiesta en lentitud, movimientos gráficos disociados, signos gráficos indiferenciados, manejo incorrecto del lápiz y postura inadecuada al escribir.

2- Disgrafia especifica: la dificultad para reproducir palabras o letras provienen de una mala percepción de las formas, desorientación de tipo espacial y temporal, también a los trastornos del ritmo, compromete a toda la motricidad fina con rigidez de la escritura, tensión en el control de la misma, impulsividad poco controlada en el momento de escribir.

DISORTOGRAFIA

Comprende las perturbaciones del lenguaje de tipo escrito, que va acompañado de alteraciones del lenguaje oral, resultante de un aprendizaje defectuoso o de un medio cultural que ha sido desfavorable para su desarrollo, como falta de atención o de lectura comprensiva.

Como conclusión podemos decir que las áreas especializadas en el control motor o en la corteza motora son:

1- Área primaria motora.
2- Área premotora.
3- Área motora suplementaria.
4- Área de Broca.
5- Zona del movimiento ocular voluntaria.
6- Área de rotación de la cabeza.
7- Área de la destreza manual.

En los casos de perdida de las funciones para lo cual, las neuronas motoras están especializadas en cada área específica, estimular con masaje y acupuntura según sea el caso correspondiente, así como también, la estimualción de puntos de energía locales en las diferentes partes del cuerpo que ha sido afectado.

En los casos donde el paciente presente traumatismo que afecta la movilidad corporal, se debe tener en cuenta siempre la estimulación de los puntos de energía Luo o también denominado puntos pasaje, así como los puntos, Yuan o también denominado puntos fuentes, los cuales, permiten pasar la energía entre órganos y vísceras en dirección hacia y desde su meridiano de energía acoplado. De esta forma, la puntura del punto Luo del Zu Shao Yin, pasa la energía en dirección hacia el Zu Tae Yang y viceversa. De la misma forma, para todos los órganos y vísceras. Aplique según sea el caso, siempre se debe considerar la estimulación del punto Luo que se encuentra delante de la lesión y para lo cual, téngase en cuenta la dirección del recorrido de la energía. Se debe recordar que nunca debe ser estimulada la corteza cerebral en casos de fractura de caneo.

PUNTOS LUO

Puntos de energía Luo Yin de la mano:

5 del Shou Shao Yin, Ton Li. Comunicar la talla del jade, localizado a una distancia del pliegue de la muñeca y a una distancia hacia el lado interno de la línea media, en la cara interna del antebrazo.

6 del Shou Jue Yin, Nei Guan. Barrera interna, localizado a dos distancias del pliegue de la muñeca en la cara interna, entre los tendones.

7 del Shou Tae Yin, Lie Que. Desfiladero supremo, localizado en el surco que se forma al descender desde la apófisis estiloides del radio hacia el codo.

Puntos de energía Luo Yang de la mano:

5 del Shou Shao Yang, Wai Guan. Barrera externa, a dos distancias por encima del pliegue dorsal de la muñeca, entre el cúbito y el radio.

6 del Shou Yang Ming, Pian Li. Pasaje plegado, localizado a tres distancias del hueco que se forma en el extremo del pulgar del pliegue de flexión, en la parte interna del antebrazo.

7 del Shou Tae Yang, Zhi Zheng. Rama correcta, localizada a cinco distancias del pliegue de flexión, en el borde interior cubital.

Puntos de energía Luo Yin del Pie:

4 del Zu Shao Yin, Da Zhong. Gran campana, localizado en la depresión que se forma entre el maléolo interno y el tendón de Aquiles.

4 del Zu Tae Yin, Gong Sun. Ofrenda universal, localizado a una distancia por detrás de la articulación metatarso falángica del dedo gordo, donde la piel cambia de calor en el borde interno del pie.

5 del Zu Jue Yin. Li gou. Canal de la madera, localizado a cinco distancias del maléolo interno, en el borde interno de la tibia.

Puntos de energía Luo Yang del pie:

37 del Zu Shao Yang, Guang Ming. Claridad radiante, localizado a cinco distancias superior al maléolo externo, por detrás del peroné.

40 del Zu Yang Ming, Feng Long. Abundancia generosa, localizado a ocho distancias de la punta de la rótula y a una distancia de la parte externa de la tibia.

58 del Zu Tae Yang, Fei Yang. Vuelo flotante, localizado a una distancia hacia abajo y hacia fuera, donde se separan los gemelos.

Puntos de energía utilizados en el tratamiento de contracciones musculares en la zona afectada.

Palma de la mano:

3 del Shou Tae Yang, Hou Xi. Continuidad torrente, localizado en el montículo que se forma al cerrar el puño, en

el lado cubital del nudillo del dedo meñique, por detrás de la cabeza del hueso metacarpiano.

4 del Shou Yang Ming, He Gu. Fondo del valle, localizado una una hendidura que está próxima y anterior a la confluencia de los dedos índice y pulgar.

Articulación de la muñeca:

5 del Shou Yang Ming, Yang Xi. Torrente del Yang, localizado en el lateral pulgar del pliegue de flexión de la muñeca y entre los dos tendones.

4 del Shou Shao Yang, Yang Chi. Estanque del Yang, localizado en el dorso de la muñeca, en la prolongación del espacio formado por el cuarto y quinto dedo, en una hendidura formada por la articulación del radio y la muñeca.

5 del Shou Tae Yang, Yang Gu, Valle del Yang. Localizado a una distancia por encima del pliegue de flexión, en la depresión anterior del cúbito, en el borde cubital de la muñeca y la parte posterior del hueso.

6 del Shou Jue yin, Nei Guan. Barrera interna, localizado a dos distancias del pliegue de la muñeca, entre los dos tendones de la cara interna del brazo.

7 del Shou Tae Yin, lie Que. Desfiladero supremo, localización del lado pulgar del antebrazo, en el surco que se forma al descender desde la apófisis estiloides del radio hacia el codo.

Articulación del Codo:

5 del Shou Shao Yang, Wai Guan. Barrera externa, localizado a dos distancias del pliegue dorsal de la muñeca, entre el cúbito y el radio.

11 del Shou Yang Ming, Qu Chi. Estanque sinuoso, localizado del lado radial del brazo, en el extremo del pliegue de flexión del codo.

10 del Shou Shao Yang, Tian Jing. Pozo celeste, localizado en la depresión formada a una distancia por encima del extremo del codo.

8 del Shou Tae Yang, Xiao Hai. Pequeño mar, localizado en a la hendidura que se forma entre la prominencia interna del húmero y el codo.

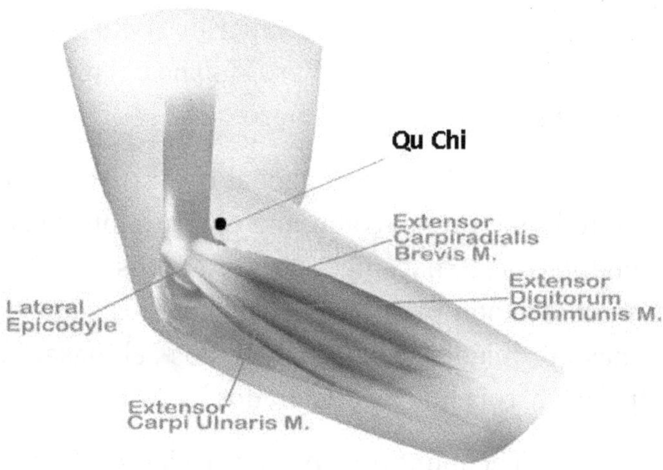

Figura: Punto de energía Qu Chi

Articulación del hombro:

15 del Zu Yang Ming, Jian Yu. Asentamiento del hombro, localizado en la depresión que se forma en el hombro inmediatamente debajo del acromion.

10 del Shou Tae Yang, Nao Shu. Puertas de las escápulas, localizado a tres distancias y media por encima del pliegue posterior de la axila, en la hendidura que se forma debajo del hueso espina escapular.

14 del Shou Shao Yang, Jian Liao. Hueco de los hombros, localizado en la hendidura que se forma en la parte posterior del hombro.

21 del Zu Shao Yang, Jian Jing. Pozo del hombro, localizado en la línea del punto medio de la clavícula y el borde superior del omóplato.

14 del Shou Yang Ming, Bi Nao. Músculo de brazo, localizado a siete distancias superior al pliegue de flexión del codo, en el borde del húmero, debajo del músculo deltoides, donde se cruza con el húmero.

En medicina tradicional china se considera el dolor en todo momento, como una obstrucción de la circulación energética, se hace necesario en todos los casos palpar la zona afectada para identificar aquellos puntos de energía más apropiados a ser estimulados, el masaje terapéutico previo arroja buenos resultados.

La acupuntura en cada paciente afectado debe ser personalizada según el origen de la enfermedad y las lesiones que se hacen presentes.

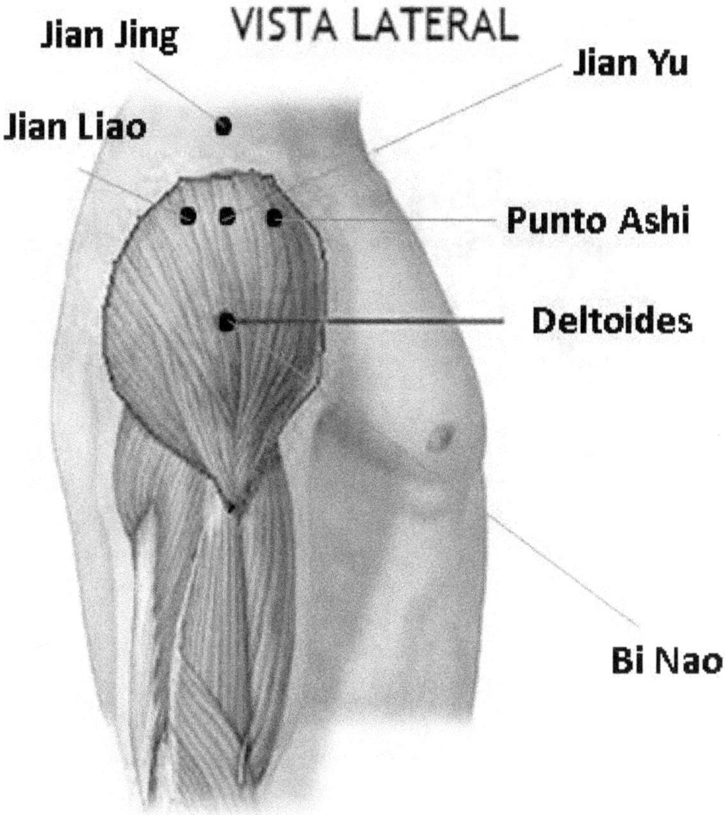

Figura: Puntos de energía Jian Yu, Nao Shu, Jian Liao, Jian Jing y Bi Nao.

En la frente:

2 del Zu Tae Yang, Cuan Zhu. Bambú recolectado, localizado en la parte interna donde da comienzo al nacimiento de la ceja.

14 del Zu Shao Yang, Yang Bai. Despliegue de la claridad, localizado a una distancia por encima del punto medio de la ceja.

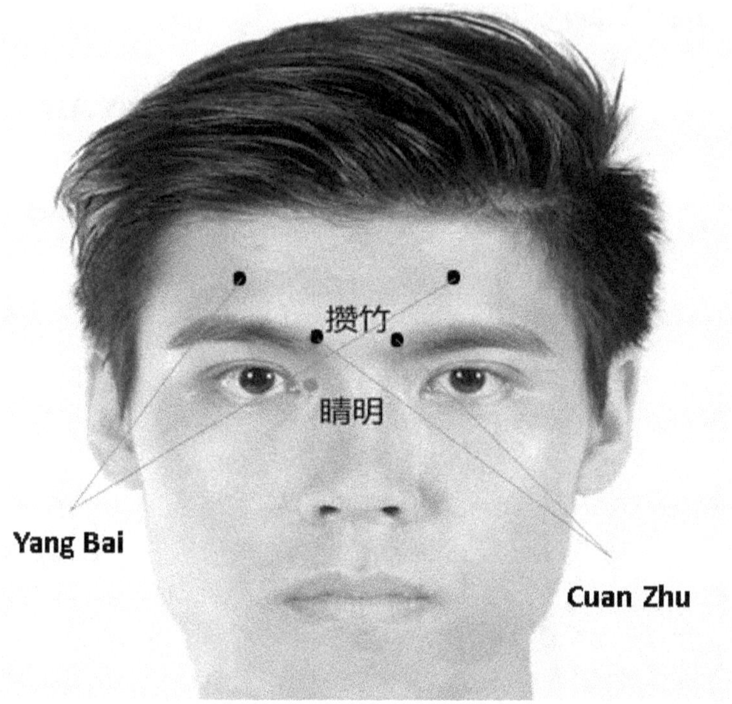

Figura: Puntos de energía Cuan Zhu y Yang Bai.

Ojos y pómulos:

1 del Zu Shao Yang, Tong Zi Liao. Pupila Maestra, localizado a media distancia lateral al ángulo externo del ojo.

2 del Zu Yang Ming, Si Bai. Las cuatro claridades, localizado en la línea de las pupilas, por debajo del ojo y encima del hueso.

18 del Zu Shao yang, Cheng ling. Herencia espiritual, localizado en el cruce de la línea central de las orejas y la línea de las pupilas.

Yuyao, punto extra meridiano localizado en el punto medio de las cejas.

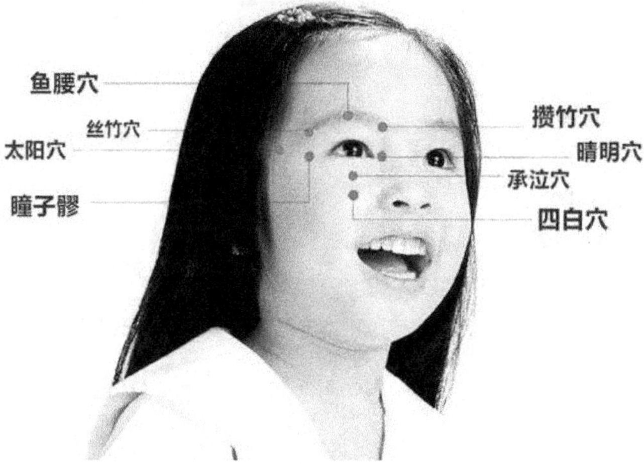

Figura: Puntos de energía Tong Zi Liao, Si Bai, Cheng Ling y Yuyao.

Maxilar:

6 del Zu Yang Ming, Jia Che. Vehículo de masticación, localizado a una distancia por arriba y delante del ángulo de la mandíbula, en la prominencia del músculo masetero, cuando presiona los dientes.

7 del Zu Yang Ming, Xia Guan. Barrera inferior, localizado a nivel del canal auditivo y a una distancia delante del cartílago.

26 del Du Mai, Ren Zhong. El centro del hombre, localizado en una hendidura que se forma en el tercio superior del surco naso labial.

24 del Ren Mai, Cheng Jiang. Recepción de los líquidos, en la línea central correspondiente a la cara, en la depresión que se forma debajo del labio inferior.

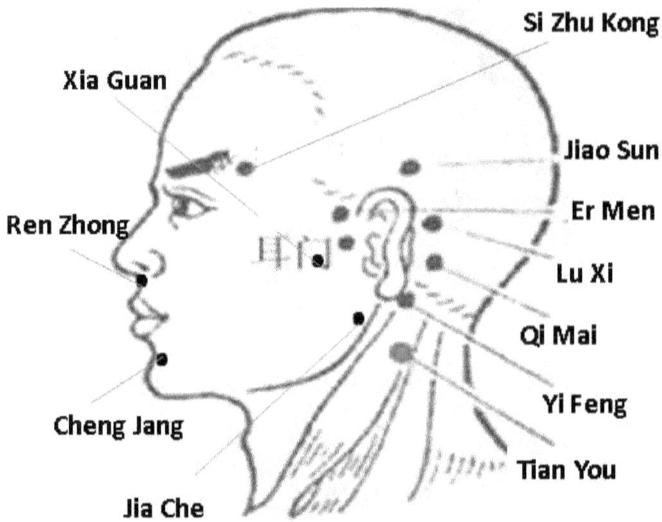

Figura: Puntos de energía Jia Che, Xia Guan, Ren Zhong y Shen Ting.

Puntos a distancia:

4 del Shou Yang Ming, He Gu. Fondo del valle, localizado una una hendidura que está próxima y anterior a la confluencia de los dedos índice y pulgar.

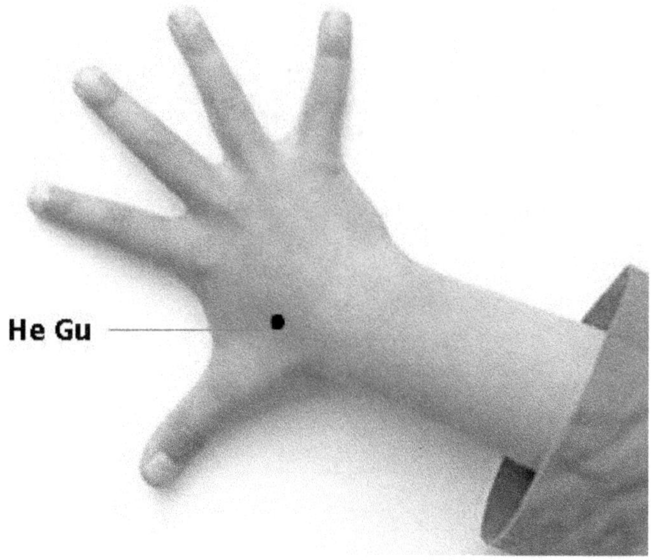

Figura: Punto de energía He Gu.

5 del Shou Shao Yang, Wai Guan. Barrera externa, localizado a dos distancias del pliegue dorsal de la muñeca, entre el cúbito y el radio.

El punto de energía Wai Guan, tiene múltiples aplicaciones, en este caso en particular, se estimula por ser punto Mo del meridiano principal del Shou Shao Yang, el cual permite el paso de la energía hacia el meridiano principal del Shou Jue Yin.

Con este procedimiento se pretende disminuir la circulación de energía que llega a la zona afectada y eliminar el progresivamente el dolor y la inflamación.

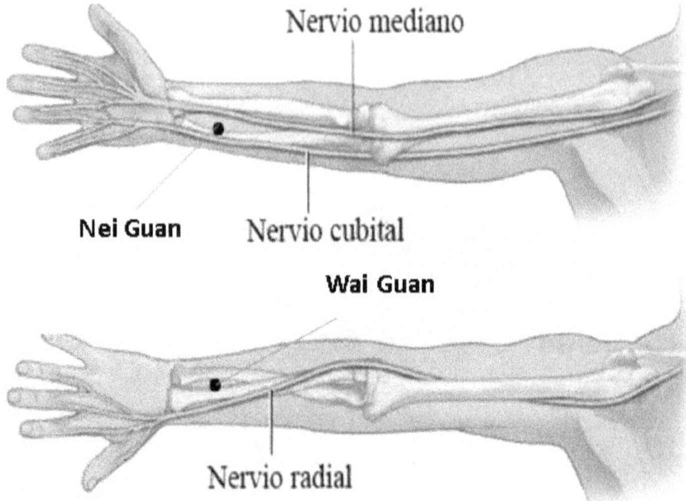

Figura: Punto de energía Wai Guan y Nei Guan.

44 del Zu Yang Ming, Nei Ting. Corte inferior, localizado entre el segundo y tercero dedos del pie, en el espacio interdigital.

El punto de energía Nei Ting se recomienda en casos donde exista una condición energética del calor en la zona afectada , y que la misma está en el recorrido de la parte del cuerpo involucrada , el calor genera irritación , inflamación y dolor , es frecuente en consulta encontrar pacientes con esta condición , se debe tener en cuenta el diagnóstico por el pulso para todos los casos para seleccionar los puntos de energía adecuados , que varía según la condición energética y el meridiano involucrado a ser estimulado.

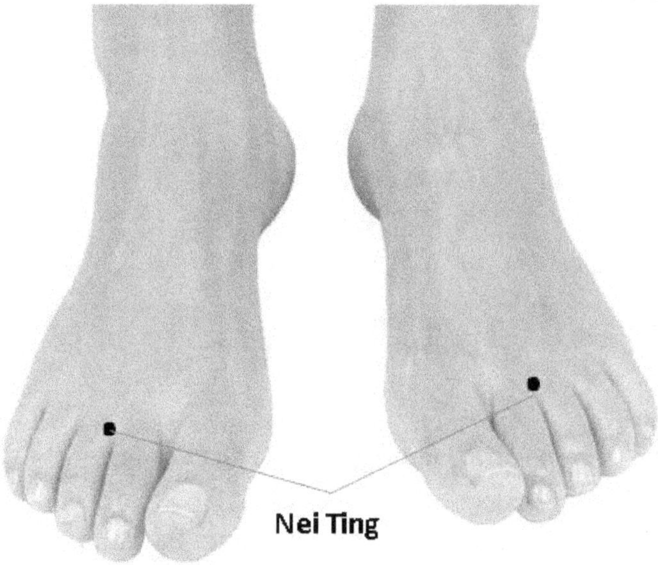

Figura: Punto de energía Nei Ting.

39 del Zu Shao Yang, Xuan Zhong. Campana suspendida, localizado a tres distancias por encima del maléolo externo.

El punto de energía Xuan Zhong , como su nombre bien indica es un punto de reunión de la energía de las tres vías energéticas de los meridianos Yang, los cuales permiten la circulación de la energía en la cara postero externa de la pierna de la pierna, su estimulación permite la redistribución de la energía, facilitando de esta forma una disminución del dolor, de los procesos inflamatorios y de la irritación. En su estimulación se aplicará técnica de acupuntura.

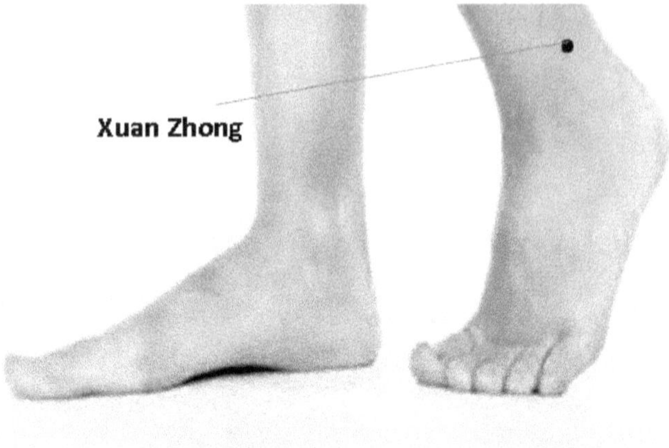

Figura: Punto de energía Xuan Zhong.

17 del Shou Shao Yang, Yi Feng. Pantalla del viento, localizado por detrás del lóbulo de la oreja, en una hendidura que existe por delante del borde anterior de la mastoides.

El punto de energía Yi Feng, es un punto cuya función fundamental es la de dispersión del viento calor , esta condición orgánica favorece la aparición de neoplasias de tipo malignas , no es de extrañar que en el cromosoma 17 se encuentran localizados muchos de los genes cuyas mutaciones están involucradas en el desarrollo tumoral y otros que actúan en el control de mecanismos de desarrollo y apostáis celular.

La condición de calor genera en las células afectada una incapacidad de generar hidrolisis para desactivar su forma activa de crecimiento ; la condición de viento genera dinamismo y a menudo , se asocia en la medicina tradicional china con la manifestación de metástasis.

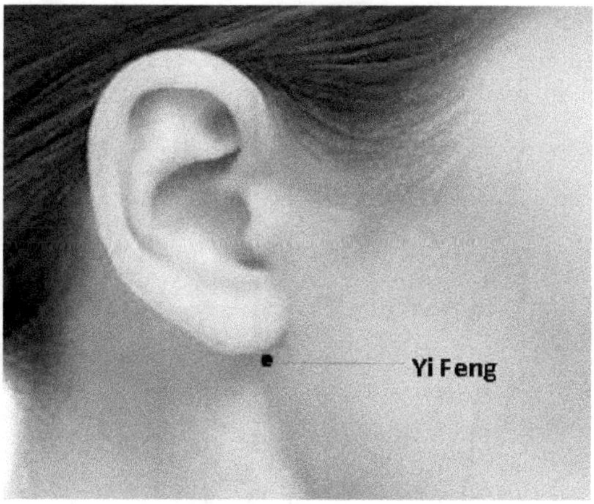

Figura: Punto de energía Yi Feng.

20 del Zu Shao Yang, Feng Chi. Estanque de los vientos, localizado a una distancia hacia arriba del final del cabello y a tres distancias lateral a la línea media, siguiendo la línea de las pupilas en la zona cervical.

El punto de energía Feng Chi en condiciones patológicas, suele manifestarse doloroso debido a la concentración de energía, su estimulación en caso de dolor recupera la función fundamental de dispersar el acumulo de energía, recordemos que esta concentración se debe a condiciones de viento calor en el paciente afectado, sin embargo, es un punto de mucho cuidado, en casos donde el paciente sienta en la consulta mucho miedo a las agujas de acupuntura, en casos donde el paciente se manifieste con agotamiento o cansancio por no poder dormir debido a diferentes casusas como el exceso de trabajo, este punto no debe ser estimulado en ese momento, ya que podría llevar al paciente a la pérdida del conocimiento.

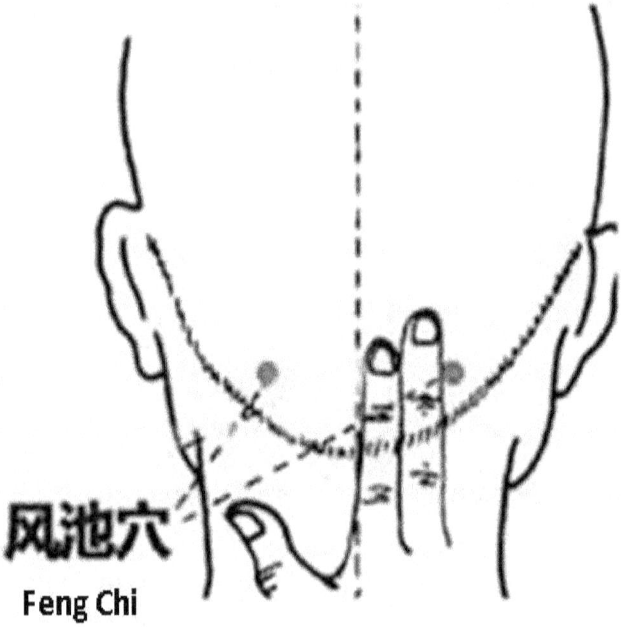

Figura: Punto de energía Feng Chi.

Dolor peri auricular:

7 del Zu Yang Ming, Xia Guan. Barrera inferior, localizado a nivel del canal auditivo y a una distancia delante del cartílago.

19 del Shou Tae Yang, Ting Gong. Palacio del oído, localizado a nivel del canal auditivo, en una hendidura que se forma entre el cartílago y la articulación de la mandíbula.

2 del Zu Shao Yang, Ting Hui. Escuchar el rencuentro, localizado donde termina el cartílago de la oreja por debajo en la hendidura anterior.

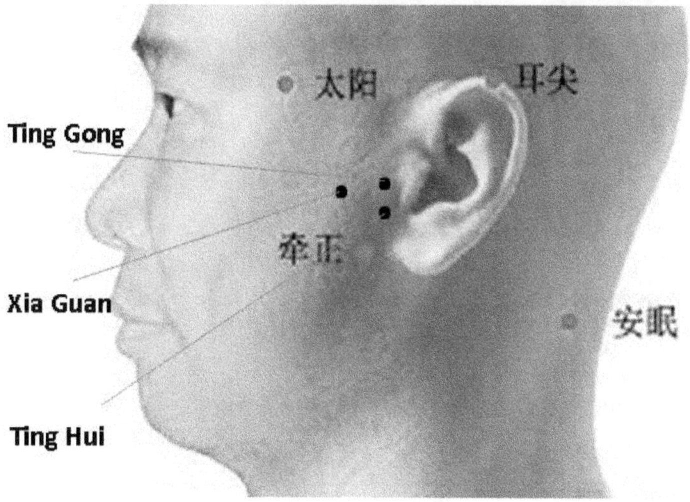

Figura: Puntos de energía Xian Guan, Ting gong y Ting Hui.

Dolor parieto temporal:

17 del Shou Shao Yang, Yi Feng. Pantalla del viento, localizado por detrás del lóbulo de la oreja, en una hendidura que existe por delante del borde anterior de la mastoides.

20 del Zu Shao Yang, Feng Chi. Estanque de los vientos, localizado a una distancia hacia arriba del final del cabello y a tres distancias lateral a la línea media, siguiendo la línea de las pupilas en la zona cervical.

10 del Zu Tae Yang, Tian zhu. Columna celestial, localizado a una distancia y media de la línea media de la cabeza, a media distancia por encima de la línea del cabello.

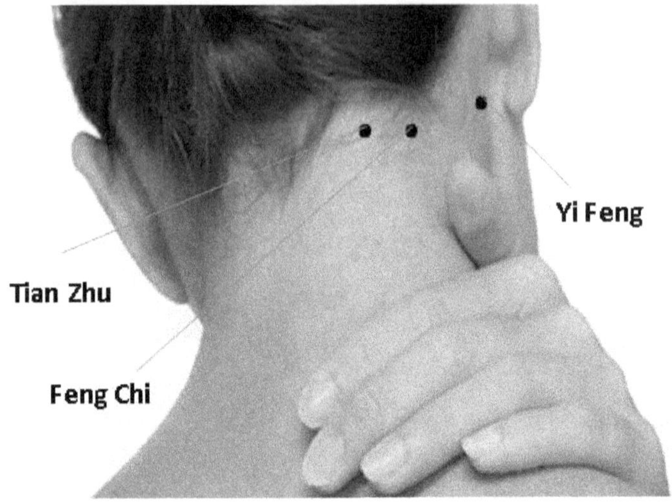

Figura: Puntos de energía Yi Feng, Tian Zhu y Feng Chi.

Cervical:

20 del Zu Shao Yang, Feng Chi. Estanque de los vientos, localizado a una distancia hacia arriba del final del cabello y a tres distancias lateral a la línea media, siguiendo la línea de las pupilas en la zona cervical.

10 del Zu Tae yang, Tian zhu. Columna celestial, localizado a una distancia y media de la línea media de la cabeza, a media distancia por encima de la línea del cabello.

14 del Du Mai, Da Zhui. Gran protuberancia, localizado entre la séptima vértebra cervical y la primera dorsal.

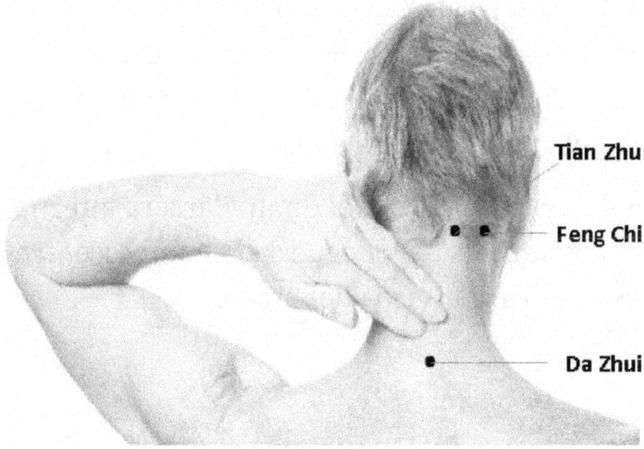

Figura: Puntos de energía Feng Chi, Tian Zhu y Da Zhui.

Puntos a distancia para la cervical:

4 del Shou Yang Ming, He Gu. Fondo del valle, Localizado una una hendidura que está próxima y anterior a la confluencia de los dedos índice y pulgar.

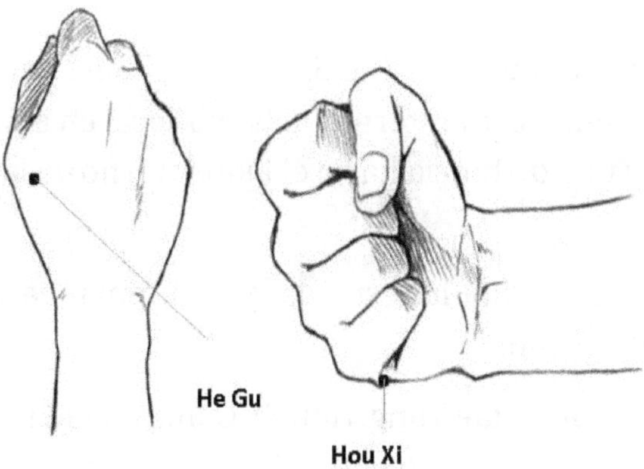

Figura: Puntos de energía He Gu y Hou Xi.

3 del Shou Tae Yang, Hou Xi. Continuidad torrente, localizado en el montículo que se forma l cerrar el puño, en el lado cubital del nudillo del dedo meñique, por detrás de la cabeza del hueso metacarpiano.

6 del Shou Jue Yin, Nei Guan. Barrera interna, localizado a dos distancias del pliegue de la muñeca, entre los dos tendones de la cara interna del brazo.

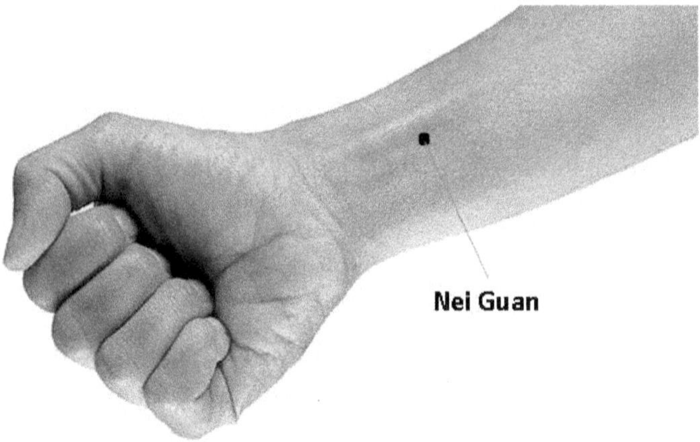

Figura: Punto de energía Nei Guan.

7 del Shou Shao Yin, Shen Men. Puerta del espíritu, localizado en la cara interna De la muñeca, en el pliegue de flexión y a una distancia hacia el lado interno de la línea media.

Lesiones de la espalda y columna vertebral en condición de calor:

3 del Shou tae Yang, Hou Xi. Continuidad torrente, localizado en el montículo que se forma l cerrar el puño, en el lado cubital del nudillo del dedo meñique, por detrás de la cabeza del hueso metacarpiano.

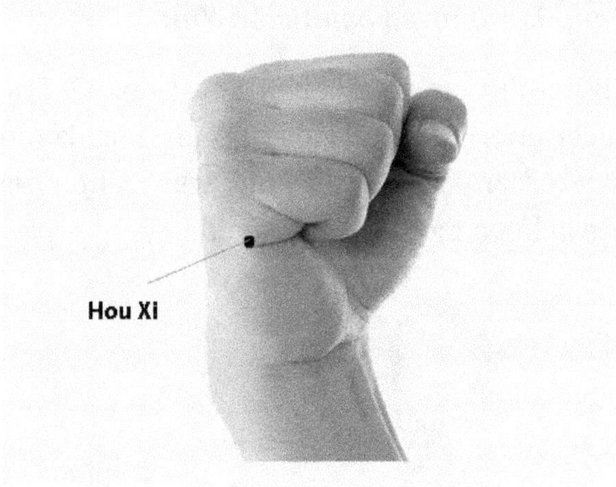

Figura: Punto de energía Hou Xi.

62 del Zu tae Yang, Shen Mai. El pulso del inicio, localizado e media distancia, en la depresión por debajo del borde del maléolo externo.

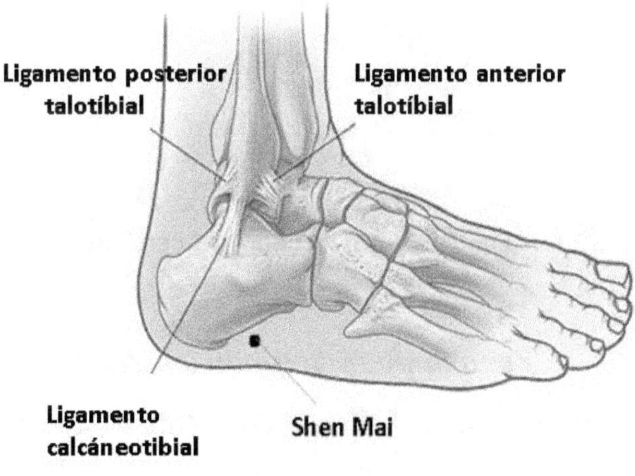

Figura: Punto de energía Shen Mai.

Zona Lumbar en condición Yin:

23 del Zu Tae yang, Shen Shu (Moxa). Transportar para ofrecer energía Yang a los riñones, localizado entre la segunda y tercera vértebras lumbares, a una distancia y me- dia de la línea media de la espalda.

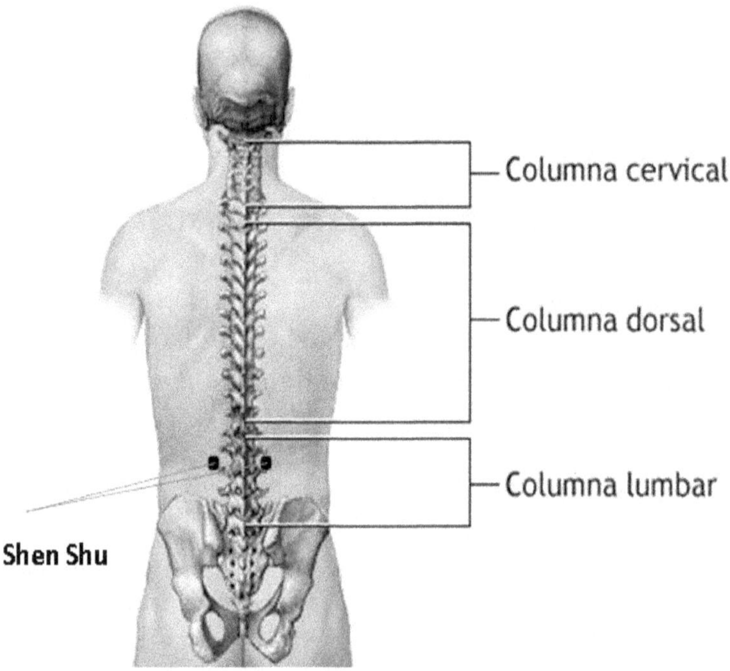

Figura: Punto de energía Shen Shu.

Zona lumbar en condición Yang:

40 del Zu Tae Yang, Wei Zhong. Carga central, localizado en el centro del pliegue transversal poplíteo.

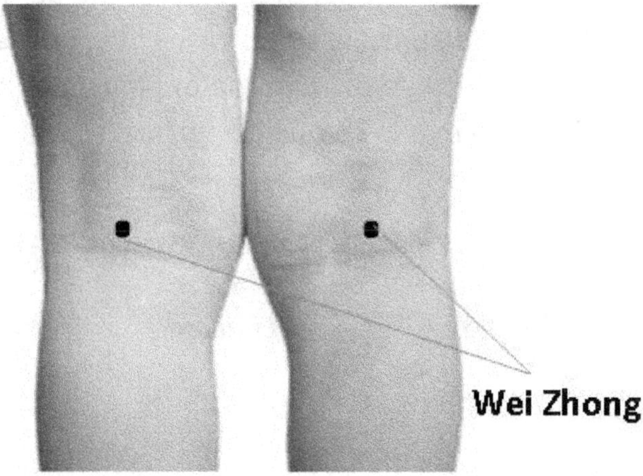

Figura: Punto de energía Wei Zhong

Cadera:

30 del Zu Shao Yang, Huan Tiao. Asalto circular, localizado en la línea que une el trocánter mayor del fémur y el final del sacro.

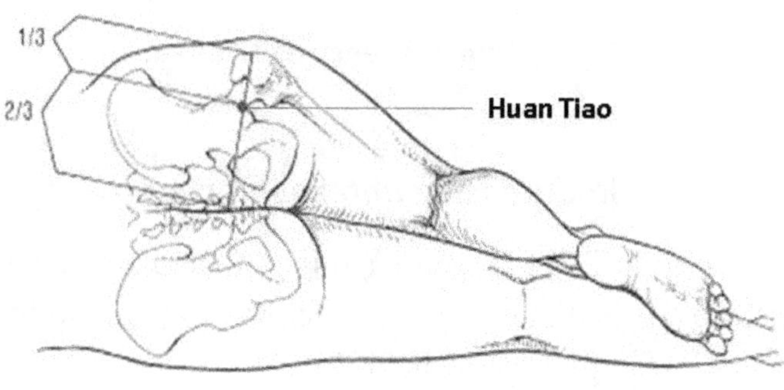

Figura: Punto de energía Huan Tiao.

31 del Zu Shao Yang, Bi Guan. Marcha del viento, localizado a siete distancias superior al pliegue transversal poplíteo, en la línea media externa del muslo donde cae el pulpejo del dedo medio en posición firme.

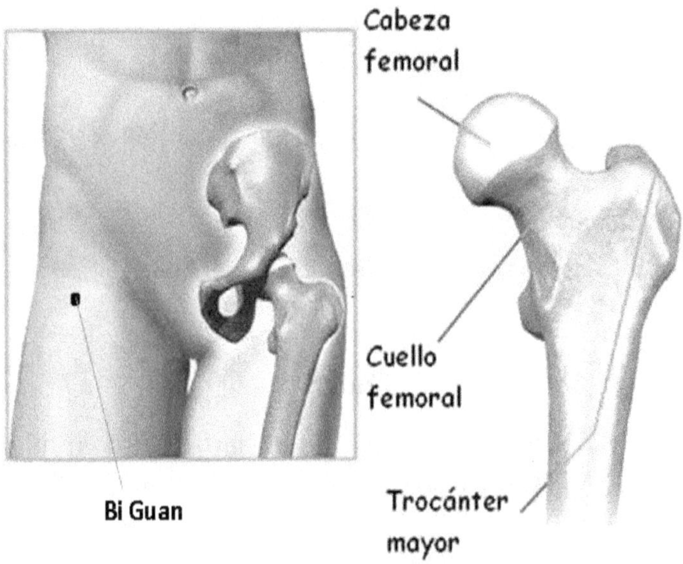

Figura: Punto de energía Bi Guan.

Rodilla cara antero interna:

6 del Zu Tae Ying, San Yin Jiao. Cruce de los tres Yin, localizado a tres distancias por encima del maléolo interno, cerca del borde posterior de la tibia.

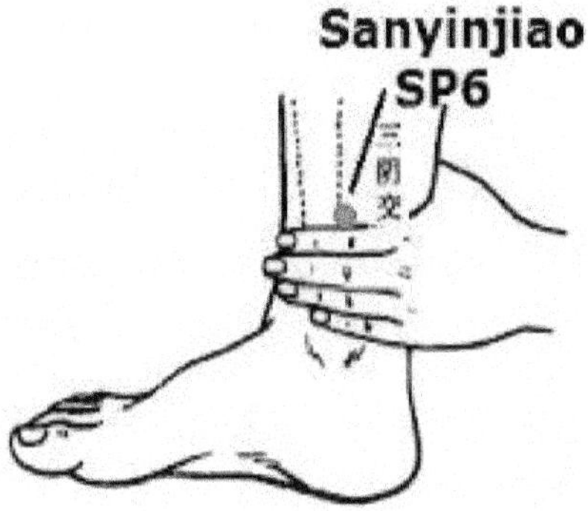

Figura: Punto de energía San Yin Jiao.

Rodilla cara postero externa:

36 del Zu Yang Ming, Zu San Li. Divina indiferencia terrestre, localizado a tres distancias de la punta de la rótula en la parte externa de la tibia.

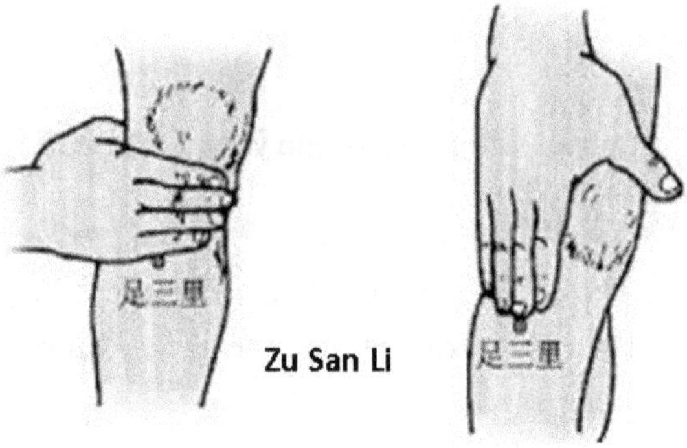

Figura: Punto de energía Zu San Li

34 del Zu Shao Yang, Ling Guan. Fuente de la colina Yang, localizado en la depresión antero inferior a la cabeza del peroné.

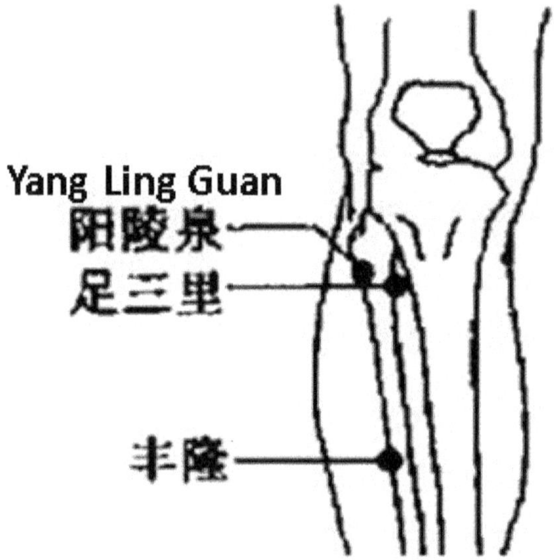

Figura: Punto de energía yang Ling guan.

40 del Zu Tae Yang, Wei Zhong. Carga central, localizado en el centro del pliegue transversal poplíteo.

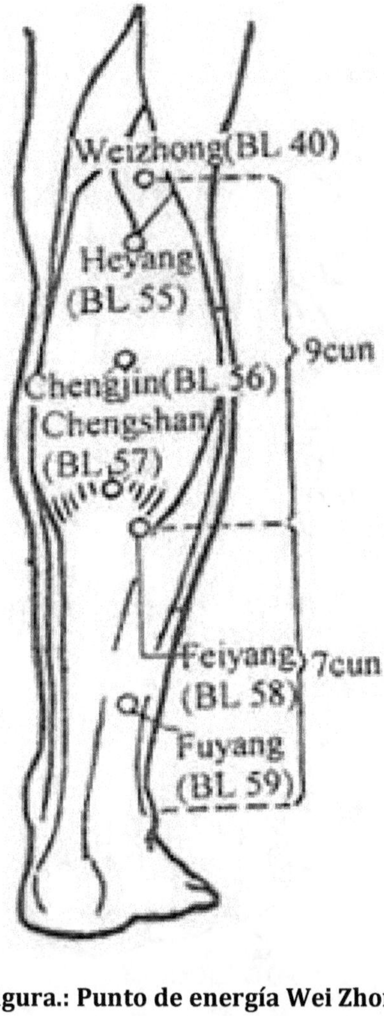

Figura.: Punto de energía Wei Zhong.

Tobillo:

41 del Zu Yang Ming, Jie Xi. Comprender el torrente, localizado en la parte superior del empeine, a la altura del maléolo externo, en una hendidura formada entre los dos tendones.

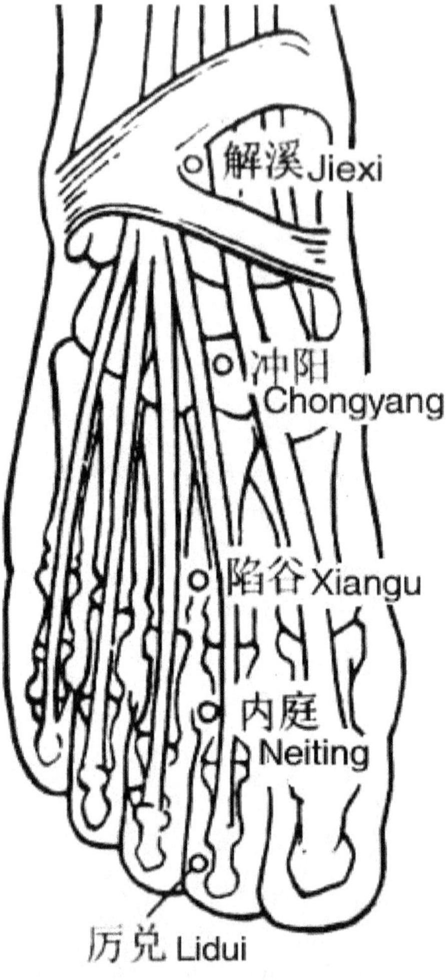

Figura: Punto de energía Jie Xi.

40 del Zu Shao Yang, Qiu Xu. Confluencia de la colina, localizado en la depresión antero inferior del maléolo externo.

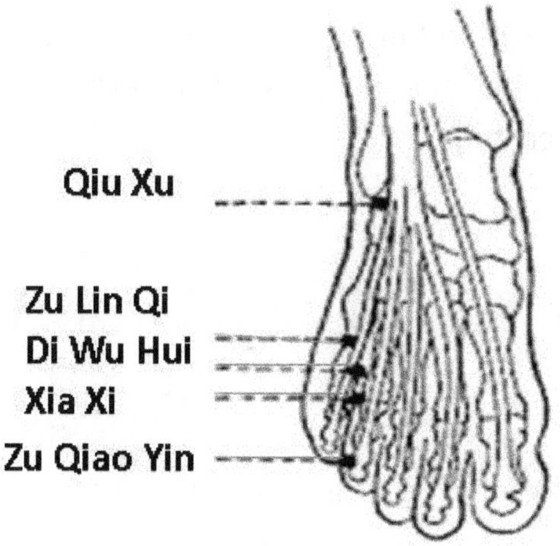

Figura: Punto de energía Qiu Xu.

60 del Zu Tae Yang, Kun Lun. Montaña del valle Lun, localizado entre el vértice del maléolo externo y el tendón de Aquiles.

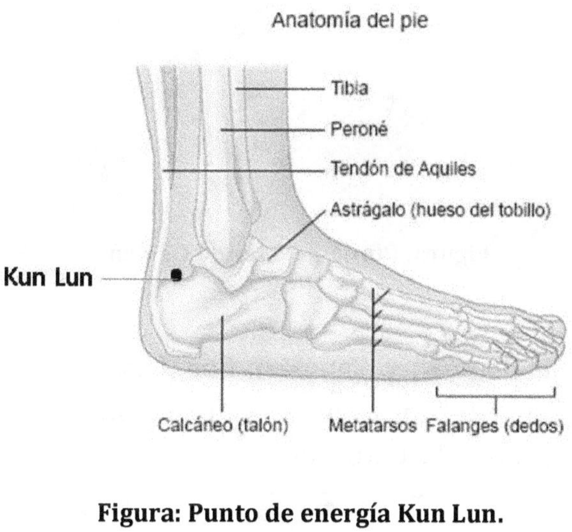

Figura: Punto de energía Kun Lun.

Región intercostal:

14 del Zu Jue Yin, Qi Men. Puerta del tiempo, localizado en la segunda costilla por debajo del pezón, en el sexto espacio intercostal.

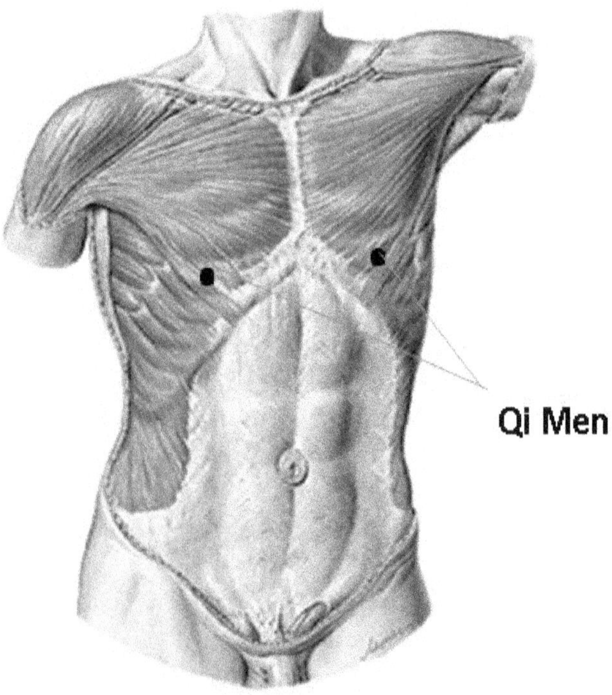

Figura: Punto de energía Qi Men.

6 del Shou Shao Yang, Zhi Gou. Foso ramificado, localizado a tres distancias por encima del pliegue dorsal de la muñeca, entre el cúbito y el radito.

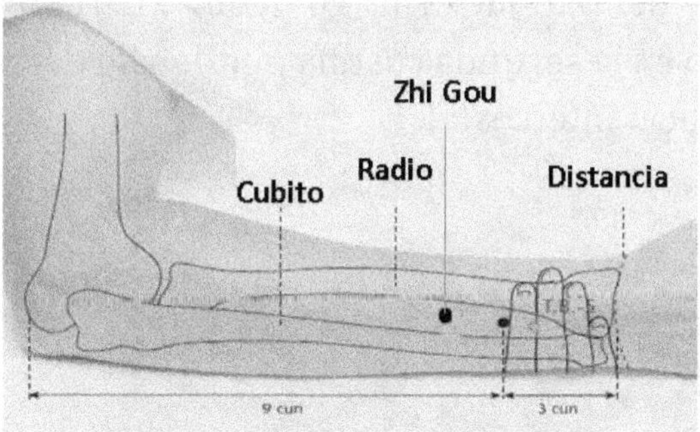

Figura: Punto de energía Zhi Gou.

34 del Zu Shao Yang, Yang Ling Guan. Fuente de la colina Yang, localizado en la depresión antero inferior a la cabeza del peroné.

OTROS PUNTOS A DISTANCIA

Pei tendino-muscular:

3 del Zu Jue Yin, Tai Chong. Asalto supremo, localizado en la depresión que se encuentra entre el dedo gordo del pie y el índice, en la línea media a la formación de la articulación de ambos dedos en el metatarso.

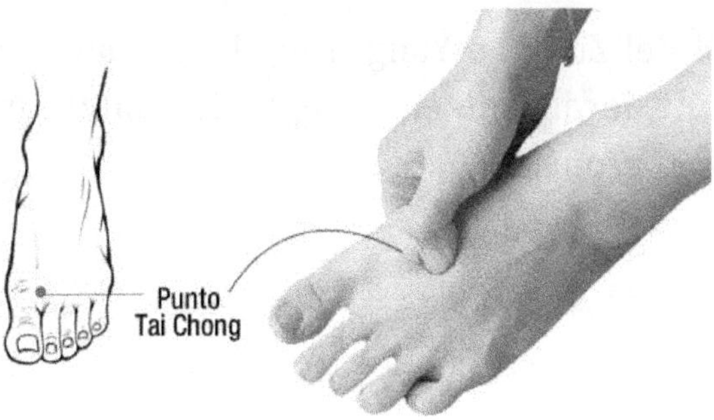

Figura: Punto de energía Tai Chong.

14 del Zu Jue Yin, Qi Men. Puerta del tiempo, localizado en la segunda costilla por debajo del pezón, en el sexto espacio intercostal.

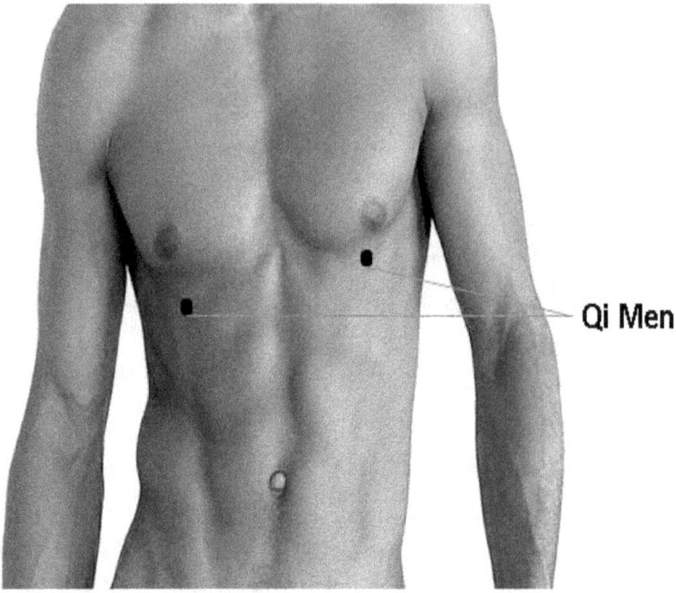

Figura: Punto de energía Qi Men.

34 del Zu Shao Yang, Yang Ling Guan. Fuente de la colina Yang, localizado en la depresión antero inferior a la cabeza del peroné.

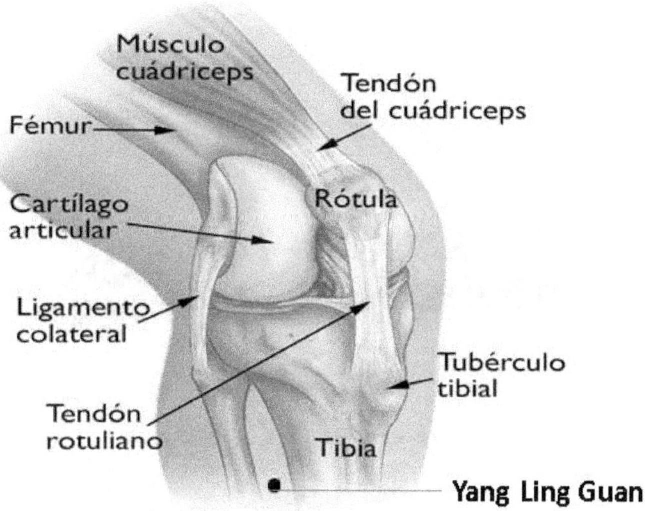

Figura: Punto de energía Yang Ling Guan.

Estimulación con masaje y acupuntura del área primaria somatosensitiva o sensorial, abarcando las tres porciones que lo conforman o según las necesidades y el déficit que presenta el paciente.

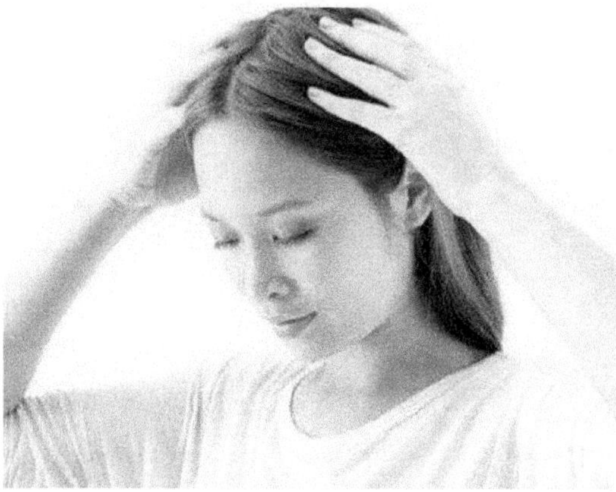

Figura: Masaje en el área primaria somatosensitiva.

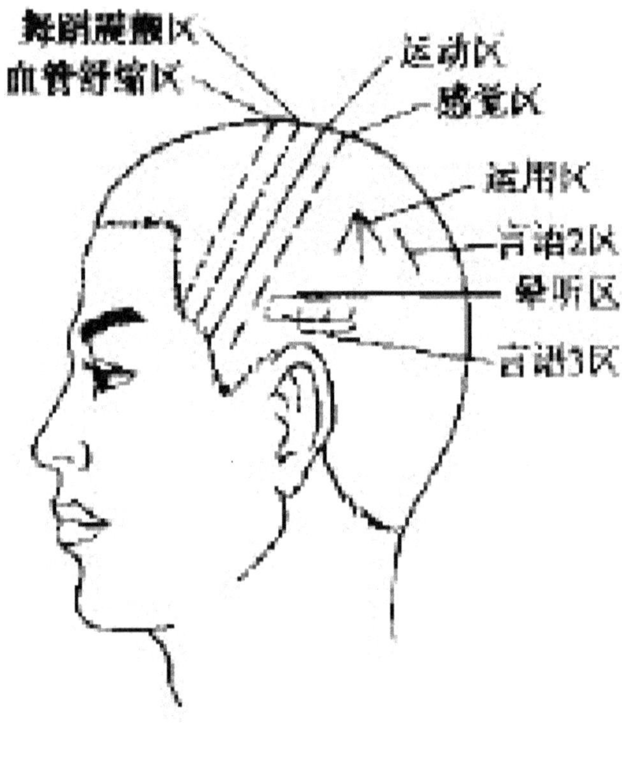
舞蹈震颤区
血管舒缩区
运动区
感觉区
运用区
言语2区
晕听区
言语3区

CAPÍTULO XIX

EL CEREBELO

小脑

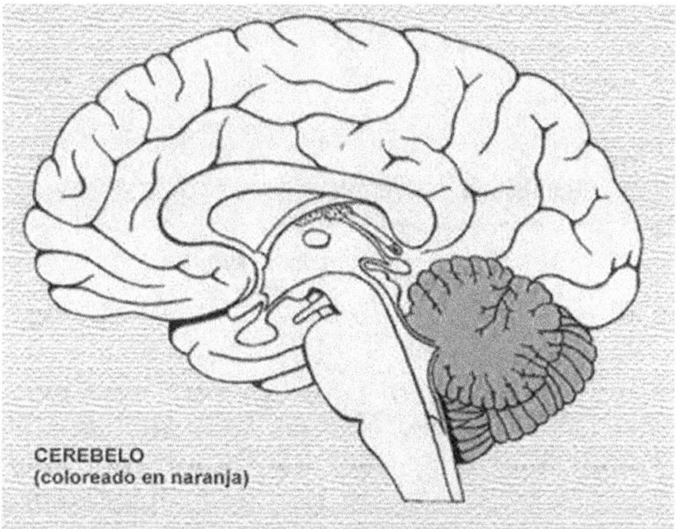

Figura: El cerebelo.

El cerebelo es un centro especializado en el control de la actividad motora y participa de forma activa en todos los procesos donde existan movimientos, su lesión produce como ya hemos mencionado en esta obra, dificultad de movimiento, los cuales, se hacen torpes. Posee también actividades conductuales y autonómicas.

FUNCIONES DEL CEREBELO

El cerebelo es responsable del control y el mantenimiento del equilibrio, del tono muscular, interviene en el control de los movimientos de tipo voluntarios, en la amortiguación y la predicción, así como también, en el control de los movimientos de tipo involuntarios.

Está conformado por tres lóbulos, anterior, posterior y floculo nodular, este último, conjuntamente con el sistema vestibular controla el equilibrio corporal.

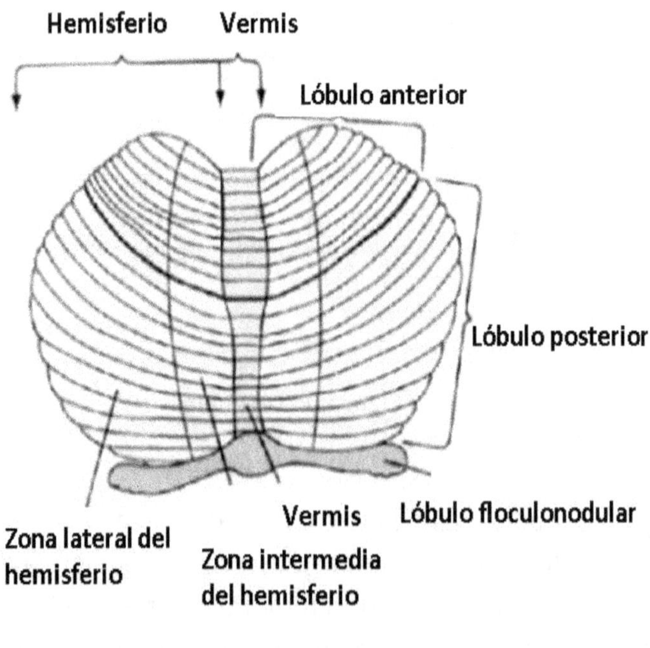

Figura: Lóbulo anterior, posterior y floculonodular.

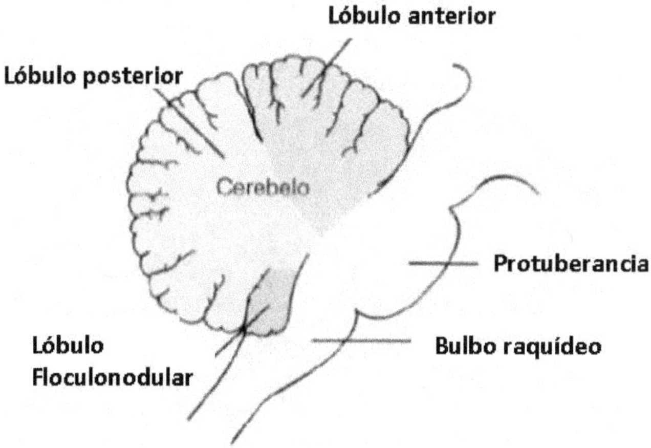

Figura: Vista lateral del cerebelo.

El vermis cerebeloso, controla los movimientos musculares del esqueleto axial, cuello, hombros, cadera, llamado cerebelo vestibular.

La zona intermedia del hemisferio, es responsable del control de las contracciones musculares de las porciones distales de las extremidades superiores e inferiores, llamado cerebelo espinal.

La zona lateral del hemisferio, colabora con la corteza en la planificación general de los movimientos motores secuenciales, en la secuencia y cronología del movimiento, en la coordinación del movimiento. Llamado cerebelo central, recibe diferentes vías aferencias a través de vías energéticas.

Se debe tener en cuenta la estimulación del punto de energía 40 del Zu Tae Yang, Wei Zhong. En casos de condición de calor acompañado de lesiones del cerebelo, y previo diagnóstico por el pulso en el paciente afectado, este punto de energía dispersa el calor en el Zu Tae Yang, el cual, por su recorrido hace contacto con las células que conforman el cerebelo.

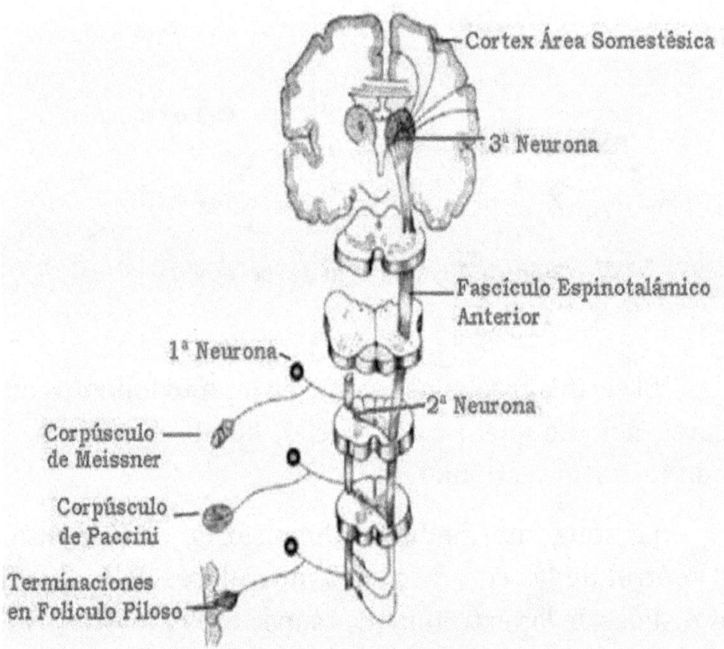

Figura; Vía energética piramidal.

CÉLULAS DE BETZ

Son células piramidales grandes, sus vías energéticas permiten la circulación de la energía y del impulso nervioso en dirección hacia el meridiano del Du Mai en su porción correspondiente con la médula espinal. Están presentes solo en la corteza motora primaria, en cada fascículo cortico espinal hay alrededor de treinta y cuatro mil fibras grandes que producen estas vías energéticas.

Otras vías energéticas nerviosas desde la corteza motora.

La corteza motora da origen a vías energéticas pequeñas que se dirigen en dirección hacia regiones profundas del cerebro y del tronco del encéfalo.

1- Los axones o vías energéticas procedentes de la célula de Betz que regresan colaterales a la corteza.
2- Gran número de vías energéticas motoras que van desde la corteza motora en dirección hasta alcanzar el núcleo caudado y el putamen que están en relación con músculos posturales.
3- Moderadas vías energéticas motoras que llegan al núcleo rojo luego vía rubro espinal.
4- Moderadas vías energéticas que se desvían en dirección hacia los núcleos vestibulares vía retículo espinal y vestíbulo espinal, algunas al cerebro.
5- Muchas vías energéticas que hacen sinapsis en núcleos del puente vía pontocerebelosa.

NÚCLEO ROJO

Este núcleo está situado en el mesencéfalo, actúa con la vía energética cortico espinal y recibe desde la corteza motora primaria a través del fascículo corticorrubico, estas vías energéticas que hacen sinapsis en la porción magno celular que contienen grandes células y que dan origen al fascículo rubro espinal. Las vías energéticas rubro espinales acaban en las interneuronas medulares, muy pocas directamente sobre las motoneuronas anteriores. El núcleo rojo tiene conexiones con el cerebro.

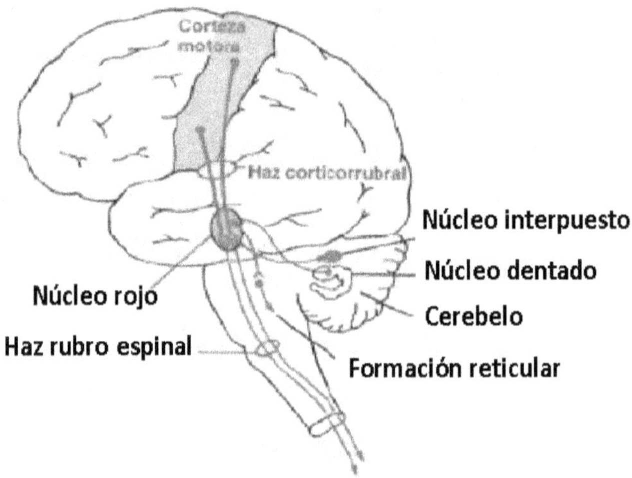

Figura; El núcleo rojo.

Estimulación de las motoneuronas medulares:

Se encargan del control del movimiento fino que consiste en la actividad realizada fundamentalmente por las manos y los dedos.

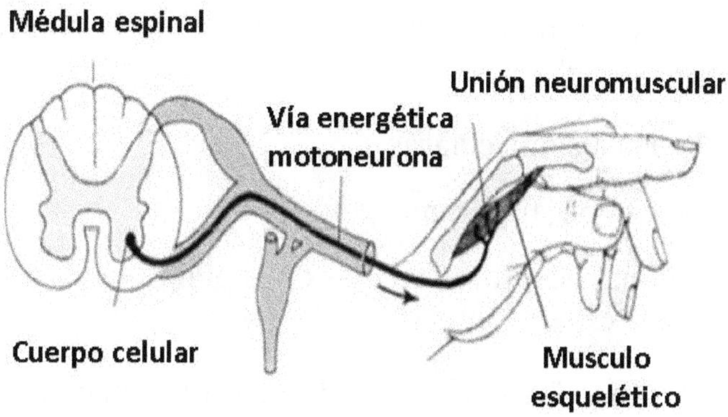

Figura: Motoneurona somática.

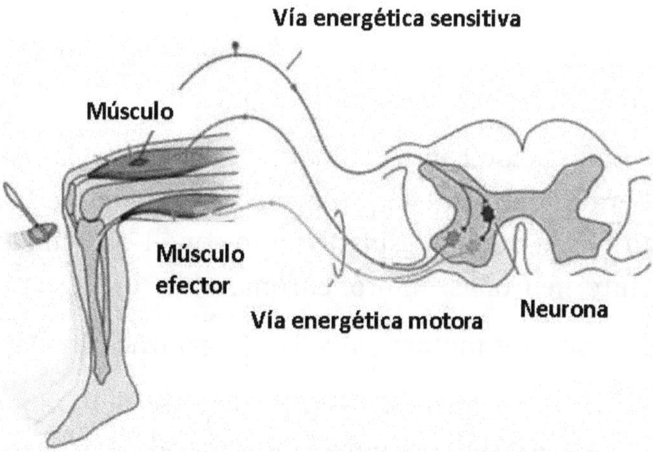

Figura: Neuronas motoras y sensitiva.

La retroalimentación somatosensitiva de la corteza motora, ayuda a controlar la precisión de la contracción muscular:

1- Husos musculares.

2- Los órganos tendinosos.

3- Los receptores táctiles de la piel.

Cuando las señales nerviosas proceden de la corteza motora, provocan la contracción de un conjunto de músculos, en donde regresan señales de tipo somatosensitivas, siguiendo el mismo camino como retroalimentación positiva, para mejorar la fuerza de presión o la contracción muscular.

Funciones del sistema cortico rubro espinal:

Si eliminamos la vía energética cortico espinal, el rubro espinal, aún puede controlar el movimiento de la muñeca, pero no movimientos finos de la mano y dedos, es un camino accesorio para la transmisión de señales diferenciadas desde la corteza motora hasta la médula espinal.

El fascículo rubro espinal está alojado en las columnas laterales del canal del Du mai correspondiente a su recorrido por la médula espinal, junto con el cortico espinal en las interneuronas y motoneuronas.

Funciones motora y nivel de organización:

1- El nivel medular está encargado del comportamiento reflejo, somático y visceral.

2- El nivel encefálico inferior es responsable del comportamiento instintivo, hábitos, reflejos condicionados, funciones subconscientes, respiración, presión arterial, funciones digestivas.

3- El nivel encefálico superior cumple la función del comportamiento inteligente, aprendizaje y memoria, pensamiento hipotético, pensamiento deductivo.

Funciones motoras de la médula espinal y nivel de organización:

1- Motoneuronas alfa y gamma.
2- Interneuronas: células de Renshaw, inhibición.
3- Neuronas sensoriales.

Arco reflejo. (Según su clasificación):
1- Superficial.
2- Profundo.
3- Visceral.

Según el número de sinapsis:
1- Mono-sinápticos.
2- Poli-sinápticos.

Según la elaboración de respuestas:
1- Mono-segmentario.
2- Poli-segmentario.

SISTEMA EXTRA PIRAMIDAL

Es un sistema motor que se utiliza para ayudar al cerebro y el tronco encefálico en el control motor, pero no forma parte del sistema cortico espinal o piramidal. Comprende vías energéticas que pasan por los ganglios basales permitiendo la circulación de la energía, así como también, alcanzando la formación reticular del tronco encefálico, los núcleos vestibulares y núcleos rojos.

Patrones de movimiento producidos por los centros de la médula espinal.

El canal del Du Mai en su porción de la médula espinal proporciona patrones de movimiento de tipo reflejos específicos como respuesta de la estimulación nerviosa, estos patrones son importantes durante la excitación de las motoneuronas anteriores medulares con las señales del encéfalo, mecanismos reflejos modulares que se activan por señales ordenadas por el cerebro.

FUNCIÓN MOTORA DE LA MÉDULA ESPINAL

LOS REFLEJOS MEDULARES

El cerebro envía señales energéticas analíticas y órdenes a través de la circulación de energía a la médula espinal, de tipo inhibitorio, en el canal del Du Mai o la médula espinal, hay numerosos circuitos energéticos neuronales que obedecen al cerebro.

Organización de la médula espinal para funciones motoras

La sustancia gris medular, es la zona de integración para los reflejos medulares, neuronas de tipo sensitivas de revelo, motoneuronas anteriores, en lo que, comprenden varios millones de células, sus axones o vías energéticas inervan de energía al músculo esquelético, hay dos tipos una alfa y otra gamma.

Las motoneuronas alfa, son vías energéticas nerviosas grandes a alfa, se ramifican muchas veces antes de entrar al músculo, la estimulación de una sola vía energética, estimula a varios cientos de fibras musculares denominada: unidad motora.

Las motoneuronas gamma, transmiten energía e impulsos a través de vías energéticas nerviosas gamma y de tipo A gamma, inervan de energía las fibras musculares intrafusales denominadas centro del huso muscular.

Las interneuronas están presentes en todas las regiones de la sustancia gris muscular, son treinta veces más abundantes que las motoneuronas anteriores, responsables de las funciones integradoras medulares, hay de tipo divergente, convergente, descarga repetida, células de Renshaw inhibidoras, etc.

RECEPTORES SENSITIVOS MUSCULARES

Están formados por fibras musculares de tipo intrafusales, incluidas en una capa de tejido conjuntivo, las fibras musculares fuera de los husos son las extras fúsales, se contraen los extremos de las fibras, las terminaciones sensitivas que proceden de las células ganglionares de la célula posterior, penetran en la capsula e inervan de energía la zona medial no contráctil.

Los diferentes tipos de vías energéticas son:

La cadena nuclear que son núcleos dispersos en línea y que son sensibles a la longitud absoluta del músculo.

La bolsa nuclear que son núcleos agrupados en el centro, los de tipo aferentes pueden ser dinámicos en frecuencia de cambio de longitud del músculo, estáticos en sensación de longitud.

Los de tipo aferentes que inervan de energía los husos musculares tiene vías energéticas denominados axones mielinizados grandes o vías energéticas mielinizadas pequeñas, las partes contráctiles de las vías energéticas intrafusales están inervadas por las motoneuronas gamma, la función es alterar la sensibilidad de las vías de estiramiento y a la velocidad, las motoneuronas gamma, inervan de energía las vías en bolsas dinámica, las motoneuronas gamma estática inervan de energía las fibras en bolsas estática y las vías en cadena, la moto neurona alfa, se suele activar al mismo tiempo que las motoneuronas gamma, para asegurar que las fibras intra y extra fúsales se contraen en forma simultánea.

En la descarga de los husos neuronales y las motoneuronas alfa, al aumentar la actividad de las motoneuronas gamma, se contraen los extremos de las fibras intrafusales, estirándose en la porción media, la porción media está inervada de energía por los nervios de tipo aferentes de los receptores de estiramientos, las motoneuronas alfa y gamma, pueden activarse simultáneamente, el huso muscular es muy sensible y detecta errores durante el movimiento voluntario.

ÓRGANO TENDINOSO DE GOLGI

Se encuentra en la unión del músculo y el tendón, está formado por una red de fibras de colágeno rodeado por una cápsula de tejido conjuntivo con una vía energética de tipo sensitiva, enrollada alrededor del colágeno, la velocidad de descarga de la vía energética de tipo aferente, lo aumenta al estirar el órgano tendinoso. Proporciona información acerca de los cambios activos de la tensión muscular.

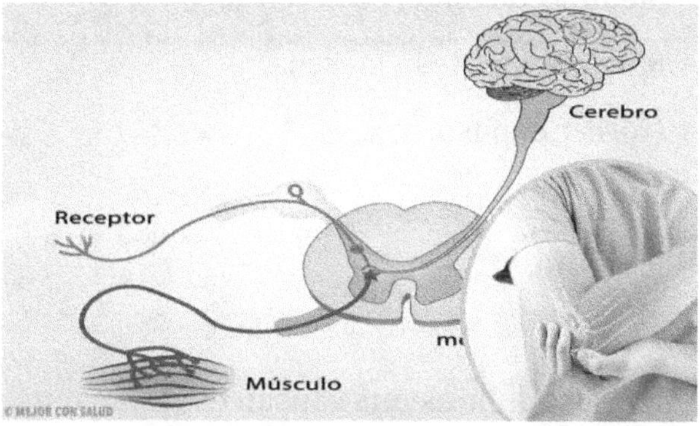

Figura Reflejo de retirada.

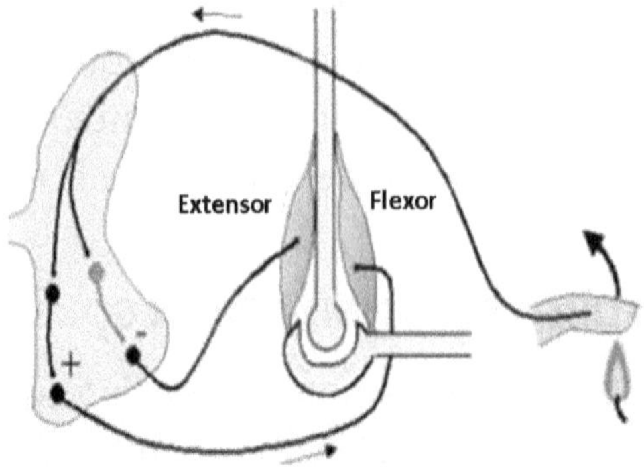

Figura: Reflejo extensor y flexor.

Reflejos posturales y locomotores:

1- Reacción de apoyo positivo.
2- Medular de enderezamiento.
3- Movimiento de la marcha.
4- Marcar el paso.
5- Galopeo.
6- Rascado.

Reflejos medulares que causan espasmo muscular:

1- Fractura ósea.
2- Peritonitis.
3- Calambres musculares.

Reflejos autónomos de la médula espinal:

1- Vasoconstricción, vasodilatación por cambios de temperatura.

2- Gastrointestinales.

3- Peritoneo intestinal.

4- Evacuación por medio de la vejiga o el colón.

5- Automatismo medular.

Transmisión de las señales desde la corteza motora a los músculos y vía energéticas corticoespinal o haz piramidal.

El haz piramidal sale de la corteza, para pasar por el brazo posterior de la cápsula interna, luego baja por el tronco encefálico, formando por el bulbo raquídeo, la mayor parte de las vías energéticas piramidales, se cruzan al bajar a la médula espinal, para terminar en las interneuronas de las regiones intermedias de la sustancia gris, otras vías energéticas no se cruzan, sino que, desciende ipsolateralmente por los haces cortico espinales ventrales.

Otras vías energéticas de la corteza motora:

1- Vías energéticas al núcleo caudado y putamen.

2- Vías energéticas al núcleo rojo.

3- Vías energéticas a la sustancia reticular.

4- Vías energéticas a los núcleos vestibulares.

5-Vías energéticas a los núcleos olivares.

También la corteza motora, recibe vías energéticas nerviosas de tipo aferentes,

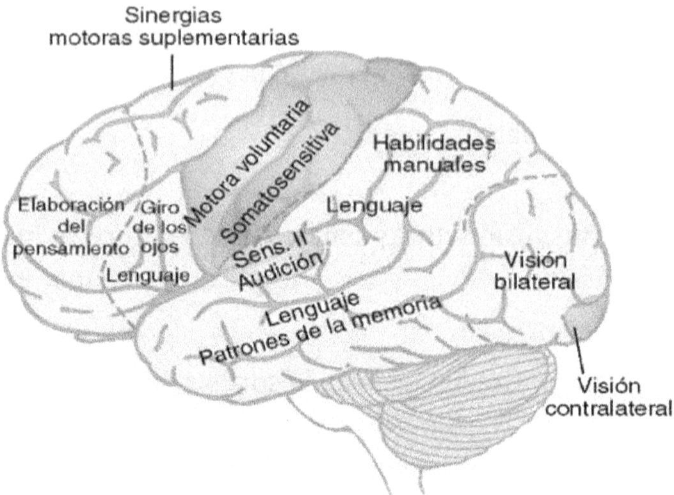

Figura: Mapa de áreas funcionales de la corteza cerebral.

Esquema de vías energéticas ascendente y descendente de la médula espinal.

TÁLAMO

Estructura neuronal que está originada en el diencéfalo, está constituido por dos masas ovoides de materia gris, unidos por la comisura gris. Los estímulos que llegan al cerebro, pasan por esta estructura, la cual, filtra la información recibida y decide por si sola, cual información llega a la corteza y cual no.

El tálamo interconecta energéticamente los hemisferios cerebrales, por tanto, una disfunción afecta a la corteza cerebral, tiene una lámina medular interna en forma de Y, que define los territorios anterior, medial, ventral lateral y pulvinar posterior.

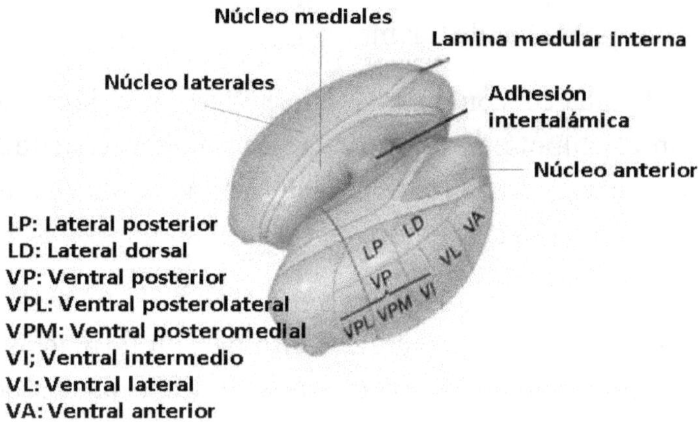

Figura: El tálamo.

Es un núcleo esencialmente sensitivo, las conexiones energéticas entre el tálamo y la corteza están dispuestas en un solo sentido y participa de dos grandes grupos de sensaciones:

1- Las sensaciones discriminativas como la visión, audición, tacto, propiocepción, dolor.
2- Las sensaciones afectivas como el amor, temor timidez, entre otros, etc.

Zona anterior del tálamo:

Forma parte del sistema límbico, interviene en el procesamiento de las emociones y mecanismos de la memoria reciente, recibe aferencias energéticas del hipotálamo y envía la energía a la corteza cingulada.

Zona medial de tálamo:

Establece conexiones energéticas con la corteza prefrontal e hipotálamo, interviene en la integración de aferencias energéticas viscerales, olfativas y somáticas, percepciones subjetivas y emotivas.

Los núcleos anteriores y ventral lateral juegan un papel importante en el procesamiento de la información de tipo motora proveniente del cuerpo estriado y del cerebelo.

Los núcleos ventrales posterolateral y ventral posteromedial participan en el procesamiento de la información a través del sistema exteroceptivo, está conformado, por un conjunto de receptores de tipo sensitivos, formado por órganos terminales sensitivos especializados distribuidos por la piel y las mucosas, los cuales, reciben los estímulos energéticos de origen exterior, y también, formado por los nervios de tipo aferentes que llevan la información sensitiva aferente, al sistema nervioso central a través el sistema propioceptiva proveniente del canal del Du Mai correspondiente a su recorrido por la médula espinal.

El tálamo contiene tres tipos principales de núcleos:

1- Núcleo de conexión energética especifica.
2- Núcleo de conexión energética inespecífica.
3- Núcleo de asociación.

Núcleos de conexión energética especifica:

Reciben vías energéticas provenientes de neuronas de tipo aferentes con información sensorial no discriminada, la información es filtrada, solo para reenviar el componente discriminativo, utiliza varias vías energéticas, para su envío a la corteza cerebral bien determinadas.

Las vías energéticas utilizadas son:

1- La vía energética óptica que va a través del cuerpo geniculado lateral en dirección hacia el área visual primaria.

2- La vía energética auditiva que va a través del cuerpo geniculado medial en dirección hacia el área auditiva primaria.

3- Las señales sensoriales del hemicuerpo contralateral que va a través del ventral posterolateral en dirección hacia el área somestésica primaria.

4- Las señales sensoriales de la hemicara contralateral que va a través del ventral posteromedial en dirección hacia el área somestésica primaria.

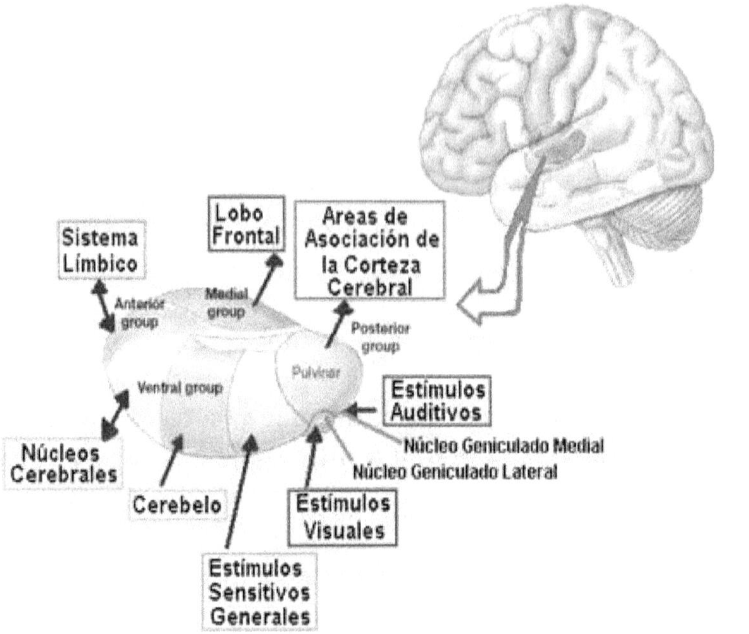

Figura: Núcleo de conexión del Tálamo.

Núcleos de conexión energética inespecífica:

El tálamo envía la energía transformada en información a grandes áreas de la corteza cerebral, recibe la energía e información de la sustancia reticular, sistema poli sináptico del tronco encefálico.

Núcleos asociados:

La energía e información hace escala en uno o en varios núcleos previos, la información es parcialmente filtrada por los núcleos previos, pasa al tálamo para ser filtrada completamente y ser enviada a la corteza cerebral, cuantos más núcleos previos haya, más elaborada estará la información.

Las vías energéticas que utiliza:

El cerebelo y pálido, va a través del ventral anterior y ventral lateral en dirección hacia el área premotora o como también se le conoce AB 6 de Brodmann.

Los cuerpos mamilares van a través del núcleo anterior, en dirección hacia giro del cíngulo permitiendo el tránsito y la circulación de la energía.

Las vías energéticas del lóbulo frontal, van a través del dorso mediano permitiendo la circulación energética en dirección hacia la prefrontal.

Clasificación funcional de núcleos del tálamo:

1. En motor, el cual está conformado por el ventral anterior y ventral lateral.
2. En sensitivos, que están conformado por el ventral posterior, geniculado medial, geniculado lateral.
3. En límbicos que está conformado por el anterior y lateral dorsal.
4. En asociativos, conformado por el dorso mediano y pulvinar.
5. En reticular, conformado por el intralaminares.

Funciones motoras del tallo cerebral:

1. Formación reticular.
2. Atención.
3. Sueño y vigilia.
4. Sostén el cuerpo en contra de la gravedad.

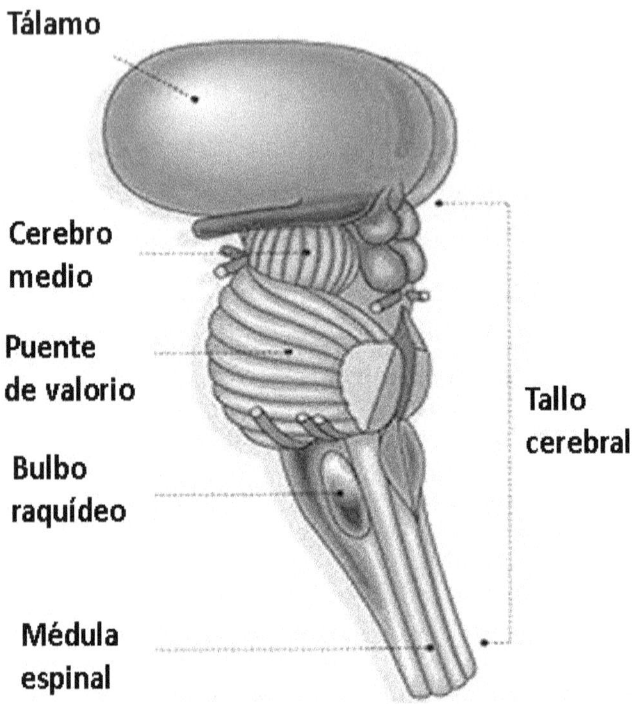

Figura: estructura del tallo cerebral.

Funciones del sistema vestibular:

Entre las funciones del sistema vestibular, se encuentra la capacidad de mantener el equilibrio estático, la detección de la aceleración, funciones predictivas del equilibrio, reflejos posturales, reflejos causados por rotación, reflejo vestíbulo-ocular, reflejo del cuello, reflejo de miembros inferiores.

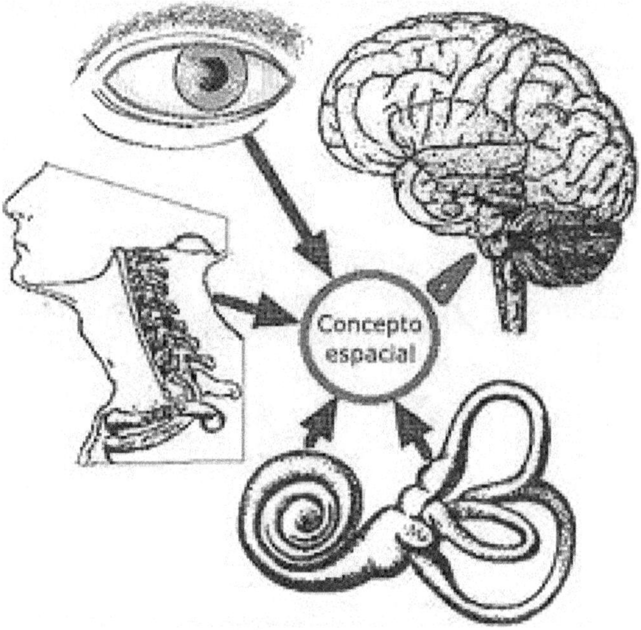

Figura: Sistema vestibular.

Funciones motoras de ganglios basales:

1. Núcleo caudado.
2. Putamen.
3. Globo pálido.
4. Núcleos asociados.
5. Sustancias nigra.
6. Núcleo subtalámico.

Se localiza lateralmente alrededor del tálamo. Las vías energéticas nerviosas y sensitivas que conectan con la corteza cerebral y con la médula espinal, pasan entre los principales ganglios basales, estas vías energéticas nerviosas conforman las cápsulas internas.

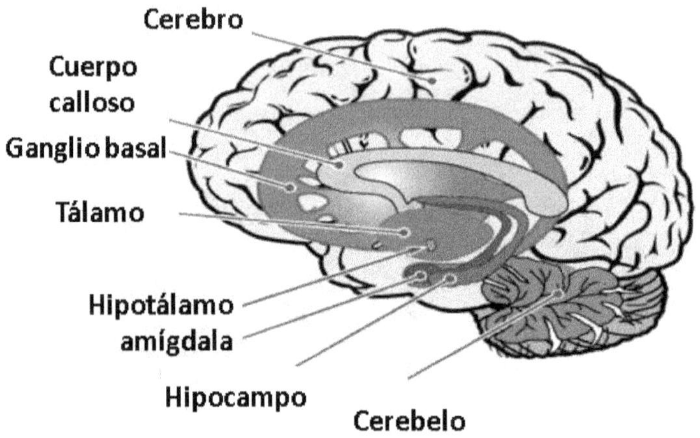

Figura: Ganglios basales.

Funciones de los ganglios basales:

Participan en la ejecución de los patrones de actividad de tipo motora en el circuito putamen, en la escritura de las letras del alfabeto, si se presenta lesión de esta área, la persona está como aprendiendo nuevamente a escribir, cortar papel, poner clavos con martillo, acertar con un balón de baloncesto en la canasta, lanzar pelota, todo esto constituye para el paciente una experiencia nueva, e incluso afecta los movimientos controlado de los ojos.

Interviene en el control cognitivo de las secuencias de patrones motores, circuito del núcleo caudado, hace referencia a procesos de ideación del cerebro, de esta forma, se establece que nuestros actos motores, pueden ser consecuencias de ideas generadas previamente en la mente.

Así como también, modifica la cronología y gradúa la intensidad de los movimientos, cuando el cerebro, va a controlar un movimiento modifica la rapidez y la amplitud para una mejor ejecución.

Está encargado de las interacciones con los neurotransmisores, la dopamina, gaba, acetilcolina, la serotonina.

Lesiones de los ganglios basales:

1. Enfermedad de Parkinson.
2. Corea de Huntington.
3. Atetosis.
4. Hemibalismo.

Ictus:

El sistema de control motor puede dañarse como consecuencia y resultado de una alteración.

Entre las posibles causas que encontramos:

1- Ruptura de un vaso sanguíneo que vierte su contenido hacia el encéfalo.

2- Trombosis que genera una obstrucción de una arteria principal que lo irrigan.

3- Desaparición o disminución del aporte sanguíneo a la corteza cerebral o a la vía cortico espinal.

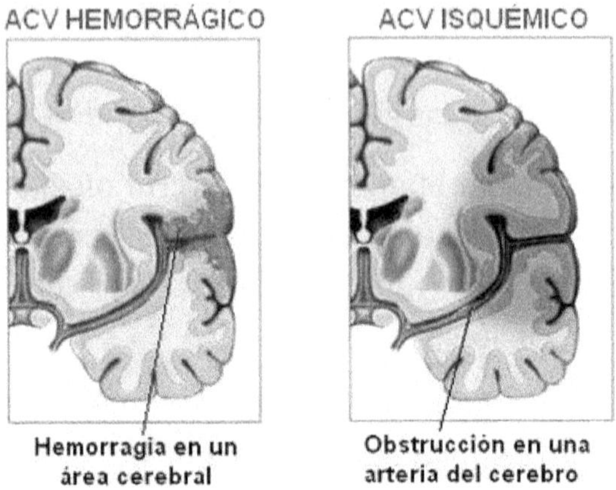

Figura: Alteraciones del sistema nervioso central.

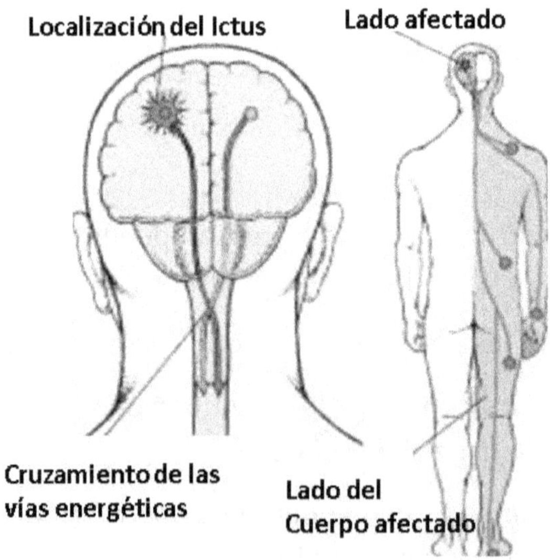

Figura: Relación del hemisferio afectado y la parte del cuerpo que controla.

Característica de la lesión según su ubicación:

La lesión de la primera neurona produce una parálisis de característica hipertónica e hiperreflexica, los músculos están duros, a este tipo de parálisis se le conoce con el nombre de parálisis de primera neurona, parálisis central o espástica.

La lesión de la neurona motora o de la segunda neurona da lugar a una parálisis que se acompaña de hipotonía e hiporreflexia, pues los reflejos medulares, también se encuentran comprometidos. A este tipo de parálisis se le denomina: parálisis de segunda neurona, periférica o fláccida

Neuronas motoras inferiores:

Cuando hay lesiones o enfermedad de las células del asta anterior, y de sus proyecciones axónicas o vías energéticas, se ocasiona parálisis de los músculos inervados por estas vías nerviosas, debido a una insuficiencia en el suministro de energía, se pierde el tono muscular y hay atrofia del músculo desnervado.

Los reflejos miotáticos están abolidos. Así como también, el arco reflejo está interrumpido y se presenta en estos pacientes arreflexia o hiporreflexia.

Se puede encontrar en:

1- Poliomielitis.

2- Mielitis.

3- Traumatismo de tipo medulares.

4- Tumores.

Neuronas motoras superiores:

1- Lesión en la corteza motora.
2- Lesión en capsula interna.
3- Lesión del tallo cerebral.

Lesión en haz piramidal:

1- Paresia y hemiparesia.
2- Plejia y hemiplejia.
3- Espasticidad que es un incremento del tono muscular.
4- Reflejos miotáticos hiperactivos, que manifiestan por reflejo medular y consta como todo mecanismo reflejo de un receptor que va a captar el estímulo.
5- Atrofia muscular al transcurrir el tiempo por desuso.

CAPSULA INTERNA

El área sub cortical del brazo posterior de la cápsula interna, pasa por el haz piramidal. Las lesiones del brazo posterior de la cápsula interna, producen daños de tipo motor y sensitivo. Las lesiones en el área de la cápsula interna, van a dar como resultado daño de tipo motor. Las lesiones a nivel de la corteza cerebral con daño directamente en neuronas motoras superiores, va a generar como resultado, la aparición de posibles convulsiones.

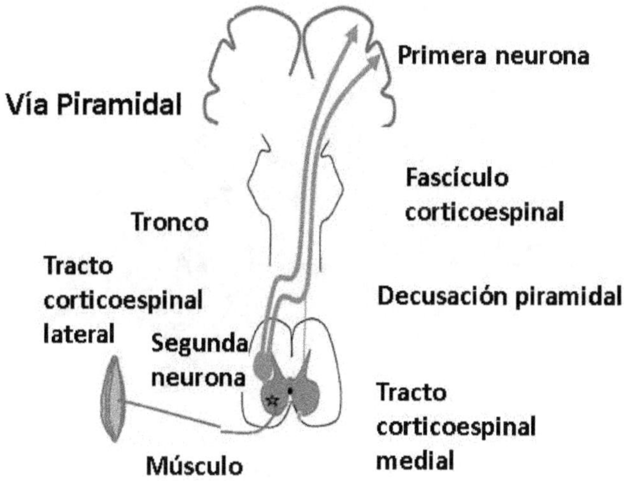

Figura: Vía energética piramidal de tipo ascendente.

Clínica de las lesiones en la vía energética piramidal:

1. Nivel de área motora.
2. Nivel de cápsula interna.
3. Nivel del mesencéfalo.
4. Nivel de la protuberancia.
5. Nivel del bulbo.

Terapia auricular de miembros superiores:

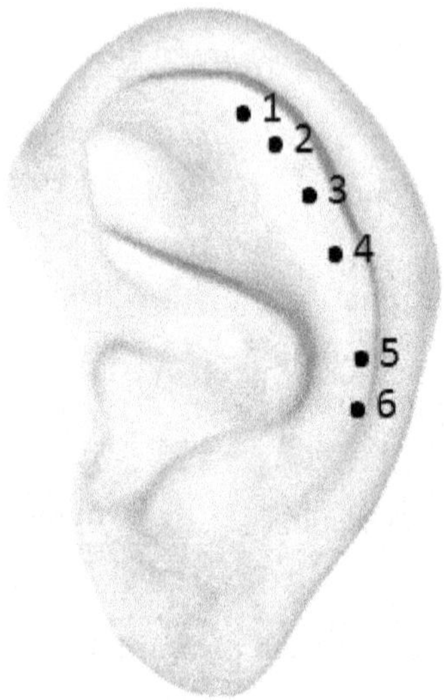

1. Dedos.
2. Muñeca.
3. Codo.
4. Hombro.
5. Articulación del hombro.
6. Clavícula.

Terapia auricular:

Terapia auricular en el canal del Du Mai en su porción correspondiente con la médula espinal.

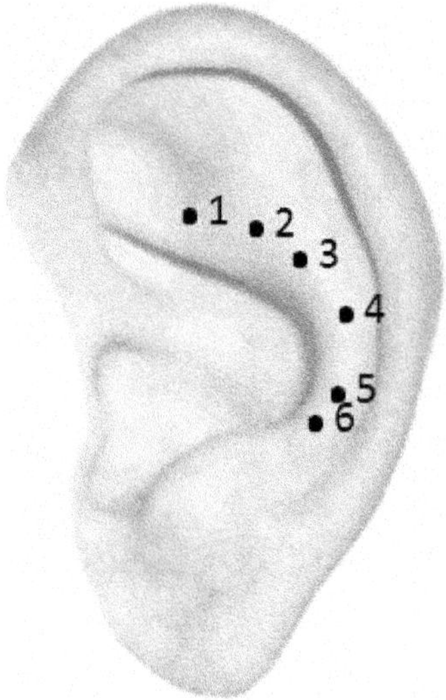

1- Cóccix.
2- Sacro.
3- Vértebras lumbares.
4- Vértebras torácicas.
5- Vértebras cervicales.
6- Cuello.

Terapia auricular en miembros inferiores:

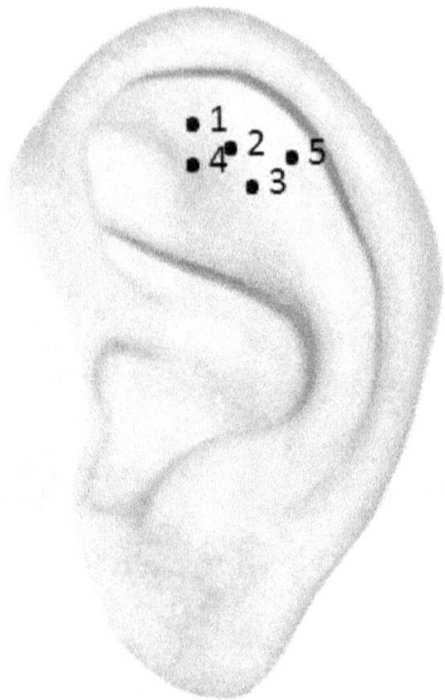

1- Tobillo.
2- Rodilla.
3- Cadera.
4- Fosa poplítea.
5- Rodilla externa.

La distrofina es una proteína de tipo estructural en el músculo, la misma está codificada por el gen DMD, está localizado en el cromosoma X, y es considerada la proteína más grande del genoma humano. Se une a la membrana del músculo y ayuda a mantener la estructura de las células musculares. En casos de alteración afecta solo a varones, las mujeres nunca desarrollan la enfermedad, aunque pueden transmitirla a sus hijos varones con un riesgo del cincuenta por ciento, hay diferentes variantes por ejemplo la distrofia muscular de Becker que es una anomalía genética localizada en el cromosoma X también. Se conoce el gen que la origina. Se trata, como en la distrofia muscular de Duchenne, del gen DYS que codifica también para la distrofina, proteína indispensable para las fibras musculares.

Si bien existen genes que favorecen el desarrollo de los músculos otros por el contrario o incluso las mutaciones de esos mismos genes producen terribles alteraciones, se ha identificado en la distrofia muscular otro gen que está relacionada con la enfermedad, las mutaciones en el gen LAMA2, la cual, es una alteración que provoca debilidad y atrofia de los músculos esqueléticos. Pudiendo manifestarse de forma congénita o de forma tardía. Los niños que presentan esta enfermedad, presentan retardo en el desarrollo de las habilidades motoras.

圖3　頭部後面的皮膚與經穴

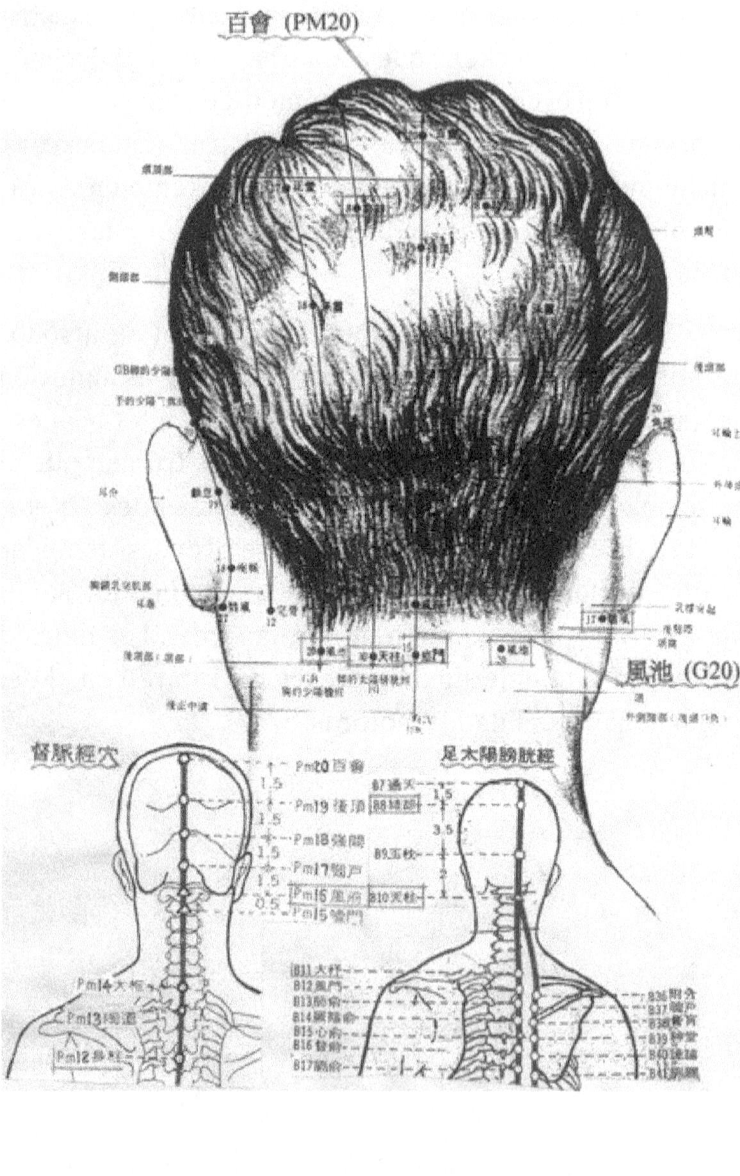

CAPÍTULO XX

LÓBULO PARIETAL

顶叶

NECESIDADES ESPECIALES POR CAUSAS SOMATO SENSORIAL O SENSITIVAS

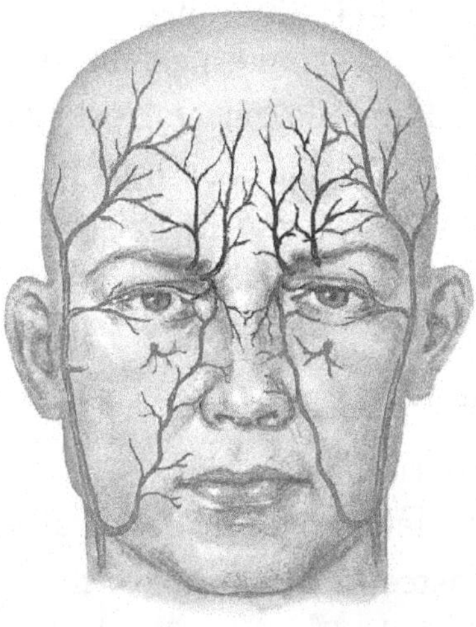

Figura: Los sentidos.

La corteza cerebral, está conformada por sustancia gris que cubre los hemisferios cerebrales. Siendo una estructura extremadamente compleja en la que los órganos sensoriales, se representan en áreas o zonas específicas denominadas áreas sensoriales primarias. El sentido del olfato, el gusto, la audición, el tacto y la visión, absolutamente todos, poseen su propio territorio cortical, Además de estas áreas sensoriales primarias, la corteza cerebral, posee otras áreas somáticas secundarias, de asociación y motoras, en las que los diferentes sistemas aferentes corticales y de asociación, son finalmente elaborados en complejas respuestas de aprendizaje, memoria y comportamiento.

Estas estructuras adquieren un elevado y complejo sistema funcional en el hombre, siendo el resultado del transcurrir de los años en su proceso constante y evolutivo.

En el lóbulo parietal, encontraremos varias áreas funcionales, las cuales, están especializada en recibir información sensitiva. El lóbulo parietal, está localizado por detrás del surco central o cisura de Rolando, por arriba de la cisura de Silvio o surco lateral, no existe delimitación o surcos con la cara anterior del lóbulo occipital, aunque en ocasiones, existe una pequeña porción bien definida de la cisura parietooccipital.

El lóbulo parietal, posee un surco que asciende hacia el borde superior del hemisferio cerebral, este surco se denomina surco postcentral. El postcentral origina una prolongación que corre hacia atrás, paralela al borde superior del hemisferio y que frecuentemente se prolonga sobre la cara externa del lóbulo occipital llamado surco intraparietal.

El lóbulo parietal presenta tres circunvoluciones, las cuales, están localizadas en áreas muy específicas, la circunvolución o giro postcentral, el lobillo parietal superior y lobillo parietal inferior. La circunvolución parietal ascendente o postcentral, está localizada por detrás del surco central o cisura de Rolando y por delante del surco postcentral.

La extremidad inferior de la circunvolución postcentral, se une al extremo inferior de la circunvolución precentral representación sensitiva del hemicuerpo opuesto en la circunvolución postcentral, este giro o circunvolución, se divide en tres porciones, superior, medio e inferior en forma invertida.

La representación cortical de la sensibilidad de las diversas porciones del cuerpo varía de tamaño. Las áreas corticales de mayor tamaño corresponden a aquellas porciones del cuerpo y extremidades que poseen la sensibilidad táctil discriminatoria y de sentido de posición en alto grado sensitivo. La lengua, los dedos, el dedo índice y pulgar poseen áreas de gran amplitud.

ÁREA SENSITIVA PRIMARIA

Localizada por detrás de la corteza motora primaria o circunvolución precentral, se sitúa el giro o circunvolución post central, también conocido como giro o circunvolución parietal ascendente, está relacionada con la integración de los estímulos que llegan desde el meridiano particular del Du Mai en su correspondencia con su circulación a través de la médula espinla, recibe toda la información que está en relación con los estímulos táctiles, articulares y musculares contralateral del cuerpo, quiere decir, del lado contario del hemisferio cerebral. En esta área, están representadas todas las partes del cuerpo de forma invertida de abajo hacia arriba, se le conoce a esta representación topográfica como homúnculo somato sensorial o sensitivo de Penfield, relacionada con la sensibilidad. Corresponde a las áreas 3, 1 y 2 de Brodmann, tiene una representación bilateral y la estimulación del lado izquierdo del hemisferio cerebral influye en el lado derecho del cuerpo y viceversa.

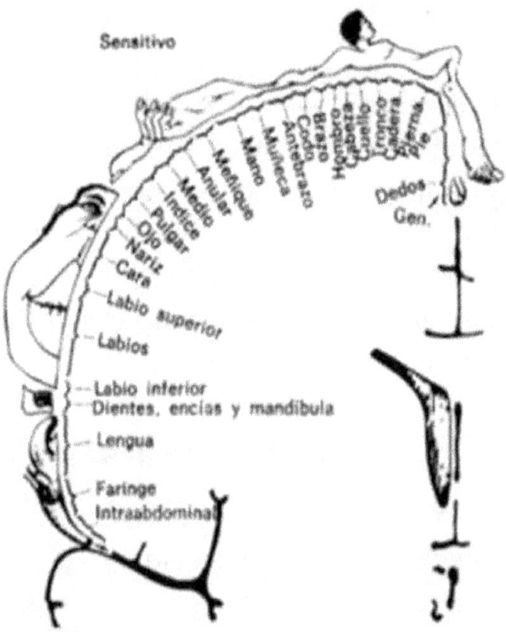

Figura: Homúnculo sensorial de Penfield.

Una lesión en esta zona, produce perdida de la sensibilidad del lado contrario del cuerpo, el sentido de la posición, la identificación de la temperatura, el tacto, la identificación de textura, el peso, sensibilidad de dolor.

La circunvolución postcentral posee las siguientes funciones:

1. Da origen a movimientos voluntarios semejantes a los dependientes de la vía energética piramidal.

2. Recibe las vías energéticas de la sensibilidad dolorosa localizada.

3. Recibe las vías energéticas de la sensibilidad táctil gruesa, térmica, táctil fina, del sentido de posición, de la sensación de peso y de la sensación de vibración.

4. Recibe las vías energéticas de la sensibilidad gustativa.

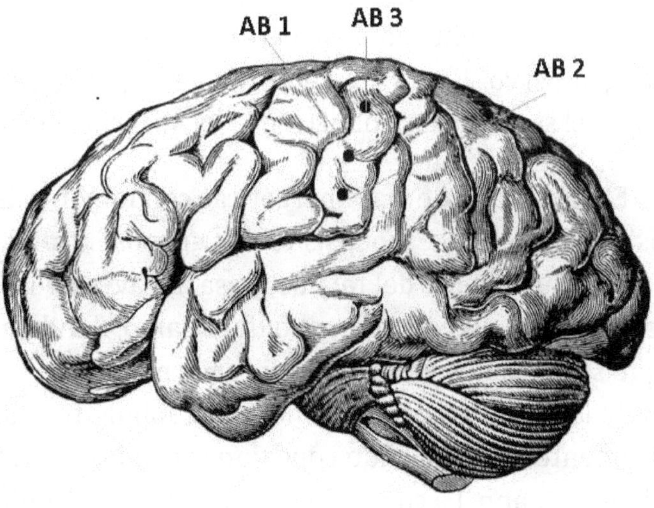

Figura: área primaria somatosensitiva.

Para el tratamiento de las lesiones en esta área primaria somato sensorial, se inserta la aguja de acupuntura en estimulación y transfixión a todo lo largo del área primaria somatosensitiva, del lado contrario al lado del cuerpo sin capacidad sensitiva.

En el dolor difuso no localizado, su percepción llega al hipotálamo y a núcleos de la línea media e intralaminares del tálamo, donde va a activar el sistema reticular ascendente, y para que, cualquier sensibilidad, pueda tomar forma consciente, y sea reconocida por el individuo, formando parte de experiencias previas, se hace necesario que llegue a la corteza cerebral.

Las vías energéticas de la sensibilidad dolorosa, al llegar al tálamo óptico, se van a dividir en dos grupos, un grupo hace sinapsis en el núcleo portero ventral del tálamo óptico, en donde envía energía Yang, que se traduce en impulsos a la circunvolución postcentral y a la circunvolución del pliegue curvo. Este sistema de vías energéticas ascendentes, es el sustento anatómico en la localización del dolor.

El otro grupo de vías energéticas conductoras de impulsos dolorosos, hace sinapsis en los grupos intralaminares y de la línea media del tálamo, pasa a través de las vías colaterales al núcleo dorso medio del tálamo, donde nacen vías que se van a dirigir hacia delante permitiendo la circulación de la energía, para terminar en el lóbulo frontal, específicamente estableciendo conexiones con las áreas 9, 10 y 11 de Brodmann. La conexión nerviosa tálamo-frontal explica el reconocimiento del dolor difuso, dolor que no es localizado, con recuerdos y factores emocionales implicados.

La lesión de la circunvolución o giro postcentral se manifiesta a través de la desaparición de la percepción de la sensibilidad dolorosa localizada, incrementándose el dolor difuso, que es el dolor no localizado.

ÁREA SENSITIVA SECUNDARIA

Por encima de la cisura de Silvio, hay una pequeña área de asociación con representación somato tópica diferente se representa la cabeza hacia delante y los pies hacia atrás, integra sensibilidad táctil, posición y dolorosa.

El área secundaria corresponde con las áreas 5 y 7 de Brodmann, estás áreas son como antes mencionábamos de asociación, y están localizas en el lobillo parietal superior por detrás de la circunvolución o giro postcentral. Recibe e integra modalidades sensitivas, comparando con experiencias previas. Permite el reconocimiento de objetos con la mano sin necesidad de verlos. Reconoce las formas, los tamaños, las texturas, también en esta área, se tiene la conciencia del propio esqueleto corporal.

El área secundaria está encargada de sentir los estimulo transitorios. Dirige los movimientos voluntarios con integración de los estímulos visuales.

Las señales energéticas que llegan al área secundaria son primeramente procesadas en parte en las estructuras encefálicas consideradas profundas. El área primaria sensitiva puede distinguir los tipos específicos de sensación en regione discretas del cuerpo; a diferencia del área secundaria que solo interpreta las señales energéticas sensitivas, no las distingue.

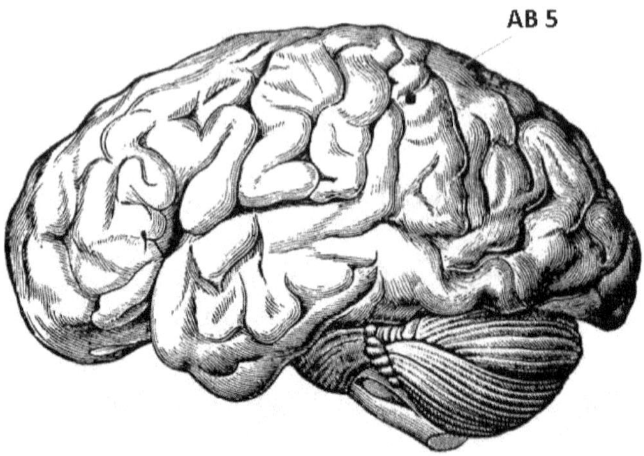

Figura: representación en el lóbulo parietal del área AB5.

Las lesiones que se produzcan en esta área, van a generar confusiones en la percepción táctil en individuos afectados, ya sea, de estímulos de sensación de tipo térmica, de dolor, tacto o de presión. También se manifiestan ataxia óptica, dificultad de dirigir los movimientos en dirección hacia un objeto que se ve con claridad.

El área sensitiva secundaria, es más pequeña que el área sensitiva primaria, estas áreas realizan su trabajo conjuntamente.

ÁREA DE WERNICKE

El lenguaje está formado por símbolos útiles para establecer una adecuada comunicación. Los símbolos que se emiten a través de las palabras, se denominan lenguaje verbal. Los símbolos que se emiten a través de la escritura, se denominan lenguaje escrito. Los símbolos verbales y escritos son representacines aproximadas de nuestros pensamientos y de los objetos del mundo.

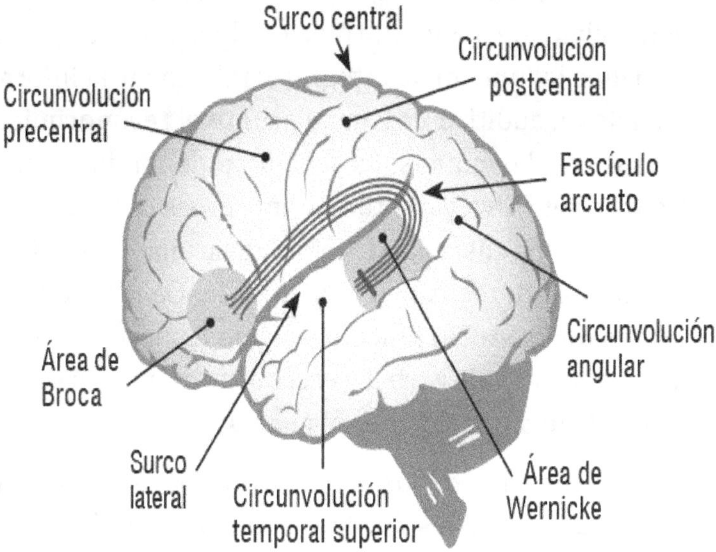

Figura: Representación del área de Wernicke.

Se requiere y se hace necesario para la formación y expresión del lenguaje verbal:

1 - Oír las palabras o verlas escritas.

2 - Reconocer las palabras.

3 - Comprender su significado.

4 - Formular la idea de la respuesta y seleccionar las palabras para expresarla.

5 - Emitir las palabras.

El área de Wernicke, está localizada en el hemisferio dominante, que para la mayoría de las personas se ubica en el hemisferio izquierdo. Corresponde con las áreas 40 y 39 de Brodmann, que son el giro supramarginal y angular respectivamente. Estas áreas bordean la parte posterior de la cisura de Silvio. Reciben información de muchas áreas sensitivas. Tiene la función de integrar y relacionar la información, sensitiva, auditiva y visual. Permite el reconocimiento de objetos con las manos. Su lesión se denomina agnosia táctil, afasia sensitiva y múltiples síndromes caracterizados por presencia de disfasia, dislexia, disgrafia y discalculia, confusión de la derecha con la izquierda. Conecta también con el área de Broca. Su función es la de comprender el significado en el lenguaje verbal y escrito, permitiendo su comprensión y la formulación de respuestas.

La planeación de los actos que se ejecutan de forma voluntaria, es una de las facultades que ha sido bien desarrollada por los seres humanos, para llevar a cabo la ejecución efectiva de un acto, se hace necesaria una planeación y posteriormente la ejecución del acto en concreto.

La apraxia es la incapacidad para la planeación de la acción o la ejecución de movimientos voluntarios estando conservadas la movilidad voluntaria, la sensibilidad y la coordinación muscular.

En la apraxia motora el paciente planea la acción, pero no la puede llevar a cabo, a pesar de no poseer alteraciones en las vías de movilidad voluntaria, la lesión que ocasiona la apraxia ideatoria se sitúa en las zonas 40 y 39 del hemisferio izquierdo.

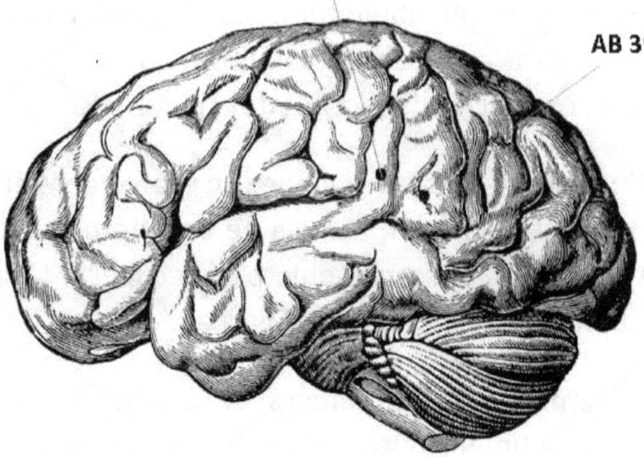

Figura: Representación del área AB 40 y 39.

El área 37 de Brodmann, está situada en la unión de la tercera circunvolución temporal con el lóbulo occipital. Estas zonas establecen circuitos cerrados con el pulvinar del tálamo óptico. En las lesiones de estas áreas corticales, el enfermo tiene la facultad de oír las palabras, las reconoce, pero no comprende su significado, y es incapaz de formular la idea de la respuesta. Los defectos o alteraciones en la comprensión y formación del lenguaje verbal se denominan afasia de Wernicke.

En las lesiones de la circunvolución prefrontal inferior del hemisferio dominante, el paciente posee la capacidad de comprensión y formulación de la idea del lenguaje verbal, conoce las palabras que debe expresar, pero no las puede pronunciar fluidamente.

Las palabras se escuchan y se reconocen en los giros de la cara externa del lóbulo temporal. Para el lenguaje escrito, las palabras se aprecian y comprenden en las caras interna y externa del lóbulo occipital respectivamente.

En los pacientes con lesiones en el área de Wernicke, se requiere estimular con técnica de acupuntura las áreas 40 y 39 de Brodmann, con el objeto de recuperar la capacidad de comprensión del lenguaje verbal.

El hemisferio no dominante tiene la función de reconocimiento tridimensional y esquema corporal, su lesión provoca ignorancia del hemicuerpo y campo visual del lado izquierdo, la incapacidad del reconocimiento tridimensional y la incapacidad de reconocimiento de figuras complejas.

Las áreas 40 y 39 de Brodmann son fundamentales en:

1. El autoconocimiento del cuerpo.

2. En la orientación extra corporal.

3. En la adquisición del sentido del cálculo.

4. En la comprensión e ideación del lenguaje verbal y escrito.

5. En la planeación de los actos motores complicados.

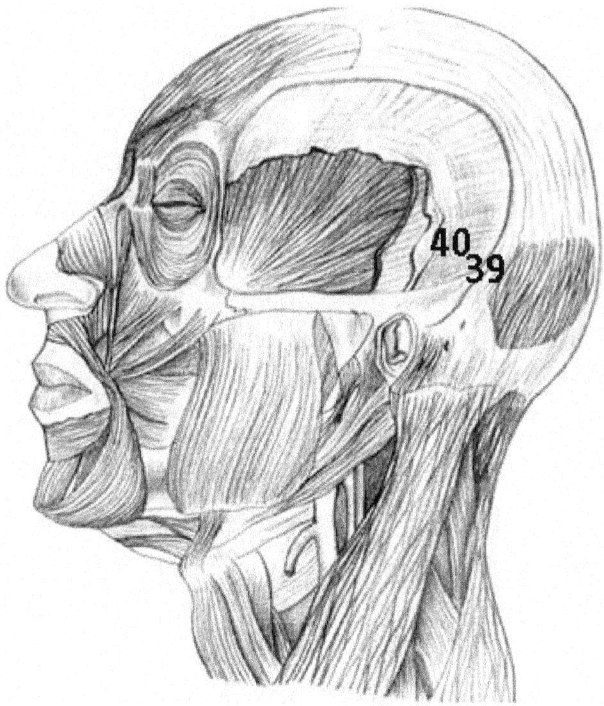

Figura: áreas de Brodmann 40 y 39.

El autoconocimiento del cuerpo nos permite sentir y reconocer que, las diferentes partes de nuestro organismo nos pertenecen. Esta sensopercepción es evidente en la medida que movilizamos y atendemos las diferentes porciones del cuerpo tales como la cara y las extremidades superiores.

El área sensitiva terciaria está en relación del área 40 de Brodmann del lado no dominante, su función es la de integrar y al mismo tiempo interrelacionar la información de tipo sensitiva, auditiva y visual. Las lesiones del área 40 de Brodmann del giro supramarginal generan agnosia táctil, en esta área hace que el paciente no reconozca partes de su cuerpo como propias.

Frecuentemente en presencia de enfermedades cerebrovasculares localizados en las áreas 40 y 39 de Brodmann, disminuye de forma significativa o desaparece totalmente el conocimiento del hemicuerpo opuesto al lado de la lesión. El enfermo refiere que la mano, el pie o los miembros del lado opuesto a la lesión parietal, no son suyos, esta alteración se denomina agnosia, y va acompañada de desorientación espacial, acalculia que es una alteración en las habilidades y el procesamiento matemático, debido a una enfermedad cerebral. Y agrafia que se manifiesta por la pérdida parcial o total en la habilidad para producir lenguaje escrito.

La alteración que se manifiestan por el desconocimiento del hemicuerpo opuesto, está localizada en la parte inferior del lóbulo parietal del hemisferio no dominante. En ocasiones existe hemiplejía del lado del cuerpo que se desconoce por parte del paciente, por lo que, el paciente indica no estar paralizado de ninguna parte del cuerpo. El desconocimiento que manifiesta un paciente de una hemiplejia, se denomina anosognosia, los pacientes no tienen percepción de sus déficits funcionales neurológicos.

El lobillo parietal superior y el lobillo parietal inferior no reciben vías energéticas de los sistemas de tipo ascendentes sensoriales. Más bien estos envían vías energéticas de tipo descendentes a los núcleos naceos talámicos laterales y pulvinar, por lo que, se establecen circuitos nerviosos de la energía reverberante, que son fundamentales para la integración y el recuerdo de la sensibilidad somestésica. La sensibilidad somestésica y, en primer término, la discriminación táctil, se almacena en estos circuitos corticotalámicos, y al volver a tocar un objeto especifico sin verlo, se puede reconocer sus propiedades, permitiendo indicar incluso el tipo de objeto.

La identificación de un objeto al manipularlo se denomina estereognosia. Las circunvoluciones del lóbulo parietal al comunicarse a través de sus vías energéticas con el tálamo óptico, proporcionan la posibilidad del reconocimiento de la forma, tamaño, consistencia y superficie de un objeto manipulado, nos permite reconocer lo que representa el conjunto de estas percepciones.

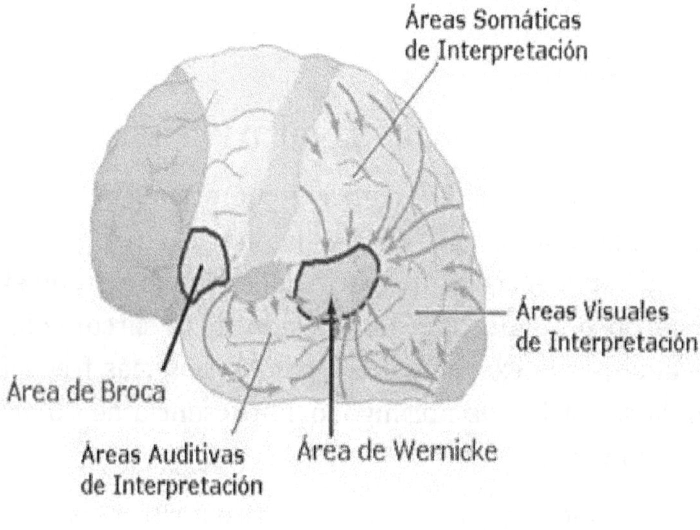

Figura: Conexiones entre las diferentes áreas en relación con el área de Wernicke.

Las lesiones en las áreas parietales posteriores dan origen a la pérdida de la estereognocia, provocando la incapacidad de reconocer los objetos a través del sentido del tacto. El exceso de excitación de estas áreas, puede originar la presencia de ilusiones táctiles complejas del lado opuesto del hemisferio irritado e imaginar que se tiene un objeto en las manos.

Estas dos circunvoluciones establecen relaciones energéticas a través del tálamo óptico con los lóbulos occipital y temporal. Estas relaciones, permiten la transferencia de energía e información sensorial a otra. Como ejemplo, podemos saber de la sensación sedosa de los pétalos de una flor sin tocarla antes, las neuronas especializadas en estas áreas son capaces de identificar y trasmitir una idea de una superficie sin antes haberle tocado con tan solo verla o escucharla.

SINDROMES DEL LÓBULO PARIETAL

El síndrome de excitación comprende el exceso de la estimulación o exceso de la actividad del giro postcentral. Genera parestesias de una parte del cuerpo o en todo el hemicuerpo del lado opuesto, al lado de la circunvolución afectada por la excitación. Las parestesias más frecuentes son: la sensación de hormigueo, la presencia de dolor y la sensación de piqueteo.

El síndrome de la lesión del giro postcentral, genera hemianestesia a la discriminación de tipo táctil, al sentido de la posición, trastornos de la sensibilidad en relación al peso, a la sensibilidad de tipo vibratoria en el hemicuerpo opuesto al lado de la lesión. Atrofia muscular que se localiza en la extremidad superior, en músculos de la eminencia tenar e hipotenar y cintura escapular. El lóbulo parietal ejerce una función trófica sobre los músculos.

El síndrome de irritación de la primera y segunda circunvolución parietal. Se manifiesta a través de presencia de ilusiones y alucinaciones somestésica en el hemicuerpo opuesto del campo visual.

La insensibilidad congénita al dolor es una alteración que inhibe en el individuo afectado la capacidad de percibir los estímulos dolorosos, desde su nacimiento los individuos afectados no sienten dolor en cualquier parte del organismo, afecta fundamentalmente al sistema nervioso periférico, esta alteración se debe a importantes mutaciones en el gen SCN9A, el mismo está localizado en el brazo largo del cromosoma 2, este gen codifica para proteínas de canales de transporte de iones de sodio en las células y desempeñan un papel fundamental en la capacidad de una célula para generar y transmitir señales eléctricas, los canales de sodio Nav 1.7, trasmiten las señales de dolor al canal particular del Du Mai en su porción correspondiente a la médula espinal , hasta alcanzar el cerebro.

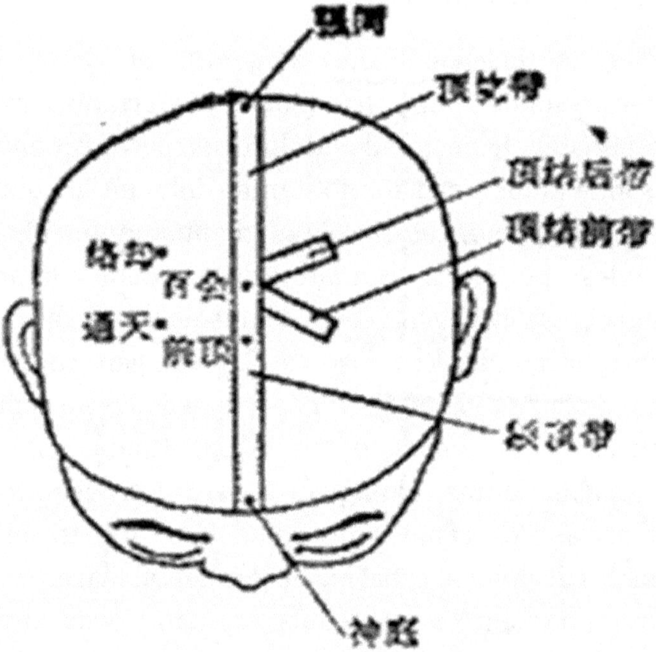

强间
顶枕带
顶结后带
顶结前带
络却
百会
通天
前顶
额顶带
神庭

CAPÍTULO XXI
EL LÓBULO TEMPORAL

颞骨

NECESIDADES ESPECIALES POR CAUSAS AUDITIVAS, GUSTATIVAS Y OLFATIVAS.

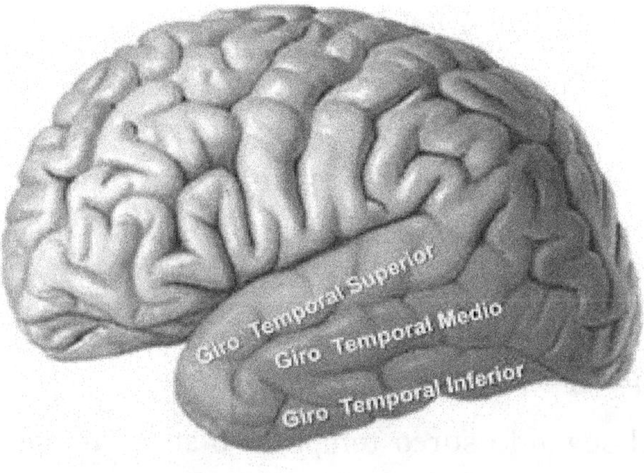

Figura: Lóbulo temporal.

El lóbulo temporal está localizado por debajo de la cisura de Silvio o el surco lateral, por arriba del borde medio de la base lateral del cráneo. Su porción anterior va a estar por debajo del ala menor del esfenoides. Su extremo posterior se continúa para contactar con el lóbulo occipital en donde no existen cisuras o surcos, de esta forma se conforman los límites delimitados de las áreas de ambos lóbulos; existe una pequeña muesca, llamada muesca preoccipital, la cual se localiza sobre el borde inferior y externo del hemisferio, que separa los dos lóbulos. La muesca preoccipital representa el extremo inferior del surco perpendicular externo, que se encuentra bien presente en el cerebro del feto.

El lóbulo temporal, presenta cuatro surcos o cisuras de tipo longitudinales. Dando lugar a la conformación de cinco giros o circunvoluciones que limitan para un mejor estudio el lóbulo temporal, las tres primeras cisuras, están localizadas en la cara externa, las dos últimas, miran en dirección hacia abajo y hacia adentro.

El primer surco temporal, está localizado en la cara externa, corre de forma paralela a la cisura de Silvio, se le conoce con el nombre de surco temporal superior o surco paralelo y limita por debajo la primera circunvolución temporal o giro temporal superior. En el extremo posterior de este surco, posee una porción de la corteza cerebral denominada pliegue curvo.

El segundo surco temporal o surco temporal inferior, limita por debajo la circunvolución o giro temporal medio y por encima de la circunvolución o giro temporal inferior.

El tercer surco temporal, se denomina para su estudio como surco temporooccipital externo y se encuentra localizado en la cara inferior, limita por dentro a la circunvolución o giro temporal inferior.

El cuarto y último surco, se denomina segundo surco temporooccipital y limita por dentro a la cuarta circunvolución temporal y por fuera a la quinta circunvolución o circunvolución del hipocampo. Es bueno destacar que los surcos temporooccipitales, se prolongan en dirección hacia la cara inferior del lóbulo occipital. La cara interna del lóbulo temporal, está en relación con el hipotálamo y la parte elevada del mesencéfalo.

En el estudio y la comprensión de los diferentes lóbulos se debe tener en cuenta las áreas anatómicas y también las áreas funcionales. El lóbulo temporal recibe vías energéticas de tipo aferentes, provenientes de los sistemas sensitivos; los sistemas ascendentes de gran importancia que terminan en el lóbulo temporal, van a ser la vía energética olfatoria, la vía energética vestibular y la vía energética acústica.

El lóbulo temporal se divide en cuatro zonas:

1. La circunvolución temporal superior que está encargada de los procesos auditivos.

2. La corteza temporal inferior que está encargada o especializada en los procesos visuales.

3. La amígdala que cumple la función de integración auditiva y visual en relación con las emociones.

4. El hipocampo y la corteza asociada que está especializada en la navegación espacial, la memoria espacial y de los objetos.

CORTEZA AUDITIVA

La parte del cerebro que procesa la música se encuentra localizado a ambos lados de la cabeza, próximo o muy cerca de las orejas, en los músicos puede ser considerado mucho más grande en relación con las personas que nunca han tocado un instrumento. El tamaño de la corteza auditiva dependerá sin duda alguna de los años que se ha ejercitado a través de estímulos externos como la música.

Las regiones que controlan el movimiento y el tacto se transforman como consecuencia del constante uso, también hay que destacar que, si dejamos de tocar música durante mucho tiempo, perderemos flexibilidad y conexiones sinápticas, la capacidad moldeable del cerebro permite reorganizar las funciones. En las personas que presentan un déficit auditivo o alteraciones que le imposibilitan escuchar, la corteza encargada de recibir e identificar los sonidos se activa para leer los movimientos de los labios, adaptándose a las circunstancias actuales.

El mismo ser humano, es quien posibilita la creación de nuevas redes neuronales, conforme experimenta la vida van aumentando en números, es una creación constante y dinámica que se forma y reforma permanentemente.

ÁREA AUDITIVA PRIMARIA

La corteza primaria auditiva está localizada en la circunvolución transversal del lóbulo temporal, correspondiente con la parte inferior del surco lateral. Es un área especializada en la recepción de sonidos de alta y baja frecuencia, detecta los cambios de frecuencia y la localización de la fuente sonora.

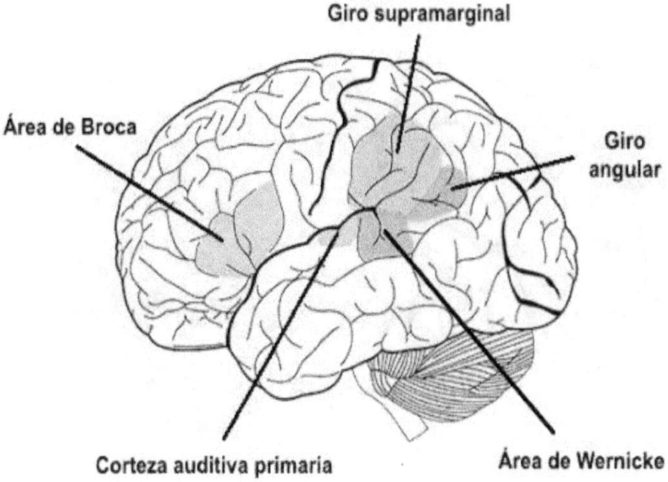

Figura: Corteza primaria auditiva.

Se encarga de dirigir la información sonora a través de vías energéticas al área auditiva secundaria. Las lesiones presentes en estas áreas pueden generar dificultad para la ubicación del sonido en el espacio y la perdida de la audición. Las áreas 41 y 42 de Brodmann, corresponden con el área primaria auditiva, localizada en el giro de Heschi, situado en el labio inferior de la cisura de Silvio o surco lateral.

Las neuronas de la corteza auditiva se organizan según corresponde la frecuencia de los sonidos a los que responden de forma eficaz. Las neuronas localizadas a un extremo de la corteza auditiva responden a las frecuencias bajas, y las localizadas en el otro extremo, responden a las frecuencias más altas. Existen múltiples áreas auditivas con lo que no se define o distingue una sola área anatómica.

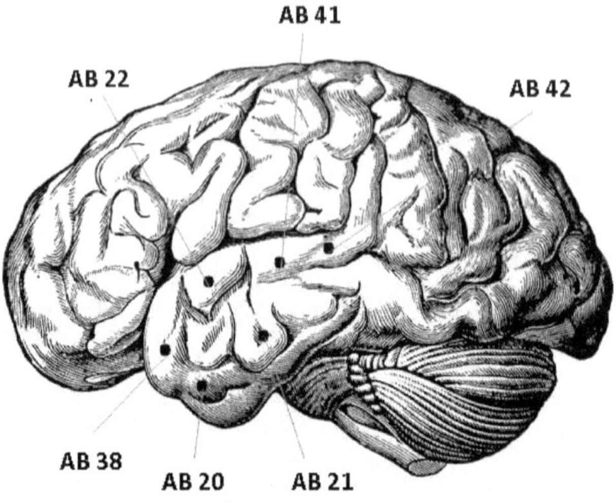

Figura: Áreas funcionales de la corteza cerebral en el lóbulo temporal.

ÁREA AUDITIVA SECUNDARIA

Se localiza en el lóbulo temporal, en la circunvolución o giro temporal superior, corresponde al área 22 de Brodmann, su función está en relación con la interpretación de sonidos, análisis de la información auditiva no verbal y la comprensión del lenguaje oral, una lesión en esta área hace que el paciente pueda escuchar una conversación perfectamente, pero no puede comprender nada, esta es una afasia auditiva receptiva.

Para el tratamiento de alteraciones auditivas, es necesario la estimulación con técnica de acupuntura los puntos de energía:

19 del Shou Shao Yang, Lu Xi. Respiración de la cabeza, localizado a una distancia por encima del nivel del

conducto auditivo externo, en el borde anterosuperior de la apófisis mastoides, en el límite del cabello, y por detrás del pabellón de la oreja.

20 del Shou Shao Yang, Jiao Sun. Dirección descendente, localizado a nivel del punto más alto del pabellón de la oreja, en el límite de los cabellos.

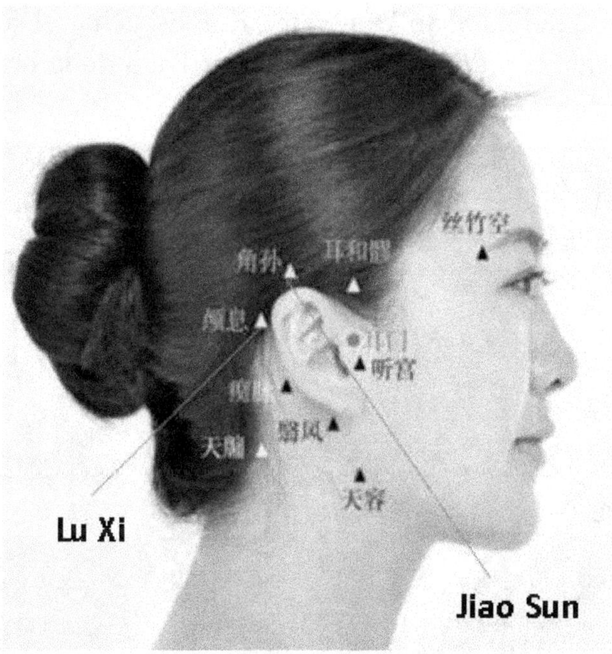

Figura. Puntos de energía de estimulación del área primaria auditiva 19 y 20 del Shou Shao yang.

Otros puntos de energías que están involucrados por su localización son:

21 del Shou Shao yang, Er Men. Puerta del oído, localizado en la depresión que se halla entre la oreja y la articulación de la mandíbula, delante de la incisura superior del trago.

19 del Shou Tae Yang, Ting Gong. Palacio del oído, localizado a nivel del canal auditivo entre Er men y Tinghui, en una hendidura que se forma entre el cartílago y la articulación de la mandíbula.

2 del Zu Shao Yang, Ting Hui. Escuchar el rencuentro, localizado donde termina el cartílago de la oreja, por debajo, en a la hendidura anterior.

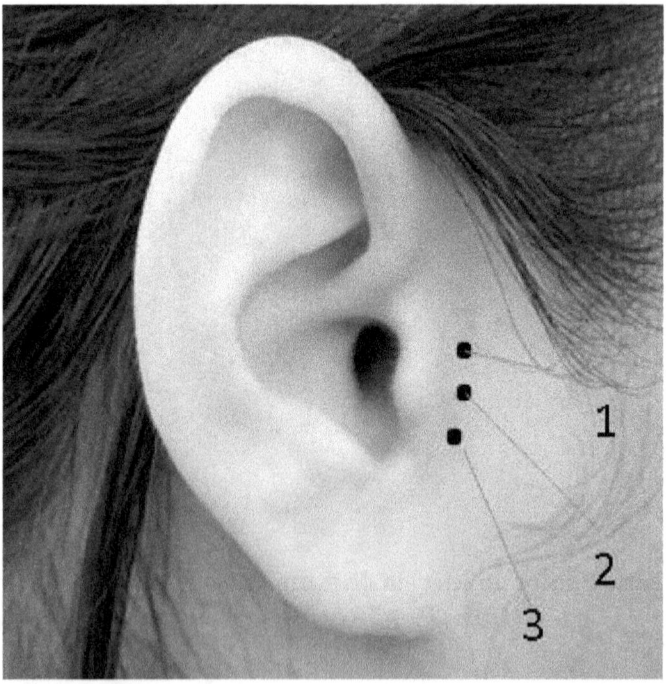

Figura: Puntos de energía locales utilizados en la rehabilitación auditiva.

El punto de energía superior o uno, corresponde al 21 del Shou Shao Yang, Er Men. El punto que se representa en el medio o dos, se corresponde con el punto de energía 19 del Shou Tae yang, Ting Gong. El punto inferior o tres, corresponde con el punto de energía 2 del Zu Shao Yang, Ting Hui.

Es bueno tener en cuenta los puntos de energía a distancia, y que modifican la cualidad energética existente, para de esta forma, beneficiar el sentido de la audición, los mismos están localizados en el meridiano principal del Shou Shao Yang.

2 del Shou Shao yang, Ye Men. Puerta de los líquidos, localizado delante y entre las articulaciones del cuarto y quinto dedo al cerrar el puño. Por ser punto agua, se estimula en casos de deficiencia del aspecto Yin.

3 del Shou Shao Yang, Zhong Zhu. Islote central, localizado en la cara dorsal de la mano, en la hendidura que se forma detrás de los nudillos, entre el cuarto y el quinto dedo. En casos de deficiencia, por ser punto de tonificación del san Jiao, meridiano que recorre el área afectada.

4 del Shou Shao Yang, Yang Chi. Estanque de los Yang, localizado en el dorso de la muñeca, en la prolongación del espacio formado por el cuarto y quinto dedo, en la hendidura que se forma de la unión del radio y la muñeca. Punto fuente del meridiano de energía Shou Shao Yang. Al estimular con técnica de acupuntura proporciona la cualidad energética propia del meridiano.

5 del Shou Shao Yang, Wai Guan. Barrera externa, localizado a dos distancias por encima del pliegue dorsal de la muñeca, entre el cúbito y el radio. Es bueno estimular con

técnica de acupuntura en casos de exceso de energía que produce dolor en la zona, para drenar el exceso a su acoplado el meridiano Shou Jue Yin.

6 del Shou Shao Yang, Zhi Gou. Foso ramificado, localizado a tres distancias por encima del pliegue dorsal de la muñeca, entre el cúbito y el radio. Es el punto de energía calor del meridiano Shou Shao Yang, en casos de insuficiencia del aspecto Yang se estimula o se aplica técnica de moxibustión según sea el caso.

17 del Shou Shao Yang, Yi Feng. Pantalla del viento, localizado por detrás del lóbulo de la oreja, en la hendidura que existe delante del borde anterior de la mastoides. Se estimula con técnica de acupuntura según la localización del dolor en caso de ser en la zona.

Puntos auriculares para estimular audición:

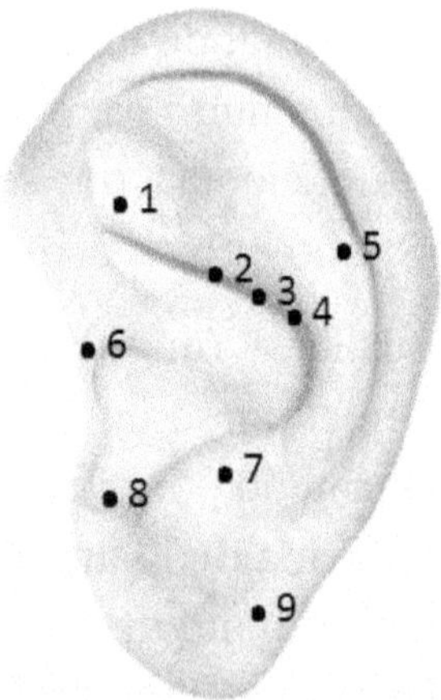

1. Simpático.
2. Riñones.

3. Vesícula biliar.
4. Hígado.
5. Audición.
6. Oído interno.
7. Centro auditivo.
8. San Jiao.
9. Oído externo.

El punto de energía apropiado a utilizar dependerá del previo diagnóstico realizado a través del pulso.

La circunvolución temporal anterior, correspondiente con las áreas 20, 21 y 37 de Brodmann, constituye la tercera circunvolución temporal, también conocida como circunvolución o giro temporal inferior, conecta las áreas visuales y el circuito límbico, su función está en relación al reconocimiento de rostros ya conocidos.

Las circunvoluciones temporales media e inferior, tienen también una relación muy estrecha con los procesos neurofuncionales que establecen la memoria y la percepción de la realidad.

Los impulsos visuales, acústicos, vestibulares, olfatorios y viscerales, al llegar a las áreas corticales respectivas, se dirigen posteriormente hacia el tálamo óptico y retorna a las áreas de la corteza cerebral de asociación. Estableciendo los circuitos cerrados córtico talámico, entre la corteza cerebral de los lóbulos temporal y occipital vecina a áreas de recepción sensorial y el núcleo pulvinar del tálamo óptico. La estimulación de la cara externa del lóbulo temporal y del lóbulo occipital, origina el recuerdo de experiencias pasadas. En casos de exceso de estimulación, la percepción del recuerdo opaca la realidad del mundo temporal espacial, considerándose valor único a la presentación del recuerdo.

Los procesos que generen un exceso de excitación del lóbulo temporal, pueden dar origen a alucinaciones visuales y acústicas, un proceso tumoral, una enfermedad cerebro vascular. La realidad actual, depende siempre de la congruencia entre las sensaciones previas almacenadas en los circuitos cerrados y la sensación presente. En condición normal y fisiológica, existe constantemente un acomodo y modificación de la representación que va a tener el cerebro en relación al entorno.

El lóbulo temporal, está en relación con la percepción de la realidad. La ilusión, se define como la interpretación errónea o alterada de los hechos, en la cual, el paciente hace consciente una falsa interpretación.

Una persona que no pueda almacenar recuerdos nunca podrá sufrir ilusiones. Las ilusiones visuales u acústicas, se presentan en las excitaciones de la cara externa del lóbulo temporal y del occipital; el paciente manifiesta alteraciones con ilusiones visuales. En otros pacientes, se señalan alteraciones auditivas.

HIPOTÁLAMO Y EL SISTEMA LÍMBICO

El sistema límbico, está conformado anatómicamente por un complejo de estructuras en las que el hipotálamo, está localizado precisamente en el centro.

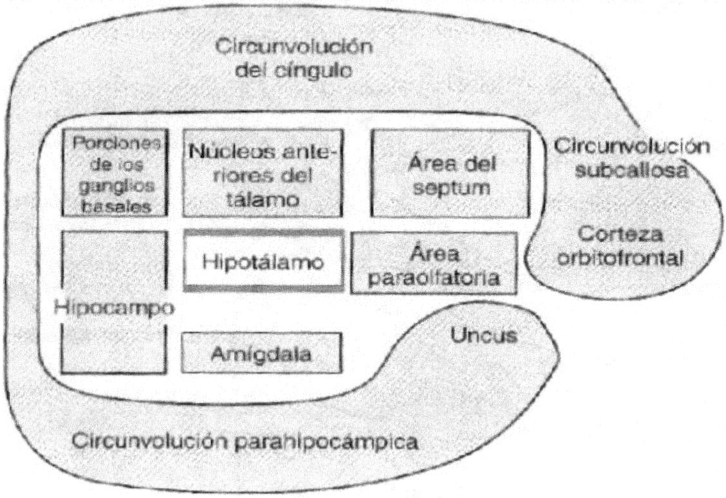

Figura: El sistema límbico.

Las estructuras que están involucrados son:

1. Circunvolución del cíngulo.
2. Circunvolución sub callosa.
3. Corteza orbito frontal.
4. Porciones de los ganglios basales.
5. Núcleos anteriores del tálamo.
6. Áreas del septum.
7. Área para olfatoria.
8. Hipotálamo.

9. Hipocampo.
10. Amígdala.
11. Uncus.
12. Circunvolución del hipocampo.

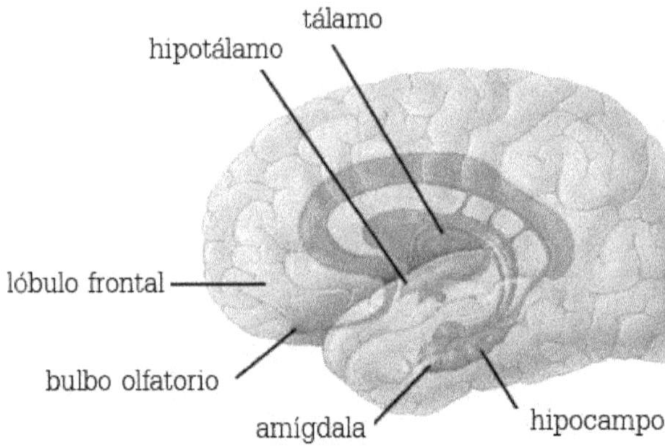

Figura: El hipocampo.

LA AMÍGDALA

La amígdala está conformada por un conjunto de núcleos de neuronas, que se encuentran localizadas en la profundidad de los lóbulos temporales, su función es el procesamiento y almacenamiento de reacciones energéticas de tipo emocionales.

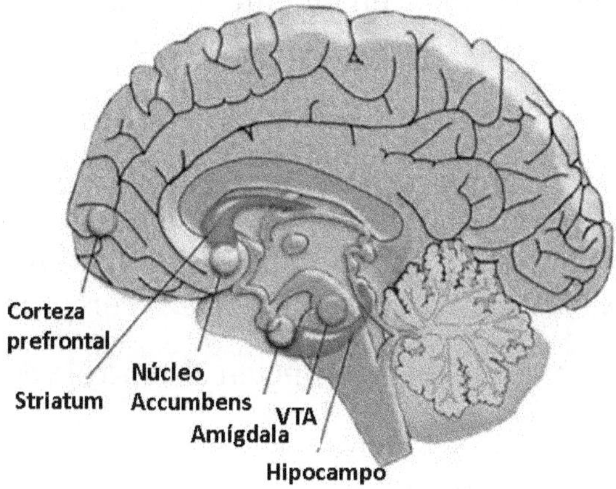

Figura: La amígdala.

ÁREA VENTRAL TEGMENTAL

Es un grupo de neuronas localizadas cerca de la línea media del piso del mesencéfalo, intervienen en los procesos cognitivos, motivación, orgasmo, dependencia a drogas, emociones intensas relacionadas con el amor.

SEPTO

El septo, está formado por núcleos grises, cumple funciones autónomas viscerales, endocrinas, sensitivo motoras y reproductoras.

ÁREAS PREFRONTALES

Es un conjunto de núcleos de neuronas localizadas en la profundidad de los lóbulos temporales, interviene en el procesamiento y almacenamiento de reacciones emocionales.

CENTROS AFECTIVOS

Procesamiento emocional que pueden ser controlados gracias a la interacción con la corteza cerebral.

Funciones del hipocampo en el control vegetativo y endocrino:

1. Cardiovascular.
2. El agua corporal.
3. La temperatura.
4. La contractibilidad uterina y expulsión de leche por las mamas con la intervención del núcleo para ventricular y a través de la oxitocina.
5. Hormona antidiurética.
6. Gastrointestinal en relación a la alimentación.
7. Hambre a través del área hipotalámica lateral y de la saciedad.
8. Hormonas liberadoras y hormonas inhibidoras de la hipófisis.

Para atender lesiones en esta área, se recomienda la estimulación con técnica de acupuntura con tres agujas en el lóbulo temporal afectado, estimulando los puntos de energía 7 del Zu Shao Yang, Qu Bin, 8 del Zu Shao Yang, Shuai Gu y 9 del Zu Shao yang, Tian Chon

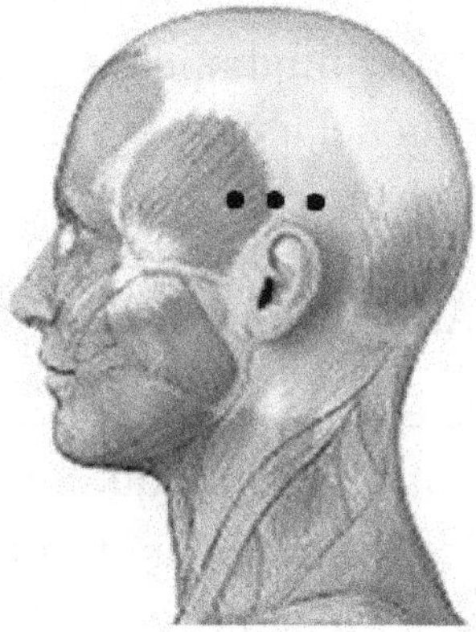

Figura: Puntos de energía para la estimulación con técnica de acupuntura en el lóbulo temporal.

FUNCIONES DEL LÓBULO TEMPORAL

1. El lóbulo temporal es responsable del conocimiento de las sensaciones olfatorias, vestibulares y acústicas.
2. Forma parte del circuito de la furia.
3. Interviene en las reacciones del estado de vigilia y del sueño.
4. El lóbulo temporal está comprometido en movimientos complicados involuntarios tales como la masticación, el chupeteo de los labios y movimientos de nistagmos oculares.
5. Es fundamental para la memoria y de la percepción de la realidad.
6. Junto con el tálamo óptico constituye parte de los circuitos cerrados necesarios para la atención y la concentración.

7. En las partes posteriores próximo al lóbulo occipital, existen áreas fundamentales para la comprensión y creación del lenguaje verbal.

ÁREA DEL GUSTO

Está localizada en la porción posterior de la ínsula o isla de Reil que es el otro nombre que recibe, en la circunvolución postcentral y lateral. Está en relación con el área 43 de Brodmann, como ya hemos mencionado, al finalizar el surco central, su punto de estimulación es extra meridiano. Los impulsos gustativos, parten de la porción inferior de la circunvolución postcentral o parietal ascendente.

En este caso en particular, no podemos señalar un punto de energía específico, para lo cual, estimularemos con aguja de acupuntura el área 43 de Brodmann.

En la antigua tradición, se utilizaba la picadura de una abeja en la lengua, para activar y enviar un fuerte estimulo hacia el área de la corteza cerebral responsable de esta función, y de esta forma, recuperar el sentido del gusto, recordemos que, este procedimiento, se debe realizar con mucho cuidado, teniendo en cuenta que, hay muchas personas alérgicas a la picadura de la abeja y podría ser fatal.

ÁREA OLFATIVA

El área olfativa primaria, está en relación a las áreas 27 y 28 de Brodmann, las células que lo conforman, están especializadas en recibir la información olfatoria.

La vía olfatoria, inicia en la mucosa nasal que recubre al cornete superior, y la parte elevada del tabique, donde existen células de tipo bipolares, su axóno vía energética pasa la lámina cribosa del etmoides y conducen la energía para llegar al bulbo olfatorio, donde va a dividirse en vías energéticas más pequeñas. Las células mitrales del bulbo olfatorio, tienen dendritas, que van hacer sinapsis con las vías energéticas de las células de la mucosa nasal, conformando los glomérulos olfatorios. El axón o vía energética de las células mitrales, se dirige en dirección hacia atrás, en el espesor del nervio olfatorio que culmina en la formación de dos estrías, estría olfatoria externa y las estrías olfatorias interna.

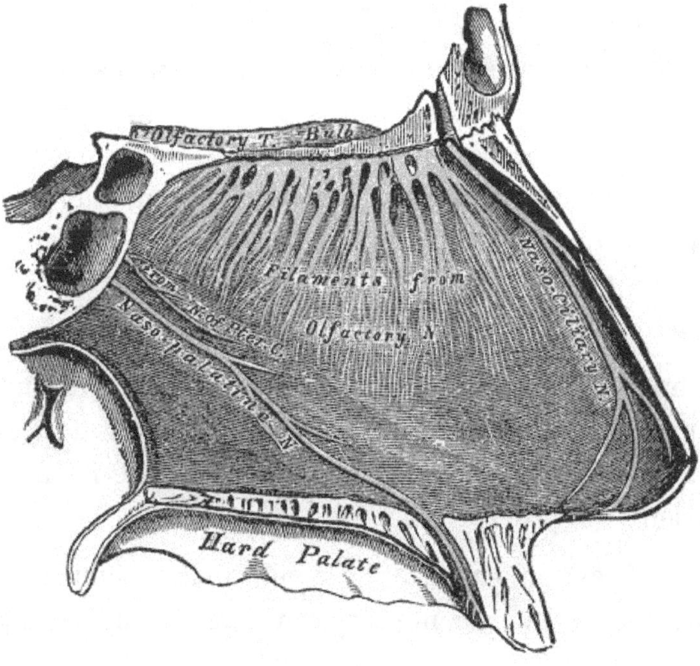

Figura: Filamentos olfatorios.

La estría olfatoria externa culmina en:

1. El espacio perforado anterior.
2. El núcleo amigdalino del lado opuesto, al cruzar.

La comisura anterior:

1. El extremo anterior del giro cingulado.
2. El nervio de Lancisi.
3. El área septal olfatoria.

El espacio perforado anterior, está localizado en la base del cerebro, por fuera del quiasma óptico, y por detrás de la división que se establece del nervio olfatorio en sus estrías, en su parte anterior, se localiza un tubérculo olfatorio, por detrás, se encuentra la banda diagonal de Broca, constituidas por vías energéticas que van del núcleo amigdalino al hipotálamo, para inervar de energía. El espacio perforado anterior, representa un centro olfatorio en regresión.

El núcleo amigdalino, está situado en la parte anterior de la quinta circunvolución temporal o también denominado giro cingulado. Las vías energéticas de la estría olfatoria externa culminan en la parte interna de este núcleo.

El extremo anterior de la quinta circunvolución temporal, posee una saliente conformada en forma de gancho, denominada uncus temporal, y recibe las vías energéticas de la estría olfatoria externa que terminan en dos porciones no desarrolladas en la especie humana, denominadas circunvolución semilunar y circunvolución ambiente. Estas tres porciones de la quinta circunvolución temporal, poseen el mismo significado funcional y conforman la porción olfatoria de la quinta circunvolución temporal.

La estría olfatoria interna se dirige hacia la línea media donde se continúa parcialmente con el extremo inferior del nervio de Lancisi. El nervio de Lancisi, está localizado sobre la cara superior y en el extremo anterior del cuerpo calloso, es una corteza olfatoria considerada alargada y muy delgada; el extremo inferior, se continúa con vías energéticas de la estría olfatoria interna, el extremo posterior, se continúa para proporcionar energía con la fasciola cinérea localizada en el extremo posterior del cuerpo calloso. La fasciola cinérea a su vez proporciona continuidad con el cuerpo abollonado, localizado en la parte interna del hipocampo; el extremo anterior del cuerpo abollonado contornea energéticamente el uncus temporal y culmina en la quinta circunvolución. La porción del cuerpo abollonado localizado sobre el uncus, se denomina cintilla de Giacomini.

El área septal olfatoria o también conocida como encrucijada olfatoria, está localizada en la cara interna del lóbulo frontal, parte posterior e inferior; en donde terminan las vías energéticas que proporcionan energía de la estría olfatoria interna.

La comisura blanca anterior localizada por delante de los pilares anteriores del trígono, sirve de paso para los elementos de la estría olfatoria interna, que van a culminar su recorrido energético en el núcleo amigdalino y en la quinta circunvolución temporal del lado opuesto.

La mayoría de las vías energéticas de la comisura anterior, no son de naturaleza olfatoria, más bien, son vías que permiten la circulación de energía, que va de las porciones no olfatorias del lóbulo temporal del lado opuesto.

El área olfatoria del lóbulo temporal, se considera pequeña, esto se debe al poco desarrollo del sentido del olfato en el ser humano, recordemos que en la medida que avanza el desarrollo tecnológico, el hombre ha desarrollado mucho más el sentido de la visión y la audición, dejando a un lado la importancia del sentido del olfato. Existen pacientes epilépticos, cuyas crisis convulsivas tienen inicio y se originan precisamente en esta área.

La corteza olfatoria del lóbulo temporal al ser sobre estimulada, propaga la estimulación de forma inmediata a las áreas corticales vecinas que generan en estos pacientes la pérdida de la conciencia y la manifestación de alucinaciones. En ocasiones, la estimulación de la corteza olfatoria del lóbulo temporal, no irradia a las áreas vecinas y el paciente refiere solamente hiperosmia o alucinaciones de tipo olfatorias.

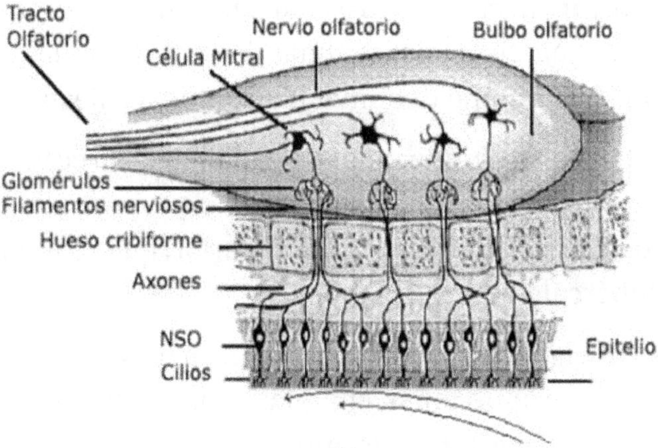

Figura: Vías energéticas olfatorias desde el epitelio hasta el bulbo olfatorio principal.

La cara superior del asta de Ammon, va a tener la característica fundamental de presentar varias salientes y depresiones, dando lugar a la conformación de gran parte del piso del ventrículo temporal. La cara inferior, se localiza con vista en dirección hacia el surco del hipocampo y posee una capa blanca denominada subículum que constituye la parte más baja de la formación hipocampal.

El extremo anterior, se confunde con la porción vecina de la quinta circunvolución temporal o giro cingulado. El extremo posterior se continúa energéticamente con el pilar posterior del trígono. El asta de Ammon, posee células cuyo axónes o vías energéticas asciende para construir una capa de vías energéticas que se denominan alveus, las cuales, cubren la cara superior del hipocampo. Las vías del alveus, corren hacia adentro transportando energía, para constituir una cinta longitudinal, localizada en la cara interna del hipocampo denominada cuerpo franjeado.

El cuerpo franjeado, se continúa en dirección hacia atrás con el pilar posterior del trígono, que pasa a formar el cuerpo del trígono, luego el pilar anterior, que va a culminar en el tubérculo mamilar.

El trígono cerebral, está conformado por vías energéticas que proporcionan energías de las cuales, la mayoría se dirigen del hipocampo en dirección al tubérculo mamilar. El trígono cerebral, fornix o bóveda de los cuatro pilares.

El trígono, posee vías energéticas que se extienden en sentido contrario, permiten la circulación de energía del hipotálamo y del tubérculo mamilar del asta de Ammon. Al estimular la parte anterior del hipotálamo, se obtiene activación del hipocampo. En la proción interna del asta de Ammon, y al cuerpo franjeado se localiza el cuerpo abollonado o fascia dentada.

El cuerpo abollonado, es una formación de cuerpos neuronales o sustancia gris de forma alargada, que se extiende y se continúa en dirección hacia delante con la cintilla de Giacomini y en dirección hacia atrás con la fasciola cinérea, que a su vez, se continúa con los nervios de Lancisi que van a culminar en la estría olfatoria interna.

Estas formaciones, constituyen porciones de la corteza olfatoria. El hipocampo es un área receptora de energía o impulsos olfatorios, y no solamente recibe la energía de esa clase de tipos de impulsos sensitivos, sino que también, recibe impulsos gustativos, ópticos, acústicos, viscerales y somáticos.

Los impulsos olfatorios a través de la energía provienen del extremo anterior de la quinta circunvolución temporal, los impulsos energéticos somestésicos, parten de la circunvolución postcentral. El asta de Ammon, representa un centro de integración sensorial, capaz de dar origen a movimientos considerados de tipo complejos y a modificaciones permanente en el estado de la conciencia.

Los puntos de energía locales a tratar en caso de alteraciones de la percepción olfatoria son:

20 del Shou Yang Ming, Ying Xiang. Recepción de los perfumes, localizado en los surcos que van de las alas de la nariz a las comisuras de los labios, en la horizontal del borde inferior del ala de la nariz.

2 del Zu Tae Yang, Cuan Zhú. Bambú recolectado, localizado en borde interno del nacimiento de las cejas.

Yin Tang. Punto extra meridiano, localizado en el entre cejo.

La estimulación en conjunto de estos puntos con técnica de acupuntura favorece la apertura de las vías áreas altas , así como también, desobstruye no debemos dejar a un lado que algunos pacientes afectados en dependencia de las lesiones presentes deberán acudir al médico apara ser valorado y considerado su posible intervención quirúrgica , sobre todo en casos de desviación del tabique nasal u otras alteraciones estructurales.

Dado que el RNA interviene en la regulación de los genes, se cree que el RNA del gen HAR 1F colabora en el control de la producción de proteínas implicadas en el desarrollo del córtex y un cambio en su regulación lleva a córtex cerebrales mayores y más complejos.

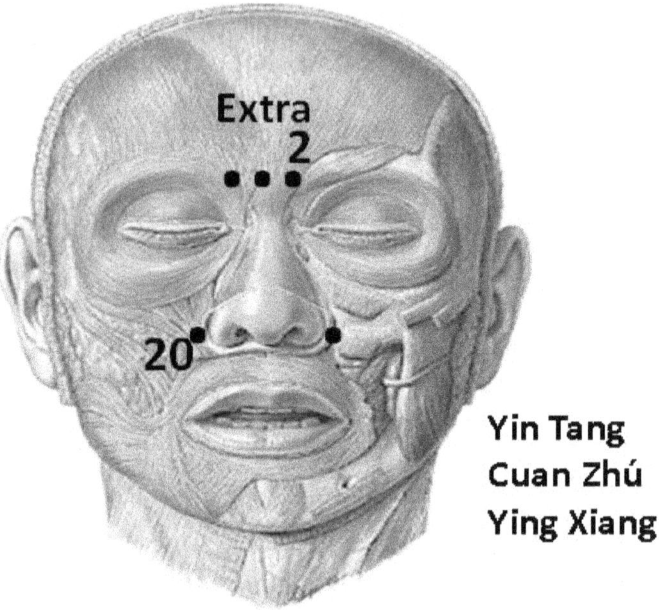

Figura. Puntos de energía locales para la apertura de las vías respiratoria y el olfato.

Recordemos que el punto de energía que estimula el área olfativa en la corteza cerebral, corresponde con un punto extra meridiano que se localiza verticalmente descendiendo desde el punto extra meridiano Tae Yang, hasta encontrar una hendidura que surge al mantener abierta la boca, su estimulación con técnica de acupuntura, se realiza con la boca abierta para poder lograr su efecto.

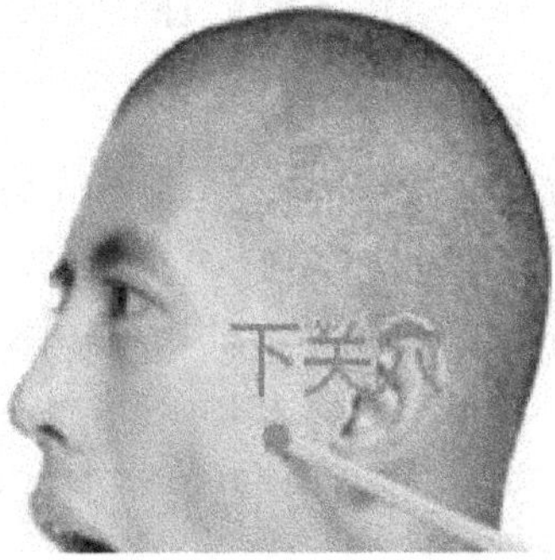

Figura, Punto de energía extra meridiano de estimulación olfativa.

También considerar conjuntamente en el tratamiento aplicar la técnica de terapia auricular a través de los puntos de energías:

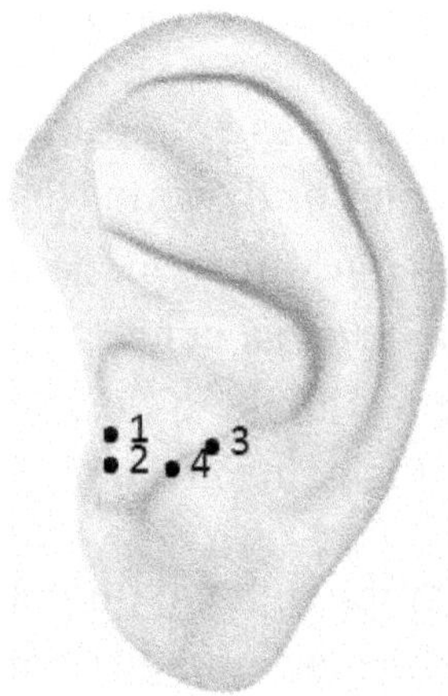

1. Rinofaringe.
2. Nariz interna.
3. Pulmones.
4. Faringe.

EL ASTA DE AMMON

La relación existente entre el asta de Ammon y el sistema reticular de tipo ascendente, nos permite estudiar el hipocampo como la porción más elevada del sistema del despertamiento. Provocando alteraciones de la conciencia y crisis convulsivas en la prominencia que el surco del hipocampo; provoca en la prolongación temporal del ventrículo lateral.

El hipocampo tiene múltiples conexiones energéticas, entre la que podemos mencionar, se encuentra la conexión energética que establece con el núcleo amigdalino presentando un umbral muy bajo para el desarrollo de convulsiones. Las convulsiones que se generan en los pacientes, las cuales, son causadas por descensos en los niveles de glucosa en sangre, van a tener su origen en estas áreas.

Existen pacientes epilépticos que comienzas sus crisis en el lóbulo temporal, y que repentinamente, pierden la conciencia, estos pacientes pueden no caen al suelo, se llevan la mano a la boca o a la nariz y presentan movimientos de chupeteo de los labios o de masticación, para seguidamente recuperar la conciencia.

El hipocampo al igual que el núcleo amigdalino y la quinta circunvolución temporal, van a constituir porciones sumamente importantes para la presentación de las reacciones de la furia.

El circuito de la furia, se conforma por el tubérculo mamilar y el hipotálamo posterior, los cuales, envían vías energéticas de tipo ascendentes hacia el núcleo anterior del tálamo, de dónde parten otras vías energéticas que permiten la circulación de la energía hacia la circunvolución del cuerpo calloso. La circunvolución envía impulsos eléctricos energéticos a través del cíngulum o giro cingulado a la quinta circunvolución temporal, el asta de Ammon y al núcleo amigdalino.

La parte inferior del giro cingulado, se enrolla sobre sí misma, para dar forma de espiral logarítmica, y dar como resultado, la quinta circunvolución del área temporal del cerebro.

El asta de Ammon, proporciona el origen al cuerpo franjeado que se continúa energéticamente con el trígono cerebral, que va a terminar al tubérculo mamilar y a los núcleos vecinos hipotalámicos.

Este circuito nervioso, proporciona origen a manifestaciones de tipo somáticas vegetativas que se caracterizan por expresiones de furia.

El asta de Ammon recibe impulsos viscerales, para la medicina tradicional china, relacionada con las funciones hepáticas, lo que explica, la presencia de sensaciones de tipo vegetativas en los pacientes con crisis convulsivas del lóbulo temporal.

Las manifestaciones vegetativas que se manifiestan por la presencia de epilepsia del lóbulo temporal, se presentan también, en el exceso de activación del hipotálamo, del lóbulo de la ínsula y del lóbulo orbitario.

SÍNDROME DEL LÓBULO TEMPORAL

CRISIS EPILÉPTICAS DEL LÓBULO TEMPORAL

La sintomatología del lóbulo temporal en gran medida está proporcionada por el exceso de actividad o de excitación de determinadas áreas funcionales.

Se considera medicamente, que en manifestaciones o en presencia de crisis epiléptica, no se hace necesario que un paciente manifieste perdida de la conciencia, caiga al suelo, brote espuma por la boca, se muerda la lengua y presente convulsiones de tipo musculares.

Cuando desde el punto de vista electro encefalografía, en una porción de la corteza cerebral o del centro encéfalo produce descargas paroxísticas de gran voltaje, se puede afirmar medicamente que ese paciente es epiléptico, aunque no presente las sintomatologías antes mencionadas.

Algunos pacientes con alteraciones epilépticas, refieren o manifiestan la ocurrencia de sensación o de movimiento localizado a un grupo muscular antes la perdida de la consciencia, estos síntomas que se manifiestan previamente, se denominan aura, y nos permite localizar el área de la corteza que está activada.

DIFERENTES TIPOS DE EPILEPSIAS

El lóbulo temporal da origen a múltiples tipos de epilepsias:

1. Sensaciones primitivas, olfatorias, gustativas, vestibulares, acústicas y viscerales.

2. Presencia de miedo, terror, alegría, tristeza, de extrañeza de los ya visto, de lo ya vivido, de memoria panorámica. El paciente visualiza en su memoria hechos de su vida pasada.
3. Alteraciones de tipo de ilusiones y alucinaciones.
4. Movimientos involuntarios tales como: vómitos, hipo, suspiros, risa, nistagmos ocular que se manifiesta por medio de movimiento involuntario, rápido y repetitivo de los ojos, en donde el paciente no es consciente del movimiento de sus ojos y se ve en la necesidad de girar la cabeza, para poder ver con mayor claridad, chasquido de la boca, chupeteo de labios, sacudidas de la cabeza, parpadeo, aproximación de los dedos a la boca, agresividad, conducta motora y sensorial muy compleja.
5. Alteraciones de pérdida profunda de la conciencia, confusión mental. Los ataques de furia o de confusión mental en pacientes se pueden presentar en pacientes que padecen crisis convulsivas del lóbulo temporal. La pérdida de la conciencia que acompaña a las crisis convulsivas del lóbulo temporal, se debe al exceso de activación del núcleo amígdala, del uncus o gancho el extremo del giro parahipocampal y al exceso de actividad en la circunvolución del hipocampo.

La deficiencia del funcionamiento del lóbulo temporal produce alteraciones en las funciones de la cual sus células son responsables. Es bueno destacar en primer lugar: la deficiencia de la memoria reciente y el aprendizaje. Sobre todo, en su porción anterior del lóbulo.

En ablaciones quirúrgicas del extremo anterior del lóbulo temporal o en tumoraciones de esta porción, se presenta una alteración visual del lado opuesto, ocasionado por la prolongación temporal del ventrículo lateral que ejerce presión a las fibras o vías energéticas que transmiten la visión de esa zona del campo visual.

CAPÍTULO XXII

LÓBULO OCCIPITAL

枕叶

NECESIDADES ESPECIALES POR CAUSAS VISUALES

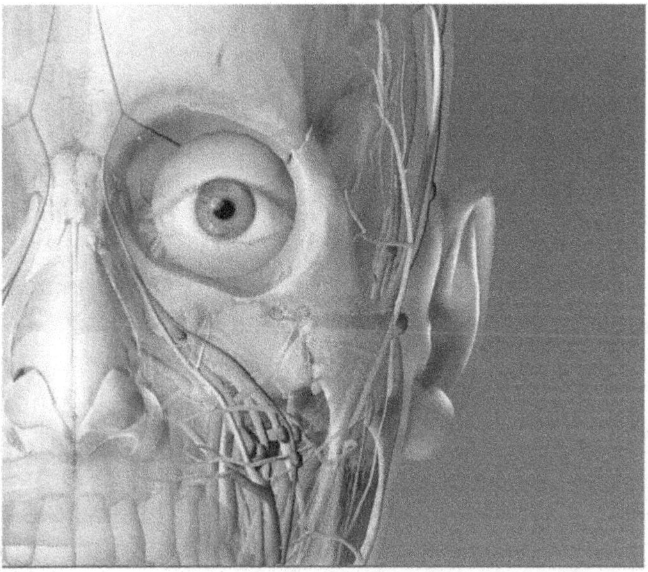

El lóbulo occipital, recibe la información sensitiva a través de la visión, la cual, se conecta a través de vías energéticas aferentes nerviosas, transformado la luz en una imagen. Sin embargo, debemos destacar que la medicina tradicional china, afirma la relación que existe entre los órganos internos y las diferentes partes que conforman los ojos.

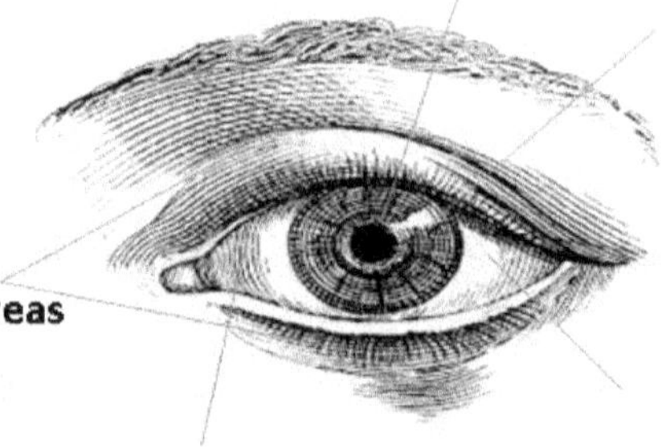

Figura: Estructura externa del ojo.

Relación del funcionamiento de órganos y la estructura ocular:

1. La pupila con el funcionamiento de los riñones.

2. El iris con el funcionamiento del hígado.

3. La esclerótica con el funcionamiento y condición de los pulmones.

4. Los capilares presentes están en relación con el funcionamiento o la condición del corazón.

5. Los parpados en relación con el funcionamiento del bazo y del páncreas.

De esta forma, del funcionamiento correcto de los órganos internos; depende la estructura ocular, en especial, el funcionamiento de los riñones y el hígado, para luego poder tener la capacidad de captar y transmitir la información visual energética hacia el lóbulo occipital.

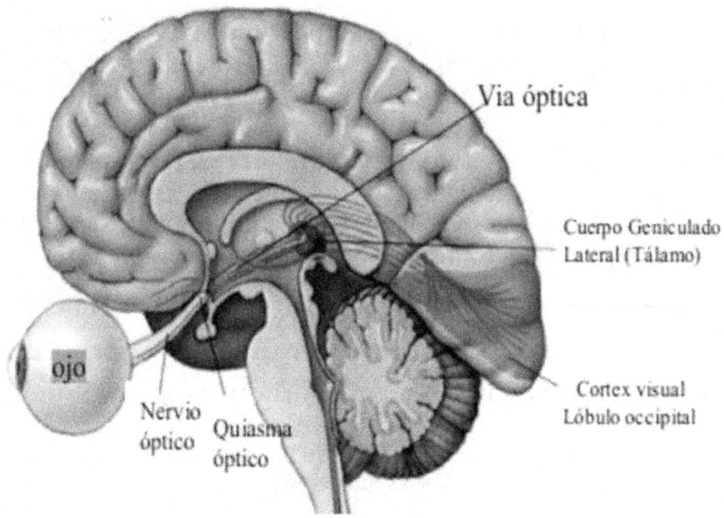

Figura: Lóbulo occipital.

El lóbulo occipital, está conformado por células especializadas en la visión, y es de este lugar, donde provienen los impulsos energéticos ópticos del área visual localizada en este lóbulo.

LOCALIZACIÓN Y FUNCIÓN DE LAS ÁREAS EN EL LÓBULO OCCIPITAL

ÁREA VISUAL PRIMARIA

Está localizado alrededor de la cisura calcarina en el lóbulo occipital, contiene vías energéticas que provienen de la retina del ojo, su función es la percepción de la vista y de fusionar la información que viene de ambos ojos, visión binocular, responsable de la explotación e inscripción general, también analiza la información, tiene una correspondencia con el área 17 de Brodmann.

En esta área, terminan las vías energéticas ópticas, es inversa al campo visual en el sentido derecho e izquierdo y superior e inferior. La parte superior del campo visual derecho de ambos ojos, se localiza en la región occipital izquierda. La lesión de esta área, produce ceguera completa.

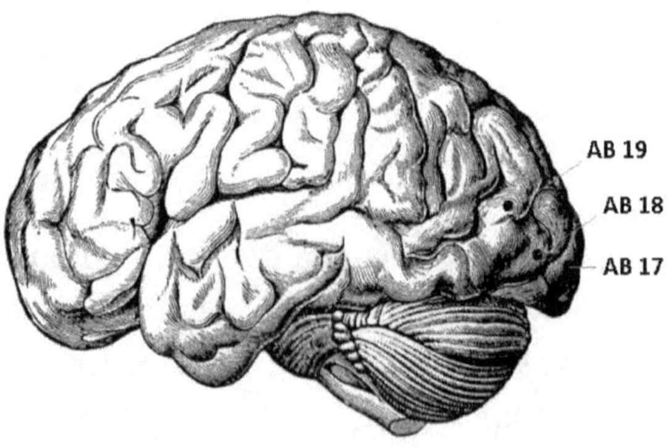

Figura: Áreas de Brodmann del funcionamiento visual en la corteza cerebral.

ÁREA SECUNDARIA DE LA VISIÓN

Esta área corresponde con las áreas 18 de Brodmann. Están localizadas en el lóbulo occipital, contorneando en forma de anillo, rodeando la corteza primaria visual o área 17 de Brodmann.

Su función es evocar alucinaciones visuales realistas. Tiene funciones estereoscópicas. Relaciona la información visual recibida en el área visual primaria con experiencias visuales pasadas, reconoce y aprecia lo que se está viendo, en relación también al movimiento involuntario de los ojos.

Cuando existe una lesión del área 18 de Brodmann, se produce también una desviación conjugada de la mirada en dirección hacia el lado contrario de la lesión, se denomina estrabismo convergente como en el campo visual de los ojos localizados en la región frontal premotora, pero a diferencia de este como ya mencionamos antes la desviación se manifiesta en dirección hacia el lado contrario de la lesión.

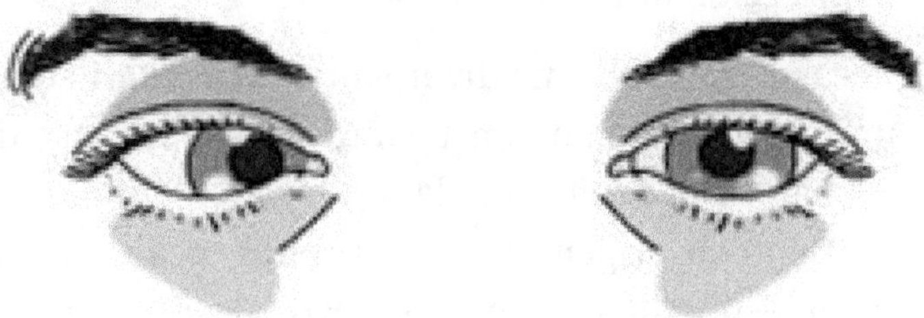

Figura: Estrabismo convergente.

En este tipo de estrabismo, el ojo no dominante, se desvía en dirección hacia adentro siendo el tipo de estrabismo más frecuente presente en niños afectados.

Se debe tener en cuenta, en los casos de estrabismo convergente la estimulación del área 18 de Brodmann del lado contrario a la lesión, cuando el ojo afectado del paciente presenta la desviación en dirección hacia el ángulo interno del ojo.

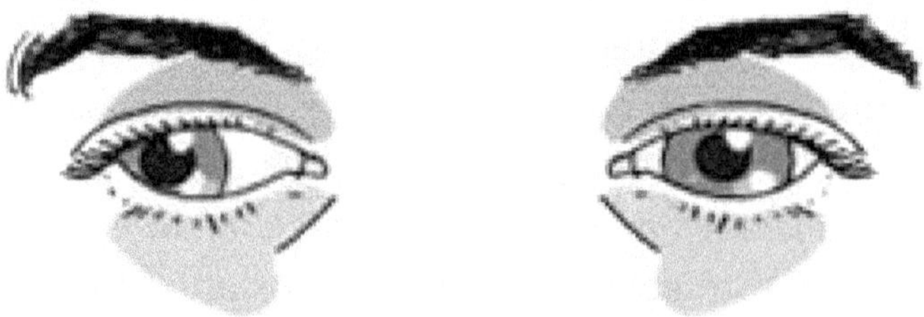

Figura: Estrabismo divergente.

En este tipo de estrabismo, el ojo no dominante, se desvía en dirección hacia afuera.

En caso de estrabismo divergente, es necesario tener en cuenta la estimulación con técnica de acupuntura del campo visual de los ojos en la corteza cerebral, si la alteración tiene su origen en las neuronas localizadas en esta área correspondiente con el área 8 de Brodmann, cuya característica fundamental, es que los ojos tienen una desviación en dirección hacia el ángulo externo, hemisferio de donde proviene la lesión.

ÁREA TERSARÍA DE LA VISIÓN

El área visual tersaría tiene correspondencia con el área 19 de Brodmann o áreas visuales V3, V4 y V5, reciben aferencias energéticas, tanto del área visual V1 como de V2. Las células del área visual V3, son sensibles a la orientación y a la disparidad binocular. V4 participa en el análisis del color y la forma de estímulos visuales. V5 colabora en la percepción del movimiento.

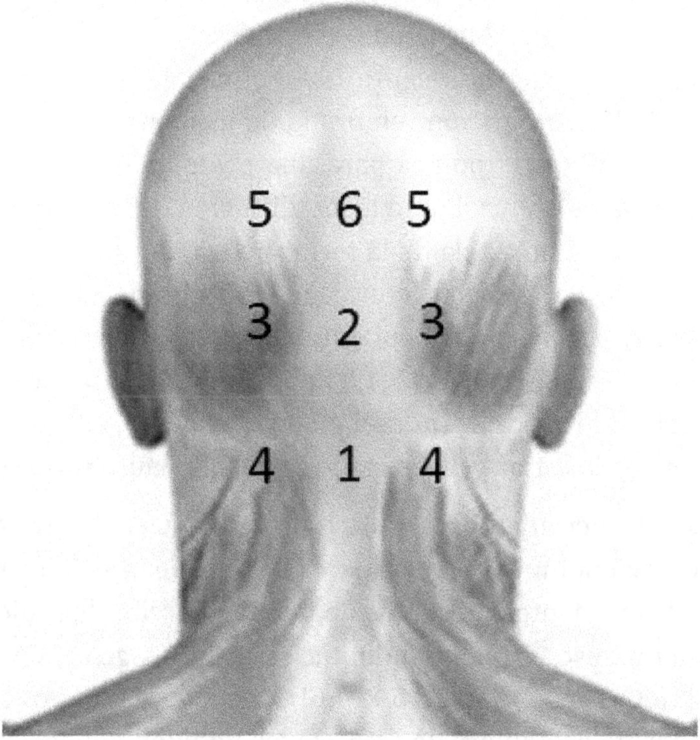

Figura: Áreas visuales V1, V2, V3, V4, V5 y V6.

1. Profundidad y distancia.
2. Color.
3. Movimiento.
4. Posición absoluta del objeto.

Los científicos identifican un gen que causa miopía o defectos en la visión próxima. Se muestran que una mutación en el gen LEPREL1 siendo esta alteración la responsable de esta condición, la miopía también conduce a una mayor incidencia de otros trastornos oculares, tales como el desprendimiento de retina, la degeneración macular y la aparición temprana de glaucoma y cataratas. El gen LEPREL1 codifica para una proteína con funciones enzimáticas esencial para la modificación final de colágeno en el ojo. En ausencia de la forma activa de esta enzima, el colágeno no se estructura de forma adecuadamente, haciendo que el globo ocular humano sea mucho más largo de lo normal. Al mismo tiempo como consecuencia, los rayos de luz, al entrar en el globo ocular, se centran en el frente de la retina y no en la retina misma, causando miopía.

La acromatopsia es otra alteración visual, que se caracteriza por una ausencia parcial o total de la visión del color, los pacientes afectados no pueden percibir los colores, este proceso es debido a mutaciones en los genes CNGA3, CNGB3, GNAT2, PDE6C o PDE6H, Las alteraciones o mutaciones de cualquiera de estos genes impiden que los conos reaccionen a la luz, lo que interfieren con la posibilidad de la fototransducción. Los conos no son funcionales.

Los científicos han determinado más de 60 mutaciones que generan el desarrollo de retinitis pigmentosa, más de estos genes se relacionan con la forma autosómica dominante de la enfermedad, las mutaciones del gen RHO rhodopsin, es la causa más común de la alteración, en la forma recesiva encontramos mutaciones en el gen USH2A usherin, se considera que al menos los cambios en seis genes dan lugar a la forma ligada al cromosoma X , junto a las mutaciones de los genes RPGR (regulador de retinitis pigmentosa GTPase) y RP2 (retinitis pigmentosa 2, X recesiva) representan la mayoría de los casos ligado al cromosoma X.

El gen RHO rhodopsin, el cual está localizado en el brazo largo del cromosoma 3, codifica para la proteína rodopsina, indispensable para la visión normal, particularmente en condiciones de poca luminosidad.

Hemos documentados solo algunas alteraciones visuales y su relación con la expresión de los genes. Sin embargo, abordaremos este tema con mayor profundidad en textos posteriores.

Para el tratamiento de lesiones o pérdida la función las áreas visuales, se debe tener en cuenta la estimulación con acupuntura en los siguientes puntos de energía:

16 del Du Mai, Feng Fu. Taller del viento, localizado en la línea media de la cabeza a una distancia por encima del límite posterior del cabello. Es el área visual primaria, corresponde con el área 17 de Brodmann. Es un punto de energía que no debe ser estimulado por profesionales inexpertos podría ocasionar la muerte.

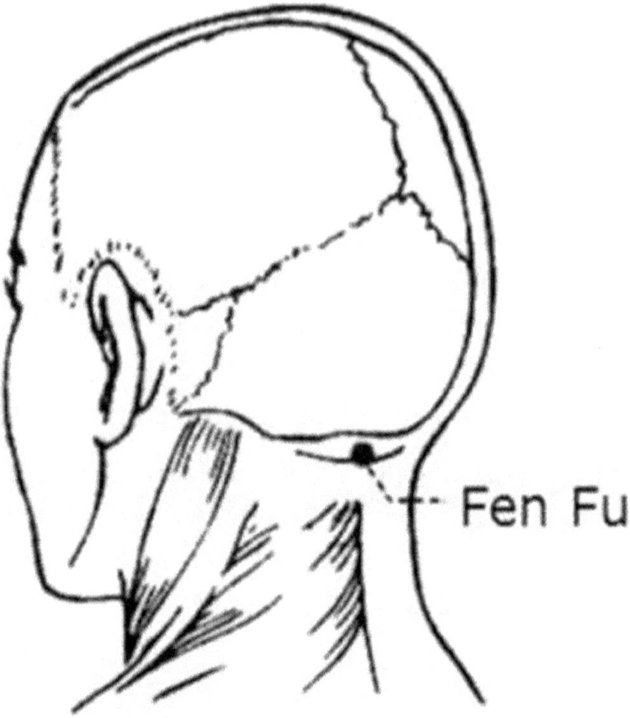

Figura: Localización del punto de energía Feng Fu.

17 del Du Mai, Nao Hu. Puerta interior del cerebro, localizado en la línea media de la cabeza, en la depresión que se encuentra por encima de la protuberancia occipital, a la altura del extremo superior de las orejas. Es considerada, área visual secundaria, corresponde con el área 18 de Brodmann.

Los puntos de energía:

8 del Zu Tae Yang, Luo Que. Envolver la retirada, localizado a una distancia y media lateral al meridiano parti-

cular del Du Mai correspondiente a la línea media de la cabeza y a una distancia y media posterior a la línea de unión de las orejas.

9 del Zu Tae Yang, Yu Zhen. Almohada de jade, localizado a una distancia y media del meridiano particular del Du Mai correspondiente a la circulación de la energía por la línea media de la cabeza y a tres distancias de la línea de unión de las orejas.

10 del Zu Ta Yang, Tian Zhu. Columna celestial, localizado a una distancia y media lateral al meridiano particular del Du Mai corresponidente a la línea media de la cabeza, en la hendidura que hay al final del cráneo.

Estos tres puntos de energía están en función de estimular áreas energéticas asociadas que corresponden con el área 19 de Brodmann.

Se debe tener en cuenta la estimulación con técnica de acupuntura los puntos de energía que contornean los ojos, los cuales, se manifestarán a través de alteraciones viscerales y de canales unitarios.

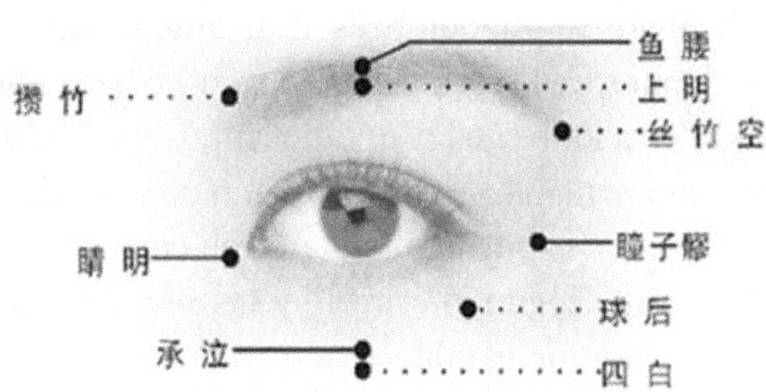

Figura: Localización de puntos de energía locales.

Puntos de energía locales:

1 del Zu Tae Yang Jing Ming. Pupila clara, localizado en la hendidura que se forma encima del lacrimal.

2 del Zu Tae Yang, Cuan Zhú. Bambú recolectado, localizado en el comienzo del lado interno de las cejas.

23 del Shou Shao Yang, Si Zhu Kong. Los acordes del bambú vacío, localizado en la depresión que se encuentra en el extremo externo de la ceja.

1 del Zu Shao Yang, Tong Zi Liao. Pupila maestra, localizado a media distancia lateral al ángulo externo del ojo.

1 del Zu Yang Ming, Cheng Qi. Heredar el pesar silenciosamente, localizado en la línea de las pupilas, por debajo del ojo y encima del hueso.

19 del Shou Tae Yang, Ting Gong. Palacio del oído, localizado a nivel del canal auditivo, en la hendidura que se forma entre el cartílago y la articulación de la mandíbula.

Yuyao. Punto extra meridiano, localizado en el punto medio de las cejas.

También se pueden presentar dificultades visuales con alteraciones de la forma, con lo cual, se hace necesario tratar las alteraciones de los órganos internos. Se considera que la mayor participación en la función de la visión corresponde a los riñones por manifestarse su condición energética en la pupila, según el criterio y las investigaciones de los médicos antiguos, estableciendo una importantísima relación, también el funcionamiento del hígado por estar en relación energética con el iris.

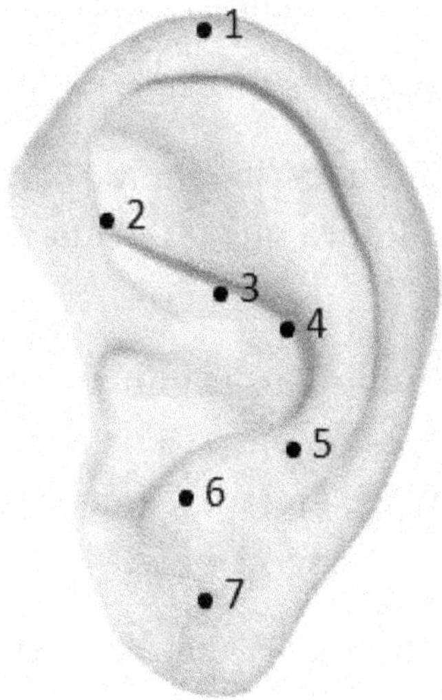

1. Ápice de la oreja.
2. Simpático.
3. Riñones.
4. Hígado.
5. Centro óptico.
6. Visión 2.
7. Ojos.

PUNTOS A DISTANCIA

Los puntos a distancia, se punturan y se seleccionan, según el criterio obtenido del diagnóstico previo del pulso. Estos puntos permiten restablecer el equilibrio funcional en las diferentes alteraciones de órganos, en relación a la cualidad de la energía de los riñones y el hígado, recordemos que estos dos órganos, son responsables de la visión.

En condiciones de calor:

3 del Zu Shao Yin, Tai Xi. Torrente supremo, localizado en la hendidura que se forma en la parte superior del maléolo interno.

3 del Zu Jue Yin, Tai Chong. Asalto supremo, localizado en la depresión que se encuentra entre el dedo gordo del pie y el índice, en la línea de la articulación de ambos dedos en el metatarso.

34 del Zu Shao Yang, Yang Ling Guan. Fuente de la colina Yang. localizado en la depresión que se forma antero inferior a la cabeza del peroné.

5 del Shou Shao Yang, Wai Guan. Barrera externa, localizado a dos distancias por encima del pliegue dorsal de la muñeca, entre el cúbito y el radio.

En condiciones de frío:

36 del Zu Yang Ming, Zu San Li. Divina indiferencia terrestre, localizado a tres distancias de la punta de la rótula, en la parte antero externa de la tibia. Se aplica técnica de moxibustión.

18 del Zu Tae Yang, Gan Shu. Transportar para ofrecer energía Yang al hígado. localizado a una distancia y media de la séptima y octava vértebra dorsal.

En casos de procesos inflamatorios oculares y retención de líquidos:

2 del Zu Tae Yang, Cuan Zhú. Bambú recolectado, localizado en lado interno donde da comienzo al nacimiento de la ceja.

23 del Shou Shao Yang, Si Zhu Kong. Los acordes del bambú vacío, localizado en la depresión que se haya en el extremo externo de la ceja.

62 del Zu Tae Yang, Shen Mai. El pulso del inicio, localizado a media distancia por debajo del borde inferior del maléolo externo.

3 del Zu Shao Yin, Tai Xi. Torrente supremo, localizado en el hueco que hay en la parte superior del maléolo interno.

En casos de enrojecimientos e irritaciones:

3 del Zu Jue Yin, Tai Chong. Asalto supremo, localizado en la depresión que se forma entre el dedo gordo del pie y el índice, en la línea de la articulación metatarso.

4 del Shou Yang Ming, He Gu. Fondo del valle, localizado en una hendidura, anterior a la confluencia de los dedos índice y el pulgar.

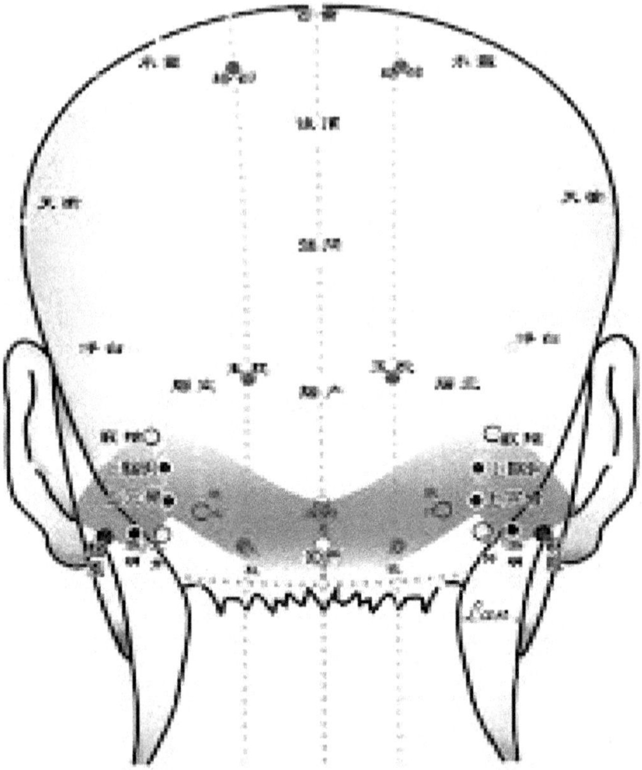

CAPÍTULO XXIII
LA MEMORIA

记忆

Se define como el proceso por el cual, la información obtenida se convierte en conocimiento guardado para usarlo posteriormente, que se traduce en la facultad que tiene el cerebro para registrar las experiencias nuevas y recordar otras. Es la capacidad de incorporar, almacenar y evocar de forma clara, así como también efectiva.

Cumple con la función intelectual en relación a la anatomía funcional caracterizada por adquisición, almacenamiento y reposición, de información de las experiencias acumuladas previamente.

La memoria, es proporcionada al ser humano, mediante una base de conocimiento que nos permiten comprender los acontecimientos que vivimos, las funciones de la memoria pueden localizarse en regiones específicas del cerebro. Sin embargo, también cabe destacar la interconexión energética que existente de cada una las partes del cerebro, y que se integran, para funcionar como un todo.

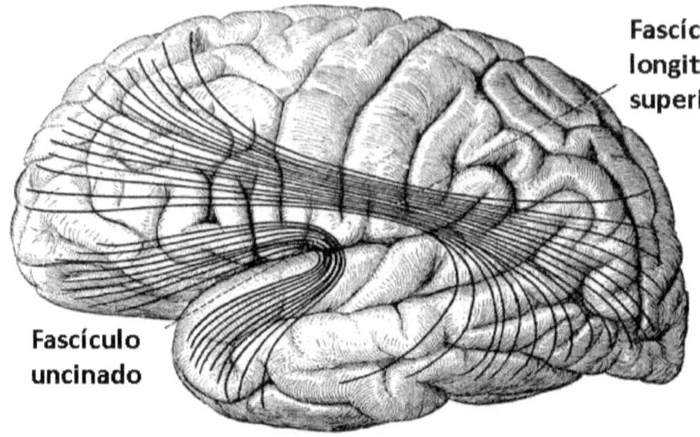

Figura: Fascículos cerebrales.

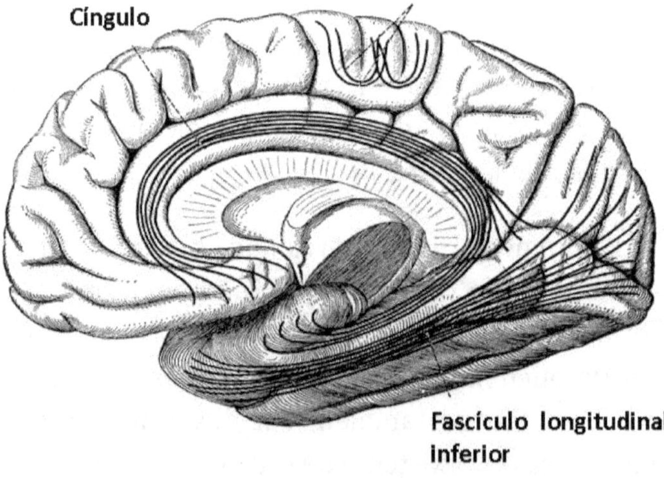

Figura: Conexiones entre fascículos.

La codificación, es el proceso mediante el cual, la información, se registra inicialmente en una forma que la memoria pueda utilizarla, transforma los estímulos en una representación mental.

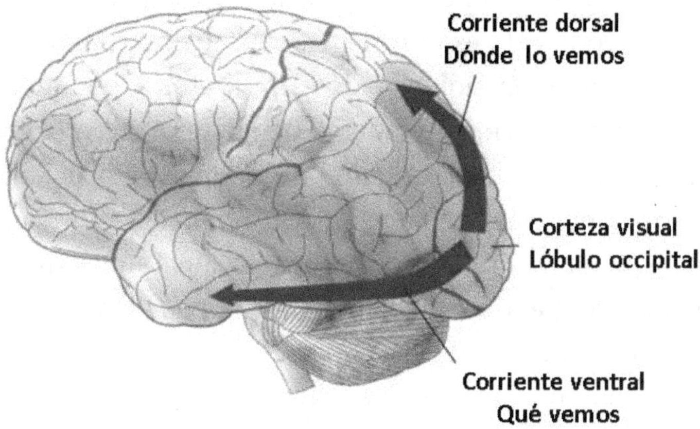

Figura: Corteza visual, corriente dorsal y ventral de la información.

El almacenamiento, es el mantenimiento del material guardado en el sistema de memoria, retiene los datos en la memoria para su utilización posterior.

En la recuperación se localiza el material almacenado en la memoria, se le trae a la conciencia y se utiliza con diversos propósitos.

Estos procesos, no son del todo perfectos, y en su lugar, también la memoria guarda información no deseada, no necesaria e incluso olvida cosas.

Se considera que el ser humano interpreta la información en función de sus experiencias previas, de esta forma, construye recuerdos que contienen más o menos los hechos vividos.

En neuropsicología de la memoria, los recuerdos se expresan a través de conexiones energéticas entre neuronas, la actividad bioquímica de las neuronas, se convierten en experiencias subjetivas, emociones, recuerdos y pensamientos, todo esto es posible, gracias al almacenamiento de información en la molécula de ADN, material genético localizado en el interior del núcleo de las neuronas, la esencia de la cual surge absolutamente todo. De esta forma, no solo almacenamos nuestras propias experiencias como un individuo que se ha independizado, sino que, almacenamos la información de nuestras generaciones pasadas e incluso de toda la humanidad, de la cual, hemos sido originados, y con la cual, tenemos un origen en común.

Las ideas creativas, son recuerdos de información pasada, la cual, se complementa con experiencias propias y previas, para dar como resultado un planteamiento adaptado a las necesidades actuales.

La corteza cerebral y el sistema límbico, son zonas implicadas en la memoria, el hemisferio izquierdo procesa información verbal y el derecho información visual.

Debido a los diferentes tipos de neuronas y su localización, podemos decir que, la memoria no ocupa un lugar concreto en el cerebro, sino que, consta de varios sistemas que nos permiten adquirir, retener y recuperar la información a través de diferentes niveles de procesamiento, que a largo plazo, están representando en múltiples zonas cerebrales y la memoria implícita y explicita, dependen de circuitos neuronales.

Niveles de procesamiento de la información:

La parte profunda del cerebro, controla muchas de las funciones distintivas del cuerpo humano, deja una huella duradera porque se ha procesado con mayor esfuerzo mental.

La parte intermedia del cerebro, controla las emociones, su sexualidad y tiene un papel clave en la memoria.

La parte superficial del cerebro denominada corteza cerebral, es un nivel de procesamiento que atiende los rasgos sensoriales, controla las funciones de pensar, ver, hablar, crear, escuchar.

Los recuerdos forman parte de los hechos y acontecimientos vividos, como ya hemos mencionado, incluso en vidas pasadas. No olvidemos que somos herencia, y no solo heredamos una célula que se conforma a partir del material genético de nuestros padres, también heredamos recuerdos que surgen de forma espontánea como ideas o pensamientos que nos anclan con nuestro pasado.

HEMISFERIO IZQUIERDO

El hemisferio izquierdo coordina la actividad motriz del lado derecho del cuerpo y procesa la información verbal.

1. Matemática.
2. Números.

3. Lógicas.
4. Palabras.
5. Secuencias.

HEMISFERIO DERECHO

El hemisferio derecho controla la actividad motriz del lado izquierdo del cuerpo y procesa la información visual.

1. Imaginación.
2. Música.
3. Ritmo.
4. Imágenes.

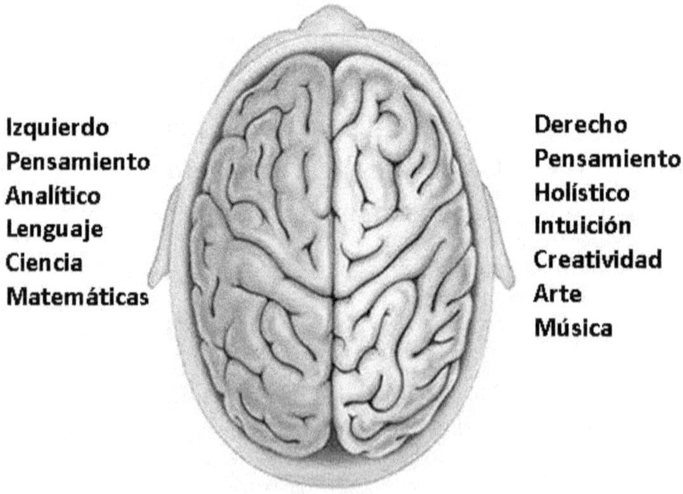

Figura: Hemisferios cerebrales.

¿CUÁNTAS MEMORIAS EXISTEN?

Existe una sola memoria como propiedad única de conservar y reproducir impresiones que tuvieron lugar antes, pero a continuación, mencionaremos algunos tipos de memorias espacialmente diferentes, para los distintos géneros de impresiones.

TIPOS DE MEMORIA

En relación al tiempo:

1. Inmediata, tiene un tiempo limitado que puede durar de treinta a sesenta segundos en promedio, en la cual, participa la corteza prefrontal.
2. Reciente, tiene un tiempo de duración de minutos a horas, es posible con la participación del hipocampo, cuerpos mamilares y fornix o trígono cerebral, es un conjunto de haces nerviosos en forma de C en el cerebro que lleva las señales energéticas desde el hipocampo al hipotálamo, así como, desde un hemisferio al otro.
3. Remota, recuerdo de información en periodos lejanos.

Naturaleza del recuerdo:

1- Declarativa.

2- No declarativa.

3- De procesamiento.

Modelos de almacenamientos:

La memoria icónica o sensorial, se manifiesta por no ser consciente, es una información procesada en el momento de fijación ocular, la información puede ser desechada o puede pasar a la memoria de corto plazo.

MEMORIA SENSITIVA E INTELECTUAL

La memoria sensitiva o de imágenes, está relacionada con el recuerdo y registro de sensaciones, permite reconocer las características físicas de los estímulos energéticos. La memoria intelectual está relacionada con el recuerdo de ideas.

La memoria sensorial, registra la información energética momentánea que proviene del ambiente externo durante un segundo y transmite la información a la memoria a corto plazo.

La capacidad de la memoria sensorial es grande y existe en un subsistema para cada sentido, la duración de la información energética va a depender del sentido.

MEMORIA SENSORIAL

1- La memoria icónica: es la memoria que refleja información energética de nuestro sistema visual por menos de un segundo, si el estímulo energético es muy brillante o llama nuestra atención, perdura mucho más.

2- La memoria ecoica: es la memoria que almacena información energética proveniente del sistema auditivo, esta información se desvanece en apenas dos o tres segundos.

MEMORIA DE TRABAJO

La memoria de trabajo, es el conjunto de información energética que se almacena. Se maneja de forma temporal y se repite continuamente.

El razonamiento y toma de decisiones coordina tres sistemas de almacenamiento y repetición distinta.

1- Almacenamiento visual.

2- Almacenamiento verbal.

3- Episodios o incidentes.

La reiteración a través de la repetición de la información que ingresa a la memoria y la transferencia del material de la memoria de corto plazo, y a la memoria a largo plazo, procede en gran medida en base al ensayo, para mantener viva la información.

Para el restablecimiento de la memoria de trabajo, se requiere la estimulación de la corteza perfrontal, recordemos que las habilidades de trabajo, dependen de los procesos cognitivos, también puede estar afectada el área de Broca, esta área no solo es responsable de la articulación de las palabras necesaria para la comunicación verbal, sino que también cumple la función de la decisión y la planificación de acciones, correspondiente con las áreas 45 y 44 de

Brodmann. Las áreas visuales, auditivas y verbales, tienen conexiones energéticas con la corteza prefrontal.

MEMORIA SEMÁNTICA

Es el sistema que permite recibir, retener y transmitir información acerca del significado de las palabras, conceptos y clasificación de conceptos. La memoria semántica almacena el conocimiento del lenguaje y del mundo, como la comprensión del conocimiento cultural, es el conocimiento del individuo. Se estimularán con técnica de acupuntura las áreas 40 y 39 de Brodmann, correspondiente al área de Wernicke, cuya función es la de comprender el significado del lenguaje verbal y escrito.

MEMORIA PARA HECHOS VISUALES

Las lesiones del lóbulo temporal derecho, dificultan el aprendizaje visual o espacial, las áreas a estimular con el empleo de la acupuntura, son el lóbulo temporal derecho y el lóbulo occipital, el cual, presenta células especializadas en la visión, las áreas que podemos mencionar se encuentran las áreas 17, 18 y 19 de Brodmann, y la técnica clásica de estimulación temporal del lado derecho con tres agujas.

MEMORIA AUDITIVA

Las lesiones del lóbulo temporal izquierdo dificultan el aprendizaje de material auditivo o verbal. Las áreas necesarias a ser estimuladas con acupuntura, se encuentran en el lóbulo temporal, áreas 21 y 22 de Brodmann fundamentalmente, área de Broca y área de Wernicke dependiendo la localización de la lesión en la corteza cerebral.

MEMORIA OPERATIVA

Es la capacidad de seguir el hilo de muchos fragmentos de información a la vez, y permitir su evolución. Las áreas prefontales están divididas en segmentos para diferentes tipos de memoria temporal.

Al combinarse estos fragmentos surgen las capacidades de:

1- Pronosticar.
2- Planificar el futuro.
3- Retrasar las acciones.
4- Considerar las consecuencias de las acciones.
5- Correlacionar la información.
6- Controlar nuestras acciones según las leyes.

Es fundamental la estimulación con acupuntura de la corteza prefrontal, áreas relacionadas con los procesos cognitivos involucrado en el procesamiento de información, especialmente el dorsolateral y el orbitofrontal.

MEMORIA EMOCIONAL

La memoria emocional está relacionada con el funcionamiento de la corteza cingular, la amígdala, más el hipocampo y sus conexiones energéticas darán como resultado la codificación de la memoria con carga emocional. Se va a abordar con la estimulación con acupuntura en el punto de energía 7 del Zu Shao Yang, Qu bin. También es necesario tener presente la estimulación del área 47 de Brodmann, que corresponde con el punto de energía extra meridiano Tae Yang.

MEMORIA EXPLICITA DECLARATIVA

La memoria explicita o declarativa está relacionada con la conciencia, es intencional y consciente e incluye aprendizaje sobre las personas, lugares, fechas o acontecimientos que luego podemos relatar, está caracterizada por ser de largo plazo. Involucra la vida cotidiana, las palabras. Está ubicada en el hipocampo, lobular, temporales, mediales. Depende de circuitos neuronales, circuito papez del sistema líbico alrededor del hipocampo, circuito límbico basolateral, forma parte de la memoria a largo plazo, está relacionada con procesos emocionales, basada en experiencias.

Las lesiones bilaterales del lóbulo temporal en el circuito de papez se producen alteraciones de la memoria auditiva, visual y táctil.

MEMORIA IMPLÍCITA, NO DECLARATIVA

La memoria implícita o no declarativa, no está relacionada con la conciencia, es incidental, permitiendo aprender cosas sin darnos cuenta y sin grandes esfuerzos como montar bicicleta o conducir un coche, donde se involucra la sensibilidad, las capacidades y hábitos, el aprendizaje está en relación con el funcionamiento del cuerpo estriado, en el aprendizaje asociativo con habilidades motoras y respuestas emocionales. Casi no está relacionada con el hipocampo. En la medida que las conductas aprendidas o memorizadas, se vuelven automáticas y rutinarias, se transfieren a los ganglios basales, también se involucra el funcionamiento de la amígdala y el cerebelo. La memoria procedimental está en relación a las habilidades o destrezas y almacena el conocimiento sobre cómo hacer las cosas, se involucra el funcionamiento de la neo corteza. Forma parte de la memoria a largo plazo.

MEMORIA EPISÓDICA

Memoria episódica, es la memoria que nos permite recordar fechas o hechos vividos en un tiempo o lugar determinado, puede ser anterógrada que integra hechos recientes o retrograda que corresponde a la memoria antigua.

Clasificación de la memoria

1- Memoria a corto plazo.

2- Memoria a medio plazo.

3- Memoria a largo plazo.

4- Memoria operativa.

5- Memoria declarativa o procedimental.

MEMORIA A CORTO PLAZO

Es el sistema donde el individuo maneja la información a partir de la cual está interactuando con el medio ambiente, formada por varios subsistemas:

1- Ejecutivo central.

2- Agenda viso espacial.

Existen dos teorías en torno a su funcionamiento:

1- Actividad nerviosa constante en torno a una huella de memoria dentro de un circuito de neuronas.

2- Liberación constante de sustancias neurotransmisoras mientras continúe el recuerdo.

La memoria de corto plazo, es una memoria que está limitada. El recuerdo es únicamente inmediato, se almacena por primera vez, el material de interés. Se guarda la información que necesitamos en el momento presente. Está influenciada por la percepción, la atención, la conciencia y el estado emocional. Se retiene información durante quince a veinticinco minutos.

Existe una limitada cantidad de información que se puede conservar, se considera siete unidades con variación de más o menos de dos unidades. Se pueden agrupar paquetes de información que en su conjunto significativo de los estímulos se almacena como unidades en la memoria de corto plazo.

1- Controla y regula todo el sistema de memoria operativa.

2- Almacena y mantiene la información verbal.

3- Guarda la información de carácter visual o espacial.

MEMORIA A MEDIO PLAZO

1- Tiene un tiempo de duración de muchos días e incluso puede alcanzar varias semanas, al no ser que, se activen huellas de memoria y pase a ser un recuerdo de largo plazo.

2- Obedece a cambios importantes de orden químico, físicos o ambos en los terminales presináptico o en la membrana postsináptica.

Memoria con base en los cambios químicos:

1- Cuando el terminal sensitivo se estimula energéticamente sin activación del terminal facilitador, ocurre lo habitual.

2- Cuando se estimula energéticamente el terminal sensitivo y el facilitador, permite la fluidez de la transmisión. Se aumenta y se almacena por mayor tiempo la información.

MEMORIA A LARGO PLAZO

La memoria a largo plazo, nos permite conservar nuestro conocimiento del mundo para su utilización posterior.

1. No tiene tiempo definido.

2. Se debe solamente por cambios estructurales, importantes en la sinapsis, los cuales son:

El aumento de los puntos para la liberación de vesículas con sustancias neurotransmisoras. Un incremento en el número de vesículas transmisoras liberadas. Un incremento en la cantidad de transmisores presináptico. Variaciones en la espina dendritas.

La memoria a largo plazo, está representada en varias zonas cerebrales. Almacena la información en forma relativamente permanente, aunque puede ser difícil de recuperar.

La información almacenada en la memoria sensorial, se transmite en parte a la memoria de corto plazo, antes de pasar a la memoria de largo plazo, la información energética es codificada en la memoria a corto plazo sobre todo de forma visual y acústica, en menor medida por signos semánticos, la capacidad de almacenamiento de la memoria a corto plazo como ya mencionamos, es limitada, no puede retener más de siete ítems a la vez, la duración temporal de la información en la memoria a corto plazo, va a ser siempre breve, no supera en promedio los veinticincos segundos.

La memoria a largo plazo, contiene nuestro conocimiento del mundo físico, lenguaje y significado de conceptos, culturas etc. La información de la memoria a largo plazo es semántica y visual, quiere decir, que está fundamentada en hechos, tiene una capacidad ilimitada, su contenido puede mantenerse durante varios años o toda la vida, existe el recuerdo por parte del individuo, después de un periodo de demora, donde ha localizado su atención lejos del estímulo presentado.

La memoria a largo plazo, puede tener un efecto de primicia ocupando sus elementos un lugar en nuestras prioridades, o un efecto de novedad ocupando sus elementos un lugar posterior en la lista de los recuerdos.

APRENDIZAJE

Es el fenómeno neurológico por el cual adquirimos información y modificamos la conducta, para lo cual, se hace indispensable la memoria, la comunicación, la atención y la motivación, e influyen en los procesos cognitivos, en los aspectos psíquicos y los aspectos sociales.

El aprendizaje, es la obtención de la información que permite generar una memoria, nos permite adquirir nuevos e importantes conocimientos. La memoria codifica, procesa, almacena y recupera datos, retiene el conocimiento y los recuerda en el momento de ser utilizados. Ambas están íntimamente relacionadas, es por esta razón, que suelen estudiarse juntas, recordemos que sin memoria seriamos incapaces de percibir, aprender, expresar ideas, tampoco podríamos tener una identidad personal como individuo.

En este proceso intervienen varias fases:

1. La descodificación y adquisición, que se logra a través de la recepción y el registro sensorial.
2. El almacenamiento, que permite una adecuada codificación cerebral.

3. El recuerdo, que es la capacidad de evocación del posterior recuerdo.

La cantidad de neuronas en el proceso de aprendizaje:

En cuanto a la cantidad de neuronas, sin duda alguna, se va a presentar variaciones según su uso, que va a estar determinado por los factores de crecimiento nervioso, regido por el principio de activar o dejar sin uso.

Corteza cerebral, funciones intelectuales, aprendizaje y memoria:

El elemento funcional de la corteza, es una fina capa de neuronas, constituido en su mayor parte de tres tipos de neuronas:

1. Células de los granos.
2. Fusiformes.
3. Piramidales.

Las células de los granos cumplen la función de comunicación dentro del sistema nervioso central entre las neuronas, se denominan interneuronas, son excitadoras e inhibidoras de ácido y amino butírico, el cual actúa como neurotransmisor.

Las células fusiformes y las células piramidales cumplen con la función de salida, sus vías energéticas de tipo axónicas recorren la médula espinal.

RELACIÓN DE LA CORTEZA Y EL TÁLAMO

Todas las áreas de la corteza poseen amplias conexiones energéticas que conectan permitiendo la circulación de la energía con diferentes estructuras, entre los que se encuentra el tálamo. Se considera como una sola estructura denominada talamocortical, las lesiones en ambas estructuras, generan alteraciones más graves. Casi todas las vías energéticas receptoras que se dirigen a la corteza atraviesan el tálamo.

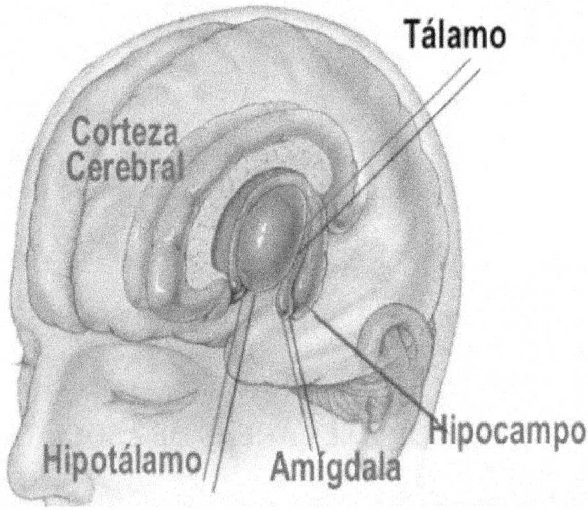

Figura: Relación corteza cerebral y el tálamo.

Las áreas corticales cumplen diferentes funciones, las cuales son específicas.

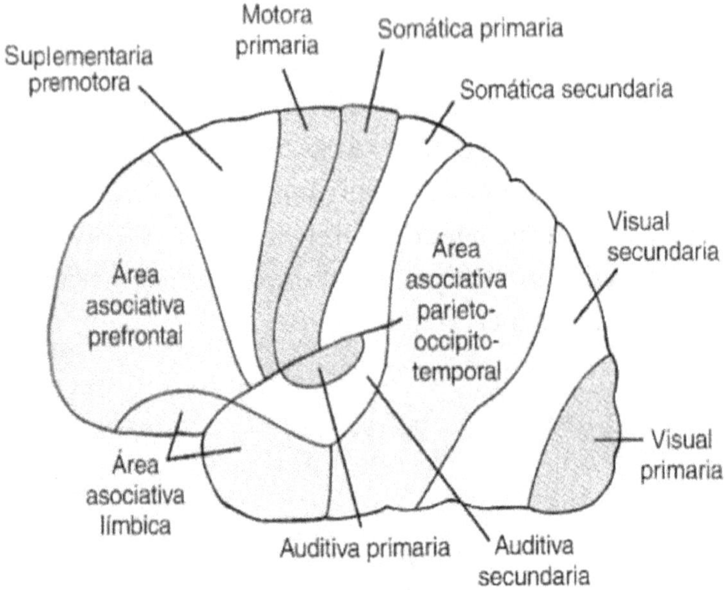

Figura: Áreas funcionales cerebrales.

PRINCIPALES ÁREAS DE ASOCIACIÓN

ÁREA MOTORA PRIMARIA

Poseen conexión energética directa con músculos específicos, para originar movimientos musculares que se desempeñan de forma concreta. Se conforma de tres porciones, las cuales, permiten ejecutar el movimiento de las diferentes partes del cuerpo del lado contraria de la lesión cerebral.

ÁREA SENSITIVA PRIMARIA

Recibe información que se traduce en sensaciones concretas como la visión, la audición o somáticas, se perciben a través de los órganos sensitivos periféricos.

ÁREAS DE ASOCIACIÓN

Las áreas energéticas de asociación son responsables de recibir y analizar de forma simultánea y constantemente toda la información que ingresa proveniente de las regiones corticales ya sean, tanto motoras como de origen sensitivo, así como la información proveniente de estructuras subcorticales.

1. Área de asociación parieto-occipito-temporal.
2. Área de asociación prefrontal.
3. Área de asociación límbica.

El área de asociación parieto-occipito-temporal, está localizada en la corteza parietal y occipital, se divide en subáreas que cumplen diferentes funciones.

Se encuentra en relación con:

1. Con la corteza somato sensitiva.
2. Corteza visual.
3. Corteza auditiva.

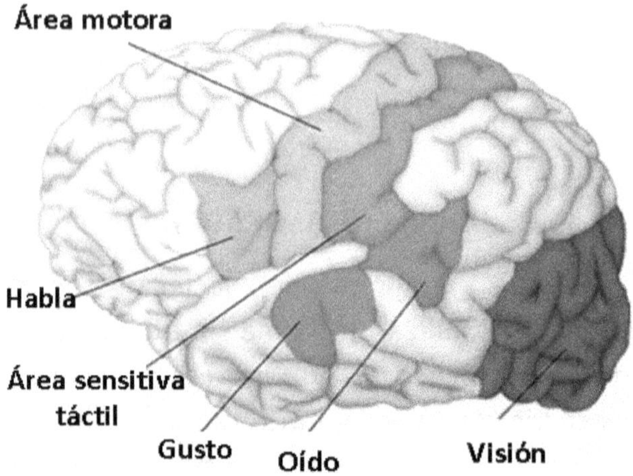

Figura: Corteza sensitiva, visual y auditiva.

Posee subáreas funcionales que son:

1. Análisis de coordenadas espaciales.
2. Comprensión del lenguaje.
3. Procesamiento del lenguaje visual.
4. Nominación de objetos.

Área de análisis de las coordenadas espaciales del cuerpo:

Localizada en la corteza parietal posterior y se extiende hacia la corteza occipital superior. Esta área está encargada de recibir información energética de tipo sensitiva visual desde la corteza occipital y también la información somato sensitiva simultanea desde la corteza parietal anterior, con esta información, es capaz de calcular las coordenadas del medio visual, auditivo y corporal que se encuentra en su entorno.

Áreas de asociación prefrontal:

1. Se relaciona con la corteza motora.
2. Recibe señales energéticas del área de asociación Parieto—Occipito—Temporal. Especialmente las coordenadas espaciales del cuerpo.
3. Resulta fundamentalmente en los procesos del pensamiento.

ÁREA DE BROCA

Región especializada en la corteza frontal, permite la capacidad de formar palabras, encargada de la articulación de las palabras, está relacionada con el área de Wernicke.

ÁREA DE ASOCIACIÓN LÍMBICA

Se ocupa del comportamiento emocional y la motivación, parte del sistema límbico.

ÁREA PARA EL RECONOCIMIENTO DE ROSTROS

La Prosopagnosia es una alteración cerebral que produce una incapacidad de reconocer los rostros está relacionada con la corteza visual y con el sistema límbico.

ÁREA DE LA COMPRENSIÓN DEL LENGUAJE WERNICKE

Se encuentra localizada por detrás de la corteza auditiva primaria en la parte posterior del giro o circunvolución superior del lóbulo temporal. Está especialmente desarrollada en el lado dominante del cerebro. Su lesión, no permite organizar los pensamientos. Considerada por su importancia para las funciones intelectuales como la más importante del cerebro, ya que, gracias a la comprensión del lenguaje es que nuestra especie ha podido evolucionar en el espacio y en el tiempo.

Papel del lenguaje en el funcionamiento del área de Wernicke.

El área de Wernicke, está asociada con la corteza auditiva. Se relaciona también con la circunvolución angular debido al uso de la escritura, está en relación con el significado y la comprensión de la palabra verbal y escrita.

FUNCIONES MENTALES E INTELECTUALES SUPERIORES

Estas funciones solo se adquieren y se desarrollan en el proceso de interacción constante con la sociedad, a mayor interacción, se hace evidente una mayor capacidad de conocimiento, estará mediada sin duda alguna por la influencia cultural.

El lóbulo frontal izquierdo y la corteza del lado izquierdo, están encargados de recordar las palabras. El lóbulo frontal derecho y el lado derecho de la corteza, están relacionados con el recuerdo de las imágenes.

LA RECEPCIÓN Y EMISIÓN DEL MENSAJE EN LA COMUNICACIÓN

La comunicación presenta dos facetas:

1- El aspecto sensitivo en la que participan los oídos y los ojos, la destrucción de estas áreas pueden causar afasia receptora auditiva o visual.

2- El aspecto motor que abarca la vocalización y su control. tiene dos etapas: La formación de las ideas, el control de la vocalización. perdida del área de Broca produce afasia motora: que es la capacidad de decidir lo que quiere expresar y la incapacidad de emitir palabras.

FUNCIÓN DEL CUERPO CALLOSO

Proporciona una gran cantidad de conexiones energéticas de tipo nerviosas que unen las áreas corticales de ambos hemisferios. En los lóbulos temporales sobre todo la amígdala, estas se interconectan por comisuras anteriores.

PENSAMIENTOS, CONCIENCIA Y MEMORIA

Cada pensamiento estimula varias regiones específicas del cerebro como la corteza cerebral, tálamo, sistema límbico y formación reticular del tronco del encéfalo.

Funciones de la facilitación y la inhibición sinápticas en la memoria.

La energía mental Shen a través de los recuerdos se almacena en el cerebro, al variar la sensibilidad básica de la transmisión sináptica de las neuronas como consecuencia de la actividad previa, permitiendo de esta forma la circulación de la energía de un área a otra, pudiéndose afectar a través de lesión de la mielina en las vías energéticas o axones. Las vías nuevas o facilitadas se llaman huellas de memoria.

MEMORIA POSITIVA Y NEGATIVA

El cerebro tiene la capacidad de ignorar información que puede ser considerada de tipo irrelevante, por la inhibición de las vías energéticas sinápticas, esto se denomina habituación.

Frente a información dolorosa o placentera se potencia la capacidad de almacenamiento de la información percibida, esta condición obedece a la facilitación de las vías energéticas sinápticas y se denomina sensibilización.

RECUPERACIÓN DE LA INFORMACIÓN

Recordar es extraer información almacenada previamente en la memoria, los recuerdos no son copias exactas de la información, recordamos aquello que se relaciona con sucesos emocionales que puedan ser considerados significativos, la memoria depende del contexto. El olvido es la incapacidad de acceder a aquellos conceptos de la memoria por diversas razones, más que de la destrucción de un recuerdo.

El estado de ánimo y el recuerdo influyen notablemente, la memoria no procesa de forma igualitaria todos los estímulos, graba solo la información considerada importante, lo que se torna interesante, lo nuevo y emotivo, cuando se experimenta en un estado de ánimo, se recuerda con mayor facilidad.

RECUPERACIÓN DE LA INFORMACIÓN

La retención depende en gran medida del nivel de concentración y conciencia adecuada, la forma que empleamos para el aprendizaje, el estímulo y motivación, la atención, la organización de todo el material o contenido, la tonalidad afectiva y la edad del paciente, así como también, el sexo. Las mujeres tienen por lo general mejor memoria y capacidad de recuerdo que los hombres. Cuando la información se repite en reiterados momentos o se repasa, se potencia el recuerdo.

REITERACIÓN ELABORATIVA

Este proceso ocurre cuando la información se considera y organiza en cierta forma.

La organización puede consistir en:

1- Ampliar la información para ajustarla a un marco lógico.

2- Vincularla con otro recuerdo.

3- Convertirla en una imagen.

4- Transformarla en otra cosa.

ESTRATEGIA NEMÓNICA

La estrategia nemónica es la técnica para organizar la información a fin de que resulte más fácil su aprendizaje y se incremente la probabilidad de ser recordada.

MODELO ASOCIATIVO DE LA MEMORIA

Consiste en representaciones mentales de las partes de la información que están conectadas entre sí, por tanto, que la activación de un recuerdo permite desencadenar la activación de recuerdos que se han relacionado previamente.

EL OLVIDO

Se producirá teniendo en cuenta y en dependencia de los estados de confusión, del aprendizaje de forma inadecuado, el repaso insuficiente de la información, a falta de una adecuada motivación, falta de atención, desinterés, tonalidad afectiva neutra, edad avanzada, cuando se hace inactivo el recuerdo se desvanece.

LESIONES O DEGENERACIONES CEREBRALES

El olvido se puede producir en los casos en donde el paciente presenta una lesión o alteración neurológica que puede ser de tipo aguda o crónica, y que, por lo general, evoluciona en el tiempo. Así como también, en condiciones de alteraciones de tipo genética o condiciones congénitas.

EL OLVIDO Y LA REPRESIÓN

La represión es aquel material informativo que tenía implicaciones desagradables para la persona, el paciente olvida porque la información no es deseada, cumple con la función de rechazar y mantener recuerdos fuera de la conciencia.

INTERFERENCIA

Se produce a causa de la competencia entre las experiencias que una persona vive, existen dos tipos de interferencia:

La interferencia proactiva, una información aprendida dificulta un aprendizaje posterior, tiene efecto obstaculizador de un primer aprendizaje sobre un segundo aprendizaje.

La interferencia retroactiva, se produce cuando una información reciente interfiere en el recuerdo de una información pasada, tiene un efecto obstaculizador de un segundo aprendizaje sobre el recuerdo de un primero.

FALTA DE PROCESAMIENTO

La información puede ser olvidada porque nunca se procesó por primera vez y los recuerdos se disipan con el tiempo si no se utilizan.

CONTEXTO INADECUADO

La información es difícil de recuperar porque nunca se aprendió en un ambiente diferente, los recuerdos adquiridos en un solo estado vuelven cuando la persona vuelve a estar en ese mismo estado.

MODIFICACIÓN

La modificación de la memoria reside en la potencia de conexiones energética de tipo sinápticas elegidas, ejemplo de ello es la síntesis de proteínas y activación de genes.

MEMORIA Y ENVEJECIMIENTO

Tenemos que considerar que, a partir de los veinticinco años, las conexiones energéticas entre las neuronas comienzan a debilitarse, manifestándose los primeros síntomas, cuesta mucho más recrear el pasado a través del recuerdo, a partir de los cuarenta años de edad, muchos episodios se vuelven difusos y difíciles de recordar e incluso se vierten, recuperar los recuerdos se hace un proceso bastante difícil. Se deben reconectar todas las neuronas que han estado implicadas. Se considera normal la pérdida de memoria asociada a la edad y al sexo de la que todos vamos a formar parte, por lo general, la memoria de corto plazo se ve más afectada que la memoria de largo plazo, por consecuencia de la edad, perdemos constantemente el recuerdo de múltiples episodios puntuales. Nuestras células cerebrales son flexibles y maleables de modo que nuevas neuronas siguen desarrollándose constantemente a lo largo de toda la vida y formando nuevas conexiones energéticas neuronales a todas las edades, de modo que nuestra memoria, puede conservarse vigorosamente, si le ejercitamos constantemente. Los ejercicios de gimnasia cerebral, están recomendados para mejorar la actividad mental de la misma forma que lo harían los ejercicios en el fortalecimiento de nuestros músculos. Un entrenamiento de la memoria regular y periódicamente ayuda a las personas de edad avanzada a tener en promedio una memoria al nivel de los más jóvenes. En la etapa de estudio los jóvenes están constantemente ejercitando su memoria, y esto es muy importante, se ha podido evidenciar que si dejamos de usarla disminuye considerablemente sus capacidades.

LA DEMENCIA

La demencia se manifiesta clínicamente de forma inicial por alteraciones episódicas de la memoria, debido a la alteración precoz de circuitos límbicos, al extenderse las lesiones a otras áreas asociativas temporales y parietales posteriores se hacen evidentes los trastornos de afasia, apraxia y agnosia.

En la demencia del lóbulo frontal, vamos a poder presencial una manifestación por predominio de cambio de personalidad y de la conducta social, debido a las alteraciones en las regiones prefrontales, donde las neuronas que conforman esta área, están especializadas precisamente en estas funciones, o bien por el predomino de una afasia por afectación de la región frontal del hemisferio dominante.

En la demencia del lóbulo temporal, vamos a poder presencia, una manifestación caracterizada por una demencia semántica con alteraciones del lenguaje en forma de afasia por mayor afectación del lóbulo temporal del hemisferio dominante, que es en definitiva donde se localiza el área de Broca y el área de Wernicke.

La demencia es el resultado en el desarrollo de múltiples deficiencias de tipo cognitivos que incluyen en el deterioro permanente de la memoria, y de otras funciones mentales que se manifiesta con al menos una de las siguientes alteraciones cognitivas: afasia, apraxia, agnosia o una alteración de la capacidad de ejecución.

CLASIFICACIÓN DE LA DEMENCIA

Se clasifica la demencia de diferentes formas, actualmente los criterios más empleados en la actualidad hacen referencia a las características clínicas del síndrome demencial y a su etiología; en cuanto a la clínica, se hace referencia a la demencia subcortical o cortical, según las áreas cerebrales donde se concentran los cambios patológicos producidos por lesiones, que se corresponden con los síntomas que se manifiestan de forma preferente.

CONSOLIDACIÓN DE LA MEMORIA

En conclusión, la consolidación de la memoria solo es posible a través de pasos que pueden ser originados de forma natural como es la información que ingresa y pasa de un corto plazo de almacenamiento a un largo plazo, o por procesos repetitivos o de codificación.

La estimulación con acupuntura, la nutrición y el ejercitamiento a través del ejercicio de la actividad neuronal, son las herramientas a utilizar para la deceleración del progreso de la enfermedad y posible recuperación. Es sumamente importante en el campo preventivo de estas alteraciones. Estimularemos con técnicas de acupuntura, aquellas áreas corticales que muestran un déficit en su funcionabilidad, abordaremos la importancia de la cualidad, cantidad y calidad de la sangre tanto en deficiencias como en excesos para proporcionar una nutrición apropiada a las células neuronales. Abordaremos el ejercicio neuronal constante, para que conjuntamente con la aplicación de acupuntura logremos establecer abundantes y nuevas conexiones electroquímicas entre las neuronas.

LOS GENES

Se ha identificado una fuerte actividad durante la juventud del gen KVB1, el cual está ligado a los procesos de aprendizaje y a medida que pasa el tiempo disminuye su actividad, participando directamente en la capacidad del individuo en adquirir y retener conocimiento.

Podemos mencionar la importancia del gen KIBRA, que está involucrado en la regulación de las actividades de la memoria. Este gen está ligado al hipocampo, una zona del cerebro que es crucial para las actividades de la memoria, responsable de la memoria a largo plazo y que puede presentar daños en algunos pacientes.

La memoria es el resultado del funcionamiento de diferentes áreas funcionales, de la misma forma, muchos son los genes implicados, el NR2B, este gen se localiza en la parte del cerebro en el que se forman nuevos recuerdos asociados a la experiencia.

Podemos mencionar el gen supresor de la memoria en la células neuronales , el cerebro prioriza y maneja toda la información, incluyendo recuerdos, ayuda a filtrar la información, estamos haciendo referencia al gen DmSLC22A, su expresión inhibe la función de la memoria, es un gen que pertenece a una familia de transportadores de membrana de plasma, que producen proteínas que mueven moléculas a través de las paredes celulares, el gen DmSLC22A, codifica para una proteína implicada en el movimiento de las moléculas neurotransmisoras desde el espacio sináptico entre las neuronas, cuando este gen funciona normalmente, la proteína elimina el neurotransmisor acetilcolina a partir de la sinapsis, ayudando a terminar la señal sináptica , cuando la proteína está presente, persiste más acetilcolina en la sinapsis, haciendo que la señal sináptica sea más fuerte y más persistente, lo que conduce a una mejora de la memoria.

HIPOCAMPO, MEMORIA Y APRENDIZAJE

El hipocampo es un pequeño órgano situado dentro del lóbulo temporal intermedio del cerebro y conforma una parte importante del sistema límbico, la región que regula emociones. El hipocampo se asocia principal a la memoria, está encargado entre otras funciones de la memoria espacial y la memoria a largo plazo, está íntimamente relación con la corteza parahipocampica superior en el lóbulo frontal medial, nos ayuda a recordar donde están las cosas o como volver a casa, almacena información de coordenadas espaciales, el tamaño de la corteza del hipocampo dependerá de la ejercitación para mejorar la memoria espacial y la navegación.

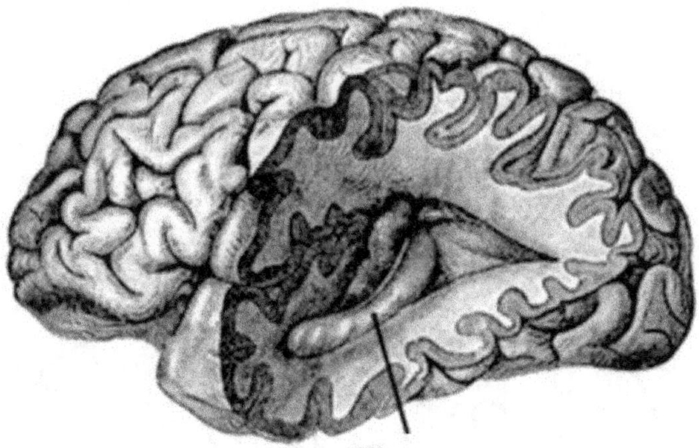

Figura: El Hipocampo

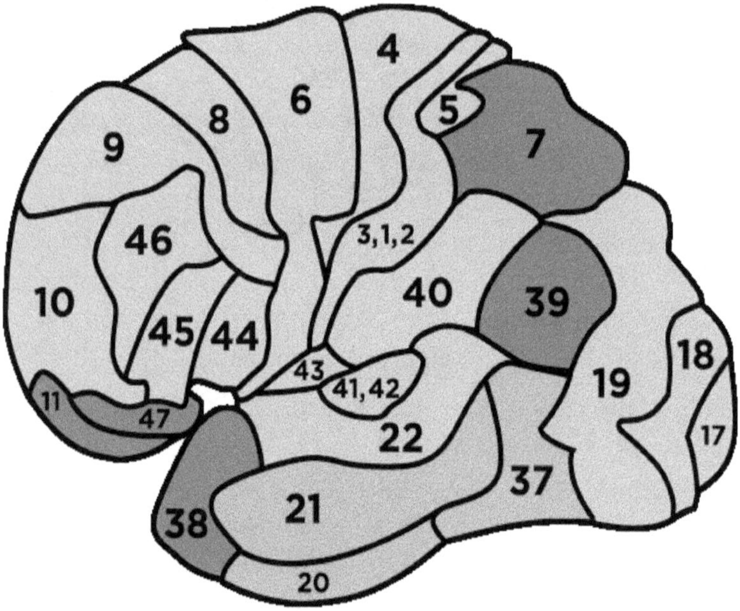
4
6
8
9
5
7
46
3,1,2
10
40
39
45
44
18
43
19
41,42
11
47
22
17
37
38
21
20

CAPÍTULO XXIV
PUNTOS DE ENERGÍA EXTRAMERIDIANOS QUE ESTÁN LOCALIZADOS EN LA CABEZA Y EN EL ROSTRO

额外的子午线能量点位于头部和脸部

Sishencong. Los cuatro puntos inteligentes: se localizan a una distancia alrededor del punto de energía Bai Hui o también conocido como 20 del Du Mai, tanto por delante, como hacia atrás y ambos laterales.

Estos puntos de energías están indicados en los casos de cefaleas, vértigos por condición de calor, alteraciones de tipo mentales, en casos de alteraciones del sistema nerviosos central con afectación de las señales eléctricas en el cerebro que se manifiesta a través de convulsiones de corta o larga duración, pudiendo durar segundos o algunos minutos, desmayos y caídas, así como también, en casos de confusión temporal, sensación de hormigueo, si el paciente siente aromas que no existen, mirada fija, episodios de ausencia, perdida de la conciencia.

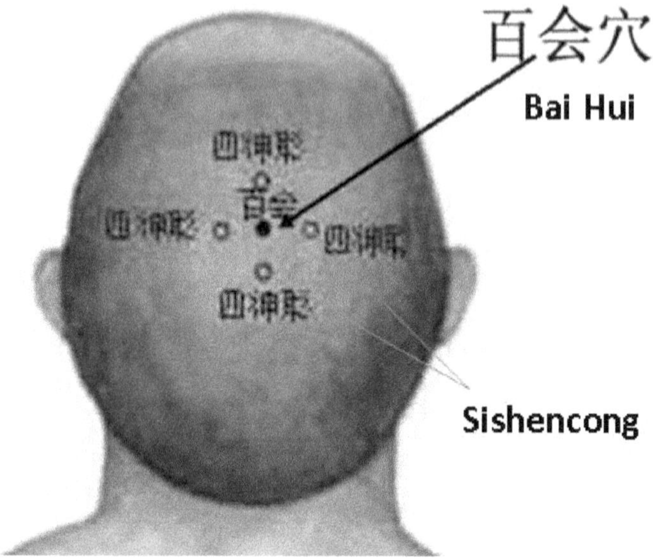

Figura: Punto de energía Bai Hui y Sishencong.

1. Tiencong, Inteligencia celestial: se localiza en la línea central de la cabeza por delante del punto de energía Sishencong, a dos distancias de Bai Hui. Este punto de energía está recomendado su estimulación con técnica de acupuntura en casos de enfermedades que cursan por una elevación de la temperatura corporal, que puede estar acompañado de dolor en oído, garganta y cuello, dolor fuerte de la cabeza, rigidez de la parte posterior del cuello al doblar la cabeza hacia delante, vómitos que pueden ser continuos, dificultad al respirar, sensibilidad no habitual a la luz, sarpullidos en la piel, dolor de tipo abdominal y dolor al orinar , imposibilidad de mover algún miembro.

2. Yinmen, Sutura frontoparietal: se localiza en la línea central de la cabeza, correspondiente al recorrido del canal del Du Mai, está situado a tres distancias por delante del punto de energía Bai Hui y por detrás de la línea frontal del cabello. Este punto de energía está indicado en casos de coloración amarilla de la piel y de la mucosa, debido a un incremento de bilirrubina que se acumula en los tejidos, con mayor frecuencia en aquellos que contienen mayor cantidad de fibras elásticas, en alteraciones de tipo hepática.

3. Faji Anterior, implantación anterior del cabello: se localiza en la línea central, correspondiente al meridiano particular del Du Mai en su porción del lóbulo frontal, se sitúa en la parte próxima y anterior del punto de energía Shen Ting o 24 del Du Mai, a tres distancias por encima del punto extra meridiano Yintang. Este punto de energía está indicado su estimulación con técnica de acupuntura en casos de sensación subjetiva de movimiento de los objetos que nos rodean o de nuestro propio cuerpo, y alteraciones en el sistema nervioso central que cursan con dolor de cabeza recurrente, que se acompañan por problemas de tipo personal o social, y que el dolor puede ser considerado de tipo crónico.

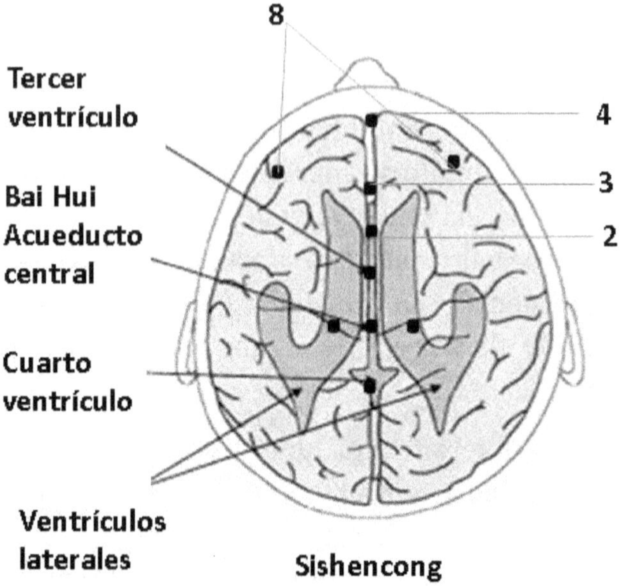

Figura: Puntos de energía extra meridianos.

4. Faji posterior, implantación posterior del cabello: este punto de energía está localizado a cinco distancias por debajo y vertical al punto Ya Men o 15 del Du Mai. Se recomienda tener en cuenta su estimulación en casos de sangrado por la nariz, debido a la ruptura de vasos sanguíneos dentro de la mucosa nasal.

5. Faji lateral: se localiza de forma vertical al ángulo externo de los ojos, horizontalmente al punto de energía extra meridiano Faji anterior. Se requiere mayor investigación del efecto que ocasiona en la recuperación de determinadas capacidades funcionales.

6. Tamen, el portal, se localiza a una distancia por encima de la protuberancia occipital, este punto de energía está indicado en los casos de padecimiento de parálisis de los miembros inferiores, así como también, en casos de parálisis de uno de los lados del cuerpo, que puede ser a consecuencia de una lesión o daño cerebral, derivado generalmente de un ictus o accidente cerebrovascular, traumatismo craneoencefálico o tumor cerebral.

7. Jia shangsing, se localiza a tres distancias lateral al punto de energía Shang Xing o 23 del Du Mai, se recomienda su estimulación en los casos de pólipos nasales, que son tipos de masas que afecta el interior de la nariz y los senos paranasales, caracterizado por el crecimiento tumoral benigno que obstruyen la respiración.

8. Mufei, mirada gozosa, se localiza en la línea vertical imaginaria ascendente que pasa por el centro de las cejas, a una distancia por encima de la implantación anterior del cabello. Este punto de energía está indicado en casos de dolor cabeza, que se manifiesta en la región frontal, palpitaciones cardiacas, lagrimeo, sangrado nasal.

9. Muming, mirada brillante, punto de energía que está localizado en el límite de la implantación del cuero cabelludo, por delante del punto de energía extra meridiano Mufei, este punto está indicada su estimulación en casos de dolor de cabeza en la región temporal, congestión ocular, vista borrosa.

10. Tang Yang, situación frontal: localizado a una distancia en dirección hacia atrás del punto extra meridiano Muming. Este punto de energía está indicado su estimulación con técnica de acupuntura en caso de

obstrucción nasal, estados gripales, sensación subjetiva de movimiento de los objetos que nos rodean o de nuestro propio cuerpo, dolor de cabeza y secreciones de tipo mucopurulenta que afecta ambos ojos, con inflamación intensa de la conjuntiva, hinchazón del tejido que recubre los párpados y la superficie del ojo.

11. Chahua, colocación de flor: se localiza a una distancia y media por detrás y de forma vertical al ángulo de los límites anterior de la implantación del cuero cabelludo, se indica su estimulación en casos de protuberancias o nódulos bajo la piel, producto de una infección del folículo piloso y en casos de dolores de cabeza unilateral.

12. Echong, En la frente: se localiza en la línea central correspondiente al canal del Du Mai en su porción ubicado en la frente, por encima y a una distancia vertical al punto de energía Yintang. Este punto está indicado su estimulación en casos de parálisis facial, secreciones de tipo mucopurulenta que afecta ambos ojos, con inflamación intensa de la conjuntiva, hinchazón del tejido que recubre los párpados y la superficie del ojo, sensación subjetiva de movimiento de los objetos que nos rodean o de nuestro propio cuerpo, mareos, dolor facial, así como también, en casos del movimiento a contracorriente del funcionamiento del estómago que se manifiesta por vómitos.

13. Yintang, Eminencia nasal: se localiza en la línea central correspondiente al canal del Du Mai en la cabeza, exactamente entre ambas cejas. Este punto de energía está indicado su estimulación en casos de alteraciones de las células que conforman el orbitofrontal, trastornos del sueño,

alteraciones conductuales, convulsiones consideradas agudas o crónicas.

14. Pijao, la unión nasal. Se localiza en la línea central correspondiente al meridiano particular del Du Mai, en la hendidura que se forma por encima del cartílago del tabique. Se recomienda su estimulación en casos donde el paciente no es capaz de almacenar en su memoria, ni de recuperar la información recibida con anticipación, ya sea por motivos orgánicos o funcionales, en casos, sensación subjetiva de movimiento de los objetos que nos rodean o de nuestro propio cuerpo, rigidez espasmódica de los músculos de la mandíbula inferior que cierra firmemente la boca, coloración amarillenta de la piel y las mucosas que se produce por un aumento de bilirrubina en la sangre como resultado de ciertos trastornos hepáticos. Estados de coma apopléjico que se manifiesta de diferentes formas, por la pérdida de la conciencia suele, que suele ir precedida de vómitos, que sobrevienen durante la comida o durante algún esfuerzo, sin causa apreciable; apoplejía por hemorragia en las hipertensiones primitivas, la cual, aparece en individuos más jóvenes; apoplejía de las arteritis sifilíticas; apoplejía por embolia cerebral que suele ocurrir súbitamente en individuos jóvenes, afectados por lesiones cardíacas, y hemorragia meníngea en la que predominan los síntomas de contracción muscular, sobre todo en la nuca. Estado mórbido, caracterizado por un adormecimiento profundo, con pérdida total o parcial de la inteligencia, de la sensibilidad y de la motilidad, y en el que se conservan las funciones respiratoria y circulatoria.

15. Pichuan, Cruzar la nariz: se localiza a la mitad de la distancia existente desde la punta de la nariz y su arte superior. Este punto se estimula en casos de formaciones o nódulos debajo del cuero cabelludo y del rostro provocado por infección de tipo capilar, obstrucciones nasales. Formaciones o quistes del seno nasal que imposibilitan la respiración, así como también, en caso de parálisis.

16. Pihuan, anillo nasal. Se localiza sobre el surco labio geniano, a un lado de la nariz considerado el nivel que comprende la mitad del ala nasal. Este punto de energía está indicado en los casos de enrojecimiento nasal, en presencia de formaciones o nódulos o también conocidos como forúnculos.

17. Pizhu, columna nasal: se localiza a media distancia por debajo del punto de energía Pihuan. Este punto de energía está indicado en casos de catarros, que se manifiesta por Inflamación de tipo aguda o crónica de las membranas mucosas del aparato respiratorio, manifestándose especialmente en la garganta y en la nariz, de naturaleza vírica, bacteriana o de tipo alérgica, que produce un aumento de la secreción nasal y suele ir frecuentemente acompañada de tos, fiebre y dolores musculares.

18. Pizhun, lóbulo nasal: se localiza en el extremo que conforma la punta de la nariz. Este punto de energía está indiaco en casos de obstrucción nasal e insuficiencia respiratoria.

19. Piliou, catarro nasal: se localiza por encima del punto d energía Kou He Liao o punto 19 del Shou Yang Ming y por debajo del orificio de la nariz. Entre sus indicaciones se encuentra la estimulación en casos de catarro nasal,

obstrucción nasal, pérdida del sentido del olfato que puede ser temporal como cuando se produce pro obstrucciones o permanente por otras causas, también se estimula este pinto d energía en casos de rigidez espasmódica de los músculos de la mandíbula inferior que cierra firmemente la boca.

20. Neiyinsiang, 20 del Shou Yang Ming interno: se localiza sobre la pared superior del orificio de la nariz. Se indica en casos agudos de secreciones e inflamación de las membranas oculares.

21. Jia Ren Zhong, Punto lateral a Ren Zhong o 26 del Du Mai: se localiza como su nombre indica a los costados de Ren Zhong por debajo de los orificios de la nariz. Se indica en caso de coloración amarilla de la piel y de la mucosa.

22. Liming, establecer la vida: se localiza sobre el punto espinal. Este punto d energía está indicado en casos de intranquilidad mental y obstrucción nasal.

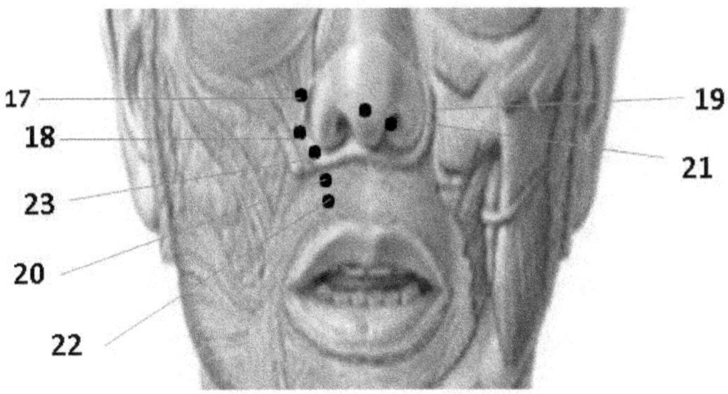

Figura: Puntos de energía extra meridianos.

23. Siao San, despejo sonriente: se localiza sobre el surco labio geniano, a una distancia por debajo del punto d energía Ying Xiang o 20 del Shou yang Ming. Entre sus indicaciones se encuentran la obstrucción de tipo nasal y la presencia de forúnculos o nódulos.

24. Yen Kou, boca de golondrina: se localiza en el ángulo bucal, límite de la carne blanca y roja. Se indica en convulsiones infantiles, alteraciones mentales, retención urinaria y fecal, dolor facial, contractura facial.

25. Jia Chenjiag, punto lateral al punto d energía Cheng Jiang o 24 del Ren Mai: se localiza como su nombre bien indica a una distancia y a ambos costados del punto Cheng Jiang. Se indica en casos de parálisis o asimetría facial.

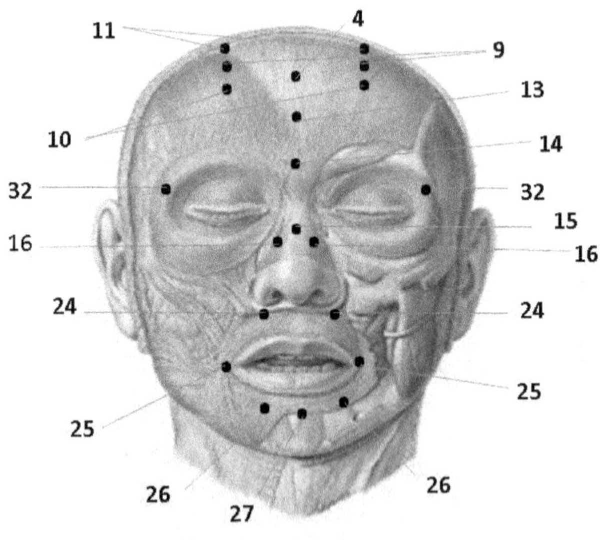

Figura: Puntos de energía extra meridanos.

26.Tihe, unión terrestre: se localiza en el centro del mentón. Se indica en caso de forúnculos de la cabeza y de la cara, inflamación de la encía con dolor que se manifiesta con la sensación en uno, varios dientes o también muelas, parálisis facial.

27. Cuang Ming, la luz: se localiza en el centro del borde superior de la ceja. Se indica en caso inflamación de los ojos, caídas de parpados.

28. Yuyao, cintura de pez: se localiza en el centro de la ceja. Se indica su estimulación en caso de inflamación de los ojos, cataratas que se manifiesta por una opacidad de la lente natural o cristalino del ojo, que se encuentra detrás del iris y la pupila, así como también, se debe estimular este punto de energía en casos de caída de los parpados.

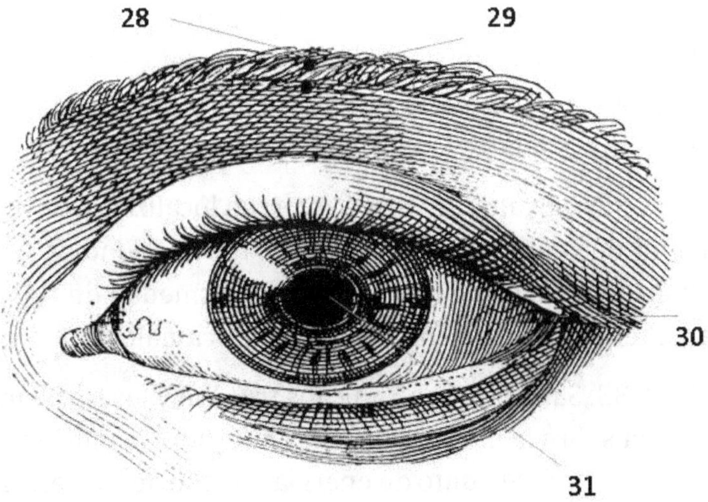

Figura: Puntos de energía extra meridianos.

29. Yuwei, aleta caudal. Se localiza en el ángulo externo de los ojos. Se indica en caso de enfermedades de tipo oculares, afectación de un lado del cuerpo, parálisis con compromiso de la musculatura facial.

30. Zhing Zhong, en la pupila: se localiza en el centro de la pupila. Se indica su estimulación en casos de visión borrosa, ceguera considerada de tipo crónica, se debe emplear la estimulación con masaje y en algunos casos bien indicados con moxibustión, absténgase al empleo de este último método si no se conoce y aprende con el asesoramiento de un profesional bien capacitado para evitar lesiones irreversibles.

31. Nieru, temporal. Se localiza entre el extremo de la ceja y el ángulo externo de los ojos. Se indica la estimulación de este punto de energía en caso de enfermedades febriles y que cursan por cambios de tipo estacionales, cefalalgia, mareos, lesión del oído interno o del sistema vestibular., parálisis que afecta la musculatura facial, enfermedades de tipo oculares.

32. Taiyang, el Yang Mayor: se localiza a una distancia por detrás del punto de energía Nieru. Se indica su estimulación en caso de hemicránea, enfermedad de tipo ocular, alteraciones con compromiso emocional.

33. San Yin – San Yang, los tres Yin y los tres Yang. Se localiza sobre la arteria auricular anterior. Se indica la estimulación de este punto de energía en caso de sordera, Zumbido auricular, dolor en los dientes superiores, rigidez de tipo espasmódica de los músculos que permiten el movimiento de la mandíbula inferior que cierra firmemente la boca.

34. Zhuting, el vértice de la perla: se localiza en la punta del trago de la oreja. Se indica su estimulación en caso de dolor de dientes o muelas y en los dolores de tipo auricular.

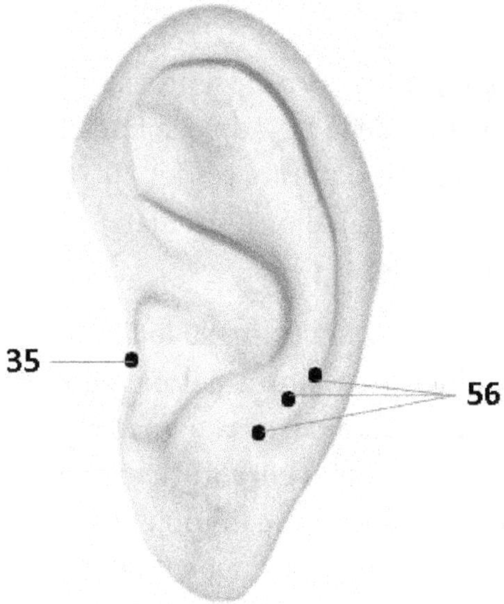

Figura: Puntos de energía extra meridianos.

35. Erjien, el vértice auricular: se localiza en el vértice del pabellón de la oreja. Se indica su estimulación en caso de vista borrosa u opaca.

36. Yangwei, meridiano particular del Yangwei: se localiza por detrás del pabellón de la oreja, sobre los límites de la implantación del cuero cabelludo a nivel del punto de energía Ting hui o punto 2 del Zu Shao Yang. Este punto de energía está indicado en caso de sordera y zumbidos auricular.

37. Siacuan-Siawufen: se localiza a cinco distancias por debajo y en dirección vertical al punto de energía Xia Guan o punto 7 del Zu Yang Ming. Se indica su estimulación en caso de ahogo o dificultad respiratoria, en caso de debilidad o fatiga general que dificulta realizar tareas, dolor de dientes o muelas.

38. Fong yen, roca en el viento: se localiza a cinco distancias por delante de la mitad de la línea que une el punto d energía Tou Lin Qi o punto 15 del Zu Shao Yang y el extremo del lóbulo del pabellón auricular. Se indica en caso de alteraciones mentales.

39. Yin Ming, vista clara: se localiza por debajo de la apófisis mastoides, a la altura del pabellón de la oreja. Se indica en caso de visión borrosa o poco clara de los objetos lejanos, que se debe a una curvatura excesiva del cristalino que hace que las imágenes de los objetos se formen un poco antes de llegar a la retina, así como también, en casos de imposibilidad de ver con claridad los objetos próximos, ceguera nocturna, y en la visión opaca.

40. Cueichang, lecho del demonio: se localiza a cinco distancias por debajo del lóbulo del pabellón de la oreja. Está indicada la estimulación de este punto de energía en caso de apoplejía, enfermedades de tipo auriculares, rigidez en la región cervical, dolor en la encía.

41. Jicuan, la llave: se localiza por debajo del pabellón de la oreja a ocho distancias y un poco por delante. Se indica su estimulación en caso de suspensión de la actividad cerebral y un cierto grado de parálisis muscular debido a un trastorno vascular del cerebro, como una embolia, una hemorragia o una trombosis, también se debe

estimular este punto de energía, en casos de rigidez espasmódica de los músculos de la mandíbula inferior que cierra firmemente la boca.

42. Tong Fong, el viento del oriente: se localiza a una distancia por debajo del punto de energía Tian You o punto 16 del Shou Shao Yang. Se indica su estimulación en casos de inflamación de las amígdalas, dolor o molestia en el pecho que se siente cuando no hay suficiente irrigación sanguínea al músculo cardiaco.

43. Siuan Ming, la vida colgada: se localiza en el centro del labio superior, sobre el frenillo que se une con la encía superior. Se indica su estimulación en alteraciones mentales.

44. Zhiuchuen, concentración de los manantiales: se localiza en el centro de la lengua. Se indica la estimulación de este punto de energía en caso de alteraciones metabólicas con incremento elevado de los niveles de glucosa en sangre, Trastorno del lenguaje que se caracteriza por la incapacidad o la dificultad de comunicarse mediante el habla debido a lesión en el cerebro, debilidad o fatiga general que dificulta o impide a una persona realizar tareas que en condiciones normales realiza sin dificultad. o en presencia de rigidez lingual.

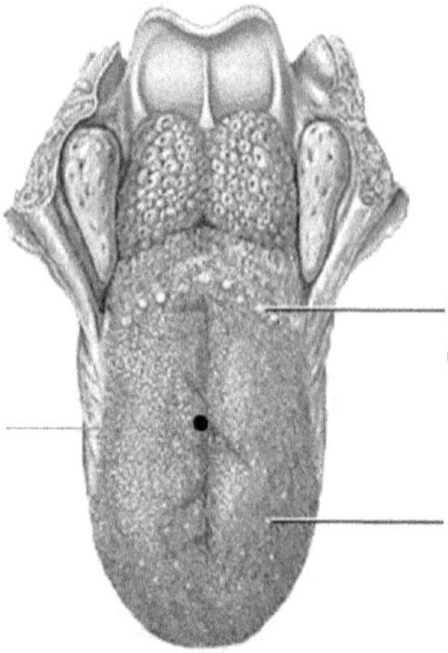

Figura: Punto de energía extra meridianos.

45. Haichuen, el mar de los manantiales: se localiza en el medio del frenillo sublingual. Se indica su estimulación en caso de alteración metabólica que ocasiona incremento elevados de los niveles de glucosa en sangre, liberación de gas del tracto digestivo en forma de eructo, parálisis de la lengua.

46. Jinjin, agua de oro: se localiza en ambos extremos laterales del punto de energía Haichuen y sobre ambas venas sublinguales. Se indica su estimulación en caso de alteraciones en los niveles de glucosa en sangre, que ocasiona un incremento de la misma, afta o úlcera bucal, dolor e hinchazón lingual, inflamación de las amígdalas, pérdida total o parcial de la voz como consecuencia de una incapacidad o de la dificultad en el uso de las cuerdas vocales.

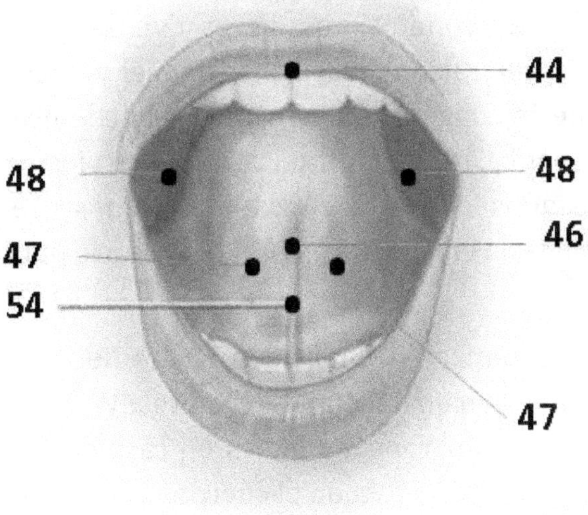

Figura: Puntos de energía extra meridianos.

47. Jiali, en el interior de la mejilla: se localiza a una distancia por dentro del ángulo bucal. Se indica su estimulación en caso de coloración amarillenta de la piel y de la mucosa, enfermedad epidémica o que cursan con influencia de tipo estacionales.

48. Jinpi, el cuello y el hombro. se localiza en la mitad de la línea que une al punto de energía Qi She y Que Pen o puntos 11 y 12 del Zu yang Ming. Se indica en caso de dolor y sensación de adormecimiento de los miembros superiores.

49. Jienpei, el hombro y la espalda: se localiza a dos distancias por encima del punto de energía Tian Gai o punto 12 del Zu yang ming. Se indica como bien su nombre indica

en caso de dolor de hombro y espalda, dolor en la región cervical, fiebre, escalofríos, sudoración y dolor de cabeza. náuseas, vómitos, tos, heces con sangre, dolores musculares, coloración amarillenta de piel y de la mucosa, defectos de la coagulación sanguínea, shock, insuficiencia renal o hepática, trastornos del sistema nervioso central e incluso estados de coma. Su estimulación se realiza en transfixión hacia el punto de energía Tao Dao o punto 13 del Du Mai.

50. Chuanzhi, Omnisapiencia: se localiza a tres distancias por debajo del punto de energía Wan Gu o punto del 12 del Zu Shao Yang. Se indica en caso de dolor en la región cervical, dolor de todo el cuerpo.

51. Yaxue, punto de la mudez: se describen dos puntos de energía que reciben este mismo nombre, uno se localiza por encima del punto de energía Shui Tu o punto 10 del Zu yang Ming y el segundo punto se ubica por encima del punto de energía Feng Chi o punto 20 del Zu Shao Yang. Se indica la estimulación de estos puntos en caso de pérdida total o parcial de la voz como consecuencia de una incapacidad o de la dificultad en el uso de las cuerdas vocales.

52. Waijinjin, Waiyuye: se localizan a una distancia y media por encima del punto d energía Lian Guan o punto 23 del Ren Mai y a tres distancias lateral. Se indica la estimulación de este punto en caso de dificultad para comunicarse a través de la pronunciación de palabras, babeo, paralasis o rigidez lingual, Inflamación de la mucosa bucal.

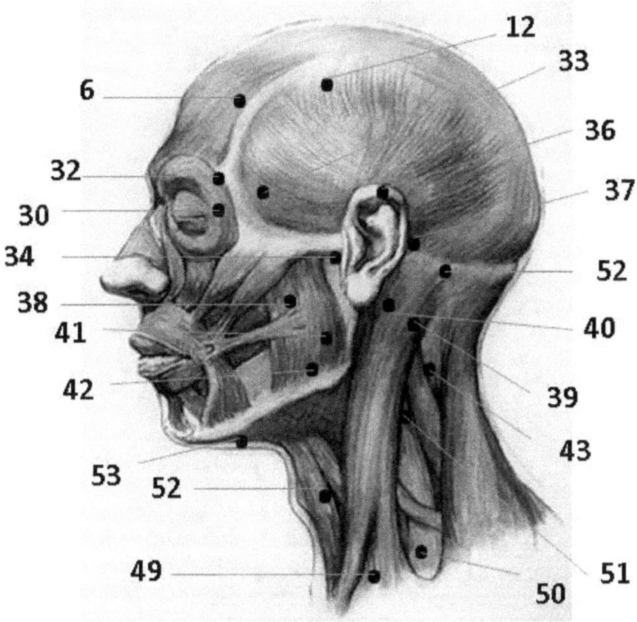

Figura: Puntos de energía extra meridianos.

53. Shezhu, columna lingual: se localiza sobre el frenillo o sublingual, por debajo del punto de energía Haichuen. Se indica su estimulación en caso de rigidez lingual, alteraciones metabólicas que generan nivel de glucosa en la sangre demasiado alto, inflamación de las amígdalas.

54. Chun Li, pro dentro del labio: se localiza sobre la línea media en el límite del labio inferior y al encima. Se indica en caso de coloración amarillenta de la piel y de las mucosas que se produce por un incremento de la bilirrubina en la sangre como resultado de ciertas alteraciones de tipo hepático.

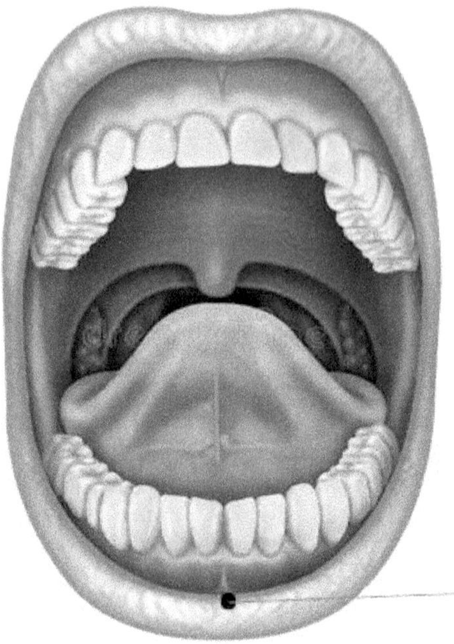

Figura: Punto de energía extra meridianos.

55. Erping Wai san Xue, los tres puntos contra el trago: se localizan estos tres puntos en el borde interior de la cola de hélix y se distribuyen. Uno por detrás y por encima del antitrago, el segundo por detrás del antitrago y el tercero por detrás y debajo del antitrago. La estimulación de estos puntos de energía, los cuales están indicados en caso de inflamación de las amígdalas, dolor o molestia en el pecho que se siente cuando no hay suficiente irrigación sanguínea al músculo cardiaco, enfermedad de tipo auricular, inflamación de las parótidas.

BIBLIOGRÁFIA

Abeles M, Goldstein MH. Functional architecture in cat primary auditory cortex. Columnar organization and organization according to depth. J. Neurophysiol 1970.

Aboitiz F. Homology in the evolution of the cerebral hemispheres. Thecase of reptilian dorsal ventricular ridge and its possible correspondence with mammalian neocortex. J. Hirnforsch 1995.

Aboitiz F. Evolution of isocortical formation. A tentative scenario including roles of reelin, p35/cdk5 and the subplate zone. Cereb Cortex 1999.

Allendoerfer KI, Shatz CJ. The subplate, a transient neocortical structure: its role in the development of connections between thalamus and ortex. Ann Rev Neurosci 1994.

Andrews S, Hoy K, Enticott P, Daskalakis Z, Fitzgerald P. Improving working memory: The effect of combining cognitive activity and anodal transcranial direct current stimulation to the left dorsolateral prefrontal cortex. Brain Stimulation. April 2011.

Anderson B, Rutledge V. Age and hemisphere effects on dendritic structure. Brain 1996; 119: 1983-90.

Anderson SA, Eisenstat DD, Shi L, Rubenstein JLR. Interneuron migrationfrom basal forebrain to neocortex: dependence on Dlx genes. Science 1997.

Anderson SA, Qiu M-S, Bulfone A, Eisenstat DD, Meneses J, PedersenR, et al. Mutation of the homeobox genes Dlx-1 and Dlx-2 disruptthe striatal subventricular zone and differentiation of late-born striatalneurons. Neuron 1997.

Anderson SA, Mione M, Yun K, Rubenstein JLR. Differential origins of neocortical projection and local circuit neurons: role of Dlx genes inneocortical neurogenesis. Cereb Cortex 1999.

Arderiu, X. Fuentes (1998). Bioquímica clínica y patología molecular. Reverte. ISBN 9788429118551.

Ariëns Kappers CU, Huber GC, Crosby EC. The comparative anatomy of the nervous system of vertebrates, including man. New York: Ed. Hafner; 1936.

Bar I, Goffinet AM. Evolution of cortical lamination: the reelin/Dab1 pathway. Novartis Found Symp 2000.

Bar I, Lambert de Rouvroit C, Goffinet AM. The evolution of cortical development. An hypothesis based on the role of the reelin signaling pathway. Trends Neurosci 2000.

Bartfeld E, Grinvald A. Relationships between orientation-preference pinwheels, cytochrome oxidase blobs, and ocular-dominance columns in primate striate cortex. Proc Natl Acad Sci U S A 1992.

Bekenstein JW, Lothman EW. Dormancy of inhibitory interneurons in a model of temporal lobe epilepsy. Science 1993.

Bernard C, Esclapez M, Hirsch JC, Ben-Ari Y. Interneurones are not so dormant in temporal lobe epilepsy: a critical reappraisal of the dormant basket cell hypothesis. Epilepsy Res 1998.

Betz W. Anatomischer Nachweis zweier Gehirnzentra. Zentralbl Med Wiss 1874.

Blakemore C, Vital-Durand F. Distribution of X-and Y-cells in the monkey's lateral geniculate nucleus. J Physiol 1981.

Blakemore C, Vital-Durand F. Organization and postnatal development of the monkey's lateral geniculate nucleus. J Physiol 1986.

Blasdel GG, Lund JS. Termination of afferent axons in macaque striate cortex. J Neurosci 1983.

Blasdel GG, Lund JS, Fitzpatrick D. Intrinsic connections of macaque striate cortex: axonal projections of cells outside lamina 4C. J Neurosci 1985.

Blinkov SM, Glezer II. The human brain in figures and tables. A quantitative handbook. New York: Ed. Plenum Press; 1978.

Bode-Greuel KM, Singer W, Aldenhoff JB. A current source densityanalysis of field potentials evoked in slices of visual cortex. Exp BrainRes 1987.

Boyd JD, Casagrande VA. Relationship between cytochrome oxidase (CO) blobs in primate primary visual cortex (V1) and the distribution of neurons projecting to the middle temporal area (MT). J Comp Neurol 1999.

Brodmann K. Beiträge zur histologischen Lokalisation der Grosshirnrinde. Zweite Mitteilung: Der Calcarinatypus. J. Physiol Neurol (Leipzig) 1903-1904.

Brodmann K. Vergleichende Lokalisationslehre der Grosshirnrinde. Leipzig: Ed. Barth; 1909.

Brugge JF, Reale RA. Auditory cortex. In Peters A, Jones EG, eds. Cerebral cortex. Vol. 4. Association and auditory cortices. New York: Ed. Plenum Press; 1985.

Bugbee NM, Goldman-Rakic PS. Columnar organization of cortico cortical projections in squirrel and rhesus monkey: similarity of column width inspecies differing in cortical volume. J Comp Neurol 1983.

Bullier J, Henry GH. Laminar distribution of first order neurons and afferent terminals in cat striate cortex. J Neurophysiol 1979.

Butler AB. Cyto architectonic and connectional organization of the lacertilian telencephalon with comments on vertebrate forebrain evolution. In Ebbesson SOE, ed. Comparative neurology of the telencephalon. New York: Ed. Plenum Press; 1980.

Callaway EM. Local circuits in primary visual cortex of the macaque monkey. Ann Rev Neurosci 1998.

Carroll EW, Wong-Riley MTT. Quantitative light and electron microscopic analysis of cytochrome oxidase-rich zones in the striate cortex ofthe squirrel monkey. J Comp Neurol 1984.

Casa grande VA. A third parallel visual pathway to primate area V1. Trends Neurosci 1994.

Cipolloni PB, Peters A. The termination of callosal fibers in the auditory cortex of the rat. A combined Golgi-electron microscope and degeneration study. J Neurocytol 1983.

Colonnier M. Synaptic patterns on different cell types in the differentlaminae of the cat visual cortex: an electron microscope study. Brain Res 1968.

Colonnier M. The electron-microscopic analysis of the neuronal organizationof the cerebral cortex. In Schmitt FO, Worden FG, AdelmanG, Dennis SG, eds. The organization of the cerebral cortex. Cambridge, Massachusetts: Ed. MIT Press; 1981.

Colonnier M, Rossignol S. Heterogeneity of the cerebral cortex. In JasperH, Ward A, Pope A, eds. Basic mechanisms of the epilepsies. Boston: Ed. Little Brown; 1969.

Colonnier M, Sas E. An anterograde degeneration study of the tangential spread of axons in cortical areas 17 and 18 of the squirrel monkey (Saimiri sciureus). J Comp Neurol 1978.

Corkille, D. (1993). El niño feliz. Su clave psicológica. Barcelona: Gedisa.

Curso de capacitación docente en neurociencias. Neurotransmisores. Asociación Educar.

Chang HT. Cortical neurons with particular reference to the apical dendrites. Cold Spring Harb Symp Quant Biol 1952; 17.

El sistema nervioso: desde las neuronas hasta el cerebro humano. Autor: Ernesto Bustamante Zuleta. Consultado el 13 de marzo de 2018.

Embriología del sistema nervioso. nt. J. Med. Surg. Sci.,2(1):385-400, 2015. Consultado el 16 de marzo de 2018. Snell RS (2003) Neuroanatomía clínica: Panamericana.

Eric Marié, Compendio de la medicina China. 7ma edición, 2006.

Eric Marié, Compendio de la medicina China. 7ma edición, 2006.

FEAPS. (2001). Las personas con retraso mental y necesidades de apoyo generalizado. Madrid.

Fisiología animal. Autories: Richard W. Hill, Gordon A. Wyse, Margaret Anderson. Consultado el 11 de marzo de 2018.

Fox, MD; Buckner, RL; White, MP; Greicius, MD; Pascual-Leone, A (2012).

Fundamentos de acupuntura y moxibustión, ediciones en lenguas extranjeras, Beijing.

Frank H. Netter, Alister Brass; Sistema nervioso: anatomía y fisiología Volumen. Colección Netter de ilustraciones médicas, Página 131; Elsevier España, 1994 ISBN 84-458-0187-2, ISBN 978-84-458-0187-1.

Gerhardt von Bonin, Percival Bailey, The Neocortex of Macaca Mulatta, The University of Illinois Press, Urbana, Illinois, 1925.

Giovani Maciocia, Les príncipes fundamentaux de la médecine chinoise.

Gonzalo Sanz, LM; Ullán Serrano, J. Anatomía del sistema nervioso central (Bases anatómicas para la neurología clínica). Ed. EUNSA. 1980.

Guyton y Hall: Tratado de fisiología médica.

Grau, C. y Gil, M.D (2012). Intervención psicoeducativa en Necesidades Específicas de Apoyo Educativo. Madrid: Pearson.

Henri Solinas, Atlas de Ácupuncture chinoise, Edición. Malloine.

Hooper JNA, Van Soest RWM (2002) Systema Porifera: A Guide to the classification of sponges Vols 1&2. New York: Kluwer Academic/Plenum Publishers.

James, O. y Whinttaker. Psicología. Tercera edición.

Keith L. Moore, T. V. N. Persaud, Embriología Clínica 8 Edición, Página 62; Elsevier España, 2009 ISBN 84-8086-337-4, ISBN 978-84-8086-337-7.

Kuffler S. W., Nicholls J. G., Martin A. R (1984): From neuron to brain.

L. Testut, A. Latarjet; Tratado de anatomía humana, Tomo II Angiología - Sistema Nervioso Central, Salvat Editores. Barcelona, España.

L. Testut, A. Latarjet; Tratado de anatomía humana, Tomo III Meninges. Salvat Editores.

Luis Palacios Raufast Josefina Blasco Mínguez Teresa Pagés Costas Vicente Alfaro González (2005); Fisiología animal, Edicions Universitat Barcelona, p.47-48; ISBN 84-475-3010-8.

Manual de neurología práctica. Autor: Cheryl Chrisman.

Manual de neurofisiología. Autor: Daniel P. Cardinali.

Miles, C. (1990) Special Education for Mentally Handicapped Pupils. Mental Health Center.

Muntanet, J. La sociedad ante el deficiente mental. Madrid: Narcea.

Olaf Breidbach, Wolfram Kutsch. The nervous systems of invertebrates: an evolutionary and comparative approach Volumen 72 de Experientia supplementum. Birkhäuser. p. 448. ISBN 3764350768.

Osterrieth, P. (1920). Psicología infantil. Madrid: Morata.

Padilla del corral, Tratado de Sanación, El Arte del Soplo, Edición, Escuela Neijing, 1999.

Petrides, M.; Pandya, D.M. (1999). "Dorsolateral prefrontal cortex: comparative cytoarchitectonic analysis in the human and the macaque brain and corticocortical connection patterns". European Journal of Neuroscience.

Piaget, J. y Inhelder, B. (1920). Psicología del niño. Madrid: Morata.

Pozo, S. de Castro del; Arellano, José Luis Pérez (2006). Manual de patología general. Elsevier España. ISBN 9788445815403.

Sistema nervioso entérico y motilidad gastrointestinal. Autores: Jorge Oswaldo Romero-Trujillo, Nadine Frank-Márquez, Roberto Cervantes-Bustamante. Acta Pediátrica de México Vol. 33, Núm. 4., 2012.

Shepherd, G. M. (1983): Neurobiology. Oxford University Press, New York.

Schatzberg, Alan F.; Charles B. Nemeroff. Tratado psicofarmacología. Elsevier, p. 104. ISBN 8445814265. España. Biología y Geología. Editex. p. 278. ISBN 8497714091.

Shull, Franklin; George Roger Larue, Alexander Grant Ruthven (1920). Principles of Animal Biology. McGraw-Hill book company. El litoral de Granada: Equinodermos. Universidad de Granada.

Sakarya O, Armstrong KA, Adamska M, Adamski M, Wang I-F, et al (2007) A Post-Synaptic Scaffold at the Origin of the Animal Kingdom. PLoS ONE 2 (6): e 506. doi: 10.1371/journal.pone. 0000506.

Starr, Cecie; Ralph Taggart (2008). Biología: La unidad y diversidad de la vida. Cengage Learning Editores. ISBN 9706867775.

Real Sociedad Española de Historia Natural, Instituto de Ciencias Naturales José de Acosta, Consejo Superior de Investigaciones Científicas (España); Boletín de la Real Sociedad Española de Historia Natural: órgano del Instituto de Ciencias Naturales José de Acosta, Volúmenes 65-66.

The Neocortex of "Macaca mulatta" (en inglés). Urbana, Illinois: Universidad de Illinois Press.

Vallés Arándiga, A. (1998). Autocontrol: Enfrentamiento en actitudes, valores y normas. Alcoy: Marfil.

Víctor Smith Agreda, Elvira Ferrés Torres, Manuel Montesinos Castro-Girona; Manual de embriología y anatomía general. Universitat de València, 1992; ISBN 84-370-1006-3, ISBN 978-84-370-1006-9.

William F. Ganong (2000); Fisiología médica, 17° Edición; El Manual Moderno, ISBN 0-8385-8252-4.

Medicina Tradicional China

Textos Antiguos:

Huang Di Nei Jing Su Wen, People´s Health publishing House, Beijing, 1992.

Huan Di Nei Jing, Ling Shu, People´s Health Publishing House, Beijing, 1986.

Lei Jing, People´s Health Publishing House, Beijing, 1965.

Qian Jing Fan, Hua Xia Publishing House, Beijing, 1993.

Yi Xue Ru Men, Chinese Medicine´s Publishing House, Beijing, 1995.

Zhen Jiu Jia Jing, People´s Health Publishing House, Beijing, 1996.

Zhen Jiu Da Cheng, People´s Health publishing House, Beijing, 1984.

Textos Modernos:

Chang Yong Shu Xue Ling Chuang Fa Hui, People´s Health Publishing House, Beijing, 1985.

Lu Shon Ya Zhen Jiu Lun Zhu Yi An Xuan, People´s Health Publishing House, Beijing, 1985.

Lu Shou Yan Zhu Ru Gong Zhen Jiu Xue Shu Jing Yan Xuan, Shangai Chinese Medicine Publishing House, Shangai, 1994.

Xin Bian Zhong Guo Zhen Jiu Xue, Shangai Scientific Publishing House, Shangai, 1992.

Zhong Yi Ji Chu Li Lun, Shangai Scientific Publishing House, Shangai, 1984.

Zhen Jiu Tauan Wei, Zhen Jian Scientific Publishing House, 1985.

Zhen Jiu Xin Wu, People´s Health Publishing House, Beijing, 1985.

Zhen Jiu Chu Fang Xue, Beijing Publishing House, Beijing, 1990.

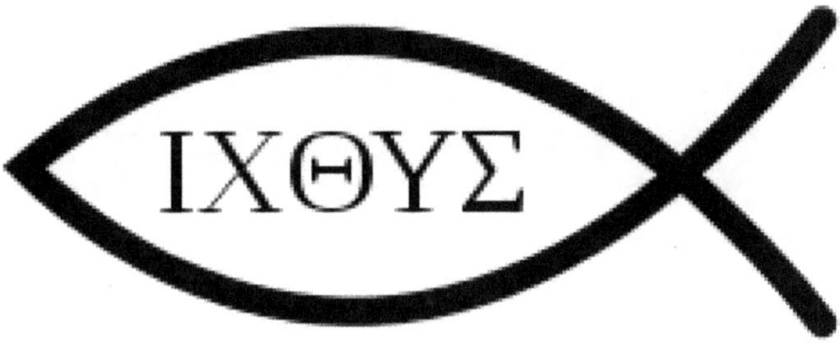
ΙΧΘΥΣ

www.ingramcontent.com/pod-product-compliance
Lightning Source LLC
LaVergne TN
LVHW021002300926
849160LV00007B/218